慢性瘙痒基础与临床

主 编 唐新平

科学出版社

北京

内 容 简 介

本书系统介绍了慢性瘙痒的基础理论和临床诊治方法，重点介绍了瘙痒的发生机制，包括瘙痒的神经传导通路、瘙痒的介质及其受体、瘙痒的病理生理学机制及瘙痒的分类。对临床常见的各类瘙痒进行了较详细的阐述，包括皮肤病相关瘙痒、内科疾病与肿瘤相关慢性瘙痒、神经与精神心理性瘙痒、特定人群的慢性瘙痒等。全书基础理论与临床实践并重，内容新颖，有较强的系统性、科学性与实用性。

本书可供各级医院皮肤专科医师临床工作参考，也可作为非皮肤科医师和医学院校师生的参考读物。

图书在版编目（CIP）数据

慢性瘙痒基础与临床/唐新平主编. —北京：科学出版社，2020.4
ISBN 978-7-03- 064238-7

Ⅰ. ①慢… Ⅱ. ①唐… Ⅲ. ①瘙痒 – 治疗 Ⅳ. ①R758.305

中国版本图书馆 CIP 数据核字（2020）第 017760 号

责任编辑：李 玫/责任校对：张 娟

责任印制：赵 博 /封面设计：耕者设计

科学出版社 出版

北京东黄城根北街 16 号

邮政编码：100717

http://www. sciencep. com

北京画中画印刷有限公司印刷

科学出版社发行　各地新华书店经销

*

2020 年 4 月第 一 版　　开本：787×1092　1/16
2020 年 4 月第一次印刷　　印张：21 1/2　插页：1
字数：530 000

定价：168.00 元
（如有印装质量问题，我社负责调换）

主编简介

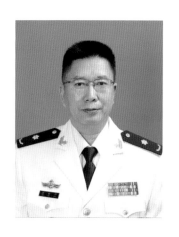

　　唐新平，中国人民解放军南部战区海军第一医院皮肤科主任、主任医师、教授。湛江市皮肤科学会副主任委员、湛江市医学会医疗事故技术鉴定专家库专家。主编与参编《热区部队皮肤病防治》《皮肤病中医辩治及食疗》《图解性病诊治学》《军事训练与皮肤病》《现代军事训练与皮肤病防治》等多部专著。在《中华皮肤科杂志》《中国皮肤性病学杂志》《中国中西医结合杂志》《南方医科大学学报》等发表论文二十多篇。获军队科技进步三等奖一项（第一完成人），军队科技进步二等奖一项（参研）。在研"热区部队特发性瘙痒症病因与防治"课题一项。从医四十年，擅长慢性瘙痒、银屑病、重度痤疮、病毒性皮肤病、糖尿病足的诊治；兼具皮肤病理诊断技能。在中西医结合诊治慢性、疑难、重症皮肤病和皮肤美容、皮肤性病领域有丰富的临床经验。

编著者名单

主　审　杨慧兰　史建强

主　编　唐新平

副主编　全飞宇　仇建国　刘亚莉　蒋　琪
　　　　　李皓皓

编著者　（按姓氏笔画排序）
　　　　　万　卉　仇建国　匡丽莎　全飞宇
　　　　　刘亚莉　李皓皓　杨小红　肖琦玮
　　　　　奉和平　郑良成　饶俊鹏　祝　斌
　　　　　袁新荣　唐　源　唐新平　蒋　琪
　　　　　谢　明　樊志明

序

慢性瘙痒临床十分常见，涉及学科广泛。其发生涉及皮肤源性、系统性、神经病理性、躯体障碍性及药物性等多个因素，发病机制较为复杂，现有的临床诊断流程和管理流程水平还不能满足临床需求。相比于疼痛，我国对瘙痒相关基础研究和临床管理重视度还不够，体现在基础研究平台薄弱，临床诊断流程不够细化，慢性瘙痒管理水平有待提升，特别是关注瘙痒的专门人才还很缺乏。因此，必须重视瘙痒，特别是慢性瘙痒的基础与临床研究。

由唐新平教授主编的《慢性瘙痒基础与临床》系统介绍了慢性瘙痒的基础理论和临床诊治方法。全书内容既包括慢性瘙痒的共性问题，如瘙痒的病因、瘙痒的发病机制、慢性瘙痒分类诊断和治疗，也系统介绍了涉及各个学科或不同情况下瘙痒相关问题如皮肤病与瘙痒、HIV感染相关的瘙痒、内科疾病与瘙痒、神经精神性瘙痒及特殊人群瘙痒等。全书基础理论与临床实践并重，是一部能充分反映慢性瘙痒研究现状的专著。

该书具有以下特点。①系统性：所涉及的内容几乎涵盖慢性瘙痒的基础和临床方方面面，既有相关的机制研究，也有临床分类、诊断流程和各种治疗方法的介绍。既详细描述如特应性皮炎、荨麻疹等临床常见的瘙痒问题，又专门介绍药物源性瘙痒、臂桡侧瘙痒、感觉异常性背痛等临床容易被忽视或少见的瘙痒。②先进性：编者重视有关慢性瘙痒的前沿知识，写作时查阅了大量文献，包括国内外最新的有关慢性瘙痒基础研究及指南或共识，特别是有关瘙痒的神经传导通路、瘙痒的介质及其受体、瘙痒的病理生理学机制等，保证了该书内容的先进性和新颖性。③实用性：全书在组织结构上以临床问题为框架安排各个章节，以临床应用为导向，将先进的基础理论与临床实际紧密结合，如运用瘙痒发生新的机制指导临床合理用药，用相关的病因学研究及分类指导临床诊断，对不同疾病及特殊人群的瘙痒均有详细介绍，对临床起到很大的指导作用。

我相信该书的出版，能促进我国学者更加关注慢性瘙痒的基础研究，有助于广大临床医务人员提升对慢性瘙痒的诊断和管理水平，造福于千千万万的患者。希望该书能得到广大皮肤科及其他相关学科工作者的认可和欢迎。

中国医师协会皮肤科分会过敏性疾病亚专业主任委员
重庆医科大学附属第三医院皮肤/整形美容中心主任
2020年1月

前　言

瘙痒是一种常见、可引起搔抓欲望的令人不愉快的感觉。以往医学界对瘙痒的发生机制了解较少，认为瘙痒是一种轻微的疼痛。近年来，通过仪器测量瘙痒的强度，应用红外线摄像观察睡眠时瘙痒的情况，以及中枢成像和外周微神经摄像记录神经系统对瘙痒发生时的反应等技术，对瘙痒的发生机制和分型有了新的认识。本书从病因、性质、强度等方面对瘙痒进行更确切的定义。

瘙痒可发生于任何年龄和性别，可呈急性、慢性经过，可局限也可累及全身。按其发作程度可分为轻、中、重度瘙痒。一过性瘙痒常由轻微的机械、温度、动植物等因素刺激引起，其引起的搔抓反应可以帮助瘙痒部位及时移除不良刺激，属于保护性防御反应。有时某些因素可致剧烈瘙痒而引发强烈搔抓，以致抓破皮肤，甚至继发感染。此外，心理因素导致的不良情绪，不但影响睡眠，也可诱发瘙痒。瘙痒还常见于许多皮肤病和内科疾病，是某些内科疾病的伴随症状和某些疾病的前驱症状。长期的慢性瘙痒可严重影响患者的身心健康、降低生活质量、降低工作效能，甚至诱发或加重其他疾病。

2005 年，我有幸参加了当时全军皮肤病学专业委员会主任委员杨雪琴教授主持的"军事与皮肤病"研究小组，在我负责的热带地区军事训练皮肤病调查研究中，发现瘙痒是影响部队军事训练的重要因素之一，不明原因的瘙痒（也称为特发性瘙痒），由于原因不明，难以从根本上解决问题。因此，于 2012 年，我又申请了"特发性瘙痒病因研究"的课题，并于2018 年结题。在研究过程中，我们检索了大量国内外有关瘙痒，特别是慢性瘙痒的文献，发现在世界范围内有关瘙痒的理论基础与临床治疗取得了巨大进展。对前沿知识的掌握使我们更加顺利地完成了课题研究，也使我们的临床工作如虎添翼。为了让更多的医学同行共享当今国内外的最新研究成果，我们特将有关慢性瘙痒的基础理论和临床诊疗方法进行总结编撰了这部系统论述慢性瘙痒的专著。

本书包括慢性瘙痒概述、瘙痒的发生机制、慢性瘙痒的病因与诊断、慢性瘙痒的药物治疗、慢性瘙痒的物理治疗和心理治疗、皮肤病与 HIV/AIDS 相关瘙痒、内科疾病与肿瘤相关慢性瘙痒、神经与精神心理性瘙痒、特定人群的慢性瘙痒和其他类瘙痒（药物性瘙痒和不明原因瘙痒）等。内容新颖，系统性、科学性与实用性强。可作为各级医院皮肤专科医师的临床工作参考书，也可作为非皮肤科医师和医科院校师生的参考读物。

本书能够得以成书，得益于已故杨雪琴教授多年前对我在专业研究道路上的引领，在此谨向杨雪琴教授表示无限的怀念。衷心感谢中国工程院俞梦孙院士、廖万清院士曾经给予我的肯定和鼓励。感谢现任全军皮肤病专业委员会主任委员杨蓉娅教授，海军军医大学温海教授，海军军医大学潘炜华教授，重庆医科大学附属第三医院郝飞教授，北京大学医学部谢志强教授，空军军医大学王刚教授，南部战区广州总医院杨慧兰教授，广东医科大学吴志华教授、史建强教授等的帮助。并诚挚感谢空军医学研究所惠让松博士提供了大量的外文文献。

重庆医科大学附属第三医院郝飞教授百忙中为本书做序，特此感谢。

感谢南部战区海军第一医院历任领导、科研处和相关科室的帮助和支持。

唐新平

2020 年 1 月

目　录

第一部分　慢性瘙痒的基础

第1章　概述 ……………………… 1
第一节　定义与分类 …………………… 1
第二节　流行病学 ……………………… 6
第三节　慢性瘙痒对身心健康的影响 …… 7

第2章　瘙痒的发生机制 ……………… 9
第一节　皮肤解剖与组织学 …………… 9
第二节　皮肤屏障的结构与功能 ……… 12
第三节　瘙痒的神经传导通路 ………… 18
第四节　瘙痒的介质及受体 …………… 21
第五节　瘙痒相关免疫 ………………… 28
第六节　瘙痒的生理病理学机制 ……… 34

第3章　慢性瘙痒的病因与诊断 ……… 38
第一节　慢性瘙痒的病因 ……………… 38
第二节　慢性瘙痒的诊断 ……………… 39
第三节　慢性瘙痒过敏原特异性诊断 … 44

第4章　慢性瘙痒的药物治疗 ………… 50
第一节　药物治疗原则 ………………… 50
第二节　全身对症治疗 ………………… 51
第三节　外用药对症治疗 ……………… 58

第5章　慢性瘙痒的物理治疗和心理治疗 ……………………… 66
第一节　物理治疗 ……………………… 66
第二节　心理干预治疗 ………………… 68

第二部分　皮肤病与 HIV/AIDS 相关瘙痒

第6章　湿疹 …………………………… 73

第7章　荨麻疹 ………………………… 83

第8章　银屑病 ………………………… 95

第9章　自身免疫性皮肤病瘙痒 ……… 111
第一节　皮肌炎 ………………………… 111
第二节　天疱疮 ………………………… 113
第三节　大疱性类天疱疮 ……………… 115
第四节　疱疹样皮炎 …………………… 117

第10章　感染与节肢动物性皮肤病 …… 119
第一节　带状疱疹后遗皮肤瘙痒 ……… 119
第二节　浅部真菌病瘙痒 ……………… 126
第三节　疥疮瘙痒 ……………………… 128
第四节　节肢动物等生物性皮炎 ……… 130

第11章　遗传性皮肤病瘙痒 …………… 137
第一节　毛囊角化病 …………………… 137
第二节　家族性良性慢性天疱疮 ……… 138
第三节　鱼鳞病 ………………………… 140
第四节　疱疹样大疱性表皮松解症 …… 143

第12章　皮肤肿瘤瘙痒 ………………… 144
第一节　皮肤 T 细胞淋巴瘤 …………… 144
第二节　乳房 Paget 病 ………………… 151
第三节　乳房外 Paget 病 ……………… 153

第13章　职业与气候环境性瘙痒 ……… 157
第一节　职业性接触性皮炎 …………… 157
第二节　职业性光接触性皮炎 ………… 161
第三节　日光皮炎 ……………………… 163
第四节　痱子 …………………………… 165
第五节　水源性瘙痒 …………………… 166

第 14 章 肛门与会阴部瘙痒…………… 168

第一节 肛门瘙痒症 ………………… 168

第二节 阴囊瘙痒症 ………………… 173

第三节 女阴瘙痒症 ………………… 175

第 15 章 结节性痒疹…………………… 182

第 16 章 HIV/AIDS 相关瘙痒 ………… 186

第三部分 内科疾病与肿瘤相关慢性瘙痒

第 17 章 尿毒症瘙痒………………… 191

第 18 章 胆汁淤积性瘙痒…………… 196

第 19 章 糖尿病瘙痒………………… 202

第 20 章 甲状腺功能亢进相关瘙痒…… 206

第 21 章 真性红细胞增多症瘙痒…… 212

第 22 章 恶性肿瘤相关瘙痒………… 218

第四部分 神经与精神心理性瘙痒

第 23 章 神经性瘙痒………………… 223

第一节 脑、脊髓异常引起的神经性
瘙痒 ……………………… 223

第二节 臂桡侧瘙痒 ………………… 228

第三节 感觉异常性背痛 …………… 233

第 24 章 精神心理性瘙痒概述……… 235

第一节 精神/心理疾病 …………… 235

第二节 慢性瘙痒与精神/心理疾病关系… 240

第 25 章 精神性瘙痒………………… 245

第 26 章 心身疾病瘙痒……………… 251

第 27 章 神经性皮炎………………… 259

第五部分 特定人群的慢性瘙痒

第 28 章 老年慢性瘙痒……………… 266

第 29 章 妊娠特异性瘙痒…………… 274

第一节 妊娠期肝内胆汁淤积症 …… 274

第二节 妊娠多形疹 ………………… 277

第三节 妊娠痒疹 …………………… 280

第四节 妊娠类天疱疮 ……………… 281

第五节 妊娠痒疹性毛囊炎 ………… 285

第 30 章 妊娠与哺乳期非特异性瘙痒… 286

第 31 章 儿童慢性瘙痒……………… 293

第一节 概述 ………………………… 293

第二节 儿童特应性皮炎 …………… 297

第 32 章 儿童荨麻疹………………… 310

第一节 儿童慢性荨麻疹 …………… 310

第二节 儿童丘疹性荨麻疹 ………… 312

第六部分 其他原因瘙痒

第 33 章 药物所致慢性瘙痒………… 315

第一节 药疹性瘙痒 ………………… 315

第二节 药源性瘙痒 ………………… 320

第 34 章 原因不明的瘙痒…………… 324

参考文献…………………………… 331

第一部分　慢性瘙痒的基础

第1章　概　述

　　瘙痒可发生于任何年龄和性别，可呈急性经过也可呈慢性经过，可局限也可累及全身。其程度可分为轻、中、重度。一过性瘙痒往往由轻微的机械、温度、动植物等因素刺激引起，其引起的搔抓反应可以帮助及时移除不良刺激，属于保护性防御反应。有时某些因素可致剧烈瘙痒而引发强烈搔抓，以致抓破皮肤，甚至继发感染。心理因素可致不良情绪，不但影响睡眠也可诱发瘙痒。瘙痒常见于许多皮肤病和内科疾病，可以是某些内科疾病的伴随症状，也可以是某些疾病的前驱症状。长期的慢性瘙痒可严重影响患者的身心健康、降低生活质量、降低工作效能，甚至诱发或加重其他疾病。

第一节　定义与分类

一、定义

　　欧洲慢性瘙痒指南［欧洲皮肤病学论坛（EDF）和欧洲皮肤性病学研究院（EADV）合作制定］给出的定义是：瘙痒是一种唤起搔抓欲望的感觉。国际瘙痒研究论坛（IFSI）将持续6周或更长时间的瘙痒定义为慢性瘙痒（CP）。由于瘙痒是一种主观感觉，因此很难给予精确定义。在过去，由于缺乏良好的动物模型和实验方法，很难进行系统的研究。已有的瘙痒病理生理学知识，几乎都来自于对疼痛的研究。对瘙痒的发生机制知之甚少。近年来，通过仪器测量瘙痒的强度，应用红外线摄像观察睡眠时瘙痒的情况，以及中枢成像和外周微神经摄像记录神经系统对瘙痒发生时的反应等技术，对瘙痒的发生机制、分型有了新的认识，因此有望从病因、性质、强度等方面对瘙痒进行更确切的定义。

二、分类

　　目前对慢性瘙痒没有统一的分类标准，也没有国际公认的关于瘙痒的临床分类。通常根据其临床特点、病因、部位、时间、相关基础疾病等进行分类，已公开发表的有以下几种分类方法。

（一）瘙痒的临床分类

Twycross 等根据瘙痒中枢和外周神经系统发生机制的研究，将瘙痒分为以下几类。①皮肤源性瘙痒（cutaneous pruritus）：起源于皮肤，是由于皮肤的炎症、干燥或损伤导致的瘙痒，由 C-神经纤维传导，如疥疮、荨麻疹、昆虫叮咬反应。②神经病性瘙痒（neuropathic pruritus）：局限于某点上，是由于感觉神经传入通路中发生病理改变而引起的瘙痒，如带状疱疹后遗神经痛伴随的瘙痒。③神经源性瘙痒（neurogenic pruritus）：起源于中枢，是指没有神经损伤而在神经系统中产生的痒感，如由于阿片样肽作用于 L-阿片肽受体引起的胆汁淤积性瘙痒。④精神性瘙痒（psychogenic pruritus）：是由于精神、心理异常所引起的瘙痒，如寄生虫恐惧症。这种分类在作用机制上是有益的，但在临床应用有以下局限性：①是回顾性的，要求潜在瘙痒的原因已经确诊；②数种疾病，如特应性皮炎和胆汁淤积性瘙痒，可归入 1 个以上的类别；③不明原因的瘙痒不能按照该方案归类。因此，这一分类方案在日常医疗实践中适用性有限。

（二）瘙痒的病因分类

1. 根据原因分类　①素质性原因（predisposing causes），包括遗传和变态反应性因素等。②偶然性原因（fortuitous causes），环境因素包括温度、湿度等。③决定性原因（determining causes），如物理性、化学性、感染性、寄生虫等。

2. 根据相关疾病分类　①皮肤病瘙痒，由各种皮肤病引起。②内科疾病瘙痒，是指与内科疾病相关的全身性瘙痒。

（三）特发性瘙痒

特发性瘙痒是指不明原因的瘙痒。如果没有发现确定的原因或潜在疾病的瘙痒，即使用术语"原因不明的瘙痒（PUO）"或"原因待定的瘙痒"。术语"病因不明的瘙痒"应当避免，因为大多数临床明确的瘙痒类型其机制不明［如慢性肾脏病（CKD）相关性瘙痒］。

（四）其他分类

1. 根据部位分类　局限性瘙痒、全身性瘙痒。

2. 根据病程分类　急性瘙痒、慢性瘙痒。

3. 根据程度分类　轻度瘙痒、中度瘙痒、重度瘙痒。

以上分类比较混乱，难以适应临床需要。

（五）国际瘙痒研究论坛关于瘙痒的分类

近年来，有关瘙痒的神经病学基础和临床认识的新信息大大改善了对瘙痒患者的医疗护理和治疗选择。这些进展期望在瘙痒的临床术语和分类方面取得一致的定义，以适应处理疑难与复杂性瘙痒的临床问题。由 IFSI 成员制定的瘙痒临床分类，考虑到了患病和正常皮肤出现瘙痒的原因和临床表现。

1. 根据慢性瘙痒的皮损情况进行临床分类（图 1-1，表 1-1~表 1-4）　在处理慢性瘙痒症患者时，关键是能找出瘙痒的病因和诱因。在进行实验室和影像学检查前，最重要的一步是获得完整的病史和体格检查。确定最近皮肤状况的变化，对可能存在的潜在疾病做出诊断。应区别原发性皮损和继发性皮损，原发性皮损起源于病因，继发性皮损则是由于慢性瘙痒引起的反应性病变（如搔抓或摩擦）。因此提出了以临床为导向的以下分类方案。

首先根据皮损的临床特征进行如下分组。

第一组，有原发性皮损的瘙痒，即"原发病瘙痒，炎性皮肤瘙痒"。许多皮肤病伴有瘙痒，包括炎症、感染或自身免疫性皮肤病、遗传性皮肤病、药物反应、妊娠皮肤病和皮肤淋巴瘤，所有这些皮肤病导致特定皮肤变化的描述见表 1-2。由于搔抓，原发性皮肤病可能会合并继发性搔抓损害，如脱屑型银屑病、特应性皮炎、大疱性类天疱疮。

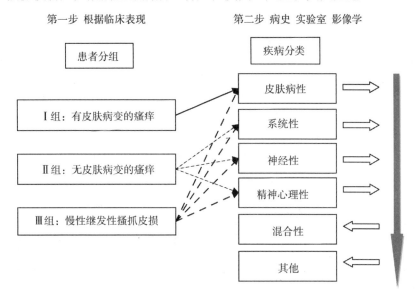

图 1-1　慢性瘙痒患者的临床分类诊断

第一步，根据患者的临床表现和病史分组。虽然Ⅰ组和Ⅱ组可能已经提出一个分类，但在临床、实验室和影像学检查的基础上，患者的分类在第二步完成，使涉及潜在疾病的患者能够分类。如果没有适合的类别或同时发现几种疾病，患者可分为"混合性"或"其他"。患者如果没有明确的病因，称为原因不明/来源不明的瘙痒（PUO）

表 1-1　根据皮肤改变的慢性瘙痒临床分类

分组	临床表现和基础疾病	诊断措施
Ⅰ组：原发于皮肤病和炎性皮肤瘙痒	临床表现：皮肤病 病因：主要为Ⅰ类（参见表 1-5）	皮肤活检，必要时做实验室检查（如IgE、IIF）
Ⅱ组：原发于正常非炎性皮肤瘙痒	临床表现：正常皮肤 病因：主要为Ⅱ类、Ⅲ类、Ⅳ类	实验室和影像学检查，相应病史和已存在的疾病
Ⅲ组：伴有慢性继发性抓痕瘙痒	临床表现：慢性继发抓痕如结节性痒疹 病因：Ⅰ～Ⅳ类	皮肤活检，实验室和影像学检查，相应病史和已存在的疾病

　　第二组，无原发性皮损的瘙痒，即"原发性非皮肤病变，非炎性皮肤瘙痒"。全身性、神经性或心理/精神性起源的瘙痒性疾病患者，除非可能的继发性抓痕，其瘙痒无任何皮损。全身性疾病导致的瘙痒包括内分泌和代谢疾病、感染、血液和淋巴组织疾病、实体肿瘤和药物引起的瘙痒（表 1-3，表 1-4）。该组此前被命名为"无故瘙痒（pruritus sine materia）"。这个词有多种解释，如无潜在来源的瘙痒，无皮肤变化的瘙痒，无任何原始可见皮肤改变的全身性疾病瘙痒，以"缺乏特异性皮损的皮肤病" 为特征的瘙痒，其或中老年瘙痒。另外"无故瘙痒"有一种心身性定义，在 ICD-10 分类中为躯体性瘙痒（somatoform pruritus），该名称受国际分类系认同，但不被皮肤科医师所使用。在第四版美国精神病学会精神障碍

诊断和统计手册（DSM-IV-R）中，一个类似的分类不是特别明确，但可以分类为未分化躯体形式障碍（300.81）。由于这些不同定义的固有混乱，建议不应再使用"无故瘙痒（pruritus sine materia）"这一术语。

表 1-2　第一类：起源于皮肤病的慢性瘙痒

皮肤病	诊断举例
炎性皮肤病	特应性皮炎，银屑病，接触性皮炎，皮肤干燥，药物反应，瘢痕，"看不见的皮肤病"
感染性皮肤病	真菌、细菌和病毒感染，毛囊炎，虱病，疥疮，节肢动物反应，昆虫叮咬
自身免疫性皮肤病	大疱性皮肤病，尤其是疱疹样皮炎，大疱性类天疱疮，皮肌炎
遗传性皮肤病	毛囊角化病，家族性慢性良性天疱疮，鱼鳞病，Sjögren-Larsson 综合征，痒疹样大疱性表皮松解症
妊娠皮肤病	妊娠多形疹，妊娠性类天疱疮，妊娠痒疹
肿瘤	皮肤 T 细胞淋巴瘤（尤其是红皮病型变体），皮肤 B 细胞淋巴瘤，白血病皮肤浸润

表 1-3　第二类：起源于系统性疾病（包括妊娠和药物因素）的慢性瘙痒

系统性疾病	诊断举例
内分泌与代谢性疾病	慢性肾衰竭，肝脏疾病，有或无胆汁淤积，甲状腺功能亢进症，吸收不良，围绝经期瘙痒
感染性疾病	艾滋病病毒感染，蠕虫病，寄生虫病
血液病和淋巴组织增生性疾病	缺铁，真性红细胞增多，霍奇金病，非霍奇金病淋巴瘤，浆细胞瘤
内脏肿瘤	子宫颈的固体肿瘤，前列腺癌，结肠癌，良性肿瘤综合征
妊娠	有或无胆汁淤积的妊娠瘙痒
药物诱发的瘙痒（选择）	阿片类药物，血管紧张素转化酶抑制药，胺碘酮，氢氯噻嗪，雌激素，辛伐他汀，羟乙基淀粉，别嘌醇

表 1-4　第三、四类：神经性和精神/心身疾病起源的慢性瘙痒

疾病	诊断举例
第三类	
神经性的起源（无神经损伤）	有一些临床实例，伴随内源性μ阿片类物质增高的潜在的肝性瘙痒（瘙痒的去抑制）
神经病性的起源（有神经损伤）	多发性硬化症，肿瘤，脓肿，脑或脊髓梗死，肱桡肌瘙痒，感觉神经性背痛，带状疱疹后神经痛，外阴痛，小纤维神经病变
第四类	
躯体性瘙痒	精神/心身疾病，抑郁，焦虑症，强迫症，精神分裂症，触觉幻觉症，疲劳

另外，皮损的存在不排除潜在系统性原因的可能，而没有皮疹并不意味着潜在的原因就是系统性疾病（如存在"看不见"的皮肤病，如肥大细胞增多症）。因此，对患者的评估应

由训练有素的皮肤科医师进行皮肤检查。

第三组，慢性继发性搔抓性皮损，即"以严重慢性继发性抓痕为显著特征"。慢性瘙痒常常导致动作反应，如搔抓、摩擦或捏挤。搔抓可能导致各种各样的皮肤损伤，表现为表皮糜烂、脱屑、苔藓样变、丘疹和结节。这些皮损可能消退，留下皮肤色素沉着或色素减退和萎缩性瘢痕。慢性瘙痒患者可能同时存在不同阶段和大小的几种皮损。其中一些临床表现可称为慢性单纯性苔藓（Vidal 苔藓）、苔藓样淀粉样变、斑状淀粉样变和结节性痒疹。

所有这些损害代表由慢性搔抓引起的继发性获得性皮损，潜在原因可能是某种系统性疾病或某种皮肤病。第三组患者通常有多年的慢性瘙痒史，很少能回忆起任何初始的皮肤病变。

2. 根据引起慢性瘙痒的基础疾病进行病因分类（表 1-5，图 1-1）　进行临床检查后，进一步行组织学、实验室和影像学检查以确定引起瘙痒的潜在疾病。为了便于诊断与鉴别诊断，IFSI 提出了以下潜在疾病分类（表 1-5）。

第Ⅰ类：皮肤疾病。

第Ⅱ类：系统性疾病，包括妊娠及药物引起的瘙痒。

第Ⅲ类：神经系统性疾病。

第Ⅳ类：精神科和心身性疾病。

第Ⅴ类："混合性"。不少患者的瘙痒可能涉及不止一种基础疾病，应被归为此类（如肾功能不全患者慢性瘙痒伴皮肤干燥）。

第Ⅵ类："其他"。有些患者没有潜在的疾病可确定，如在完成各种检查后没有发现潜在原因的慢性瘙痒称为"原因待定的瘙痒"或"原因不明的瘙痒（PUO）"。将来的修订版必须包含瘙痒的定义和临床特征，目前学者们正在讨论，但还没有达成共识，包括瘙痒的定位（局部与全身）、性质（"滋味"）、时间域（连续的，间歇性的，日节奏）和对治疗的反应（"难治性"）。

表 1-5　慢性瘙痒的病因分类（根据潜在的起源）

	分类	疾病
Ⅰ	皮肤病性原因	由"皮肤疾病"引起，如银屑病、特应性皮炎、皮肤干燥、疥疮、荨麻疹
Ⅱ	系统性原因	由"器官疾病引起"而不是皮肤，如肝细胞（如原发性胆汁性肝硬化）、肾（如慢性肾衰竭）、血（如霍奇金病）和某些多因素（如代谢）状态或药物
Ⅲ	神经性原因	由中枢或外周神经系统疾病或紊乱引起，如神经损伤、神经受压、神经刺激
Ⅳ	精神/心身性原因	躯体性瘙痒，可伴"精神和心身疾病"的共病性瘙痒
Ⅴ	混合性原因	重叠和多种疾病共存
Ⅵ	其他	来源不明（特发性）

总之，慢性瘙痒的分类为处理慢性瘙痒患者提供一个实用的临床方法。并非所有形式的慢性瘙痒是相同的，临床工作者不应把瘙痒的性质看成是完全一致的。该分类还考虑到以经济有效的方式改善对慢性瘙痒患者的诊治。需要强调的是，这种分类方法来源于欧美国家的临床研究结果，随着我国关于慢性瘙痒生理和病理生理学方面的知识发展及临床观察研究，要使目前由 IFSI 制定的慢性瘙痒初步分类适用于国内临床工作，需要进一步修订。

第二节 流行病学

国内对慢性瘙痒的总体流行病学研究缺失，国外有关慢性瘙痒患病率的研究数据也非常有限。根据欧洲慢性瘙痒指南描述，慢性瘙痒的患病率似乎随着年龄的增长而增加。德国的研究表明，慢性瘙痒患病率随着年龄的增长从 12.3%（16～30 岁）增加至 20.3%（61～70 岁）。约 60% 的老年人（≥65 岁）每周偶尔经受从中度到重度的瘙痒，称为老年瘙痒症或老年瘙痒。据土耳其学者对 4099 例老年皮肤病患者的研究，慢性瘙痒的患病率为 11.5%，而 85 岁以上的患者患病率最高。在泰国的研究中，149 例老年患者，瘙痒性疾病是最常见的疾病（41%）。奥斯陆基于人群横断面的 19 000 例成人研究资料表明，总人口的 8%～9% 经历过急性瘙痒，这一症状在所有年龄组中占主导地位。此外，发现瘙痒与慢性疼痛密切相关。调查显示，慢性瘙痒时点患病率在一般成人中约为 13.5%，在寻求癌症普查的员工中为 16.8%。在德国，基于人群横断面的研究中，慢性瘙痒 12 个月的时段患病率为 16.4%，终身患病率为 22%。所有这些数据表明，慢性瘙痒的患病率普遍高于以前的报道。

慢性瘙痒既可以由皮肤病引起也可以由全身性疾病引起。然而，有 8%～15% 的患者瘙痒原因不明。患者原发皮疹瘙痒的发生率取决于所患的皮肤病。例如，所有 AD 和荨麻疹患者及约 80% 银屑病患者会出现瘙痒。全身性疾病如原发性胆汁性肝硬化（PBC）和 CKD 与慢性瘙痒相关度分别在 80%～100% 和 40%～70%。在霍奇金淋巴瘤患者中，瘙痒是一种常见症状，超过 30% 的霍奇金病患者发生过瘙痒。

在初级医疗保健机构，很少有针对瘙痒频率的研究。据澳大利亚国家连续性研究实践资料显示，瘙痒占所有就诊者当前主诉的 0.6%，包括肛周、眶周或耳郭皮肤瘙痒。在英国，瘙痒及其相关疾病占就诊者的 1.04%（男性 0.73%，女性 1.33%）。在克里特岛，皮肤病患者去医院而不是初级保健机构就诊，2003 年 3715 例慢性瘙痒患者诊断为不明原因瘙痒者占 6.3%。

虽然很少探讨性别差异，但有报道女性瘙痒的患病率更高。

国内能查到的总体慢性瘙痒的流行病学资料缺如。但有不少单个病种慢性瘙痒的调查报道可查。例如，顾恒等于 2000 年调查涉及 11 个省市的 22 个调查点，人口总数 78 586 人的报道显示，特应性皮炎总标化患病率为 0.69%，男性标化患病率为 0.84%，女性标化患病率为 0.51%，城市标化患病率为 1.10%，农村标化患病率为 0.73%；男女之间、城市与农村患病率均有显著差异。南、中、北部特应性皮炎的患病率经标化后，分别为 0.31%、0.79% 和 0.56%，三者间比较有显著性差异。这是一个典型的例子，其他各病种流行病学将在后续章节中叙述。

慢性瘙痒的患病率在我国呈增长趋势，这可能与自然、社会、心理、医疗等环境及人均寿命延长/人口老龄化等因素的变迁有关。

在自然环境方面，我国幅员辽阔，地域因素是一个重要因素。在北方，秋冬季时间长，气候干燥，易导致皮肤瘙痒；在南方，春夏季节时间长，高温高湿气候使人出汗多、皮脂溢出旺盛，皮肤微生物定植复杂、载量高，诱发免疫反应而致瘙痒；并且热区环境蚊虫多，虫咬皮炎发病率高。我国南方广泛流行稻田皮炎（尾蚴皮炎）。此外，环境污染尤其是水质污染和空气污染，皮肤易受到影响。

在社会因素与心理环境方面，社会因素是影响心理活动及行为的基本因素；社会因素作为应激源，引起人的心理活动变化及行为的改变。社会心理因素对健康的影响主要通过人们日常生活中经常遇到的生活事件对人体产生应激，如果应激状态强烈而持久，超过机体的调节能力就会影响健康，甚至导致精神和躯体疾病，无皮疹躯体瘙痒是其最常见的表现形式之一。

研究发现，以瘙痒为主诉的女性比男性更多。这可能反映瘙痒受雌激素和心理因素影响，或者女性患者更倾向于向医师表述自己的症状。另一种解释是女性通常对身体的感觉注意力更集中。

医疗环境与人均寿命对瘙痒的发病有较大的影响。一是医疗服务提供者可能缺乏瘙痒诊治的专业知识，致使瘙痒患者得不到及时正确的诊治而使瘙痒迁延不愈。二是新开发的药物或滥用药物使致痒风险大大增加。此外，长寿老龄人口存在致痒性系统性疾病的可能性增加；还有，老龄人皮肤干燥、皮肤老化、免疫力降低，使慢性瘙痒患病率显著增加。此外，随着经济的发展，对生活质量要求的提高，对与瘙痒有关的医疗需求也显著提高，使潜在的瘙痒患者就诊率大大提高。

第三节　慢性瘙痒对身心健康的影响

慢性瘙痒可由皮肤病、系统性疾病（包括妊娠与药物原因）、神经性疾病、精神心理疾病等引起，部分可能是多种原因共存，还有一些原因不明。因此，瘙痒的病因及其严重程度对患者的身心健康和生活质量有巨大的影响。

一、对生活质量的影响

瘙痒性皮肤病主要影响患者的生活质量。不管什么原因导致的瘙痒，其严重程度和患者的生活质量成反比。慢性瘙痒令人十分苦恼，除影响生活质量外，还影响患者的心理状态、社会交往和日常活动。当治疗失败时对患者的影响会成倍增加。瘙痒严重程度与睡眠质量受损、更多的抑郁症状、更高水平的焦虑，更多的非特异性躯体症状和生活质量受损显著相关。Robert Zachariae 等（丹麦奥胡斯大学医学院）也证实了瘙痒的严重程度与抑郁症状和躯体症状之间的关系部分是由瘙痒对睡眠质量的影响所导致的。调整睡眠障碍时，瘙痒严重程度和心理躯体症状之间的关系统计学上不再是显著的。这表明，与瘙痒相关的睡眠损害可能是瘙痒严重程度与这些心身症状之间的重要媒介。此外，有证据证明瘙痒增加了患者心理疾病的发病率。因此，无论瘙痒性疾病的原因和严重程度如何，通过精神检查和多学科方法的治疗、尽快改善患者的生活质量，可以对慢性瘙痒患者提供更成功的治疗方法。

二、对原有疾病和潜在疾病的影响

皮肤病、系统性疾病或精神心理疾病引起的瘙痒，反过来会加重原发病，进而加剧瘙痒，引起恶性循环。

由皮肤病引起的瘙痒，除影响患者生活质量外，还会因搔抓引起继发性皮损，如糜烂、苔藓化、结节、色素沉着等。不但使瘙痒加剧，还会因外观受损进一步导致心理障碍。长期瘙痒会导致免疫受损而诱发新的皮肤和（或）系统性疾病。严重瘙痒可在一定程度上致残，与瘙痒造成的痛苦和社会隔离相关。

系统性原因引起的瘙痒，如肝、肾疾病，甲状腺疾病，糖尿病，妊娠相关瘙痒等，往往因病因和发病机制复杂使治疗非常棘手，或者使现有的治疗手段应用受限。有可能在患者器官功能衰竭之前陷入绝望。

慢性瘙痒还可能是恶性肿瘤的一种表现，甚至成为副肿瘤性标志。它常见于恶性肿瘤自然过程的中早期，甚至先于临床表现而发生，并非由肿瘤组织的浸润或压迫引起，肿瘤切除后即消失。因此，提高对瘙痒与恶性肿瘤相关的意识和认识，对提高慢性瘙痒与恶性肿瘤的诊治水平均有重要的临床意义。

三、患者社交障碍和应激能力受损

慢性瘙痒患者常常合并精神疾病（如抑郁症），心身因素与合并精神疾病既可能影响瘙痒的感觉和瘙痒的应对，又可影响搔抓行为。到目前为止，大多数研究者提供的信息只注意到瘙痒感觉的强度，缺乏感知质量的数据，患者是如何经历它的，以及对日常生活、社会交往和应激能力有何影响，没有具体的研究报道。

有报道认为，慢性瘙痒患者的社交障碍主要与他们的心理状态和非特异性躯体症状有关。长期慢性瘙痒、日渐恶化的皮肤状况导致患者抑郁、焦虑以及疼痛、恶心、麻木、头晕、颤抖等非特异性躯体症状，使患者感到痛苦、消沉、尴尬，严重影响患者的工作、社会交往、社会活动、体育活动等。

而慢性瘙痒患者应激能力受损主要与睡眠质量受损相关。长期睡眠障碍可使中枢与外周神经功能减退，表现为反应迟钝、反应过度和自控力下降，使患者在工作和生活中容易出错，因而常常感到沮丧。长期睡眠障碍也可使患者免疫力下降，使患者容易疲劳和患病。睡眠障碍还可使患者代谢功能减退，出现皮肤粗糙、干燥、脱屑、老化、色素沉着，或出现消化不良而产生食欲缺乏、腹胀、便秘等。

全身或生殖器瘙痒的患者可能存在对性欲和性功能的影响。然而，这并不是孤立的，可能反映瘙痒对性事的影响是多方面的，不仅仅是直接影响生殖器区域，还可能是影响内分泌神经功能，或者是担心会遭到歧视等。

总之，慢性瘙痒对患者的心身健康影响巨大。据报道，有瘙痒但无皮疹的患者中10%~50%有潜在的全身性疾病，70%的有精神性疾病。消极的生活事件，尤其是缺乏社会支持，已证明与心因性瘙痒症的发生相关。然而，精神疾病或负性生活事件本身不应轻易作为心因性瘙痒症的诊断依据。如果瘙痒的发生与一个或多个生活事件有明确的关系，且排除皮肤病或系统性疾病原因，能用精神药物和心理治疗改善瘙痒症状，则可能确定诊断。无皮疹瘙痒不仅在诊断方面存在困难，在治疗上也是一种挑战。

第2章 瘙痒的发生机制

慢性瘙痒有时是许多系统性疾病和皮肤疾病的主要症状。长期以来，由于缺乏良好的动物模型和特异敏感的研究方法，人们对瘙痒的发生机制尚不完全清楚，使临床医师面对慢性瘙痒常常感到棘手。近年来，通过仪器测量瘙痒的强度，应用红外线摄像观察睡眠时瘙痒的情况，以及中枢成像记录神经系统对瘙痒发生时的反应信号等技术，对瘙痒的发生机制、分型有了较新的认识。

第一节 皮肤解剖与组织学

一、皮肤解剖学

皮肤位于人体表面，是机体最大的器官，也是人体与外界接触最广泛的部分，本身也具有多方面的功能。成年人皮肤总面积为 $1.6\sim2m^2$，其总重量约占体重的 16%（皮下组织除外）。皮肤的厚度根据部位有所不同，通常为 $0.5\sim4mm$。由此，皮肤构成了一个保护性的外套，成为人体抵御外部侵袭的第一道屏障。由于皮肤存在血管、淋巴、神经等系统，因而皮肤具备警示、监督、交换、感知和适应功能，如体温调节与屏障功能。皮肤约有 20 万个神经末梢网络，可以感受多种刺激，包括感知瘙痒。

皮肤的结构精细而复杂，它由表皮、真皮和皮下组织叠加而成，每一层各有其特征和功能。表皮位于最上层，是由多种细胞组成的薄层复层结构；真皮位于表皮下，厚为表皮的 $20\sim40$ 倍，主要由各种纤维和结缔组织基质形成的网状结构及其中的少量细胞组成。真皮层是一层抵抗组织，可以保护机体免受外界的机械性损害，真皮层还是皮肤具有拉伸性与弹性特征的基础。皮肤的最下方是皮下组织，可以从深层为皮肤提供基本的支持。

皮肤还附有毛发、皮脂腺、大小汗腺及指（趾）甲等附属器，它们对组成皮肤的屏障功能起着不可或缺的作用。

二、皮肤组织学

（一）表皮（epidermis）

虽然表皮是皮肤三层结构中最薄的部分，但在形成机体和外环境之间的最后一道屏障——角质层结构中起至关重要的作用。表皮最外层作为第一道屏障，不仅能抵御来自外部的物理、化学因素等的侵袭，还能够防止有毒物质、微生物等的入侵和紫外线辐射的损害。这一层也参与皮肤表面结构、皮肤湿度及肤色的形成。

表皮由两大类细胞组成。其中 90% 是处于连续分化的角质形成细胞（keratinocytes），其余为树突状细胞（dendritic cells）。

1. 角质形成细胞 可以产生角质蛋白，根据角质形成细胞的不同分化过程及细胞形态分为 4 层，即基底细胞层、棘细胞层、颗粒细胞层及角质层。在掌跖部位的角质层和颗粒层之间还有一层透明层。

（1）基底细胞层：仅一层基底细胞，呈长柱状或立方形，核较大，呈卵圆形，细胞嗜碱性蓝染。基底细胞呈栅栏状通过半桥粒结构衔接于其下的基底膜上。它是生发细胞，代谢活跃，不断有丝状分裂，产生子细胞以更新表皮。基底细胞内尚含有数量不等的黑素，其含量多少与皮肤的颜色是一致的。

（2）棘细胞层：由 4～8 层多角形细胞组成，胞体比较透明，核染色质比基底细胞核染色质少。细胞表面有许多被称为桥粒的细胞间连接物质，并使细胞呈现出棘刺状外观，称为棘细胞。

（3）颗粒细胞层：由 1～3 层扁平或菱形细胞组成，胞质内充满粗大、深嗜碱性的透明角质颗粒。其厚度与角质层厚度一般成正比。

（4）角质层：角质形成细胞一旦到达角质层，便已经完全分化，变成扁平的角质细胞。角质细胞的直径约 50μm，无细胞核，被一层坚硬的膜包裹。作为表皮更新的最后一步，在蛋白水解酶的作用下，角质细胞从皮肤表面脱落。这种正常的生理过程称为脱屑，其中涉及细胞间脂质层状结构的降解和细胞间连接的最终丧失。在表皮中角质层的细胞最大，数量最多。根据身体部位的不同，角质层的厚度由 15～100 层或更多层的细胞堆砌而成。角质层是抵御外环境的主要保护性屏障。

角质形成细胞从基底层分裂到分化成熟并移行至角质层约需要 14 天，角质细胞从角质层脱落又需要约 14 天，总共 28 天。有些部位可能还要慢一些，约 42 天。通常把这样一个时间（28～42 天）称为表皮通过时间。

基底膜带（basement membrane zone，BMZ）：位于基底细胞层的下方，是连接表皮和真皮的重要结构，同时还具有一定的渗透屏障作用，可防止有害物质通过。基底膜带很窄，仅 50～90nm 宽，可分为 4 层。①基底细胞浆膜：为与真皮相邻的基底细胞浆膜，其上有对表皮和真皮连接起关键作用的半桥粒。②透明板：位于基底细胞质膜的下方。③致密板。④致密板下带。

2. 树突状细胞　存在于表皮内的树枝状细胞有以下 4 种。

（1）黑素细胞（melanocyte）：来源于外胚叶的神经嵴，具有合成黑素的作用。其胞质透明，核较小深染。黑素细胞位于基底细胞层。8～10 个基底细胞间有一个黑素细胞。

（2）郎格罕细胞（Langerhan's cell）：大多位于棘层中上层、胞质透明。细胞来源于骨髓，除具有吞噬细胞功能外，还具有摄取、加工并提呈抗原作用。细胞表面具有 HLA-DR 抗原，IgG 的 FC 段受体及 Ia 抗原等，是与免疫有关的一种细胞。在电镜下核呈脑回状，有切迹。胞质内有一特征性的网球拍样颗粒（Birbeck 颗粒），亦称郎格罕颗粒。

（3）未定型细胞（indeterminate cell）：常位于表皮下层，其特点是没有黑素体及 Birbeck 颗粒。此种细胞可能分化为郎格罕细胞，也可能是黑色素细胞的前身。

（4）Merkel 细胞（Merkel's cell）：是树枝状细胞的一种，位于光滑皮肤的基底细胞层及有毛皮肤的毛盘，数量很少。多数情况下，位于神经末梢，因此被称为 Merkel 神经末梢（Merkel's nerve endings）。目前认为 Merkel 细胞很可能是一种触觉感受器。

（二）真皮（dermis）

真皮厚度为表皮的 20～40 倍，占人体重的 3%～4%，其厚度可由面部的 1mm 至背部和大腿的约 4mm。真皮主要由结缔组织组成，包括胶原纤维、弹性纤维及基质。可由表浅的乳头层和深部的网状层组成，其间有少数细胞成分，如纤维母细胞、肥大细胞、组织细胞及淋巴细胞。皮肤的神经、血管、淋巴管、肌肉、毛囊、皮脂腺及大小汗腺均位于真皮结缔组织内。

1. **胶原纤维**　在真皮结缔组织中，胶原纤维最为丰富。乳头层的胶原纤维纤细，排列紊乱；网状层的胶原纤维束粗厚，走向多与表皮平行。

2. **网状纤维**　是较幼稚的纤细胶原纤维。网状纤维在真皮中数量很少，主要位于表皮下、毛细血管及皮肤附属器周围。

3. **弹性纤维**　纤细、呈波浪状，缠绕于胶原束之间。在乳头层，它犹如树枝状伸向表皮方向，终止于基底膜。需用弹性纤维染色显示。

4. **基质**　是一种无定形物质，由纤维母细胞所生，其主要成分为酸性黏多糖，特别是透明质酸及硫酸软骨素为多。其他成分有中性黏多糖、蛋白质及电解质等。

（三）皮下组织（subcutaneous tissue）

皮下组织又称皮下脂肪层，由脂肪小叶及小叶间隔组成。脂肪小叶中充满着脂肪细胞，细胞质中含有脂肪，核被挤至一边。小叶间隔将脂肪细胞分为小叶、间隔的纤维结缔组织与真皮相连续，除胶原束外，还有大的血管网、淋巴管和神经。皮下组织是一种能量储存库，它塑造着体形，在调节体温方面起关键作用。随着年龄的增长，脂肪重新分布，逐渐导致面部皮肤下垂、大腿及腹部脂肪堆积。

（四）皮肤附属器

皮肤附属器包括毛发、毛囊、汗腺、皮脂腺与指（趾）甲等。

1. **毛发与毛囊（hair and hair follicle）**　毛发由角化的角质形成细胞构成，从内到外可分为 3 层，即髓质、皮质和毛小皮。全身皮肤除掌跖、指（趾）末节伸侧，唇红、阴茎头、包皮内侧及阴蒂外均有毛发。根据有无髓和有无黑素可分为毳毛、软毛、硬毛。毳毛无毛髓和黑色素，胎生期末期即脱落；软毛有黑色素但无髓，广泛分布在皮肤各部；硬毛既含黑色素又有毛髓，只分布在头部、腋窝和阴部。

毛囊可分为三部分，最上部为毛囊漏斗部，中间为毛囊峡部，自立毛肌附着点以下为毛囊下部。毛囊由内、外毛根鞘及结缔组织鞘所构成，前两者毛根鞘的细胞均起源于表皮而结缔组织鞘则起源于真皮。

所有毛囊的活动均呈周期性，即分为生长期（占头发 85%）、退行期（仅占头发的 1%）和休止期（占头发 14%）。休止期时毛囊下部消失，被一波纹状纤维性结缔组织所代替。因此，毛囊下部随不同生长周期而变化。毛囊漏斗和毛囊峡部则基本无变化。

毛母质：由表皮细胞的团块构成，这些细胞形态多样。

毛乳头：相当于真皮乳头，含有丰富的毛细血管及神经的结缔组织。

2. **皮脂腺（sebaceous gland）**　是一种全浆分泌腺，没有腺腔，整个细胞破裂即成为分泌物。皮脂腺与毛囊关系密切，皮脂腺导管大多数开口于毛囊漏斗部。少数皮脂腺与毛囊无关，直接开口于皮肤或黏膜的表面，如唇红缘的皮脂腺直接开口于黏膜表面——Fordyce 点。不论与毛囊有无关系，其结构基本相同，即均分为腺体及导管两部分。

皮脂腺是全分泌腺，皮脂腺细胞自身脂肪脂化之后形成脂质而分泌，脂质成分中最多的是三酰甘油，该成分经过皮脂腺导管向表皮排泄的过程中分解为二酰甘油、单酰甘油。在游离脂肪酸中有 C12-C16 者炎性最强，有 C16-C18 者形成粉刺的作用最明显。

皮脂腺的发育及分泌活动主要受雄激素的影响，它并不直接受神经支配。

3. **小汗腺（eccrine gland）**　除唇红缘、包皮内侧、阴茎头、小阴唇、阴蒂及甲床外，小汗腺遍布全身。小汗腺由盘曲的分泌腺、盘曲的真皮导管、垂直的真皮导管及螺旋形表皮内导管组成。

4. 大汗腺（apocrine gland） 仅见于腋窝、乳晕、脐周、肛周和外阴部，由腺细胞、肌上皮细胞、基底膜带构成。腺细胞形态不一，随分泌活动而改变，大致有圆柱形、立方形和扁平形等。3种细胞的高度随分泌不同阶段而不同，越活跃的细胞越高。分泌时细胞质顶端脱落至管腔内，所以称为顶浆分泌或断头分泌。

5. 甲（nail） 包括甲板、甲根及包绕它的组织。甲板由角化的细胞组成。甲根是指甲母即甲母质细胞所在的区域。甲半月的远端是甲床与甲母的分界线。甲板与甲床黏着十分牢固，在甲板的腹侧与甲床间有许多纵行的沟和嵴，使甲床与其下方真皮结缔组织与甲板牢固地黏着。

（五）皮肤的血管、神经与肌肉

1. 血管系统 表皮无血管。动脉和静脉分别在真皮和皮下组织交界处、乳头下层和乳头层之间形成两个血管网，为皮肤及毛乳头、汗腺、神经和肌肉供给营养。除此之外，还发挥重要的体温调节等作用。

2. 淋巴系统 皮肤的淋巴管分别在乳头下层和真皮深层形成浅网和深网，淋巴管收集流动在表皮、真皮、皮下组织中所有细胞间、纤维间的淋巴液，并与所属淋巴结相联系。

3. 神经系统 分为感觉神经和运动神经两种。

（1）感觉神经：来自脊神经和脑神经，为有髓神经，在真皮深层和乳头下层分别形成神经丛，再上行进入乳头。其末端失去髓鞘，成为游离神经末梢，分布在真皮上层、乳头层和毛囊周围，管痛觉。终末小体有 Merkel 细胞、Meissner 小体（触觉、压觉）、Vater Pacini 小体（振动感）、Krause 小体（冷觉）、Raffini 小体（温觉）。

（2）运动神经：来自自主神经，为交感神经无髓的节后纤维，分布于皮肤的血管、立毛肌和汗腺中，血管受肾上腺素作用的神经支配，小汗腺受胆碱（choline）作用的神经支配。

4. 皮肤的肌肉 主要为平滑肌。

（1）立毛肌：始于真皮上层，斜行附着在毛囊的隆起部分，收缩时皮肤上起"鸡皮疙瘩"。

（2）平滑肌：阴囊、乳腺的平滑肌。

（3）颜面表情肌：属于真皮内的横纹肌。

第二节　皮肤屏障的结构与功能

人类的皮肤是最完美的屏障，经过长期的进化演变为一种具有良好的防渗透功能的保护性屏障，使得人类能够在各种气候和环境条件下生存。人类皮肤由表皮、真皮和皮下组织组成，共3层。皮肤的最外层是表皮，其主要功能是形成角质层，即角化的表皮层，是人体与外界环境之间的前线屏障。角质层由高度特化的无核角质细胞和填充在细胞间的脂类组成。长期以来人们认为角质层无生物学活性，其实，它具有高度活性，对于保持人类功能屏障的稳态十分关键。角质层与瘙痒的启动密切相关，因此详细了解角质层的结构生理与功能是很有必要的。

一、角质层的组织结构

角质层通常表现为一种具有网篮样外观的多层组织。电镜下，角质层屏障是一种相当致密和组装精密的结构，由多层角质细胞组成。角质细胞包括致密的角蛋白和富含兜甲蛋白的包膜，其周围围绕着连续的细胞外基质。"砖-砂浆模型"常用于描述角质层的双室系统，其中角质细胞是砖，脂质是砂浆。

角质细胞呈扁平、多面体形状，主要由中间丝网络构成。中间丝是由角蛋白和丝聚合蛋白（filaggrin）组成。角蛋白和丝聚合蛋白含量占角质层总蛋白含量的 80%。中间丝蛋白最初在颗粒层中表达，称丝聚合蛋白原（profilaggrin），后者为一种富含组蛋白和高度阳离子化的大分子磷酸化蛋白，具有 37kDa 的重复区段。在终末分化的早期，丝聚合蛋白原被加工成蛋白的成熟形式即丝聚合蛋白，然后将角质层下部角质细胞中的角蛋白组装成高度有序和压缩的细丝结构，这个区域通常称为致密层。角质细胞中的丝状网络相当密集，在将角质细胞坍缩成更为扁平和致密形状的过程中起着关键作用。角质细胞的这种特征性形状有助于增强角质层的机械特性。

角质细胞包绕着一层蛋白外鞘，为角化的细胞包膜，是由高度交联的蛋白，包括包膜斑蛋白（envoplakin）、周斑蛋白（periplakin）、外皮蛋白、兜甲蛋白和富含脯氨酸的小分子蛋白组成的复杂网络。角化包膜的主要蛋白是兜甲蛋白，占细胞包膜蛋白的 70%～85%，为一种分子量为 38kDa 的不溶性蛋白，富含丝氨酸和甘氨酸，起着结构强化蛋白的关键作用。兜甲蛋白与角化包膜其他成分和角质细胞骨架之间的黏附被蛋白交联异肽键所加强，该键受一种特殊的酶即转谷氨酰胺酶的催化。该酶包括 3 种亚型：转谷氨酰胺酶 1 型、3 型和 5 型，参与角化包膜蛋白的交联，对于构建功能性角质层屏障必不可少。由转谷氨酰胺酶 1 型的基因发生功能丧失性突变导致的皮肤疾病可以证实这一点，这些疾病的临床特征是出现非常干燥的片层鳞屑。角化包膜的整个结构在遗传学上是以高度组装和可控制的方式有机地组合起来的。参与这个过程的蛋白以短暂有序的方式依次表达，反映这些基因在染色体上成簇排列，称为分化复合体。甚至转谷氨酰胺酶也似乎以短暂的方式发挥作用。转谷氨酰胺酶 3 型和 5 型轮流催化复合体中较早表达的蛋白之间的异肽键，而转谷氨酰胺酶 1 型将较晚表达的蛋白（如兜甲蛋白）与正在形成的包膜支架和角质细胞骨架中的角蛋白交联在一起。

角化包膜大体上分为两种类型：一种是脆性包膜，形状不规则，表面有皱褶，主要存在于角质层的下部；另一种是坚硬包膜，呈多角形，表面平滑，其中 80% 存在于角质层上部。具有坚硬包膜的角质细胞已经发育成熟。坚硬/脆性角化包膜的比例可能因部位而异。在光暴露部位，如面部和手背，脆性角化包膜在浅层占的比例较高。这个发现提示外部环境因素（如紫外线和湿度），可能影响角化包膜的成熟。

在表皮中，角质形成细胞之间通过称为桥粒的连接结构相互黏附。在角质层中，角桥粒是相邻角质细胞之间的黏附桥梁。角桥粒是大分子复合体，由几种糖蛋白组成，最主要的成分是桥粒芯糖蛋白（desmoglein）和桥粒芯胶黏蛋白（desmocollin），两者为钙黏素样大分子蛋白，横跨角质细胞之间富含脂类的分隔，通过蛋白聚合体斑球蛋白、桥斑蛋白和斑菲素蛋白（plakophilins）黏附于角蛋白丝。整个复合体通过转谷氨酰胺酶催化交联而加强。在组成上，角桥粒非常类似于表皮桥粒，但并非完全相同。两者之间的区别是角桥粒含有另外一种蛋白——角膜锁链蛋白（corneodesmosin），该蛋白仅存在于角质层，是由颗粒层上部的板层状小体进入细胞间隙分泌的，与桥粒蛋白复合体有关，后者可将桥粒转变为角化层同源物——角桥粒。角质层中角桥粒加强桥粒复合体的结构，避免发生蛋白降解。事实上，角膜锁链蛋白本身受到蛋白水解作用的调控，是脱屑过程中非常重要也是关键的第一步。

角质层中角质细胞之间的细胞外间隙充满脂质，即所谓角质层模型中"砖之间的砂浆"。这种脂质基质基本上是由神经酰胺、胆固醇和脂肪酸组成。所有游离脂肪酸和与神经酰胺相连的脂肪酸均为非分支结构，这种特征有利于构建连续有序紧密填充的脂质层。脱磷脂是角化最终步骤的特征性环节。与表皮的浆膜相比，由于脂质层中磷脂含量少或缺乏，因此，角质层脂质双层比其他生物膜流动性小，可渗透性相当低。

角质层脂质的前体是在颗粒层中合成或获取的，储存于称为板层状颗粒 Odland 小体的小囊泡中。在表皮分化的终末阶段，板层状颗粒约占颗粒层细胞质的 10%，当与角质形成细胞的浆膜融合后将成堆的脂质板层释放至细胞外基质中。然后脂质被特殊酶加工成为成熟形式，这种酶也是由板层状颗粒储存和分泌的。磷脂是由酸性水解酶代谢，而糖基化神经酰胺是在β-葡萄糖脑苷脂酶的作用下转变为神经酰胺。一旦被修饰后，这些脂质则按照有序的板层排列。神经酰胺和胆固醇形成脂质层的板层，而游离脂肪酸在脂质以后的包装中起着重要作用。整个结构通过角化上皮中唯一的脂类——乙酰糖基化神经酰胺结合在一起，并与相邻脂质层相连。这种脂质含有非常长的长链必需脂肪酸——亚油酸。链的长度利于这种特殊的脂质横跨脂质双层，通过亚油酸的尾部插入相邻层。脂质以坚韧的凝胶或液晶态存在。角质层的下层脂质主要以坚固的结晶态存在，以正交方式紧密填充，形成一个良好的屏障。在角质层的上层，脂质转变为流动性更强的凝胶态，以六角形方式填充，形成较弱的屏障。必需脂肪酸缺乏的皮肤屏障功能较弱，经表皮失水（transepidermal water loss，TEWL）增加。脂质基质约占角质层体积的 20%，其合成是在生理情况下连续进行的。细胞间脂质对于皮肤的角化过程和保持皮肤的湿度非常关键。

二、角质层形成周期

角质细胞源于表皮基底层的角质形成细胞干细胞。经过 28 天的迁移过程，新生的角质形成细胞经过几种形态和生理的变化逐渐移行至表面，成为角质细胞。在生长周期的最初几天，角质形成细胞在基底层活跃分裂和快速增殖。它们规则排列，通过桥粒与相邻细胞相连，并通过半桥粒与真表皮连接部即基底膜带黏附。一定比例的角质形成细胞成为所谓的移行-扩增细胞，开始分化，改变形状，向上移行至棘层。棘层细胞组织学上表现为相邻角质形成细胞形成棘刺样结构。角质形成细胞形成多面体形状，开始合成新的角蛋白 K1 和 K10，两者是鉴定角质形成细胞的特征性依据。角蛋白被组装成大的丝束，角质形成细胞通过角蛋白丝束黏附于桥粒。随着细胞向上迁移，逐渐变大、变扁，形成新的细胞器即板层状颗粒，也称 Odland 小体。在颗粒层中，角质形成细胞进入分化的晚期阶段，然后到达表皮的最上层角质层。当经历细胞死亡的凋亡过程包括细胞器和细胞核的破坏及 DNA 的碎裂后，角质形成细胞的形态发生显著变化。该层角质形成细胞的特征是出现透明角质颗粒，它主要由中间丝、丝聚合蛋白和兜甲蛋白组成，这些蛋白在角质层中的角质细胞及其包膜的构成上具有重要作用。在颗粒层的角质形成细胞胞质中有许多膜结合型板层状颗粒，含有丰富的脂类、糖蛋白和糖脂，这些成分是角质层屏障结构组成的前体。角质形成细胞进入表皮的最上层角质层，成为终末分化的角质细胞，呈扁平、多角形，与 14 天前从基底层开始移行的细胞相比，形态完全不同。但要经过脱屑过程脱落下来还需要 14 天的时间。在角质层中，角质细胞紧密排列，细胞外脂质成分填充其间，形成双室结构，起着重要的屏障作用，为皮肤提供机械保护，防止水分经皮肤过度丢失，并允许外界的可溶性物质渗入。

角质细胞从皮肤表面脱落是角质形成细胞周期中最后的步骤，约发生在角质形成细胞从表皮的基底层首次迁移开始的 28 天后。在正常健康皮肤，由于每天将角质层的最外层脱落至周围环境中，因此这个过程是看不见的。然而，如果脱屑过程受损，如当呈现干燥皮肤时，角质细胞往往聚集成块，则产生肉眼可见的粗糙皮肤纹理。角质细胞的脱落在特定水解酶的作用下协调进行，这种酶逐渐降解相邻细胞之间的桥粒交联。在角质层的上部，硫酸胆固醇的水解导致脂质双层流动性更强，使得蛋白水解酶接近角桥粒。角桥粒通过一组糖苷酶和丝氨酸/半胱氨酸/天冬氨酸蛋白酶的作用以一种短暂方式渐进性降解。目前认为，降解过程的第一步是通过外葡萄糖苷酶和内葡萄糖苷酶（类肝素酶）的各自作用将外源性葡聚糖从角桥粒蛋白中除去，为蛋白酶协调作用开辟道路，主要是角质层糜蛋白酶和胰蛋白酶（也分别称之为激肽释放酶 7 和激肽释放酶 5）降解角桥粒的关键成分——角膜锁链蛋白、桥粒芯胶黏蛋白和桥粒芯糖蛋白。其他酶，如组织蛋白酶 L-2、D 和 E，均参与脱屑过程。所有这些酶短暂的活性是受到相应的内源性蛋白酶抑制因子的严格调控。整个过程依赖于生理参数，例如 pH 和含水量，对于微小的脱屑非常关键。

三、角质层的生理

参与角质层脱屑及其他关键过程的很多酶均是 pH 依赖性的。在正常角质层，pH 呈梯度分布，角质层的表层 pH 为 4.5～5.0，而角质层下部的 pH 约为 7.0，适宜于角质层糜蛋白酶和胰蛋白酶活性的最佳 pH 是 7.0，而较为酸性的环境（pH=5）可以增强角质层半胱氨酸蛋白酶和组织蛋白酶的活性。参与脂质层稳态的脂质加工酶也是 pH 依赖性的，脂质水解酶β-葡萄糖脑苷脂酶和酸性鞘磷脂酶拥有相同的最适 pH，然而其他脂酶（如硫酸类固醇酶）适宜在更为中性的 pH 环境下发挥作用。角质层 pH 也能影响脂质双层中脂类的排列。在角质层表面酸性 pH 情况下，脂质双层的流动性更好。在病理情况下，例如皮炎，角质层上部的 pH 增加至中性，pH 梯度消失，继而引起关键水解酶异常变化，导致脱屑和脂质组装的破坏。已知皮肤暴露于碱性 pH 的物质中屏障功能受损。这个事实充分表明角质层中 pH 梯度的重要性，因而对于皮肤表面呈中性 pH 的皮肤疾病，应用酸性制剂治疗可能是有帮助的，所以 pH 对于角质层的完整性和黏附性非常关键。此外，pH 在角质层抗微生物防御中也起着关键作用。正常菌群（如短小棒状杆菌）在酸性 pH 时生长最为旺盛，而致病菌株例如金黄色葡萄球菌适宜于在较为中性的 pH 中生长。因此，在角质层的上部维持酸性环境对于减少致病菌感染十分重要。患儿皮肤角质层上部的 pH 是中性的，因此感染发生率增加，特别是在出生后的前 3 个月和患有遗传过敏性皮肤疾病时。

尽管已经明确，角质层存在 pH 梯度，但是 pH 梯度的产生和维持的分子基础却不太清楚。有学者提出，通过磷酸酶活性产生的游离脂肪酸对于屏障的酸化非常关键，然而天然保湿因子尿刊酸也可能参与此过程。

二价阳离子钙也是角质层屏障功能维持稳态的另一个重要生理因素。在正常皮肤的表皮中存在钙离子梯度，钙离子在颗粒层中浓度最高，在表皮的基底层和角质层的表层浓度极低。已经明确，钙离子是表皮分化和转谷氨酰胺酶正确发挥功能的重要协同因素。正如以上描述，转谷氨酰胺酶在角化包膜的形成和成熟过程中非常关键。参与脂类合成的其中几种酶（糖基神经酰胺合成酶）是钙依赖性的。同样，很多包膜蛋白和丝聚合蛋白结合钙提示钙离子在这些蛋白功能与结构组装方面起着重要的作用。正常皮肤中存在的钙离子梯度在银屑病和特应性皮炎中均发生紊乱。在特应性皮炎中角质层和颗粒层中钙离子浓度比表皮棘层和基底层显著增加，导致表皮中出现更为陡峭的梯度。由于钙离子可以调控在表皮和角质层稳态中起关键作用的酶，因此钙离子梯度的破坏对于正常屏障功能将产生明显影响。已经表明，通过增加特定蛋白即皮肤钙调素样蛋白（calmodulin-like skin protein，CLSP）浓度，皮肤发生反应去除过高浓度的钙离子，恢复正常的钙离子梯度。在皮肤创伤中，在创伤的边缘 CLSP 的浓度特别高。一旦伤口闭合，屏障功能恢复，CLSP 的浓度恢复正常。因此，CLSP 具有钙离子生物感受器功能，通过钙离子结合蛋白功能的调节重新建立正常的钙离子梯度，在恢复屏障方面起着关键作用。在特应性皮炎急性期，屏障功能和钙离子梯度紊乱，CLSP 浓度显著升高，因此这种蛋白可能在调节表皮上层的钙离子梯度方面具有重要作用。

四、角质层的功能

长期以来，角质层被认为是由死亡的角化细胞组成的，其主要功能是防止经表皮水分丢失和外源性物质入侵。然而，在分子生物学中，现代研究工具的应用（如蛋白组学）已经证实角质层绝非死亡角质细胞的聚合体，事实上它是一种具有高度生物学活性的组织，具有很多重要的生物学功能。

角质层是皮肤重要的生物感受器，使皮肤能够迅速适应外部环境。例如，过长时间暴露于潮湿的环境中（相对湿度＞80%），角质层的屏障功能减退。相反，持久暴露于低湿度的环境中（相对湿度＜20%），屏障的稳态增强。水合作用在两个极端之间的快速变化导致屏障功能减退，但是角质层会及时适应新的环境。维持角质层屏障最佳功能的理想相对湿度是40%～60%。

皮肤屏障功能可能在单独或长期暴露于激惹物质下受损。角质层通过释放信号分子（即细胞因子）至细胞间隙对这些外界刺激做出反应。这些分子如何储备在角质层中仍然有待于进一步阐明，但是这些分子一旦释放出来，它们就会向表皮移动，产生合适的生物学反应，以恢复正常的屏障功能。近年来，在角质层中发现的新生物活性分子显著增加，这主要归功于蛋白组学的应用。构成抗微生物防御的蛋白和肽类的发现就是极好的例证。抗微生物肽、Toll 受体（TLR）、趋化因子和蛋白酶储备库构成了天然免疫系统第一道防线。角质细胞表达几个家族的抗菌肽、β-防御素、Cathelicidins 和核糖核酸酶。RNA 酶 7 为核糖核酸酶家族成员之一，是角质层中所发现的含量最丰富的抗菌肽，拥有较广谱的抗细菌和抗真菌活性。这些微生物肽的重要性在皮肤疾病和创伤愈合中得以证实。在特应性皮炎皮损中的抗微生物肽含量低下，因此导致金黄色葡萄球菌感染率较高。相比之下，在银屑病皮肤中高含量的抗微生物肽——银屑素（psoriasin）和 RNA 酶 7 能减少银屑病感染的发生率。正在愈合的伤口也存在高浓度的抗微生物肽，一旦伤口愈合，这种抗微生物肽水平即下降。

角质层还具有光防护作用，特别是在较深色的皮肤中。保护皮肤免受紫外线损伤的主要分子是黑色素。黑色素由位于表皮基底层的黑色素细胞产生，随后被转移至角质形成细胞，因此黑色素弥散至整个表皮。尿刊酸是之前提及的天然保湿因子，是角质层中另一种潜在的天然紫外线过滤物质。反式尿刊酸是紫外线的主要吸收剂。然而，暴露于紫外线下的尿刊酸可以转化为顺式尿刊酸，诱导皮肤的免疫抑制。目前尚不清楚反式尿刊酸的含量是否足以为皮肤提供明显的紫外线防护作用，然而在正常健康角质层中反式尿刊酸的存在提示，角质层对日光的有害辐射具有一定程度的天然防御功能，较浅色的皮肤例外。

角质层的水合和屏障功能。角质层的另一主要功能是屏障作用和限制水分的丢失。角质层是一种非常有效的屏障，即使小分子（如水分子）都不能轻易地从正常皮肤表面丧失。一般来说，角质层屏障可以阻止分子量大于 500kDa 的分子被动渗透。在健康皮肤中含水量可能多达 25%～30%，对于角质层发挥正常功能非常重要。角质层含水量对于参与角质细胞的成熟和脱屑的酶类发挥最佳活性是必需的。经皮水丢失（TEWL）的增加导致酶类功能受损，从而导致皮肤干燥。角质层脂类以板层凝胶样方式填充和组装，为水的通道提供紧密和半渗透屏障。角质细胞的燕尾结构及其不溶性蛋白和脂质包膜确保水分必须遵循弯曲的路线才能到达外部环境中。角质层也产生亲水性分子，称之为天然保湿因子（natural moisturizing factor，NMF），以帮助保留水分。NMF 由氨基酸、乳酸和糖组成。这种混合物具有高度吸湿性，起着天然保湿剂的作用。天然保湿因子氨基酸来自于丝聚合蛋白，在角质层的外层被水解为游离组氨酸、谷氨酰胺和精氨酸残基，接着脱氨成为其衍生物——吡咯烷酮羧酸和尿刊酸，构成角质层中主要功能渗透物质。糖的含量可能来源于糖胺聚糖（黏多糖）和透明质酸。这种巨大的高度阴离子化的多糖在人体组织的水合和润滑方面起着主要作用。皮肤中透明质酸的含量占全身的 50%以上。已经明确，透明质酸有助于水合作用和调节真表皮细胞的活动。甘油是经常被用于化妆品配方的关键保湿剂，专门用于治疗皮肤干燥。然而，事实上皮肤可产生内源性甘油，增强角质层的水合作用。目前认为，甘油来源于皮脂腺中三酰甘油的水解，通过特定水转运蛋白（aquaporins）水通道带到表面。由于它们不仅转运水和甘油，而且转运另一种天然保湿因子——尿素至皮肤表面，因此这些转运蛋白可能在皮肤的水合作用方面起着非常重要的作用。

五、婴儿皮肤的角质层

角质层的发育发生在妊娠的最初 3 个月，在子宫内以表皮的分层开始。在妊娠 32～34 周，屏障完全成熟，为从子宫内水环境转变为干燥的外界环境做好准备。在妊娠的后 3 个月，胎儿皮肤被覆称之为"胎脂"的生物膜，似乎是人类特有的。胎脂是由角质细胞和丰富的脂类混合物包括神经酰胺、胆固醇、三酰甘油、蜡、固醇脂、角鲨烯和磷脂组成，也含有独特的长链神经酰胺，包含分支脂肪酸。由于角质细胞间缺乏桥粒成分，脂类缺乏板层状结构，胎脂流动性更高，渗透性比角质层更强。胎脂也富含抗微生物肽，含水量高达 80%，因此，胎脂起着保湿剂及抗微生物的生物膜作用，而且促进新生儿角质层在出生后数小时和数天内适应外界环境。一旦这种保护膜脱落，婴儿的角质层开始适应新的环境。在出生时，全身角质层角质细胞的形态都是类似的，但在出生后最初几周内，角质层形态发生演变，因此功能上与全身各个部位的需要相适应。然而，在 1 岁以内，婴儿皮肤角质层中 NMF 的浓度显著低于成年人，TEWL 值仍然较高。面部和头皮例外，因为这些部位大量的皮脂分泌为角质层提供充分的水合作用。但是，随着皮脂和表面脂类减少，面部这种水合状态在几个月后开始下降，因此，婴儿皮肤在漫长寒冷的冬季经常变得干燥，这种季节性发作可在青春期前每个冬季发生，至青春期时，由于可分泌充分的皮脂使皮肤保持良好的水合状态。

六、老年人皮肤的角质层

随着年龄的增长，表皮屏障存在显著变化。约从 55 岁开始，表皮表面 pH 越来越高。角质层上部的 pH 增加至中性，pH 梯度消失，由于处理组成表皮液性屏障的脂质所需的酶依赖于酸性 pH，pH 的升高导致老年人表皮屏障修复能力明显降低，结果导致脱屑和脂质组装的破坏，表皮变薄易敏感。因此，老年患者应注意避免使用刺激性和引起瘙痒的洗涤产品。在

70 岁左右，脂质屏障的前体产生率减少，结果造成脂质不足以维持屏障。酸性和中性鞘脂（symphomyelinase）、神经酰胺合成酶和酸性神经酰胺以及在表皮屏障中产生神经酰胺与结构功能所需的酶，在老年人的表皮层内也是降低的。水通道蛋白-3 是一种甘油和水的膜通道，在通过允许适当的角质层甘油浓度来维持皮肤水化的过程中起关键作用。水通道蛋白的表达还与丝聚蛋白降解相关。水通道蛋白-3 基因的表达在 60 岁以上的老年人降低。由于表皮屏障功能和水化作用的关键步骤存在缺陷，所以干燥便成为老年人一个顺理成章的主要问题。

老年人皮肤屏障受损可直接导致两种后果：①屏障失灵或功能减退使发生接触性皮炎的风险增加，因为屏障受损可能无法避免潜在的抗原渗入表皮。②当屏障功能减退时，诱导屏障修复所释放的细胞因子是促炎的，结果导致皮炎。丝聚蛋白突变与特应性皮炎之间的关系足以表明屏障缺陷和炎症性皮肤病之间的关系。

第三节　瘙痒的神经传导通路

长期以来人们认为，瘙痒是一种轻微的疼痛，疼痛和瘙痒可能由同样的神经传导。尽管局部麻醉或者切断神经可以同时消除疼痛和瘙痒，但现在确信瘙痒和疼痛具有不同的、独立的感觉形式和传导通路。以下观察证实瘙痒和疼痛的感受器是不同的：①瘙痒引起搔抓反射，而疼痛引起屈曲反射。②吗啡能镇痛但可发生瘙痒。③皮肤温度升至 41℃ 可以止痒，但不镇痛。④除去表皮和真皮的上部，可消除瘙痒，但不能去除疼痛。⑤在真皮网状层与皮下脂肪层的炎症，如脂膜炎和蜂窝织炎，可有频繁的疼痛而不痒，说明分布在更深的网状真皮层和皮下脂肪的神经纤维不传送瘙痒。由此可知，瘙痒的感知部位存在于表皮和真皮的上部，瘙痒和疼痛是不同的独立的感觉形式，二者的传导通路也是不同的。瘙痒有特异的神经传导通路。

一、瘙痒的传入神经

前面已经提到皮肤的感觉神经来自脊神经和脑神经，为有髓神经，在真皮深层和乳头下层分别形成神经丛，再上行进入乳头。其末端失去髓鞘，成为游离神经末梢，分布在真皮上层、乳头层和毛囊周围。感觉瘙痒的神经（瘙痒感受器）为纤细的无髓鞘 C 纤维，传导速度慢（0.5m/s），通过感觉神经向心性传导到背根神经节。

众所周知，人的瘙痒与皮肤组织内肥大细胞释放组胺有关，如荨麻疹或虫咬皮炎。将组胺经微注射或离子导入于表皮层后会导致重复一致的瘙痒。鉴别性神经阻滞的心理物理学实验表明组胺致痒主要是 C 纤维介导的。近年来的研究表明，组胺诱发瘙痒只是引发瘙痒的众多原因之一。人体皮肤超微结构研究表明，存在于表皮内的神经纤维以游离无髓神经末梢的形式一直延伸到颗粒层，这些神经纤维在瘙痒性皮肤病中过度表达，并且可被神经肽（如 P 物质）、生长抑素、血管活性肠肽、神经肽 Y 等瘙痒介质激活，表明瘙痒是由表皮的 C 纤维感受多种刺激而传输的。

（一）瘙痒的外周末梢神经感受器 C 纤维的种类

1. CMH 单位　一种对机械和热敏感的 C 纤维即多型伤害性感受器（mechano heat-sensitive C-fibers，CMH units），是无髓伤害感受器神经元最常见的形式，在微神经成像（microneurography）实验中对组胺的敏感性很弱，但可接受其他致痒物质的刺激而导致瘙痒。

2. CMi（his−）单位　一种对机械不敏感，热敏感性 C 伤害感受器亚群，其对组胺不敏感［the mechano-insensitive C-nociceptors，CMi（his−）units］，但与 CMi（his+）单位起竞

争性抑制作用。

3. CMi（his+）单位　一种对机械不敏感 C 伤害感受器亚群，其对组胺的应用响应强烈 [the mechano-insensitive C-nociceptors，CMi（his+）units]，但有很高的机械阈值，也可以说对机械刺激的敏感性低。

实验表明，患有严重瘙痒的结节性痒疹患者，可自发激活 CMi（his+）单位。证明这种类型的纤维在病理性瘙痒中也起作用。

皮肤中组胺释放后除了引起瘙痒外还伴随风团及红斑反应。后者是由在小血管壁上 H_1 受体介导的局部反应，大范围的红斑反应则是由轴索侧支释放降钙素基因相关肽（CGRP）兴奋 CMi（his+）单位所致。但有许多形式的病理性瘙痒，不伴随这些反应，可能与组胺无关。典型例子是特应性皮炎的严重瘙痒，这也是抗组胺治疗对特应性皮炎无效的原因。

然而，组胺敏感 CMi（his+）单位对组胺是非选择性的。它们也能被其他几种炎症介质兴奋，这就存在一定程度上自发瘙痒的潜能。不仅如此，它们大多数似乎也能感觉烧灼样疼痛。当将辣椒素（TRP-V1 膜通道特异性配体，从辣椒中获得）注射于皮内时，能显著地引起刺痛和烧灼样疼痛。从这些研究结果得知，"痒信号"不可能只由一种在外周神经（PNS）中特定的"路径"介导（即"特异性假说"）。相反，"选择性假说"能提供一种更好的解释。这一假说认为，更大的疼痛相关伤害性感受器神经对接收从 CMi（his+）单位输入的瘙痒投射神经元起抑制作用。

瘙痒虽可由不同的原因引起，但它只有当相应的该神经元或多或少地被选择性激活时才能感觉得到。如果一个刺激同时激活两者，即小的 CMi（his+）投射神经元和大的接收从 CMH 和 CMi（his-）初级传入单位的疼痛信号相关投射神经元，痒信号输入被疼痛信号输入所掩蔽。事先注射缓激肽调节组胺的应用，导致从瘙痒到烧灼感的变化的实验结果支持这一假说。"选择性假说"可以解释，为什么瘙痒和强烈的疼痛不能同时被感知，为什么轻微疼痛的搔抓，能抑制瘙痒的感觉。而当所有有髓神经纤维被阻断时，组胺引起的瘙痒仍然能感觉得到，说明除上述通路外还存在其他途径。

4. Mucunain 和 A-delta 单位　利用非组胺瘙痒的实验模型，将致痒的攀缘植物藜豆的荚毛（mucuna pruriens）接触刺激表皮，可引起强烈瘙痒，但不诱发风团及红斑反应。该植物的活性成分是藜豆素（mucunain），相较于组胺，藜豆素作用于完全不同的 C 纤维，主要兴奋多型伤害性感受器（CMH 单位），而不是 CMi（his+）单位。这种不同的外周瘙痒通路已在猴子中发现。也有学者在猴子的皮肤中发现一种 A-delta 单位对 Mucunain 产生强烈反应，但在人类皮肤中尚未得到证实。

从攀缘植物藜豆中分离到的藜豆素是一种半胱氨酸蛋白酶活性成分，它能激活神经纤维和角质形成细胞中的蛋白酶激活受体 2 和 4（PAR2，PAR4）。已证明 PAR2 受体及其配体以及丝氨酸蛋白酶在异位性湿疹相关瘙痒中起重要作用。

5. MRGPRA 受体　曾经普遍的看法是，表皮可扮演痒受体的作用，但未能明确特异性受体。最近的研究证明，在皮肤确实存在这样的瘙痒特异性受体，它仍然是一种 C 神经纤维，其上含有一个 MRGPRA 子集（Mas-related G 蛋白偶联受体家族成员）——G 蛋白偶联受体，这种含有 MRGPRA 受体的 C 神经纤维最早被发现介导由氯喹诱导的瘙痒。这些 C 纤维也响应组胺和辣椒素（因其也表达了胃泌素释放肽，GRPR 配体）尤其是组胺的激活。有证据表明，这些神经纤维在皮肤瘙痒症中发挥重要的作用。

6. IL-31 受体　除 MRGPRA 受体外，最近在苔藓样淀粉样变性患者中发现了另一个可能的人类痒受体，一个突变的抑瘤素 M 受体（OSMR）基因，它编码 OSMRβ，是一种白介素-31（IL-31）细胞因子受体。IL-31（Th2 细胞源性细胞因子）在特应性皮炎、结节性痒疹患者中可引起瘙痒。在特应性皮炎样小鼠模型中 IL-31 抗体能有效地减少搔抓行为，提示 IL-31 抗体在慢性瘙痒治疗中潜在的治疗作用。

（二）特异性脊髓外周神经元

利用猫脊髓，证明了向丘脑投射的一种特定脊髓背角神经元，通过电离子透入法，证明该神经元对应用于皮肤的组胺产生强烈的响应。其反应的过程与人类瘙痒的过程类似，并与外周 C 纤维的瘙痒反应一致。这些神经元单位对机械刺激不起反应，也不同于在脊髓背角板层 I 的组胺不敏感性伤害感受器单位。此外，它们的轴突传导速度较低并且投射到丘脑的解剖部位不同。因此，结合专用的中枢和外周神经元以瘙痒介质独特的反应模式和解剖上向丘脑不同区域投射，为确立特异性瘙痒神经元通路提供了依据。

而藜豆素主要兴奋多型伤害性感受器（CMH 单位）的 C 纤维亚群，而不是 CMi（his+）单位。于是早前有学者认为，瘙痒和疼痛由相同的神经纤维感知，再由大脑做出不同解读。但这难以解释人对瘙痒和疼痛做出不同反应，如遭蚊子叮咬时，多数人强烈希望挠一挠；如果不小心碰到热烫的炉子，人本能的直觉反应是退缩。显然，这一外周瘙痒通路虽然也包含在脊神经内，但可能是独立存在的亚群。是否像猴的 A-delta 单位尚未可知。

背根神经节（dorsal root ganglion，DRG）是脊神经后根上的神经节，为瘙痒传导的初级神经元，DRG 呈纺锤形，大小为 4～6 mm，一般位于椎间孔内。脊神经根穿过硬脊膜进入神经根鞘，前根和后根各为 1 根，前根为运动神经，后根为感觉神经。一个后根上只有 1 个 DRG 存在。DRG 为假单极神经元，其外周轴突分布在皮肤、肌肉、内脏器官等处，起末梢感受器作用；其中枢轴突将末梢感受器接收的神经电信号传向脊髓和脑干中的次级神经元。痒觉传导的基本过程概括为：作用于不同 C 纤维亚群的伤害性刺激经外周轴突传导至 DRG 神经元换能，转变成电信号后经脊髓、脑干和丘脑的传递和调制，最后在大脑皮质产生痒觉。

（三）瘙痒的中枢处理

痒的选择性单位在脊髓灰质板层的 I 层形成了一个独特的通路，投射到丘脑腹后内侧核，继而投射到背侧岛叶（insula）皮质，这是一个参与各种感觉，如热觉、内脏感觉、干渴和饥饿感的皮质区，是大脑皮质的一部分。岛叶被包埋在外侧裂之内，是向内凹陷的皮质区域，无法直接从完整的脑的外部观察到。它与额叶、颞叶和顶叶的皮质相连通。额叶、颞叶和顶叶在面向外侧裂与岛叶相邻的部分称为"岛盖（operculum）"。岛叶有时也被称为"赖耳岛（Island of reil）"。

岛叶的主要作用是监视机体饥饿及对其他事物的渴望，并协助将这些渴望转化为取得满足（如三明治、香烟或者可卡因）的行为。

二、瘙痒-搔抓反射回路

最近通过人的功能性正电子发射断层扫描（fPET），研究了脊髓处理瘙痒及其相应的搔抓反应。通过皮内注射组胺和组胺皮肤点刺诱导的瘙痒，共同激活前扣带回、辅助运动区，主要在左半球的顶下小叶。运动区的显著激活引起搔抓行为。在瘙痒被诱导后，大脑多个活性位点同时激活，说明瘙痒中心不是单一存在的，反映了痒觉的多维性。

而且，瘙痒和疼痛广泛重叠于同一个激活的脑区。但瘙痒和疼痛之间的激活模式存在细微的差别。与疼痛相比，瘙痒的特征似乎是在顶盖区，无二级体感皮质激活及无左半球优势。此外，只有当疼痛和瘙痒刺激同时存在时中脑导水管周围灰质才被激活。中脑导水管周围灰质的激活伴随前扣带回、背外侧前额叶皮质和顶叶皮质的活性降低，提示可能由于疼痛使中脑导水管周围灰质参与了中枢痒觉的抑制作用。因而，搔抓的止痒机制可能与此有着天然的联系。

三、中枢性瘙痒与搔抓欲望的研究进展

上述观点表明，中脑导水管周围灰质与痒觉有很强的相关性。最近，孙衍刚研究组通过利用在体胞外电生理记录、在体光纤记录、药理遗传及光遗传操控等技术手段，发现在中脑导水管周围灰质中存在一群表达速激肽的神经元，这群神经元通过下行环路调控脊髓水平痒觉信息处理，促进抓挠行为的发生。研究人员探究了中脑导水管周围灰质神经元在痒觉引起的抓挠行为中的活动变化，发现该脑区神经元的电活动与痒觉引起的抓挠行为有很强的相关性。进一步的研究证实中脑导水管周围灰质中存在一类表达速激肽的兴奋性神经元，杀死或抑制这群速激肽神经元能显著降低痒觉诱发的抓挠行为。相反，激活中脑导水管周围灰质速激肽神经元可以在没有外周致痒刺激的状态下诱发强烈的抓挠行为。此外，速激肽神经元促进痒觉的作用是通过调控脊髓中痒觉特异的胃泌素释放肽受体阳性神经元产生的。

第四节　瘙痒的介质及受体

瘙痒可解释为身体防御机制的一部分，借此处理潜在的危险生物或物理等刺激。慢性或强烈瘙抓可导致皮损的发展和炎症介质的释放，可能诱发或加重瘙痒，进而导致更强烈搔抓。形成"瘙痒-搔抓"恶性循环，临床处理相当棘手。

瘙痒也是皮肤科和普通内科最常见的症状之一。它可以发生在炎症、癌症、代谢性疾病、感染、精神疾病、药物的应用、精神紧张等。研究表明，在皮肤、外周及中枢神经系统之间存在交互式网络，对瘙痒刺激起调节和响应作用。其中，特异的感觉神经和它们的受体在皮肤瘙痒症的病理生理过程中起着关键的作用。最新的研究还发现许多内源性"瘙痒介质"，并对其进行了分类，建立了皮肤瘙痒病理生理学的现代概念。简单地说，不同的外周瘙痒介质和受体可能以不同的影响，参与各种瘙痒性疾病（如过敏性皮炎、荨麻疹、肾脏疾病和胆汁淤积性瘙痒）。然而，不管在生理还是在病理条件下，中枢神经系统"瘙痒中枢"的重要性才刚刚开始被认识到。对神经元–皮肤之间的相互作用、离子通道信息的意义、神经肽、蛋白酶、大麻、阿片类似物、激肽、细胞因子、生物胺、神经递质及它们的受体在瘙痒病理学有关信息的深入了解，可为临床正确理解瘙痒、制定有效止痒策略提供必备的基础知识。

一、皮肤–神经的相互作用和瘙痒

皮肤受初级感觉神经、节后胆碱能副交感神经和节后交感神经的高度支配，在皮肤中形成一个复杂的传入/传出神经网络。这些神经元利用经典神经递质（儿茶酚胺，乙酰胆碱）、某些神经肽［如P物质（SP）、降钙素基因相关肽（CGRP）、阿片类似物、大麻素（CB）］和某些神经因子［如神经生长因子（NGF）、神经营养因子］作为瘙痒的介质。

感觉神经末梢的无髓C纤维的某些亚型也投射到表皮。因此，神经介质可以直接作用于角质形成细胞和郎格罕细胞，反之亦然。当皮肤功能失调（pH的变化，创伤，屏障功能紊

乱，炎症，感染，紫外线）时可以直接或间接刺激感觉神经末梢，从而诱发瘙痒。因此，表皮与真皮的细胞-神经相互作用可以影响皮肤源性瘙痒。

（一）表皮的痒觉作用

痒觉，可由皮肤屏障功能的损伤诱发，其损伤因素包括皮肤干燥（干燥症）和特应性皮炎以及丘疹鳞屑性疾病如银屑病与扁平苔藓。这类瘙痒可能与肥大细胞（MCs）无关。表皮本身受感觉神经末梢支配，解剖上与角质形成细胞和郎格罕细胞相关。最近的研究证明，刺激依赖性角质形成细胞能释放致痒及止痒介质，如内源性辣椒素、内啡肽、神经肽、蛋白酶、细胞因子，干燥皮肤诱导 c-fos 表达增强，反映了脊髓神经元的激活。SP 等介质在减低角质形成细胞电位的同时也减弱了皮肤屏障作用。因此，离子通道包括电压门控、ATP 门控和瞬时受体电位（TRPV）香草酸门控可能通过激活干燥皮肤的角质形成细胞而直接参与瘙痒的传导。角质形成细胞能表达多种受体：神经肽受体、神经营养因子受体（神经生长因子、神经营养因子-4）、CB 受体、蛋白酶激活受体（PAR2）和 TRPV1 离子通道，这些因素已被证明参与了痒觉的传递。有趣的是，不同的触发因素能够刺激角质形成细胞释放不同的瘙痒介质和止痒因子。例如，前列腺素 E_2 诱导角质形成细胞释放神经营养因子-4。同时，由角质形成细胞表达的组胺 H_1 和 H_2 受体，可能参与破坏表皮屏障功能。此外，孤啡肽可以通过阿片样受体的受体-1 刺激角质形成细胞释放白三烯 B_4。总之，皮肤干燥引起瘙痒是由于刺激角质形成细胞释放各种瘙痒介质。然而，对于角质形成细胞释放潜在内源性止痒因子知之甚少。

（二）肥大细胞（MC）-神经连接的双重功能

MC-神经的相互作用，可能包括不但能促进瘙痒而且能终止瘙痒的双重作用。这个尚未得到充分证实的假设由几个独立的证据支持。首先，MC 表达和释放大量蛋白酶（类胰蛋白酶、糜蛋白酶、羧肽酶和组织蛋白酶），用以降解/灭活引起瘙痒的肽。例如，在皮肤和其他组织，MC 所释放的酶通过清除 SP、CGRP、血管活性肠肽（VIP）来消除介导轴突反射而引起的神经源性炎症。同时，MC 胃促胰酶有效降解和终止内皮素（ET-1，一种神经肽，可产生于内皮细胞和 MC）的活性。ET-1 与宿主防御细菌感染和预防心血管疾病有关，如注射到人体皮肤，可诱发烧灼样和疼痛感觉。有趣的是，由 MC 糜蛋白酶降解 ET-1 时需要事先激活，这需要使 ET-1 本身结合到 MC 上的内皮素-A 受体。或者说，当 ET-1 诱导皮肤炎性瘙痒时，也启动了"自动自毁程序"，即内皮素-A 依赖性 MC 释放 ET-1 降解糜酶。这一新型 MC 功能可能与许多皮肤疾病相关，如与神经肽有关的特应性皮炎、银屑病等。

为什么 MC 蛋白酶降解神经肽可能是 MC 介导的控制皮肤瘙痒的一种机制？MC 经过脱颗粒和蛋白酶释放响应几种神经介质，包括 SP 和 CGRP。然而，MC 蛋白酶处理肽介质不需要预先激活 MC，因一些蛋白酶组成性地表达在细胞表面，即使没有 MC 脱颗粒信号，也能保持皮肤神经肽水平的连续性调节。此外，MC 还可以帮助终止神经源性炎症和瘙痒，调节组织中的中性肽链内切酶和血管紧张素转化酶的表达，这两个锌金属蛋白酶能有效控制皮肤组织中神经肽水平。在响应各种由 MC 产生的促炎症介质的作用时，血管紧张素转化酶和中性肽链内切酶在人体皮肤 MC 的水平也是增加的。有趣的是，一些前炎症介质，特别是肿瘤坏死因子-α（TNF-α），也可下调 SP 和促肾上腺皮质激素释放激素（CRH）受体的表达。因此，通过中性肽链内切酶和（或）血管紧张素转化酶增加神经肽的清除和减少它们的结合位点的数目，MC 衍生的介质即能实现限制炎症部位的瘙痒。

此外，几个采用 MC 缺乏动物的独立研究证明，对致痒剂引起的搔抓频率和（或）持续时间，在 MC 缺乏的情况下并没有减少。反而在基因处理 MC 缺乏的 Kit^W / kit^{w-v} 小鼠与正常小鼠相比，瘙痒同样出现甚至更强烈。如与正常 $Kit^{+/+}$ 小鼠相比，由组胺或 SP 引起的搔抓行为表现，Kit^W / kit^{w-v} 小鼠增加 20%；并且，由皮内注射 48 / 80 复合物诱导的搔抓反应时间和发生率超过 $Kit^{+/+}$ 小鼠。

以上这些研究结果表明，MC 既参与激发又参与终止皮肤瘙痒。新的小鼠模型的使用，包括手术方法去神经定义皮肤区域以及神经肽、神经肽降解蛋白酶和（或）MC 缺陷小鼠的研究，将有助于澄清这些重要的问题。

二、神经肽、神经营养因子和受体

（一）速激肽——"MC 连接"

到目前为止，SP 是一种研究得最好的神经介质（虽然可能不是最重要的）。在外源性或内源性触发因素刺激下，前面介绍的缓慢传导、组胺敏感性 C 纤维不仅能够传递瘙痒信号到中枢神经系统（顺向），而且能释放神经肽如 SP 和 CGRP（逆向）。由于与皮肤神经的解剖关系，MC 及其释放的产物在瘙痒的病理生理和炎症方面发挥了重要的作用。即使不依赖神经激肽-1 受体，SP 皮内应用也能使 MC 释放组胺，起到瘙痒原的作用。此外，SP 提高皮内一氧化氮的浓度，可能会增强 SP 引起的瘙痒。特异性 SP 神经激肽-1 受体对 MC 的影响包括 TNF-α 表达上调，反过来又可以提高外周传入神经末梢的敏感性。

因此，通过从各种靶细胞如 MC（组胺，类胰蛋白酶，α-糜蛋白酶）、内皮细胞（激肽，内皮素）、角质形成细胞（前列腺素，NGF）和免疫细胞（细胞因子）触发各种瘙痒原的释放，从而对感觉神经产生各种不同的刺激。这一机制可能是特应性皮炎、银屑病和结节性痒疹瘙痒的主要原因。

在过去，人们认为 MC 激活是全有或全无，与 IgE 交联的后果是过敏性反应和过敏性休克。然而，在健康和疾病情况下，MC 的活性明显复杂得多。据报道，MC 对很低浓度（皮摩尔）的 SP 没有电生理反应，但在第二次暴露后可发生激活和延迟脱颗粒。因此，当暴露于生理性低浓度 SP 时，MC 可以部分激活，并降低它们随后的激活阈值。因此，即使一个阈下刺激也能引发 MC 活化。

（二）阿片类

另一组神经肽——阿片类物质，作为镇痛药物已使用了 2000 多年。到目前为止，已发现 20 多种内源性阿片类似物，它们又被细分为 3 类，即内啡肽、脑啡肽和强啡肽，并通过触发阿片类受体（μ，δ，κ和孤儿受体）发挥作用。

阿片类物质的外周效应：通过非受体介导的机制，皮内注射阿片类似物可激活 MC 而致痒。相反，高强度 μ-opioid 受体激动药芬太尼，即使其有效浓度超过吗啡也不促使任何 MC 脱颗粒。由此可知，吗啡诱导的 MC 脱颗粒不是 μ-opioid 受体介导的。由于 MC 脱颗粒需要局部高浓度的阿片类似物，系统性应用阿片类药物的治疗剂量引起的瘙痒，可能不是由于外周 MC 脱颗粒，而是因为中枢机制。还没有直接的证据证明，神经元兴奋是由作为强有力的阿片受体激动剂外周应用阿片类药物引起的，甚至在高浓度时，也不激发瘙痒。因此，在特应性皮炎所观察到 μ-opioid 受体表达增加的影响还不清楚。不过，根据神经元 μ-opioid 受体的抑制作用，可以预期，它们的表达增加起止痒剂的作用。有趣的是，随着抑制性 CB 受体 CB_1 和 CB_2 在皮肤神经上的发现，外周静脉应用 CB 将能抑制组胺引起的瘙痒。然而，外周 CB 的抑制作用至少部分是由皮肤中内源性阿片类物质二次释放所介导的。此外，内源性 CB，如内源性大麻素，也已证实能激活 TRPV1 受体，增加了 CB 在调节瘙痒的复杂作用。孤啡肽，有与 CB 非常类似的复杂的相互作用，能激活抑制性阿片样受体-1 受体，而对神经元的疼痛效应似乎是抑制的。此外，在皮肤上通过孤啡肽二次释放的白三烯 B_4 能诱发瘙痒。

阿片类物质的中枢效应：通过搔抓或各种疼痛刺激（热，机械，化学）可以减轻瘙痒。局部刺激也成功用于抑制组胺诱发的瘙痒，止痒范围为刺激部位直径约 20cm 周围，提示一种可操作的中心模型。瘙痒抑制不仅是通过增强疼痛刺激，反过来说，疼痛的抑制可以降低其对瘙痒抑制的影响，从而增强瘙痒。这一现象，特别是有关鞘内给予 μ-opioid 受体激动剂，在引起节段性镇痛的同时，常合并节段性皮肤瘙痒。这一机制可很好地解释 μ-opioid 拮抗剂（纳美芬、纳洛酮和纳曲酮）的止痒作用。

有趣的是，虽然 μ-opioid 受体拮抗剂能显著减轻瘙痒，但在动物实验中，可观察到 κ-opioid 受体拮抗剂增强瘙痒。据此，κ-opioid 受体激动剂纳布啡和新开发的 TRK-820，已显示能减轻瘙痒。由于 μ-opioid 受体及 δ-opioid 受体表达在皮肤神经纤维，阿片类药物调节瘙痒的关键作用可以期待。

（三）激肽、激肽释放酶

激肽致痒的活性早在几十年前就有研究。已证明胰蛋白酶（如激肽释放酶）及其分解而得到的肽片段（如主要诱导疼痛的缓激肽）均可以通过激活组胺敏感性 C 纤维而诱发瘙痒。在啮齿类动物实验中，缓激肽-2 型受体拮抗剂能降低脱氧胆酸引起的抓痒行为。此外，还通过抑制组织激肽释放酶而抑制瘙痒。最近对瘙痒介质的研究发现，在瘙痒发作时激肽释放酶活性增加和激肽原浓度降低。以上结果提示表皮激肽释放酶在瘙痒反应中的重要作用。

（四）其他神经肽与神经营养因子

来源于中枢与周围神经系统的几种介质，参与了神经免疫和神经内分泌的相互作用。这些介质有的与瘙痒的病理生理密切相关。例如，CGRP 调节炎症和瘙痒，延长注射 SP 后的瘙痒的潜伏期，提示 CGRP 对 SP 致痒的抑制作用。不过，观察到 CGRP 在某些瘙痒性疾病如过敏性皮炎、钱币状湿疹和结节性痒疹的神经纤维的量是增加的。

皮内注射血管活性肠肽（VIP）、神经降压素和胰泌素，也可导致组胺依赖性瘙痒反应，出现红斑、风团和皮肤瘙痒。在正常人的皮肤，血管活性肠肽比 SP 表现出更强的作用。此外，已证明垂体腺苷酸、腺苷酸环化酶激活肽、生长抑素与促肾上腺皮质激素释放激素（CRH）能刺激人类和大鼠皮肤组胺释放和 MC 脱颗粒。众所周知，CRH 作为一种重要的神经内分泌介质参与应激反应，从而调节炎症、免疫和瘙痒。CRH 触发释放的数种介质可能通过 $CRH-R_1$ 参与瘙痒反应。

神经营养因子，如神经生长因子和神经营养因子-4，也涉及瘙痒的病理生理。神经生长因子由角质形成细胞、MC 和成纤维细胞释放。它在感觉神经上的高亲和力受体（Trk A）的激活，导致神经的增生和敏化。由于瘙痒介质类胰蛋白酶的诱导释放，特应性皮炎患者血清 NGF 水平是增高的。再者，这些患者的 MC 和角质形成细胞由于组胺的刺激而产生高浓度的 NGF。同样，发现神经营养因子-4 的水平在特应性皮炎中也是增加的，并且脑源神经营养因子（BDNF）能诱导这些患者嗜酸性粒细胞趋化。总之，这些结果明确支持神经营养因子在瘙痒病理生理学的重要作用。

（五）蛋白酶及其受体

另一组有趣的致痒原是蛋白酶。这些分子约占人基因组的 5%，组成人体内最大的蛋白质家族。传统上，蛋白酶仍然被视为破坏性的酶，用来分解蛋白质或仅仅是通过分子的处理激活或灭活蛋白肽。然而，很少有人知道蛋白酶作为信号分子在神经传输中的作用。早在 20

世纪 50 年代，就已经提出蛋白酶最终参与瘙痒、烧灼、疼痛和炎症反应。Arthur 和 Shelley 以及后来的 Rajka 证明外源性和内源性丝氨酸蛋白酶能够诱导瘙痒。当皮内注射胰蛋白酶和 MC 糜蛋白酶时，至少部分是通过 MC 的激活而激发瘙痒和可见的皮疹（水肿，红斑）。相反，木瓜蛋白酶所致瘙痒症似乎是组胺非依赖性的。

在对蛋白酶介导信号的了解过程中，一个重要的里程碑是克隆了第一个蛋白酶激活受体——PAR_1。虽然 PAR_1、PAR_2 和 PAR_4 在神经元中得到描述，但仅 PAR 家族中的 PAR_2 在瘙痒病理生理中的作用得到证明。重要的是，功能性 PAR_2 存在于初级脊髓传入神经，依赖胰蛋白酶的刺激释放神经肽。从这个观点可以推测，蛋白酶激活感觉神经元上的 PAR_2，从而引发皮肤瘙痒，如特应性皮炎。此外，在特应性皮炎患者，表皮角质形成细胞源性 PAR_2 表达上调，通过内源性（蛋白酶，激肽释放酶）或外源性蛋白酶（细菌，屋尘螨）的诱导，可能介导瘙痒。事实上，在特应性皮炎患者，内源性 PAR_2 激动剂类胰蛋白酶增加高达 4 倍，PAR_2 在皮损中初级传入神经纤维的表达明显增强。相反，观察到组胺浓度在患病和健康样本之间无显著性差异，表明在特应性皮炎瘙痒反应传输中，类胰蛋白酶可能比组胺更重要。此外，皮内注射 PAR_2 特异性激动剂在这种患者中引起持续的和长期的瘙痒。这一观察还可以解释为什么非镇静抗组胺药在特应性皮炎中疗效差。因此，在特应性皮炎和其他皮肤疾病，皮肤感觉神经细胞和角质形成细胞上 PAR_2 的激活可能是瘙痒传输的新途径。因此，PAR_2 拮抗剂或蛋白酶抑制剂可能是用于治疗皮肤瘙痒的有前途的靶标。

（六）瘙痒的 TRP 通道家族

最近的研究结果表明，瘙痒介质要发挥作用，还必须通过激活 TRP 通道家族的离子通道。TRP 通道包括六组分子：经典瞬时受体电位（TRPC）通道、辣椒素（TRPV）通道、M 型（TRPM）通道、多囊蛋白（TRPP）通道、黏脂蛋白（TRPML）亚家族和锚蛋白（TRPA）通道。通常，这些分子充当钙通透性感觉传导通路，感知诸如味道、温暖、冷热等感觉以及单细胞或多细胞（即器官）水平的渗透/机械压力。就开发止痒治疗而言，最有趣的是，最近一些温度敏感的 TRPV 家族成员与 TRPM8 获得了实质性进展。

1. TRPV1 一个有关瘙痒发病机制和治疗的中心角色。TRPV1 是辣椒素（辣椒的辛辣成分）的分子靶标，最初发现存在于 C 型伤害性感觉神经元。通过该受体的激活，启动离子流伴随动作电位的产生和神经肽的释放而使相应神经元兴奋。加大辣椒素的剂量和作用时间，感觉传入强度可逐渐减弱。

除了辣椒素，TRPV1 也可由多种内源性物质活化/敏化，这类物质统称为"内源性香草素（endovanilloids）"。该受体首先被证明由低阈值（＞43℃）热和酸中毒激活。除此之外，还有其他几种分子直接和（或）间接作用于 TRPV1。这些分子是类花生酸类物质、缓激肽、前列腺素和各种神经营养因子（如神经生长因子，神经营养因子-3 和神经营养因子-4）。组胺诱导感觉神经元兴奋和 PAR_2 激活等也参与 TRPV1 的活化/敏化。总之，这些发现强烈表明 TRPV1 的确是疼痛和瘙痒途径的中枢整合分子。

长期或反复应用辣椒素可导致 C 型神经元的神经肽（如 SP）耗竭，因此使皮肤感觉神经元与 MC 之间的相互作用暂时中止。实验证明，外用辣椒素能有效防止组胺诱导的瘙痒。此外，辣椒素已广泛应用于多种皮肤疾病瘙痒的治疗，如结节性痒疹、感觉异常性背痛、肛门瘙痒、血液透析相关的瘙痒、尿毒症瘙痒等。

此外，最近的研究结果进一步突出了 TRPV1 信号在瘙痒的病理生理学和治疗学的重要性。即功能性 TRPV1 通道存在于许多非神经元细胞上，最重要的类型包括人类皮肤表皮角质形成细胞、真皮 MC、树突状细胞及各种毛囊角质形成细胞。此外，TRPV1 的活化，除了明显影响非神经细胞的增殖、分化与凋亡，还导致非神经细胞表达 IL-1b 和肿瘤生长因子-β 上调，以及胰岛素样生长因子和肝细胞生长因子下调。

这些新的研究结果因其潜在的治疗作用而引发一个有吸引力的假设，即局部应用辣椒素不单指向感觉神经，也作用于表达 TRPV1 的 MC 和角质形成细胞，从而调节上述神经元-非神经元细胞网络。尚不清楚在非神经元细胞上的 TRPV1 受刺激后介质变化的完整模式。然而，在结节性痒疹患者，表皮角质形成细胞 TRPV1 表达显著增加，并且在外用辣椒素治疗成功后，结节性痒疹的特征性皮损随之恢复正常。这个例子有力地证明了表达在皮肤瘙痒患者非神经元细胞上的 TRPV1 的主要作用。

2. TRPV2、TRPV3 和 TRPV4　这几种受体其确切的作用正在研究中。最初认为，这些通道为蜂窝式温度传感器分子，均由温度升高激活（>53℃为 TRPV2；>31℃为 TRPV3；>25℃为 TRPV4）。重要的是，TRPV3 具有与 TRPV1 非常相似的神经元表达模式。并且，TRPV3 亚基通过与 TRPV1 受体的单体相互作用可形成异聚多亚基（heteromultimeric）结构，此结构可以作为 TRPV1 介导疼痛和瘙痒感觉的信号转换器（co-transducers）和（或）调节器。研究表明，缺乏 TRPV3 的小鼠在响应无害（主要是 TRPV3 范围）和有害热反应（只在 TRPV1 范围）时有很大的缺陷。

更有趣的是，功能性 TRPV3 和 TRPV4 通道（类似于 TRPV1）也高水平表达在表皮角质形成细胞。已证明 TRPV4 通过如脂质过氧化产物类花生酸类物质激活，这类物质也可能行使活化 TRPV1 功能而起致痒原的作用。因此，TRP 的通道敏化、活化能增加前列腺素类的瘙痒活性，并且增加它们诱导瘙痒的复杂作用。

最后，在瘙痒的起始阶段，MC 也表达 TRPV2 和 TRPV4（与 TRPV1 类似）。研究者还证明物理和热激活 MC 上的 TRPV2 导致促炎性脱颗粒事件，这取决于蛋白激酶-A 相关信号活性，首要的机制是启动 TRPV1 等的敏化作用（引发瘙痒和疼痛的关键事件，见前述）。

3. Icilin 和 TRPM8 "冷" 通道　TRP 家族成员中有一个特别的成员是 TRPM8，其选择性地表达在 C 型感觉神经元。TRPM8 被认为是一个感觉 "凉爽" 和 "冷" 的温度传感器（8～28℃），通过薄荷醇、薄荷醇类似物及 Icilin 等化学物质激活，从而产生冷的感觉。

Icilin 是在寻找类似吗啡样镇痛药为目的的过程中合成的。实验中，在啮齿类动物产生了不寻常的行为动作。如将 Icilin 注入毛皮动物的循环系统时引起摇滚运动，就像一只刚从冷水中出来的湿漉漉的犬所表现的那样（俗称湿犬摇）。当 Icilin 颗粒接触各种黏膜表面时，可引起点状清凉感觉。Icilin 与薄荷醇比较，其活性是薄荷醇的 400 倍。与薄荷醇不同的是，其无异味，也不刺激眼睛。Icilin 也激活 TRPA1，但比 TRPM8 的效力低。

一项在无毛鼠的实验表明，由无镁饮食引起的动物瘙痒模型，2% Icilin 软膏可减少搔抓程度 55%～60%。在这个模型中发现，2%～3% Icilin 软膏，引起强大的冷感觉 2～4 小时，最大冷感觉出现在应用后 10～15 分钟。无任何刺激性。

从 TRPM8 激动剂薄荷醇及其类似物的实验中得知，薄荷醇的活性为 Icilin 的 1/16 倍。在体外，甲酰胺发挥的活性类似作用于 TRPM8 的 Icilin。甲酰胺应用于皮肤，产生的冷感觉持续 30～60 分钟。因此，甲酰胺可作为内源性 TRPM8 受体激动剂的模型。因此，有了对 TRPM8（包括 TRPA1）和这些离子通道的新的化学配体的认识，可以更准确地了解引起皮肤不适的分子、细胞和感官输入之间的信息联系，从而更好地理解神经和躯体的关系（如皮肤干燥、温度变化）。

4. 细胞因子、干扰素　最近的研究结果清楚地表明，某些细胞因子和趋化因子可通过直接激活相应受体而调节初级传入神经元。这些细胞因子和趋化因子包括 IL-2、IL-8、IL-31、INF-γ 等。

（1）IL-2：临床观察表明 IL-2 有诱导瘙痒的作用。例如，当高剂量的重组 IL-2 应用于癌症患者时，能够引发潮红、血管扩张和皮肤瘙痒。这是否是直接的、受体介导的或间接的过程（如通过 MCs 或内皮细胞）尚不明了。特应性皮炎（AD）患者全身或局部应用免疫抑制剂如他克莫司、吡美莫司或环孢素治疗，可能是抑制了各种细胞因子包括 IL-2 的产生而减轻了皮肤瘙痒。

另一种细胞因子诱导瘙痒的作用机制可能是协同放大或受体转录激活。例如，缓激肽似乎能增强感觉神经上 IL-2 引起的瘙痒。然而，在 AD 患者注射后瘙痒的延迟反应表明，IL-2 也可能是通过其他介质引起间接瘙痒。

（2）IL-8：研究表明 IL-8 可认为是一种 AD 患者的瘙痒介质。正常人皮内应用 IL-8 不足以诱发皮肤瘙痒。

（3）IL-31：IL-31 是一种新的细胞因子，由 Th2 细胞产生，可引起小鼠严重瘙痒和皮炎。IL-31 通过由 IL-31 受体和抑瘤素 M 受体组成的异源二聚体受体传递信号。是否 IL-31 直接通过激活感觉神经上的 IL-31 受体或间接通过角质形成细胞发挥它的作用仍未明确。已发现角质形成细胞表达 IL-31R，表明 IL-31 诱发的瘙痒可能是通过一种未知的角质形成细胞衍生介质激活皮肤无髓鞘 C 神经纤维而诱导的。因此，推测 IL-31 在瘙痒性皮炎患者均有表达上调。IL-31 还可能是免疫系统和神经系统间调节炎症和瘙痒的一个新的节点。揭示 IL-31 及其信号转导通路可能代表了一种新的止痒治疗的靶点。

（4）INF-γ：一项双盲研究中，AD 患者经过长期的（甚至 1～2 年）重组人 IFN-γ 治疗后皮肤瘙痒减少了 50%。证明了 IFN-γ 对瘙痒的有效作用。然而，该作用机制和 IFN-γ 在皮肤感觉神经上的受体分布尚未可知。

总之，对瘙痒的研究不仅提出了各种潜在的瘙痒介质，还确定了非神经元细胞参与皮肤瘙痒的病理生理依据。面对通过神经元和非神经细胞密切相互作用而产生的潜在瘙痒介质的变化，进一步提出了未来的 3 个主要研究方向：第一，在具体的皮肤病中哪个是关键的瘙痒介质，它是如何调节/抑制瘙痒的；第二，炎症过程中释放瘙痒介质的依据是什么，这些介质为什么敏化瘙痒受体而不是产生疼痛和对疼痛敏感；第三，调节外周、脊髓和中枢神经系统中神经性瘙痒过程的是哪种机制。洞察由中枢成像所提供的解剖和生理结构有助于识别相关中枢区域功能。因此，通过动物实验和临床试验将进一步剖析中枢与周围神经系统之间生理和病理的相互作用和联系。在这里，运用新的分子成像方法有助于更好地理解中枢神经系统处理瘙痒信息的复杂性。

对于新的治疗方法，纷繁复杂的分子信号使特异性治疗难以确立。因此，如欲增加临床成功的机会，必须有目的地确定瘙痒途径中外周与中枢的范围。因此，未来的研究将在分子水平上阐明潜在的诱导、调节和传递痒信号的机制，最后确定基本的分子作为止痒治疗的靶标。此外，理解中枢神经系统瘙痒信号的概念和调节可以研究出用于治疗皮肤瘙痒的新策略。

第五节　瘙痒相关免疫

累及皮肤并引起瘙痒的疾病有 1000 多种，而其中的绝大部分都与免疫功能紊乱或失调有关。近年来，许多顽固的瘙痒性皮肤疾病，如银屑病、特应性皮炎、老年瘙痒症等，在临床治疗中能够被有效控制，得益于对皮肤免疫系统的互作网络及各种疾病机制的最新研究成果。因此，对瘙痒相关免疫的深入理解，对于慢性瘙痒的管理有重要的临床意义。

一、皮肤免疫系统的概念与组成

作为分隔机体与外界环境的器官，皮肤是机体抵御微生物入侵、物理化学因素损伤和外伤的第一道防线。除作为物理屏障外，皮肤还是重要的免疫屏障，能有效启动免疫应答并且能及时恢复和维持免疫稳态以避免免疫病理损伤，当皮肤免疫功能调节紊乱时会导致炎性皮肤病并可导致慢性瘙痒，如银屑病和特应性皮炎。

（一）皮肤免疫的概念及发展历程

1983 年，Streilein 首先提出了"皮肤相关淋巴组织（skin-associated lymphoid tissue，SALT）"的概念。根据表皮郎格罕细胞提呈抗原作用、T 细胞亲表皮性和角质形成细胞产生表皮胸腺活化因子等，提出皮肤相关淋巴组织（SALT）的概念，认为 SALT 包括 4 种功能不同的细胞：角质形成细胞、淋巴细胞、郎格罕细胞和内皮细胞，每种细胞都以不同的方式在 SALT 中起作用。然而 SALT 概念将皮肤免疫主要局限于表皮，这是不完全的，因为排除了皮肤免疫反应和皮肤免疫细胞分布的位置。参与皮肤免疫反应的细胞如 T 细胞、单核细胞等主要分布于真皮内，参与皮肤免疫反应的细胞还有除 SALT 细胞成分以外的细胞，如肥大细胞、中性粒细胞等；还有各种参与免疫反应的介质如细胞因子、免疫球蛋白（Ig）等。1986 年，Bos 和 Kapsenberg 提出了"皮肤免疫系统（skin immune system，SIS）"的概念，并认为皮肤所有具有免疫功能的细胞构成 SIS，SIS 是 SALT 的拓展和延伸。SALT 和 SIS 的提出为皮肤免疫学研究的发展奠定了基础和框架。1993 年，Nickoloff 提出了"真皮免疫系统"的概念，认为真皮内的免疫细胞在诸多慢性炎症性皮肤病起重要作用。2009 年，Nestle 等发表文章认为皮肤常驻细胞能维持皮肤免疫稳态并在皮肤疾病发病机制中至关重要，其中表皮细胞能"感知"病原体存在并发送"危险信号"预警，树突状细胞能启动多样性的免疫应答和皮肤常驻记忆 T 细胞（skin resident memory T cells，Trm）执行免疫应答。

（二）皮肤免疫系统的细胞组成

不论是表皮中的角质形成细胞（keratinocyte，KC），还是真皮中的成纤维细胞，它们除了支撑皮肤解剖结构的功能外，最重要的功能就是将外源性及内源性的危险信息向传统意义上的免疫细胞进行传递，通过各种形式的细胞互作来维持皮肤作为机体第一道防御屏障的根本职能。经典的免疫学将免疫系统分为固有免疫和适应性免疫，区别在于适应性免疫具有抗原特异性和免疫记忆功能，而固有免疫缺乏抗原特异性和免疫记忆功能。实际上，二者密不可分，固有免疫启动适应性免疫，适应性免疫功能的实现依赖于固有免疫。人类皮肤中的免疫细胞主要包括表皮中的角质形成细胞和郎格罕细胞、真皮内的树突状细胞、巨噬细胞、肥大细胞和 T 细胞，其中 T 细胞是皮肤中最重要的适应性免疫细胞。

1. 角质形成细胞　表皮中 90% 以上的细胞成分是 KC。微观来看，这些 KC 又分为 5 层，由浅至深依次为角质层、透明层（仅见于掌跖部位）、颗粒层、棘层与基底层。KC 不仅支撑起了表皮的结构，还表达多种模式识别受体 [pattern recognition receptor（PRR），如 Toll 样受体、NOD 样受体、RIG 样受体] 及 MHC Ⅱ 类分子（如 HLA-DR），使它们能够作为内、外危险信号的接收者，起到类似专职 APC 的作用向 T 淋巴细胞传递讯息。人乳头瘤病毒（human papilloma virus，HPV）就是通过阻断 KC 模式识别受体下游信号的传递来破坏其固有免疫应答反应的。KC 能分泌抗菌肽（antimicrobial peptide，AMP），如 β-防御素、杀微生物肽（cathelicidins）、趋化因子（如 CXCL9、CXCL10、CXCL11、CCL20）及促炎症因子如肿瘤坏死因子（tumor necrosis factor，TNF）、白介素（interleukin，IL-1α、IL-1β、IL-6、IL-10、IL-18、IL-33），同时，还表达许多促炎症因子受体，这使它们能够积极而广泛地参与到皮肤免疫应答中。值得一提的是，KC 可通过活化胞内炎症小体（inflammasome）来介导炎症因子的分泌。TNF 及其下游的关键通路 NF-κB 在 KC 行使免疫学功能过程中起极大作用，TNF 可以通过促 IL-24 分泌来引起皮肤炎症反应，并且这一通路在正常状况下被 NF-κB 所抑制。TNF 下游也有致 KC 凋亡的信号通路。一项针对凋亡通路中 FADD-Caspase-8 复合体的研究表明，FADD 异常会引起 KC 程序性坏死，从而导致皮肤慢性炎症。研究者发现，KC 特异性敲除模式识别受体 *RAGE* 基因会引起 KC 活化失灵，从而导致皮肤急性炎症反应被破坏，这一现象与 KC 分泌的 TNF 减少关系密切。微小 RNA（microRNAs）的转录后调控是影响 KC 功能的重要内在因素：mi R-31 通过靶向 STK40 促进 KC 分泌炎症因子与趋化因子；而在银屑病患者皮损部位皮肤异种移植所建立的小鼠模型中，针对 mi R-21 进行的靶向治疗可明显缓解 KC 的过度增殖和角化不全。KC 不仅直接参与免疫反应，它们还与 LC 向表皮迁移和定位有关。KC 分泌的 IL-34 作用于 LC 表面的 CSF-1 受体，从而介导 LC 在胚胎发育过程中的趋化。而当成年小鼠的表皮处于炎症应激状态时，毛囊部位的一群 KC 可分泌促 LC 迁移的趋化因子——CCL2 与 CCL20，另一群 KC 分泌抑制 LC 迁移的 CCL8。作为危险信息接收者、固有免疫应答调节者、表达 MHC Ⅱ类分子的非专职 APC 及表皮炎症反应始动者的 KC，其功能是强大而多面的。然而，KC 亚群分析、KC 异常改变的机制及 KC 同其他细胞的互作模式等，还需等待进一步的研究与探讨。

2. 郎格罕细胞　郎格罕细胞（Langerhans' cells，LCs）是树突状细胞（dendritic cell，DC）的特殊亚群，它们存在于哺乳类动物具有复层鳞状上皮结构的黏膜层中，在皮肤中定位于表皮。传统观点认为，LCs 可以直接吞噬表皮中的病原体与变应原，并作为抗原提呈细胞（antigen presenting cell，APC）迁移到引流淋巴结中，提呈抗原并活化 T 淋巴细胞，从而启动适应性免疫应答。然而，LCs 并不仅仅在固有免疫阶段起作用，近 10 年来，许多团队的研究成果证实 LCs 可起免疫调节作用。2005 年，Kaplan 等通过构建表皮 LCs 缺失的小鼠模型观察到，原本被认为由 LC 介导的接触性皮炎没有减轻反而加重。这种现象的机制可由 LCs 介导效应性 T 细胞无能或凋亡与促进调节性 T 细胞（Treg）的活化和增殖来加以解释。因此，LCs 对于表皮免疫稳态的维持不可或缺。

3. 树突状细胞　皮肤 DC 主要定位于真皮，起 APC 作用，是固有免疫与适应性免疫的桥梁。DC 的分群十分复杂且界限模糊，现阶段姑且将真皮 DC 分为髓系传统 DC（conventional DC，cDC）、浆细胞样 DC（plasmacytoid DC，p DC）及单核细胞来源的 DC（monocyte-derived DC，mo DC）。近期研究将 DC 的作用范围拓展到了适应性免疫应答阶段，DC 可以分泌细胞因子，使 Th0 细胞向 Th1、Th17 及 iTreg 细胞分化。Langerin-cDC 分泌的 IL-23 可促进 Th17 细胞参与的皮肤炎症性疾病的发生发展。pDC 作为较新的一群 DC，其功能正被日益揭示。pDC 不具有很强的抗原提呈和始动适应性免疫应答的能力，但它们可以在体外诱导 Th0 细胞向各种效应性 T 细胞亚群分化，包括归巢于皮肤的 Th22 细胞。pDC 作为伤口部位早期炎症浸润细胞，可识别破损细胞释放的自体核酸，并通过自身分泌 I 型-IFN 和 IL-6 及促进 T 细胞分泌 IL-17A 和 IL-22 来激发炎症反应与促进创面的再上皮化。通过识别自体核酸，pDC 也参与狼疮样皮肤炎症的发病。此外，pDC 具有抗皮肤肿瘤作用，如 Toll 样受体 7/8 的配体咪喹莫特（imiquimod，IMQ）可治疗多种皮肤肿瘤，其机制为活化给药部位局部的免疫细胞（如肥大细胞），使之高表达某些趋化因子（如 CCL2、CCL20），从而介导 pDC 向皮肤迁移并发挥其免疫防御功能。而 pDC 迁移至病灶部位后可以转化为肿瘤杀伤效应细胞，通过自身表达 TNF 相关的凋亡诱导配体（TNF-related apoptosis-inducing ligand，TRAIL）和颗粒酶 B（granzyme B）直接杀伤肿瘤细胞，并不依赖于 CD8$^+$杀伤性 T 细胞（cytotoxic T lymphocytes，CTL）的功能。近期针对 DC 的研究十分重视其免疫调节功能。Guilliams 等发现，DC 在某种情况下能促进 Th0 细胞向 Treg 细胞分化。还能分泌抑炎因子 IL-10，促进 Treg 的分化。

4. 巨噬细胞　真皮中的巨噬细胞（macrophages，Mφ）可分为三大类：经典的促炎 M$_1$ 型 Mφ、具有免疫调节功能的 M$_2$ 型 Mφ 及伤口愈合相关的 Mφ。Mφ 较 DC 具有更强大的吞噬功能，在对抗皮肤寄生虫与真菌感染过程中作用突出，但抗原提呈能力远不如 DC。M$_1$ 型 Mφ 通过不同机制对皮肤炎症反应起促进作用。Mφ 是促炎症因子 TNF-α 的重要来源；一群特殊的 CD163$^+$ Mφ 通过分泌 IL-23 等因子来调控皮肤炎症反应进程；炎症小体持续活化引起 Mφ 高表达 IL-1β 和 IL-18；Mφ 可引导中性粒细胞跨血管内皮迁移至皮肤，从而促进炎症的发生。M$_2$ 型 Mφ 的免疫调节功能主要通过分泌 IL-10、转化生长因子（transforming growth factor，TGF-β）及血管内皮生长因子（vascular endothelial growth factor，VEGF）来实现。Mφ 的分类并不是绝对的，如主要由嗜碱性粒细胞分泌的 IL-4 可以使 M$_1$ 型 Mφ 向 M$_2$ 型转变，介导免疫平衡向抑炎方向倾斜。

5. T 淋巴细胞　皮肤中几乎所有的淋巴细胞都是 T 细胞，CD8$^+$T 细胞逡巡于表皮，而 CD4$^+$T 细胞主要定位于真皮。正常人体皮肤中，95% 以上的 T 细胞是皮肤淋巴细胞相关抗原（cutaneous lymphocyte-associated antigen，CLA）阳性、CD45RO 阳性的记忆 T 细胞，并表达皮肤亲和的趋化因子受体如 CCL8，可以招募 CCR8$^+$ Th2 细胞。大部分皮肤中的 T 细胞不表达 CCR7 和 CD62L，表明上述记忆 T 细胞多为效应性记忆 T 细胞（effector memory T cell，TEM cell）。绝大多数 CLA$^+$ T 细胞即便在非炎症的生理状态下也一直定居于皮肤，为驻留皮肤的记忆 T 细胞（tissue-resident memory T cell）——TRM 细胞。整个人体皮肤中则有 2×10^{10} 个 T 细胞，是血液循环中 T 细胞数量的 2 倍。皮肤 TRM 细胞足以介导完整的适应性免疫应答过程，其功能受到了人们的极大重视：已证明皮肤 CD8$^+$ TRM 细胞的抗病毒作用强于循环状态下的记忆 T 细胞（circulating memory T cell，TCM cell），且能在无抗原刺激的状态下长期生存。皮肤 TRM 细胞中存在能够保护机体不受自身免疫病损伤的 Treg 细胞。总的来说，Th1 细胞与自身免疫反应及免疫介导病变有关，如银屑病；而 Th2 细胞则与过敏及变态反应性疾病关系密切，如哮喘与特应性皮炎；新近发现的 Th17 细胞在银屑病与特应性皮炎发病中均起作用，介导皮肤对抗多种细菌、真菌感染的防御反应。Th17 细胞相关基因，如编码 IL-12p40、IL-12Rb1、STAT-3、IL-17RA 及 IL-17F 等分子的基因突变可致严重的免疫缺陷疾病及细菌、真菌的易感性与感染后易复发性，患者出现 Job 综合征、慢性黏膜皮肤念珠菌感染等。

6. 固有类 T 淋巴细胞　固有类 T 淋巴细胞主要由自然杀伤 T 细胞（natural killer T cell，NKT cell）与 γδ T 细胞构成。γδ T 细胞在皮肤免疫监视、伤口愈合及皮肤炎症反应等方面起着重要作用。γδ T 细胞在人体皮肤表皮占 T 细胞数量的 1%～10%，在真皮占 2%～9%。γδ T 细胞主要通过接收 NKG2D 受体激活信号及分泌 IFN-γ 与 IL-17 来实现其对皮肤肿瘤的免疫监视功能。而人体表皮中 Vδ1+ γδ T 细胞在组织损伤时被激活，并能分泌胰岛素生长因子-1（insulin-like growth factor-1，IGF-1）促进创伤愈合，而慢性不愈伤口处的γδ T 细胞丧失了分泌 IGF-1 的能力。由于人真皮中缺少大量的γδ T 细胞，无法分泌足够的起促毛囊再生作用的成纤维细胞生长因子-9（fibroblast growth factor 9，Fgf 9），因而毛囊损伤后不能再生。γδ T 细胞也是 IL-17 的重要来源，参与皮肤炎症反应的发生发展。外周血中 CLA$^+$ Vγ9Vδ2$^+$ γδ T 细胞在皮肤受到炎症激发的状态下被大量招募到皮肤局部。

7. 皮肤共生微生物　胚胎时期的皮肤是无菌的，但出生后，微生物会立即定居于皮肤。人体的皮肤共生微生物数量级在 10^{12} 个以上，种类包括细菌、真菌、病毒与寄生虫等，传统上人们总是将它们与致病相联系。实际上，这些微生物与人体细胞的互作对于皮肤免疫系统稳态的维持不可或缺，应该被看作皮肤免疫系统的重要组成部分。可以说，共生微生物群在后天驯化了皮肤免疫细胞。金黄色葡萄球菌（S. aureus）作为常见菌种，是银屑病与特应性皮炎发病的重要因素。表皮葡萄球菌（S. epidermidis）分泌的磷脂壁酸可抑制 TLR3 介导的皮肤炎症反应，而其释放的δ-抗菌毒素（antimicrobial δ-toxin）可协同宿主分泌的 AMPs 杀伤 A 型溶血性链球菌。皮肤共生的表皮葡萄球菌在机体对抗利什曼原虫（Leishmania major）的免疫应答中十分重要，并通过 IL-1 受体信号调节皮肤 TRM 细胞的功能。据报道，饲养在无菌环境中的小鼠无法对利什曼原虫产生有效的 T 细胞免疫应答，在小鼠皮肤（而非肠道）接种单一的表皮葡萄球菌菌种即可恢复有效的应答反应。

二、皮肤免疫应答的启动和发生

表皮中的郎格罕细胞和真皮内的树突状细胞均属于专职抗原提呈细胞（antigen presenting cell，APC），这些细胞在皮肤损伤和病原微生物侵入部位被激活，激活后的 APC 通过输入淋巴管向局部引流淋巴结迁移，同时不断成熟并增强抗原提呈功能，如上调表达 MHC 分子和共刺激分子（CD80 和 CD86）。在淋巴结内，活化成熟 APC 提呈的抗原被幼稚 T 细胞识别，后者经历克隆扩增，最终分化为抗原特异性的效应 T 细胞和记忆 T 细胞。大部分效应 T 细胞和记忆 T 细胞移出淋巴结随血流至损伤或感染的皮肤部位，通过其表达的皮肤归巢受体即皮肤淋巴细胞抗原（cutaneous lymphocyte antigen，CLA）与内皮细胞表达的 E-选择素结合和趋化因子受体 CCR4、CCR6 和 CCR10 与相应的趋化因子 CCL17、CCL20 和 CCL27 结合等机制移出皮肤后微静脉至皮肤组织内。皮肤再次受到相同的抗原刺激后，皮肤中 APC 提呈抗原给这些抗原特异性效应 T 细胞和记忆 T 细胞发生免疫应答。小部分记忆 T 细胞表达 CD62L 和 CCR7，称为中心记忆 T 细胞，移出淋巴结后在血液和周身淋巴内循环，通过这种方式识别不同部位（呼吸道和肠道）遇到的树突状细胞提呈的相同抗原发生免疫应答。

（一）角质形成细胞在皮肤免疫应答中的作用

角质形成细胞除了作为物理屏障外，还能接受外界"危险信号"刺激并将预警信号传递给皮肤内免疫细胞。角质形成细胞通过 Toll 样受体（Toll-like receptor，TLR）识别进化保守的病原微生物成分即病原体相关分子模式（pathogen-associated molecular pattern，PAMP），如细胞膜表面表达的 TLR1、TLR2、TLR4、TLR5、TLR6 和胞内体表达的 TLR3 和 TLR9。此外，角质形成细胞 TLR3 受到病毒的双链 RNA 刺激后，胞内体能表达 TLR7 识别病毒单链 RNA，通过这种方式，咪喹莫特（病毒单链 RNA 类似物）能作用于角质形成细胞启动抗病毒免疫反应。角质形成细胞表达的 Toll 样受体被激活后促进产生以 Th1 为主的免疫反应和产生 I 型干扰素。除 Toll 样受体外，角质形成细胞还能通过胞质内的炎症复合体识别 PAMP 和内源性危险相关分子模式（endogenous danger-associated molecular pattern，EDAMP）。炎症复合体组装后能激活半胱氨酸天冬氨酸蛋白酶-1（caspase-1），后者能剪切预先储存的前白介素-1β（pro-IL-1β）和前白介素-18（pro-IL-18）产生具有促炎症活性的细胞因子白介素-1β（IL-1β）和白介素-18（IL-18）。最近的研究发现紫外线如 UVB 和接触变应原如三硝基氯苯能激活角质形成细胞炎症复合体产生 IL-1β，而后者分别在日晒伤和接触性皮炎的发病机制中起重要作用。除了 IL-1β 和 IL-18，角质形成细胞受到刺激后还能产生肿瘤坏死因子（tumor necrosis factor）、IL-1α、IL-6、IL-10、IL-33 和胸腺基质淋巴生成素（thymic stromal lymphopoietin，TSLP）和趋化因子 CX-CL8、CXCL9、CXCL10、CXCL11、CCL20。其中，TSLP 参与了特应性皮炎（atopic dermatitis，AD）的发病，促进树突状细胞诱导以 Th2 为主的免疫反应。通过产生趋化因子 CXCL9、CXCL10、CXCL11、CCL20 和 CXCL8，活化的角质形成细胞能分别选择性招募效应 T 细胞和中性粒细胞，导致银屑病（psoriasis）病灶持续。此外，角质形成细胞还能产生抗菌肽（antimicrobial peptide，AMP），包括β-防御素（β-defensins）和 cathelicidins（LL37）以及 S100 家族蛋白直接杀死病原微生物。细胞因子 IL-17 A 和 IL-22（主要由 Th17 产生）能促进角质形成细胞产生 AMP，因而可以解释银屑病（主要由 Th17 介导）病灶表皮因高表达 AMP 而不易发生感染。

综上所述，角质形成细胞作为皮肤免疫系统的第一道屏障能通过产生 AMP、细胞因子和趋化因子等机制迅速对有害刺激发生反应并预警皮肤内其他免疫细胞。角质形成细胞能通过 Toll 样受体和炎症复合体识别多种外界环境中和内源性的危险信号刺激。细胞脂多糖（LPS）能活化 TLR4；细菌脂蛋白和真菌酵母多糖能活化二聚体 TLR1-TLR2 和 TLR2-TLR6；细菌鞭毛素能活化 TLR5；未甲基化的 DNA 的 Cp G 序列是胞内体表达 TLR9 的激动剂；双链 RNA（dsRNA）能活化 TLR3；单链 RNA（ssRNA）则能活化 TLR7。TLR 被激活后能活化下游信号通路启动 DNA 转录产生抗菌肽、细胞因子和趋化因子。此外，角质形成细胞还能通过 NLPR3 识别胞质内危险信号如 LPS、细菌鞭毛素、紫外线、刺激物和毒素等所致的炎症复合体，其中 ASC 衔接蛋白能激活前半胱天冬蛋白酶-1，产生具有功能的胱天蛋白酶 1，后者能降解 pro-IL-1β，产生具有生物活性的 IL-1β。

（二）树突状细胞在皮肤免疫应答中的作用

人类皮肤树突状细胞为异质性群体，不同的树突状细胞可能摄取处理及提呈不同的抗原，启动免疫应答或诱导免疫耐受。根据其在皮肤不同的分布位置，可分为表皮内郎格罕细胞和真皮内树突状细胞。人类表皮内郎格罕细胞表达 CD1a 和郎格罕蛋白（Langerin），真皮内树突状细胞分为 3 个群体，即 CD1c+、CD14+ 和 CD141+。

表皮内郎格罕细胞：位于表皮基底层上方的郎格罕细胞，其树突能穿过细胞间的紧密连接伸入角质层内搜索捕捉抗原。尽管表皮内的郎格罕细胞在功能方面属未成熟树突状细胞，但郎格罕细胞能通过多种受体如模式识别受体（pattern recognition receptor，PRR）识别环境中的危险信号如病原体相关分子模式（pathogen associated molecular pattern，PAMP）后活化，向皮肤引流区淋巴结迁移，同时抗原提呈功能不断成熟，在淋巴结内将抗原提呈给幼稚 T 细胞。因此，郎格罕细胞被认为是皮肤中经典的树突状细胞。然而，近些年的研究表明，郎格罕细胞的免疫功能或许应该被重新审视。在人类正常皮肤中，郎格罕细胞能选择性诱导皮肤常驻调节性 T 细胞（skin resident regulatory T cell，Treg）活化和增殖，从而维持正常皮肤免疫耐受状态；但在感染状态下，郎格罕细胞识别外来抗原活化后能诱导 Trm 活化同时抑制 Treg 活化而启动免疫应答。鼠的疾病模型研究对郎格罕细胞在变应性接触性皮炎和单纯疱疹病毒感染中诱导免疫应答的作用提出了质疑。在郎格罕细胞缺失的情况下，变应性接触性皮炎不但没有减弱反而增强，提示郎格罕细胞可能实际上抑制而非促进变应性接触性皮炎发生。在单纯疱疹病毒感染后，真皮内的郎格罕 CD103$^+$树突状细胞而非表皮内的郎格罕细胞启动了免疫应答。因此人类郎格罕细胞在皮肤免疫应答中的作用有待于进一步研究。

真皮内树突状细胞：如前所述，人类真皮内树突状细胞包括至少 3 个群体即 CD1c$^+$、CD14$^+$和 CD141$^+$。CD14$^+$CD141$^+$细胞能产生细胞因子 IL-10，因而具有免疫调节功能；相反，CD14$^-$CD141$^+$细胞能高效交叉提呈抗原给 CD8$^+$T 细胞，故能在抗病毒免疫反应中起重要作用。在炎症状态下，真皮内除常驻树突状细胞外，还存在炎症性树突状细胞和浆细胞样树突状细胞（plasmacytoid dendritic cells，pDC）。银屑病的病灶中存在大量肿瘤坏死因子和诱导型树突状细胞（TIP-DC），这种细胞在银屑病的发病机制中起重要作用。特应性皮炎病灶中存在炎症性树突状表皮细胞（IDEC）。IDEC 表达 CD206，以此区别于表皮内郎格罕细胞。此外，IDEC 通过高表达 IgE 高亲和力 Fc 受体 Fcε R Ⅰ 捕捉与 IgE 结合的抗原从而促进抗原特异性变态反应。在正常状态下，pDC 随外周血循环，皮肤中几乎没有 pDC 分布。皮肤发生病毒感染后，pDC 能迅速迁移至皮肤内，通过 TLR7 和 TLR9 识别病毒 RNA 或 DNA 分子后产生大量 Ⅰ 型干扰素限制病毒感染扩散并诱导真皮内树突状细胞的成熟和活化，从而促进保护性细胞免疫应答。pDC 产生的 IFN-α可能参与了 SLE 和银屑病的启动过程。pDC 能通过 TLR9 识别自身 DNA 分子和 LL37 结合的复合物活化产生 IFN-α从而启动了银屑病的发作。

人类真皮内除了树突状细胞之外还分布有巨噬细胞和肥大细胞。人类正常真皮内巨噬细胞几乎处于固着状态，表达 CD163 和 ⅩⅢa 因子。肥大细胞是荨麻疹发作的效应细胞，并且在特应性皮炎的发病中可能起重要作用。二者在人类皮肤免疫监视功能及在皮肤免疫应答中的作用尚有待进一步研究。

（三）T 细胞在皮肤免疫应答中的作用

皮肤中的 T 细胞按表面标记可分为 CD4$^+$和 CD8$^+$T 细胞。CD4$^+$T 细胞主要存在真皮内，又可进一步至少分为 Th1、Th2、Th17 和 Treg 4 个亚群。CD8$^+$T 细胞主要分布于表皮，部分分布于真皮内。Th1 细胞主要产生 IFN-γ和淋巴毒素活化巨噬细胞，杀死细胞内寄生病原体如结核杆菌；Th2 细胞主要产生细胞因子 IL-4 和 IL-13，参与过敏反应性疾病如特应性皮炎；Th17 细胞主要产生细胞因子 IL-17A 和 IL-17F，在机体抵御细胞外病原体如白念珠菌和金黄色葡萄球菌感染，也在银屑病的发病中起至关重要的作用。如果 Th17 细胞功能相关基因如 IL-12 p40、IL-12R β$_1$、STAT-3、IL17RA 和 IL17F 发生遗传学缺陷，则会产生免疫缺陷并产生反复的皮肤和黏膜细菌和真菌感染，如高 IgE 综合征和慢性皮肤黏膜念珠菌病，这些患者缺乏 Th17 细胞产生的细胞因子，导致角质形成细胞产生 AMP 减少，招募中性粒细胞和活化巨噬细胞能力下降。过去的观点认为皮肤免疫功能的实现依赖于在外周血、淋巴结及皮肤往复循环的 T 淋巴细胞。然而近些年的研究表明，皮肤常驻 T 细胞在皮肤免疫监视功能方面可能起到更为重要的作用。正常人皮肤内 T 淋巴细胞数量约为 200 亿个，而这个数量几乎是外周血中 T 细胞总数的 2 倍！在生理状态下，98% CLA$^+$T 细胞存于皮肤内。正常皮肤内存在这么庞大数量的 T 细胞的意义何在？小鼠的单纯疱疹病毒感染模型研究发现初次感染诱导产生的抗原特异性记忆 T 细胞移行至皮肤/黏膜内，CD4$^+$T 细胞主要分布在真皮内，而 CD8$^+$T 细胞主要分布在表皮内和神经节周围。再次感染激发后，皮肤树突状细胞提呈抗原给 CD4$^+$T 细胞，而后者产生细胞因子通过促进 CD8$^+$T 细胞增殖从而发挥抗病毒作用。此外，CD8$^+$T 细胞还能招募外周血中更多的抗原特异性 CD8$^+$T 进入皮肤执行免疫功能。将银屑病患者外观"正常"皮肤移植至免疫缺陷小鼠皮肤后，患者"正常"皮肤内存在的 T 细胞足以引发银屑病发生。以上研究表明皮肤常驻 T 细胞能提供快速有效的免疫应答，这在皮肤免疫监视功能方面显得尤为重要。初次感染病原体后，真皮内树突状细胞能摄取捕获并处理抗原，在皮肤引流区淋巴结内将抗原提呈给幼稚 T 细胞，从而启动特异性免疫应答。抗原特异性中心记忆 T 细胞（Tcm）表达 CCR7 和 CD62L，主要分布于淋巴结内，而效应性记忆 T 细胞（Tem）因表达 CLA、CCR4 和 CCR10，能游走至皮肤感染部位清除病原体并转变为皮肤常驻记忆 T 细胞（Trm）。再次感染相同病原体后，真皮树突状细胞能将捕获的抗原体在原位提呈给 Trm 细胞，从而启动对局部感染的快速免疫应答。此外，真皮树突状细胞能在皮肤引流区淋巴结内将抗原提呈给 Tcm 细胞，Tcm 细胞转化为 Tem 细胞，后者游走至皮肤再次感染部位亦参与免疫应答。此外，皮肤常驻 T 细胞在游走特性方面也存在差异，研究结果证实 CD8$^+$T 细胞分布于表皮内处于固着状态，而 CD4$^+$T 细胞一部分常驻在真皮内，另一部分重新回归外周血不断循环。一项皮肤 T 细胞淋巴瘤（皮肤记忆 T 细胞肿瘤）患者治疗研究发现，CD52 单抗虽然能有效杀伤患者外周血中肿瘤性 T 淋巴细胞和正常 T 细胞，但这些患者发生皮肤细菌和病毒感染发生率与对照组相比并没有显著增加，原因在于这些患者皮肤常驻 T 细胞并没有被 CD52 单抗清除，提示少量皮肤常驻 T 细胞足以提供保护性免疫。皮肤常驻记忆 T 细胞能提供长期保护性免疫，人类皮肤常驻 T 细胞几乎均为记忆 T（αβ T）细胞，Treg 约占 10%，而且在外周血中大多数 CD4$^+$CD25$^+$Fox P3$^+$细胞表达皮肤归巢受体。Treg 细胞主要产生细胞因子 TGF-β$_1$、IL-10 和 IL-35，能控制免疫应答反应程度和抑制对无害抗原或自身抗原过度反应。人类皮肤中除 αβ T 细胞之外，还有少量γδ T 细胞、i NKT 细胞、NK 细胞及先天淋巴样细胞（ILCs），这些细胞在皮肤免疫监视及免疫应答中的作用有待进一步研究。

　　总结及展望：阐明维持免疫自稳机制即保证产生有效的免疫应答又不造成免疫病理损伤在免疫学研究领域是一个严峻挑战，尤其对皮肤更是如此，因为皮肤作为机体的屏障易于受到外界环境因素如物理因素、化学因素和病原微生物的侵扰。皮肤免疫学研究在近些年已经取得了飞速发展并在皮肤炎症的发病机制中起到重要作用；皮肤常驻记忆 T 细胞在皮肤免疫反应中的重要作用已经逐渐清晰。尽管如此，我们仍缺乏对免疫稳态和疾病状态下皮肤免疫调节机制的深入理解，如银屑病和特应性皮炎等慢性炎性皮肤病发病的启动机制仍不清楚。另外，人类皮肤表面存在大量共生微生物（如表皮葡萄球菌、痤疮丙酸杆菌、金黄色葡萄球菌和糠秕马拉色菌），皮肤免疫系统与皮肤表面共生微生物如何实现和谐互利以及二者之间平衡关系失调后通过何种机制促进皮肤炎症发生有待研究。

第六节　瘙痒的生理病理学机制

　　对于瘙痒的生理病理学机制，目前比较常见的学说有强度学说、闸门控制学说、特异性假说及选择性假说等。近年研究结果越来越支持特异性与选择性假说。由前面的论述可知，各种不同的伤害性刺激引起的瘙痒始发于表皮和表皮真皮交界处，由痒选择性 C 纤维（初级神经元）经外周轴突传导至 DRG 神经元换能，转变成电信号后通过脊髓背角板层 I 中神经元（二级神经元），经脊髓丘脑束、脑干和丘脑的传递和调制投射到对侧丘脑（三级神经元），然后依次投射到多个脑区，最后在大脑皮质产生痒觉。这些脑区涉及感觉、运动功能及情绪。因此，痒觉不但是一种渴望搔抓的不愉快皮肤感觉，也是一种复杂的与痒觉相关的情绪体验。

痒觉的神经回路涉及许多细胞、分子或介质与受体。痒觉相关介质包括组胺、5-羟色胺、类胰蛋白酶、神经生长因子（NGF）、内皮素 1（ET-1）、胸腺基质淋巴细胞生成素（TSLP）、IL-31、Poly（I∶C）、咪喹莫特、氯喹、牛肾上腺髓质（BAM）8-22 肽、肉桂醛、辣椒素、GRP、BMP（NPPB）、阿片类及其相应受体等。涉及的细胞有角质形成细胞、郎格罕细胞、树突状细胞、肥大细胞、巨噬细胞、T 细胞等。引发痒觉的特异性神经通路至少包括组胺依赖性神经［机械不敏感 C 纤维，CMi（his⁺）单元］通路和组胺非依赖性神经［机械热敏感 C 纤维，CMi（his⁻）单元］通路。

慢性瘙痒常表现为痒觉过敏、痒觉异常及自发性瘙痒，由此形成瘙痒-搔抓恶性循环，并可导致睡眠紊乱及诱发不良精神情绪反应。其核心机制为痒觉神经系统敏化，包括外周敏化和中枢敏化机制。

一、外周敏化机制

慢性瘙痒的发生与外周组织如皮肤损伤、感染、药物及氧化应激密切相关，涉及角质形成细胞、肥大细胞、巨噬细胞、T 细胞和神经元等激活，这些细胞活化后释放众多介质作用于痒觉神经元相应受体，通过不同的信号传导途径及效应器而使痒觉神经敏化，产生以痒觉过敏、痒觉异常及自发性瘙痒为特征的慢性瘙痒。皮肤组织损伤可使角质形成细胞释放瘙痒相关介质，如 NGF、ET-1、TSLP 等，可诱发瘙痒并汇聚在 TRP 整合效应器上，如 NGF 通过瘙痒神经元上的 TrKA 受体经传感分子 TRPV1 产生瘙痒，ET-1 通过 ETA 受体（ETAR）偶联 TRPA1 产生瘙痒，TSLP 通过 TSLPR 激活 TRPA1 阳性神经元引发瘙痒。

肥大细胞活化后可释放众多介质，其中与痒关系密切的介质有组胺、5-羟色胺（5-HT）和类胰蛋白酶。瘙痒神经元上均表达其对应受体。组胺通过作用于表达在感觉神经的组胺受体-1（HR-1）（属 G 蛋白偶联受体，GPCR），通过 PLCβ/PKC 和 PLA2/LO 信号途径，激活辣椒素受体 TRPV1 通道，传导组胺诱导的瘙痒，并伴有红斑风团。其他经典瘙痒介质如缓激肽、P 物质、48/80 复合物、前列腺素 E_2（PGE_2）、血小板活化因子（PAF）可诱导肥大细胞、嗜碱性粒细胞及其他细胞释放组胺，从而介导组胺依赖性瘙痒。

5-羟色胺可通过 5-羟色胺受体直接激活 DRG 神经元诱导瘙痒，可伴有风团红斑，其诱导的红斑和瘙痒是抗组胺药物抵抗的，因此 5-HT 引起的瘙痒是组胺非依赖性的。除 5-HT₃外，所有 5-羟色胺受体属于 GPCR，其中 5-HT₇ 受体通过 Gβγ 信号分子偶联 TRPA1 产生瘙痒。

类胰蛋白酶可通过蛋白酶激活受体-2（PAR-2，4）敏化 TRPV1 或 TRPA1 产生瘙痒。

T 细胞活化后可释放多种细胞因子，其中白介素-31（IL-31）是近年发现的重要致痒细胞因子，可通过其受体 IL-31R 及抑癌蛋白 M 受体（OSMR），并通过 TRPV1 和 TRPA1 诱导瘙痒。

细菌和病毒主要通过 TLR 家族受体传导瘙痒，研究发现细菌 LPS 通过 TLR4 激活 TRPV1 和 TRPA1 传导瘙痒，病毒双链 RNA 通过 TLR3 可能激活 TRPA1 产生瘙痒，单链 RNA 通过 TLR7 激活 TRPA1 诱导瘙痒。

Mas 相关 G 蛋白偶联受体（Mrgpr）是一类新发现的外周神经组胺非依赖性痒觉受体，其中 Mrgpr A3 是抗疟药物氯喹的受体，可引起抗组胺药物抵抗的瘙痒。Mrgpr C11 是牛肾上腺髓质（BAM）8-22 肽的受体，激发此受体可产生组胺非依赖性瘙痒，且不伴红斑风团。研究发现 Mrgpr A3 和 Mrgpr C11 可分别通过 Gβγ 和 PLC 依赖的信号途径偶联 TRPA1 通道传导瘙痒，也是 TRPV1 和 TRPA1 的致敏受体。白三烯 B_4（LTB_4）通过 G 蛋白偶联 LTB_4 受体-2 偶联 TRPA1 和 TRPV1 产生瘙痒反应。胆汁酸通过其受体 TGR5 偶联 TRPA1 传导瘙痒。氧化应激释放反应氧（ROS）可激活 TRPA1 引发瘙痒。

综上所述，近年的突破性研究结果表明组胺依赖性瘙痒神经信号传导与 TRPV1 偶联有关，而组胺非依赖性瘙痒神经信号传导与 TRPA1 和（或） TRPV1 偶联通路密切相关。上述痒相关介质受体大多数属于 GPCR，除了少数介质直接激活产生瘙痒外，大多数介质主要通过 GPCR 偶联的激酶和磷酸酯酶系统敏化温度敏感型 TRP 通道（如 TRPV1 和 TRPA1）而诱发瘙痒。

温度敏感型 TRP 是一组多模感受器，可感受化学刺激，物理性刺激如温度和机械刺激，敏化后的 TRPV1 和 TRPA1 导致对物理性的（如温度）、内源性机械的和外源性化学刺激的活化阈值降低，即敏化的 TRPV1 和 TRPA1 可被生理性或亚生理性的内、外环境的微小改变激活产生伤害性感觉，这恰好与临床上慢性瘙痒的核心症状如痒觉过敏及自发性瘙痒（温热痒）密切关联。因此，温度敏感型 TRP 通道整合器敏化机制是慢性瘙痒形成的主要外周分子机制。临床上应用调节温度敏感型 TRP 通道信号通路的药物如外用钙调神经磷酸酶抑制剂调节 TRPV1 可降低外周神经敏化，继而治疗慢性瘙痒。

二、中枢敏化机制

中枢敏化是指脊髓及脊髓以上痒觉相关神经元的兴奋性异常升高或者突触传递增强，包括神经元的自发性放电活动增多、感受域扩大、对外界刺激阈值降低、对阈上刺激的反应增强等病理改变，结果放大痒觉信号的传递。近年来的研究表明，痒信号在脊髓中枢主要通过上行途径兴奋脊髓背角神经元包括伤害性感受特异性神经元、宽动态范围（wide dynamic range，WDR）神经元及机械不敏感神经元，分泌相关神经肽或递质传递瘙痒，其中最著名的是胃泌素释放肽（GRP）和 B 型利钠肽（NPPB）及 P 物质，它们是脊髓中枢传导痒觉的递质。其中 GRP 通过 GRPR 阳性中枢神经元特异性传导痒觉，NPPB 通过 Npra 受体传导瘙痒，而 P 物质通过 NK1 受体不但传递痒觉信号，同时可使对机械刺激反应的次级神经元敏化（如产生触觉痒中枢敏化现象）。此外，传导痛觉的脊髓中枢兴奋性氨基酸递质谷氨酸也参与痒觉中枢敏化机制，因此，对一些慢性瘙痒特别是神经病理性瘙痒，通过使用作用于电压门控钙离子通道 α2δ 亚单位药物如加巴喷丁和普瑞巴林，通过减少神经末梢钙离子内流引起的除极，降低神经传导兴奋性，同时调节突触前神经递质如谷氨酸释放，进而调节神经活性，从而显著控制慢性瘙痒特别是神经病理性瘙痒症状。最近使用 P 物质受体（NKR1）抑制剂阿瑞吡坦阻断 P 物质的作用治疗遗传过敏性皮炎和结节性痒疹患者的难治性慢性瘙痒有效。

中枢敏化的另一个机制是抑制性神经元功能降低或缺陷。脊髓中枢存在多种亚型抑制性中间神经元，如表达 Bhlhb5 转录因子的抑制性神经元正常条件下可抑制化学性物质诱导的瘙痒，但基因敲除后小鼠可产生自发性瘙痒。这些抑制性中间神经元属紧张性（tonic）激活，大多数由 A-δ 纤维和（或）C 纤维（如表达 TRPV1 的 C 纤维）支配，这意味着伤害性刺激可以激活这些抑制性神经元，调节瘙痒的脊髓传递。临床上瘙痒可被搔抓、疼痛、热或冷刺激抑制，其机制与这些抑制性中间神经元优势兴奋激活有关，这些抑制性神经元释放抑制性神经递质如 γ-氨基丁酸、氨基己酸、强啡肽，从而抑制或减弱痒信号传递。如果中间抑制性神经元功能失调，则有助于脊髓中枢痒觉神经敏化导致慢性瘙痒状态如自发性瘙痒搔抓和痒觉异常的发生。最近又发现脊髓中枢存在 NPY：Cre 抑制性神经元，这种类型神经元可被低阈值机械敏感传入纤维特异性激活而抑制机械性刺激诱发的瘙痒。此外，通过下行通路可调节痒的传导。研究表明，正常搔抓可通过激活脊髓上神经元经中脑导水管周围灰质（PAG）下行通路激活抑制性中间神经元释放快速抑制性神经递质，如γ-氨基丁酸和（或）氨基己酸缓解急性瘙痒。另一下行通路是经蓝斑核的去甲肾上腺素能投射神经元，这个下行去甲肾上腺素能神经元可抑制脊髓痒觉信号传导。因此，这些下行调节通路异常与慢性瘙痒发生密切关联。这与临床上应用靶向调节下行通路的 5-羟色胺肾上腺素再摄取抑制剂及其他抗抑郁药物治疗慢性瘙痒有效一致。重要的是，瘙痒的神经信号从脊髓延续传导到大脑，最终在大脑处理痒觉。近年来通过脑神经影像技术研究发现这些痒信号通过神经元穿过并在脊髓丘脑束投射到对侧丘脑，然后依次投射至（直接兴奋）丘脑及其脑连接区包括与痒觉的强度和定位有关的初级躯体感觉皮质，与痒觉的识别、注意及强度有关的次级躯体感觉皮质，与痒的情绪和动机有关的脑岛和前扣带皮质、辅助运动区、运动前区，与搔抓欲望有关的基底神经节及小脑。这些脑区涉及感觉和运动功能及情绪，因此，多脑区参与瘙痒特别是慢性瘙痒的中枢处理。

目前研究发现两个重要的瘙痒途径，组胺和发痒藜豆蛋白酶（藜豆素，Mucunain）诱发瘙痒患者的既有重叠又有各自不同的活性脑区。Mucunain 更广泛地诱发脑区活化，包括刺激对侧的脑岛、屏状核、苍白球、尾状体、壳核、丘脑核。这些差别不仅与在皮质投射的内源性特异性有关，还与发痒藜豆波动性质及相关的伤害信号（如刺激与烧灼）传导有关。这些研究结果支持在中枢水平上存在至少两条痒的特异性神经回路。

慢性瘙痒的另一种临床征象即反复搔抓行为。在慢性瘙痒患者中常出现过度搔抓导致搔抓-瘙痒-搔抓的恶性循环，以及出现因搔抓产生的愉悦感而导致成瘾性或潜意识习惯性的慢性搔抓行为。这种搔抓行为除了与调节性神经元的抑制回路的去抑制及下行通路功能失调机制有关外，近年研究发现慢性搔抓行为与皮质-纹状体奖赏回路过度激活有关。研究发现这个回路的一部分如基底神经节活性在 AD 慢性瘙痒患者功能脑影像中显著高于正常对照，在慢性肾病性瘙痒患者中发现类似脑区的灰质密度高于正常人。提示靶向调节这个回路可能有助于抑制慢性瘙痒患者的过度搔抓和习惯性搔抓行为。慢性搔抓引起皮肤损害可进一步加重瘙痒而引发瘙痒-搔抓恶性循环，最近研究表明在这一慢性过程中，脊髓背角星形胶质细胞可被来自皮损的 TRPV1 阳性神经纤维信号激活，其中反应性星形胶质细胞中的肌钙蛋白-2（lipocalin-2）上调，并证明肌钙蛋白-2 是 STAT3 依赖的上调因子，星形胶质细胞肌钙蛋白-2 上调与增强脊髓痒觉信号传导有关，该研究结果提示靶向星形胶质细胞这一信号传导途径有助于控制慢性瘙痒。

综上所述，瘙痒可起源于从皮肤到大脑的不同的神经回路，目前比较公认的引发痒觉的特异性神经通路至少包括组胺依赖性神经（机械不敏感 C 纤维）通路和组胺非依赖性神经（机械热敏感 C 纤维）通路。而慢性瘙痒的发生机制复杂，涉及皮肤到大脑多个神经回路的敏化机制及结构可塑性变化。因此，随着新的神经研究技术手段的出现及研究的深入，相信人们将会逐渐阐明人类痒觉及慢性瘙痒的发生机制。

第 3 章　慢性瘙痒的病因与诊断

第一节　慢性瘙痒的病因

由前面的论述可知，各种不同的伤害性刺激引起的瘙痒始发于表皮和表皮真皮交界处，由痒觉选择性 C 纤维（初级神经元）经外周轴突传导至 DRG 神经元换能，转变成电信号后通过脊髓背角板层 I 中神经元（第二级神经元），经脊髓丘脑束、脑干和丘脑的传递和调制投射到对侧丘脑（第三级神经元），然后依次投射到多个脑区，最后在大脑皮质产生痒觉。这些脑区与感觉、运动及情绪功能相关联。因此，痒觉不但是一种皮肤感觉，而且渴望搔抓，并诱发程度不等的搔抓行为。这种瘙痒-搔抓的过程还涉及许多细胞、分子或介质与受体。因此，凡引起皮肤以及瘙痒传导通路的外周及中枢神经敏化而致瘙痒的各种病理因素都可能成为慢性瘙痒的病因。

基于临床表现和诊治需要，结合国际瘙痒论坛有关慢性瘙痒的分类，我们把瘙痒的病因分为以下几类，每一类具体的致痒机制将在后文中详细讨论。

一、起源于皮肤病

1. 炎性皮肤病　包括特应性皮炎，银屑病，接触性皮炎，皮肤干燥，药物反应，瘢痕，节肢动物反应，昆虫叮咬，"不易察觉的皮肤病"等。

2. 感染性皮肤病　包括真菌、细菌和病毒感染，虱病，疥疮等。

3. 自身免疫性皮肤病　包括大疱性皮肤病，尤其是疱疹样皮炎、大疱性类天疱疮、皮肌炎等。

4. 遗传性皮肤病　包括毛囊角化病，家族性慢性良性天疱疮，鱼鳞病，Sjögren-Larsson 综合征，痒疹样大疱性表皮松解症等。

5. 妊娠皮肤病　包括妊娠多形疹，妊娠性类天疱疮，妊娠痒疹等。

6. 皮肤肿瘤　包括皮肤 T 细胞淋巴瘤（尤其是红皮病型变体），皮肤 B 细胞淋巴瘤，白血病皮肤浸润等。

二、起源于系统性疾病

1. 内分泌与代谢性疾病　包括慢性肾衰竭，肝脏疾病（有或无胆汁淤积），甲状腺功能亢进症，吸收不良，围绝经期瘙痒等。

2. 感染性疾病　包括艾滋病病毒感染，蠕虫病，寄生虫病等。

3. 血液病和淋巴组织增生性疾病　包括缺铁性贫血，真性红细胞增多，霍奇金病，非霍奇金淋巴瘤，浆细胞瘤等。

4. 内脏肿瘤　包括子宫颈的固体肿瘤，前列腺癌，结肠癌，良性肿瘤综合征等。

5. 妊娠　包括有或无胆汁淤积的妊娠瘙痒。

6. 药物诱发的瘙痒　包括阿片类药物，血管紧张素转化酶抑制剂，胺碘酮，氢氯噻嗪，雌激素，辛伐他汀，羟乙基淀粉，别嘌醇等。

三、起源于神经

1. 神经性瘙痒（无神经损伤）　如伴随内源性μ阿片类物质增高的潜在的肝性瘙痒（瘙痒的去抑制）。

2. 神经病性瘙痒（有神经损伤）　包括多发性硬化症，肿瘤，脓肿，脑或脊髓梗死，肱桡肌瘙痒，感觉神经性背痛，带状疱疹后神经痛，小纤维神经病变等。

四、躯体性瘙痒（精神/心身疾病）

其包括抑郁，焦虑症，强迫症，精神分裂症，触觉幻觉症，疲劳等。

五、混合性

混合性是指瘙痒涉及不止一种基础疾病（如肾功能不全患者慢性瘙痒伴皮肤干燥）。

六、其他

1. 原因不明的瘙痒　有些患者没有潜在的疾病可确定，如在完成各种检查后没有发现潜在原因的慢性瘙痒称为"原因不明的瘙痒（PUO）"。

2. 特定人群的慢性瘙痒

（1）中老年瘙痒症：老年慢性瘙痒是衰老的一种表现，主要原因是皮肤老化。皮肤老化涉及 3 个重要组成部分：①"免疫衰老"；②表皮屏障功能障碍；③神经系统退行性变。

（2）孕妇瘙痒症：主要原因有妊娠皮肤病（如妊娠多形疹、妊娠性类天疱疮、妊娠痒疹）及胆汁淤积的妊娠瘙痒等。

（3）儿童瘙痒症：最常见且占主导地位的是特应性皮炎（AD），其余的是基于遗传性疾病或全身性疾病，如胆道闭锁或发育不良、家族高胆红素血症综合征、多囊肾疾病等。某些寄生虫病也可致儿童慢性瘙痒。

第二节　慢性瘙痒的诊断

一、病史、临床检查和瘙痒的特点

第一次接诊时，全面的病史采集和细致的临床检查是至关重要的，因为这些工作能形成对患者瘙痒的总体评估，包括发病强度、方式、过程、性质、部位、诱发因素和患者自己的因果关系说法。注意力还应放到瘙痒发病前或伴随出现的事件（如瘙痒发生在沐浴后）。了解患者自己用来缓解瘙痒的方法（如用"痒痒挠"）也是很重要的。这有助于解释临床表现，如在背部中央缺乏继发性皮损称之为"蝴蝶征"，表明患者的手不能达到这个区域，因此无法搔抓。询问既往史（先前存在的疾病）、过敏史、特应性体质和药物摄入史同样是重要的。通过使用问卷调查可以获得大量有用的信息。如果没有明确与瘙痒相关的具体疾病的临床结果，但意识到下列记忆方面和临床表现的问题可能有助于与瘙痒相关的病因诊断。

1. 当家庭几个成员受到感染时，应考虑疥疮或其他寄生虫病。

2. 重视瘙痒和具体活动之间的关系：体育活动时瘙痒提示胆碱能性瘙痒。这在异位性湿疹和轻中度胆碱能性瘙痒患者中很常见。沐浴后皮肤受凉引起的瘙痒应考虑水源性瘙痒症。这也可能与先天性真性红细胞增多症（PV）或骨髓增生异常综合征相关，对这些疾病的筛查应定期进行。

3. 与寒战、疲劳、倦怠和"乙肝"症状（体重减轻，发热和盗汗）相关的夜间全身瘙痒，霍奇金病的可能性增加。

4. 躯体形式瘙痒（精神性瘙痒）很少干扰睡眠；其他大多数瘙痒性疾病导致夜间觉醒。

5. 季节性瘙痒往往表现为"冬季瘙痒"，也可能是由于皮肤干燥和干性湿疹（皮脂缺乏）导致的老年瘙痒的表现。

6. 病史应该包括所有当前和最近的药物、输液和输血史。

7. 严重的瘙痒可导致相当大的心理困扰。医生不应低估这种心理困扰，而应直接指出。CP 可以伴发行为/调节障碍以及退出社交生活和工作。对这种情况，心身辅导是必要的。CP 伴抓痕有时进展到自残的程度，可由精神疾病引起，如寄生虫妄想。这样的患者需要精神检查，也许还需必要的心理治疗。没有经过精神病检查，不应做出单纯心因性瘙痒的诊断。

二、慢性瘙痒患者的体检

包括全身皮肤的彻底检查，如黏膜、头皮、毛发、指甲和肛门生殖器区域。原发性和继发性皮损的分布应与全身性疾病的皮肤表现一起记录。一般体格检查应包括肝、肾、脾、淋巴结的触诊。

没有记录皮肤瘙痒的标准化方法。个体间和个体内由于对疲劳、焦虑、压力的承受力不同，对瘙痒的感觉也存在很大的差异。问卷调查提供的自我报告的信息关系到 CP 的各个方面。但问卷应从患者的角度、医生的观点以及各种临床测量试验的需求考虑。针对不同的瘙痒性疾病，国外开发了几种不同语言的调查问卷，但到目前为止，没有确定的调查问卷存在。还需要额外的工具来更好地评估 CP 的各个方面，更好地调整问卷内容。出于这个目的，IFSI 成员发起了一个特殊兴趣小组（SIG），来决定各个心理测量性质的 CP 问卷哪个对 CP 的评价提供了最大的效用。瘙痒的强度通常采用分级量表评估如视觉模拟量表（VAS）或数字评定量表。使用 VAS 时，范围为 0～10，形象地描述为一个条形图。但这些方法往往没有考虑到全天的瘙痒频度。对于严重的原因不明的瘙痒，为了能进一步搞清楚瘙痒的原因，患者保持记日记可能是有帮助的。

三、实验室检查

实验室筛选结合临床调查方法总结，见表 3-1 和表 3-2。

表 3-1 诊断：实验室筛选不同的方法和调查

慢性瘙痒： 第一步实验室筛选	血细胞分类计数，红细胞沉降率 血尿素氮，肌酐 碱性磷酸酶，肝酶 胆红素 T_3，T_4，TSH 葡萄糖 血清铁，铁蛋白 年龄＞40 岁：大便隐血
慢性瘙痒： 进一步调查	免疫电泳 乙型肝炎血清学，胆固醇，三酰甘油 甲状旁腺激素 红细胞荧光（EPP） 活检 DIF（肥大细胞增多症，类天疱疮等） 拭子检查念珠菌（皮肤黏膜瘙痒） 尿：肥大细胞的代谢产物 进一步的影像学检查和骨髓检查 肥大细胞增多症调查
慢性瘙痒： 路径 I	详细的历史：之前皮肤的变化？ 体重减轻、发热、疲劳？ 情感压力？ 药物治疗？滥用药物？ 不易察觉的皮肤原发疾病：皮肤干燥、疥疮 体格检查 沐浴油、润滑剂使用不当？健康教育 2 周内随访
慢性瘙痒： 路径 II	详细的病史回顾 实验室检查（表 3-2） 详细的体检：淋巴结（LN），直肠 粪便寄生虫 胸部 X 线 活检 全面的内科检查，进一步的影像学检查 跟进

表 3-2 全身性疾病所致慢性瘙痒的实验室和技术研究

基本的实验室和技术筛选	肌酐，ALT，AST，胆红素，碱性磷酸酶，TSH，全血细胞计数，血糖，胸部 X 线，Ca，γ-GT，生殖肛门瘙痒的大便寄生虫试验

代谢和内分泌疾病

肾功能不全	实验Ⅰ：肌酐（和中老年尿素氮）
	实验Ⅱ：磷酸盐，PTH，HCO_3，尿液分析、尿蛋白浓度、ANA、抗 ds-DNA 抗体，ANCAs（抗中性粒细胞胞质抗体），Anti-GBM-Ab（抗肾小球基底膜抗体）等
	技术：肾脏超声、CT 或 MRI
肝脏疾病伴或不伴胆汁淤积	实验Ⅰ：γ-谷氨酰转移酶（γ-GT），AP，胆红素，ALT，AST，（HB-，HC-抗体，对有风险的患者）
	实验Ⅱ：LDH，抗线粒体抗体（AMA），ANA，抗-HBc 抗体，乙肝表面抗原，丙型肝炎病毒抗体，抗平滑肌抗体（ASMA），抗肌动蛋白抗体（antiactin AB）
	技术：肝脏超声，CT 或造影［磁共振胆管造影（MRC）或内镜逆行胆管造影（ERC）排除原发性硬化性胆管炎］
甲状旁腺功能亢进	实验Ⅰ：甲状旁腺素，钙（仅有甲状旁腺功能亢进症的症状或体征时"结石，骨骼，满腹牢骚和精神病色彩"）
	实验Ⅱ：磷，维生素 D（1，25-维生素 D，25-维生素 D）
	技术：超声检查甲状旁腺，造影，MRI
甲亢和甲状腺功能减退（甲减）	实验Ⅰ：TSH
	实验Ⅱ：T_3，T_4，MAKs 和 TRAKs
	技术支持：甲状腺腺体超声，碘造影
贫血	实验Ⅰ：全血细胞计数，包括 MCV 和 MCHC，LDH
	实验Ⅱ：铁蛋白，转铁蛋白饱和度（TSAT）——可选
	实验Ⅲ：骨髓穿刺与铁染色
缺铁	实验Ⅰ：铁蛋白
	实验Ⅱ：转铁蛋白饱和度（TSAT）
吸收不良	实验室测试仅在一个典型的病史（胰腺疾病、肠切除）或有慢性腹泻脂肪泻、体重减轻症状
	实验Ⅰ：血清蛋白，血清白蛋白，钙，血常规，醇溶蛋白抗体
	实验Ⅱ：维生素 A（角化症由维生素 A 缺乏），维生素 B_{12}（神经病维生素 B 缺乏症）
	技术支持：胃镜活检

其他疾病

中老年瘙痒	实验Ⅰ：实验室筛选，肌酐，ALT，AST，碱性磷酸酶，胆红素，TSH，全血计数，+尿素氮（+估计肌酐清除率）
感染性疾病	艾滋病病毒：艾滋病病毒抗体，蛋白质印迹
	寄生虫病包括蠕虫病，贾第鞭毛虫（罕见）：大便培养和镜检

血液病	
真性红细胞增多症	实验Ⅰ：血常规，血小板，红细胞沉降率
	实验Ⅱ：以排除继发性红细胞增多症：氧饱和度，红细胞生成素（EPO）水平（肾细胞癌或囊性肾脏）
	实验Ⅲ：骨髓染色体畸变
	技术：超声，脾 CT 或 MRI
淋巴瘤	实验Ⅰ：血常规，血涂片，血小板，红细胞沉降率
	实验Ⅱ：骨髓染色体畸变
	技术：腹部，胸部和其他受影响区超声、CT 或 MRI、PET
神经性疾病	实验室：脑脊液分析（寡克隆区带）
多发性硬化症	技术支持：脑电图，磁共振，脑 CT 和功能测试
脑肿瘤	实验室：脑脊液分析与组织病理学
	技术支持：脑电图，磁共振，脑 CT
感觉异常性背痛	胸椎 MRI 检查
肱桡肌瘙痒	胸椎和颈椎的 MRI
精神或心身疾病	精神病和心身疾病研究，抑郁症和焦虑症心理问卷
妊娠伴有或无胆汁淤积	实验Ⅰ：γ-GT，AP，胆红素，AST，ALT，胆汁酸
	实验Ⅱ：病毒筛查：甲型、乙型、丙型肝炎病毒，EB 病毒和巨细胞病毒，慢性活动肝炎和原发性胆汁性肝硬化的肝脏自身免疫筛查（抗平滑肌和抗线粒体抗体）
	技术支持：肝脏超声
药物引起的皮肤瘙痒	实验Ⅰ：γ-GT，AP，胆红素，AST，ALT，LDH
	皮肤活检 HES 扫描（电子显微镜）

四、临床路径和诊断

上述病史、体格检查和实验室检查可归结为一个总的诊断思路和流程（临床路径）（表 3-3，图 3-1）。

表 3-3　慢性瘙痒的诊断评估

病史		现病史，瘙痒发病过程，皮损的存在和发生，已知的系统疾病和皮肤病，过敏史，特应性皮炎易感性，用药史，家族史
临床检查	基础检查	由皮肤科医师进行的全身检查，皮肤科检查
	深入检查	内科、神经科、心身医学、妇科/泌尿系统的咨询

续表

实验检查	基础检查	血电解质、红细胞沉降率、血常规，总蛋白，蛋白电泳，铁代谢，血糖、尿素氮、肌酐，肝转氨酶、胆红素、碱性磷酸酶，肝炎血清学，血清总 IgE 水平，甲状腺功能试验，PSA，尿形态，大便隐血试验
	深入检查	抗甲状腺抗体，甲状腺激素水平，尿酸，叶酸，锌，维生素 B_{12}，抗核抗体，免疫球蛋白，间接免疫荧光，甲状旁腺素，卟啉，骨髓检查
诊断程序		皮肤活检（组织学，DIF）在出现不能依据临床标准分类的皮损的情况下进行。幽门螺杆菌 ^{13}C 尿素呼气试验，乳糖酶缺乏 H_2 呼气试验，内镜/活检。留意皮肤屏障功能和微生物平衡
影像学	基础检查	胸部 X 线，腹部超声检查
	深入检查	CT 扫描或 MRI 扫描，特别是肿瘤和神经性瘙痒的检测；淋巴结超声

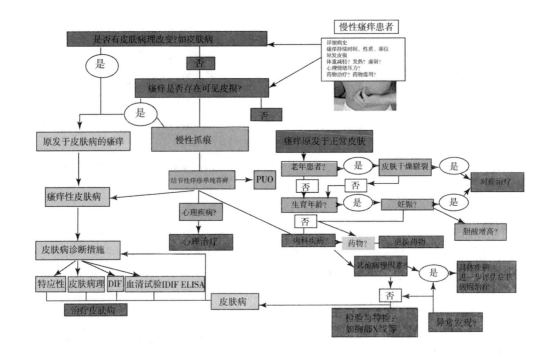

图 3-1　慢性瘙痒的诊断流程

第三节　慢性瘙痒过敏原特异性诊断

随着"过敏原""过敏反应"等过敏性疾病相关概念的普及，越来越多的"过敏瘙痒"患者希望得到确切的诊断和有效的治疗。然而，在现阶段，我国部分诊疗机构还存在不规范诊断和治疗"过敏"的现象，有时甚至给患者的健康带来不良的影响。我们在接诊工作中以及文献报道中可以接触到许多这样的例子，如尹佳报道一名 11 岁男孩，反复全身起皮疹瘙痒 9 年，伴打喷嚏、流鼻涕。2017 年在某教学医院用生物共振方法检测过敏原，显示 106 种食物和接触物阳性。诊断为食物过敏，遵医嘱忌食多种食物同时接受了 9 次生物共振"脱敏治疗"，但症状持续加重。因长期忌食多种食物，患儿身高及体重低于同龄儿童。报道者接诊后为患者进行了过敏原特异性皮内试验，显示为以吸入过敏原为主的过敏，主要是尘螨和真菌；吸入和食物特异性 IgE 检测结果显示尘螨 6 级，鸡蛋和牛奶 1 级。此患儿实际是由尘螨诱发的特应性皮炎和过敏性鼻炎，症状与食物无关。解除患儿的食物禁忌后配合吸入性过敏原管理，患儿身体状况逐步好转。

实际上，要确定皮肤瘙痒是否是过敏性疾病，至少需要满足以下 3 个条件：①找到过敏原；②明确过敏原和疾病之间确实有因果关系；③明确过敏原是通过免疫学机制而致病的。凡不能满足上述 3 个条件者，只能是临床上可疑为过敏性皮肤病。由此可见，找到过敏原，对于过敏性疾病的诊断至关重要。由于我国一般人群中对过敏知识的相对缺乏、过敏反应的复杂性和过敏原的多样性，当前仅仅根据病史及体检，很多情况下难以提示患者所患疾病是否为过敏反应，更不要说找到过敏原，因此进一步行特异过敏原实验室检测是过敏性疾病诊断中非常重要的一环。

目前，全世界诊断过敏性疾病的诱因最常用的方法是过敏原实验室检测方法。

根据过敏性疾病诊疗指南的推荐，国际上公认且已经在临床广泛应用的诊断试验包括以下检测试验：①用于 I 型变态反应过敏原检测的变应原皮肤点刺试验（skin prick test，SPT）；变应原皮肤划痕试验（skin scratch test，SST），变应原皮内试验（intra-dermal test，ID）和血清变应原特异 IgE 检测。②用于 II、III型变态反应过敏原检测的血清变应原特异 IgG 或 IgM 测定。③用于IV型变态反应过敏原检测的试验包括斑贴试验（patch test，PT）、光斑贴试验（photo-patch test，PPT）、特应性斑贴试验（atopy patch test）、结核菌素试验和麻风菌素试验。

但目前世界各国变态（过敏）反应专科学术组织和学会都不推荐用血清特异性 IgG 检测和生物共振方法诊断过敏性疾病的诱因，这是一个过敏专科医师公认的基本共识。

一、过敏性疾病的定义及与超敏反应的关系

1906 年 von Pirquet 提出了"allergy"一词。其概念为机体对抗原刺激产生的一种"改变了反应性"的状态，即"变态反应"。这种状态可能是保护性的，即产生了免疫力（immunity）；也可以是破坏性的，即产生了超敏反应（hypersensitivity，supersensitivity）。目前，"allergy"一词常被用作 IgE 介导的超敏反应（IgE-mediated hypersensitivity）的同义词，而 IgE 介导的超敏反应在国内大致相当于人们常说的过敏反应，即 I 型速发型超敏反应。从这个意义上讲，变态反应一词随着科学的发展已经逐渐失去了它本身的含义，理应由免疫力、超敏反应、过敏反应所代替。因此，机体对各种抗原刺激产生的对自身有利的保护性反应为免疫力；机体对各种抗原刺激产生的破坏性免疫反应为超敏反应，而由超敏反应所引起的疾病为超敏性疾病；或者说机体对各种过敏原刺激产生的破坏性免疫反应为过敏反应（I 型速发型超敏反应），而由过敏反应所引起的疾病为过敏性疾病。

在过敏性疾病的发病机制中，人们还经常提到一个"特应性（atopy）"的概念。"特应性"一词派生于希腊语 atopia（奇怪）。特应性体质仅存在于某些敏感人群中，他们体内的 IgE 水平比其他人明显增高，又无任何其他可以解释的原因，目前认为可能与遗传有关。现在，国际上尚缺乏公认的对特应性反应的精确定义和识别特应性反应的方法。英国大部分医师应用这一术语来描述所有在皮肤划痕试验时对常见空气中的过敏原产生阳性疹块和皮肤潮红者，而不管他们是否出现临床症状。

有学者则认为，特应性反应者应当被定义为那些有明显特异反应相关疾病（如过敏性鼻炎、支气管哮喘或特应性皮炎）的患者。事实上，下列情况使特应性的定义变得更加复杂。首先，患上述疾病的患者皮试结果可以呈阴性、血清总 IgE 抗体浓度可以在正常范围内（如内源性支气管哮喘）；其次，血清中特异性 IgE 抗体的水平与疾病（如特应性皮炎）过程之间可以无明确关系；再次，据估计每个人都可能在任何一次蠕虫感染时产生抗原特异性 IgE；最后，很多对蜜蜂和黄蜂毒素产生 IgE 介导的过敏反应的患者为非特应性反应，即对常见环境过敏原提取物的皮试是阴性。这些差异使人们对应用血清 IgE 抗体（即使是特异性 IgE 抗体）浓度判断患者是否对某一类物质过敏产生了质疑。实际上，在发现更好的方法之前，诊断机体对某一类物质是否产生过敏的"金标准"应当是体内或体外的激发试验。

二、过敏性疾病的发病机制

（一）经典机制

经典的过敏反应发生过程分为两个阶段：诱导阶段和效应阶段。

1. **诱导阶段** 过敏原→抗原提呈细胞→T 细胞激活→B 细胞激活→特异性 IgE 分泌增加→IgE 与肥大细胞（或嗜碱性粒细胞）表面的 Fcε RI 受体结合。

2. **效应阶段** 再次进入体内的过敏原与肥大细胞（或嗜碱性粒细胞）表面的 IgE 结合→肥大细胞脱颗粒→启动病理过程。在这个过程中，肥大细胞（或嗜碱性粒细胞）被称为过敏反应的初级效应细胞（primary effector cells），而嗜酸性粒细胞、中性粒细胞则被称为过敏反应的次级效应细胞（secondary effector cells）。只有效应细胞被激活后释放出的生物活性物质才会引起过敏反应的病理和临床表现。

（二）发病机制的新认识

1. **类过敏反应** 由某些能直接刺激肥大细胞（或嗜碱性粒细胞）脱颗粒的物质引起。如尼古丁和乙醇能诱发肥大细胞脱颗粒，从而加重胃黏膜损伤；补体 C3a 能通过诱导肥大细胞脱颗粒增加气道平滑肌收缩。此外，某些药物成分如可待因能在 30 分钟内激活肥大细胞，有机化合物如钙离子载体（calcium ionophore）能在 6 分钟内激活肥大细胞和嗜碱性粒细胞；formyl-Met-Leu-Phe 也能高效地激活嗜碱性粒细胞，导致机体出现类似于过敏的反应，即类过敏反应（allergy-like reaction）。由于这类反应是非 IgE 介导的，因此按照目前对过敏反应的概念不能称其为过敏反应。

2. **微生物诱发的过敏反应和类过敏反应** 真菌如链格孢霉能诱发机体的过敏反应。而另外一些成分如 Toll 样受体（TLR）-4 和 TLR-2 的配体肽聚糖（peptidoglycan，PGN）能通过激活肥大细胞诱发小白鼠哮喘的发生和加重，使机体出现非 IgE 介导的类似于过敏的反应，这可能是内源性哮喘等疾病的病理基础之一。

3. **IgG 依赖性肥大细胞/嗜碱性粒细胞激活** 2004 年 Woolhiser 等发现 IgG 通过诱导 Fc gamma RI 的聚合能激活肥大细胞，如果这一现象得到进一步证实，那么过敏反应的概念就又要修正了。

4. **CD63 与嗜碱性粒细胞激活** 早在 1991 年 Knol 等就发现 CD63 与嗜碱性粒细胞激活有关，并指出 CD63 可以作为嗜碱性粒细胞激活的标志物。直到 2010 年 Schäfer 等发现 CD63 作为肥大细胞颗粒衍生的分子是肥大细胞重复脱颗粒的调节物，结合抗 CD63 抗体能抑制 IgE 依赖性过敏反应的发现，才使人们更加深入地了解了 CD63 与嗜碱性粒细胞激活的关系。但是作为诊断过敏性疾病的标志物，CD63 的临床意义还有待于进一步证实。类似的标志物还有 CCR3 和 CD203c，均有待于临床上进一步证实。

5. 小分子过敏原诱发的过敏反应（或类过敏反应） 随着城市化和现代化的日益发展，越来越多的小分子物质已经成为人们生活中的常见接触物，因此诱发过敏（半抗原）或类过敏反应的机会已经越来越多，应当引起临床医师的足够重视。当你向患者解释不清为什么他（她）有明显的临床表现，但特异性 IgE 水平无明显增高时，他（她）的过敏原很可能就是小分子物质。

三、体外辅助诊断的手段、原理及临床意义

（一）嗜碱性细胞脱颗粒试验

以过敏原诱导的嗜碱性细胞脱颗粒试验（cellular allergen stimulation test，CAST）为基础的过敏性疾病体外诊断系统早已被国内外专家们公认为过敏性疾病体外诊断的重要标准，理论上是确诊的直接证据。但是数十年来由于无法准确地检测出嗜碱性粒细胞脱颗粒的状态，使这项能直接在体外判断机体是否处于过敏状态的临床试验无法开展。在这数十年中，人们曾经尝试过用活检组织（或血涂片）结合组织化学染色的方法在显微镜下根据阳染的肥大细胞/嗜碱性粒细胞形态来判断是否脱颗粒；尝试用过敏原诱发肥大细胞/嗜碱性粒细胞脱颗粒，然后将上清液回收，加到离体平滑肌上观察其收缩反应的方法来判断是否为这类细胞脱颗粒的方法。但是由于这些方法掺杂了太多的主观因素，很难在临床上得到应用。到目前为止，人们所公认的肥大细胞/嗜碱性粒细胞脱颗粒的特异性标志物仅有组胺。1990 年，Andersson等发现一种能特异性结合组胺的玻璃纤维，并于 20 年后发明了 HR501 组胺检测系统和基于组胺分泌量变化的过敏原诱发嗜碱性粒细胞脱颗粒的试验系统，使人们能够准确地鉴定某一特定的分子（包括过敏原）是否具有诱发嗜碱性粒细胞脱颗粒的能力。使这项很有诊断价值，并能为特异性免疫治疗（脱敏治疗）提供重要依据的体外试验得以有效开展，它将会促进过敏性疾病的临床和实验室发展。

近年来肥大细胞/嗜碱性粒细胞上 CD63 的表达变化与过敏反应相关的报道正逐渐引起人们的关注，其有可能成为继组胺、类胰蛋白酶、类糜蛋白酶、肥大细胞羧基肽酶之后发现的又一个肥大细胞脱颗粒的特异性标志物；继组胺后发现的又一个嗜碱性粒细胞脱颗粒的特异性标志物。但是其作为临床上诊断过敏性疾病的标志物还有待于进一步证实。

（二）血清特异性 IgE 检测

这是近年来临床上应用最为广泛的体外过敏反应辅助诊断的方法，有应用价值，但其是确诊的间接证据。其原理是过敏原能诱导 B 细胞产生抗此类过敏原的特异性 IgE 抗体，如果将此类过敏原作为待检测物包被在一个固相物质上，那么将患者的血清加入时，血清中的抗此类过敏原的特异性 IgE 抗体就会识别这一过敏原而被捕获，然后再用不同的方法检测被捕获的 IgE 量即可。其典型代表为瑞典法玛西亚公司（Phadia）的 CAP 实验系统，德国福克实验室的全自动定量过敏原特异性 IgE 检测仪，德国拜发公司的纸片法过敏原特异性 IgE定量检测系统和一些半定量或定性的检测法。

（三）皮肤斑贴试验

该试验是查找小分子过敏原可靠且最简便易行的方法，其本质也是一种激发试验，在皮肤科学中的应用迄今已有 100 多年的历史。在透皮技术已经相当发达的今天，其应用范围应当远远超出对皮肤科接触性皮炎的辅助诊断，完全有可能开发成为无创的皮肤"点刺"试验方法，具有广泛的应用前景：既可用于Ⅳ型/迟发型超敏反应辅助诊断，又由于安全性高，检

查成本较低，可作为小分子过敏原的筛查，将激发试验范围缩小，做到有的放矢。

1. 皮肤斑贴试验的适应证

（1）各种炎性皮肤病：如接触性皮炎、特应性皮炎、湿疹、荨麻疹及其他任何原因不明的皮肤病的病因筛查。

（2）光斑贴试验用于检测紫外光敏感物质，如盐酸异丙嗪、秘鲁香油、葡萄糖酸氯己定、水杨酸苯酯、肉桂醛、丁香酚等。

（3）金属置入物：如口腔科的义齿、骨科的金属夹板、妇科的避孕环、心脏起搏器等。

（4）呼吸科、耳鼻喉科的原因不明过敏反应。

（5）药物急、慢性过敏（唯一方法）的筛查，如抗生素、解热镇痛药、造影剂等。

皮肤斑贴试验是检测包括化妆品、药品在内的小分子物质诱发过敏性疾病，以及迟发期或慢性过敏反应的几乎唯一方法。

2. 皮肤斑贴试验的试剂　许多国家通过对各种职业及个人、家庭日常生活中经常接触而又容易引起过敏物质的调查分析，组合成一套斑贴试验变应原，并实现标准化，作为临床诊断寻找致敏原时常规应用，成为标准筛选过敏原系列（standard screening allergen series）。目前，我国临床常用的是中国标准系列和化妆品系列检测试剂，检测比较精准。但要持续贴48 小时后揭开贴物观察结果。

鉴于现有试剂存在的不足，我国新的试剂正在研制中，针对不同的抗原所致过敏性疾病的检测需要，新的试剂将包括以下种类：①常见小分子过敏原（20 种）；②常见化妆品过敏原（60 种）；③常见光敏感性过敏成分（20 种）；④金属过敏原（20 种）；⑤金属置入物过敏原（20 种）；⑥常见日用品过敏原（40 种）；⑦常用抗生素（20 种）；⑧常用食品添加剂过敏原（20 种）；⑨常用药物（20 种）。此系列试剂可以满足临床需要，其防水型、可透视观察皮肤反应的斑贴试验装置，初步解决了斑贴试验时不易随时观察到的皮肤反应，为定义不同物质诱发皮肤过敏反应的时间提供了基础（过去统一规定为48 小时）。斑贴试验的变应原膜剂，初步解决了家用斑贴的使用，并观察结果。

（四）临床工作中的意义

1. 过敏原诱导的嗜碱性粒细胞脱颗粒试验

（1）能够检测各类过敏原，如气传、食物、药物类，理论上可以检测全部小分子过敏原（包括半抗原），对职业和环境过敏尤为重要，使医生能有信心地告诉患者是否是过敏，以及是由何种物质诱发的过敏症状和体征。

（2）与传统的特异性 IgE 检测、特异性IgG 检测（有待进一步证实）相结合，可以明确地告诉患者，其过敏反应是否为 IgE 或 IgG 依赖性。如果两者都不是，那么患者的过敏症状和体征很可能是由该敏感物质直接激活嗜碱性粒细胞和肥大细胞引起的"类过敏反应"，而不是真正意义的过敏反应。

（3）患者血清中 IgE，甚至特异性 IgE 升高只能代表体内的一种状态，并不代表患者一定对该物质产生过敏反应，即在特异性 IgE 升高与过敏反应之间没有必然的联系（致敏≠过敏）。某些蠕虫感染时总 IgE 和抗蠕虫某一特定蛋白的特异性 IgE 均可升高，而被感染者无过敏的临床表现，嗜碱性粒细胞脱颗粒试验结合特异性 IgE 检测能够使医生更有信心地告诉患者其特异性 IgE 升高、过敏症状和体征应当是由该物质引起的。

（4）理论上，嗜碱性粒细胞脱颗粒试验结合特异性 IgE 检测能够使医师更有根据地为患者进行脱敏治疗，也为今后的特异性脱敏治疗提供了重要依据。

2. **血清特异性 IgE 检测**　是近年来临床上应用最为广泛的体外过敏反应辅助诊断方法，根据目前对过敏反应的定义（IgE 介导的超敏反应），此项检测有重要的临床意义。该方法的缺点是对小分子过敏原诱发的过敏反应几乎无检测意义，对食物过敏的检出率较低。

IgE 介导的超敏反应仅是人为的定义，如果能最后证实某些特异性 IgG 也直接介导肥大细胞/嗜碱性粒细胞脱颗粒，那么人们对这个定义又要重新认识。

3. **皮肤斑贴试验**　是查找小分子过敏原（包括半抗原）、类过敏原可靠、简便易行的方法，其本质也是一种激发试验，在皮肤科学中的应用迄今已有 100 多年的历史。在透皮技术已经相当发达的今天，其应用范围应当远远超出对皮肤科接触性皮炎的辅助诊断，有可能开发成为无创的皮肤"点刺"试验方法，具有广泛的应用前景。

（五）过敏原检测结果的解释

无论何种诊断试验，阳性结果只能说明患者存在对该过敏原的致敏状态，至于该过敏原是否是患者皮肤病的病因还不清楚。试验后，应仔细询问病史，如果患者每次发病（至少 2 次）均与接触该过敏原有关，则可以确定该过敏原是其皮肤病的病因。如果病史不能确定，则需要让患者先避免接触该过敏原一段时间，待皮损消退后，再进行激发试验，判断是否激发出皮损，阳性则可以确定因果关系。有时，该过敏原只是患者现有皮肤病的加重因素。还有相当多的情况是，敏感过敏原是患者过去皮肤病的病因，如有金属过敏史的患者，又出现了染发皮炎，在以后的测试中可以测试出对金属过敏，但不是当前皮肤病的病因。临床工作中最常见的是对患者检测出很多阳性食物过敏原，此时解释结果一定要谨慎，患者可能仅仅是致敏或是其他更复杂的原因产生的阳性结果，不一定有临床意义。是否需要忌口应依据食物变态反应诊断的金标准，即双盲安慰剂对照口服激发试验的结果来确定。

第4章 慢性瘙痒的药物治疗

第一节 药物治疗原则

一、一般治疗原则

对慢性瘙痒患者，必须根据年龄、已经存在的疾病、使用的药物、瘙痒性质和强度，建立个体化治疗方案。尤其是中老年人、孕妇和儿童需要特别关注。由于慢性瘙痒患者的治疗往往要延续很长一段时间，其瘙痒根源最初的不确定性以及有关过去治疗失败的阴影，普遍存在轻重不等的心理压力。因此，为了达到最佳的认识一致性和治疗依从性，诊断程序和治疗方案应该与患者一起讨论。必须记住，某些疗法未授权用于慢性瘙痒的治疗，只能标明超说明书使用（off label），且需要签订知情同意书。

应告知患者一般瘙痒的缓解措施（表 4-1），包括简单有用的如冷湿敷、应用炉甘石洗剂等。在一些病例报道和实验研究显示应用短时局部热疗有止痒效果。在进一步对症治疗之前，患者应接受详尽的诊断（表 3-1，表 3-2），并且对任何潜在疾病进行治疗。如果瘙痒还是继续存在，联合或逐步的序贯治疗是必要的（表 4-1）。对具体瘙痒性疾病（如荨麻疹）的药理学干预，应根据具体疾病指南和各领域 Cochrane 机构指南进行。

表 4-1 治疗慢性瘙痒的一般措施

避免	促进皮肤干燥因素，例如气候干燥，热（如桑拿），酒精敷布，冰袋，频繁洗浴
	接触刺激性物质（如利凡诺湿敷，洋甘菊，茶树油）
	辛辣刺激食物，大量的热饮和酒精饮料
	兴奋，紧张，消极压力
	特应性患者：避免吸入性过敏原（如屋尘和尘螨），可能会加重瘙痒
应用	温和、非碱性肥皂，保湿合成皂，沐浴油
	适度温水，洗澡时间不超过 20 分钟
	皮肤病患者：与水接触后，擦干皮肤时应无摩擦，因为损伤发炎的皮肤可能恶化
	柔软透气服装，如棉花、丝织物
	日常肌肤保湿剂，特别是在洗浴后
	外用缓解症状剂，尤其夜间瘙痒：霜/乳液/喷雾剂如尿素、樟脑、薄荷脑、聚多卡醇、单宁制剂
	冷湿敷，或油湿敷，红茶湿敷，短暂温水淋浴
放松技巧	自主训练，放松疗法，心理教育
教育	应对瘙痒-搔抓-瘙痒恶性循环
	教育培训计划，例如对患特应性皮炎或慢性瘙痒的儿童及其监护人的培训

二、病因治疗原则

病因治疗原则包括病因治疗和病因特异性治疗。

病因治疗是通过治疗基础疾病来解决慢性瘙痒的。治疗措施包括特异性治疗基础性皮肤病、避免接触过敏原、停止使用相关药物；内科、神经和精神治疗；潜在肿瘤的手术治疗或器官移植术。通常，当潜在的疾病得到改善时，瘙痒立即消除，如霍奇金病对化疗起反应时或当原发性胆汁性肝硬化患者已行器官移植时。

有些慢性瘙痒，当基础疾病不能立即有效治疗甚至无法治疗时，病因特异性治疗方法可能缓解瘙痒。病因特异性治疗的目的是作用于已知的或者假定的基础疾病的瘙痒机制。特定疾病慢性瘙痒的治疗详见后续章节。在选择治疗方案时，还应考虑证据等级、不良反应、实用性、费用、治疗的可及性和个人因素（如患者的年龄）等。

第二节　全身对症治疗

一、抗组胺药

抗组胺药是皮肤科运用最广泛的系统性止痒药。大多数用于瘙痒的抗组胺药属于 H_1 型。第一代抗组胺药，氯马斯汀（克敏停）、氯苯那敏（扑尔敏）、赛庚啶、苯海拉明、羟嗪、异丙嗪，不仅能结合 H_1 受体，也能结合毒蕈碱、α-肾上腺素、多巴胺和血清素受体，且有中枢镇静作用。由于其副作用，目前镇静类抗组胺药应用有限。第二代抗组胺药如西替利嗪、氯雷他定、咪唑斯汀、司他斯汀、依巴斯汀以及第三代抗组胺药左西替利嗪、地氯雷他定、非索非那定和卢帕他定，对非组胺受体也有最低限度的活性，镇静作用小，与第一代相比作用持续时间较长。在与肥大细胞脱颗粒增加相关疾病如荨麻疹或肥大细胞增多症的治疗中，非镇静 H_1 受体拮抗药能提供有效的止痒作用。然而，荨麻疹所需缓解瘙痒的剂量往往高达标注剂量的 4 倍。高剂量的第二代抗组胺药其催眠的副作用也有所增强，这也可能有助于提高其疗效。第二代、第三代抗组胺药的非组胺性抗炎作用在后续具体疾病诊治中还会进一步讨论。

系统性 H_1 抗组胺药往往也用于抗特应性皮炎瘙痒，但只有镇静的抗组胺药能显示出一些效果，其作用主要是通过改善睡眠来获得的。羟嗪（安太乐）是最常用的第一代抗组胺药，表现出镇静、抗焦虑和止痒活性。在成人患者，建议作为止痒药的用量为 $75\sim100$mg/d。儿童的有效剂量为 $1\sim2.5$mg/（kg·d）。在一项对照研究中，羟嗪可使引起瘙痒所需组胺的剂量增加 750 倍，而赛庚啶和苯海拉明分别可增加 5 倍和 10 倍。此外，羟嗪降低组胺诱导瘙痒的作用比抗精神病药物（如氨砜噻吨、氯丙嗪、甲硫哒嗪）更有效。

此外，抗组胺药物作为一线药物广泛用于与各种全身性疾病相关的慢性瘙痒的临床治疗，如慢性肾衰竭、胆汁淤积、造血系统疾病、甲状腺疾病。然而，抗组胺药常规剂量在内科疾病瘙痒的治疗中还没有证据证明是有效的。

虽然在人类已明确 H_2 受体在瘙痒中起到作用，但 H_2 受体拮抗药单独应用无止痒效果。在一些小型试验中，结合 H_1 和 H_2 受体拮抗药用于瘙痒的治疗所取得的结果是矛盾的。据报道，结合 H_1 抗组胺药和白三烯拮抗药，可缓解慢性荨麻疹的瘙痒。

除了 H_1 和 H_2 受体拮抗药外，最近发现的 H_3 和 H_4 组胺受体和它们参与瘙痒和炎症反应的过程，燃起了人们对抗组胺药的新希望。特别是 H_4 受体，首次克隆于 2000 年，已发现其参与过敏性炎症和影响肥大细胞、嗜酸性粒细胞、单核细胞、树突细胞和 T 细胞的功能。

在小鼠实验中，证明了组胺 H_4 受体激动药是诱发瘙痒的，并且不依赖肥大细胞和其他造血细胞。表明 H_4 受体介导的瘙痒是直接作用于周围神经的结果。已证明 H_4 受体拮抗药在瘙痒、哮喘和过敏性鼻炎模型中是有效的。H_4 受体拮抗药也能够抑制 P 物质引起的瘙痒，而组胺 H_1 受体拮抗药对这种瘙痒无效。H_4 受体拮抗药对瘙痒和 Th2 细胞介导的炎症的影响突出了它对特应性皮炎（AD）治疗潜力。临床研究目前正在进行中，这种新形式的止痒治疗有望在不久的将来可应用于临床。

总之，抗组胺药治疗荨麻疹慢性瘙痒是有效的。抗组胺药在特应性皮炎瘙痒和不同来源的慢性瘙痒中有一定的价值。非镇静作用的抗组胺药对特应性皮炎、红细胞增多症（PV）和其他不同原因的慢性瘙痒止痒作用证据不足。为改善睡眠，有镇静作用的抗组胺药可以建议在晚睡前应用。羟嗪是大多数医师试图控制慢性瘙痒的首选药物，但因其镇静作用，在老年瘙痒的治疗中可能是禁忌的。新一代 H_4 受体拮抗药可以期待。

二、肥大细胞抑制药

酮替芬是一种肥大细胞稳定剂，在个别与慢性肾脏病相关皮肤瘙痒的患者显示其止痒作用。两例与慢性肾脏病相关的瘙痒和霍奇金淋巴瘤使用肥大细胞稳定药色甘酸二钠表现出明显的止痒作用，但没有足够的证据推荐系统使用肥大细胞稳定药治疗慢性瘙痒。

三、糖皮质激素

在慢性瘙痒中，没有调查是否有单独使用系统糖皮质激素疗效的研究。临床经验上，在荨麻疹或药疹的治疗中，静脉注射糖皮质激素，瘙痒症状约在 30 分钟内停止。同样，在特应性皮炎、变应性接触性皮炎、出汗不良和大疱性类天疱疮，也观察到瘙痒快速缓解，这可以解释为糖皮质激素的抗炎效价高。因此，虽然全身糖皮质激素不应作为长期治疗的止痒药，在严重的瘙痒的情况下短期使用是可以的，但由于其严重的副作用，处方不应该超过 2 周。

泼尼松是最常用的口服糖皮质激素。最初的每日剂量可为 2.5～100mg/d 或更多，通常开始每天 30～40mg 的剂量。在特殊情况下，静脉注射甲泼尼龙，剂量为 500～1000mg/d。切记，由于其高强度和低钠潴留活性，剂量应根据瘙痒的严重程度逐渐减量。在全身治疗停止之前，应改为外用皮质类固醇治疗。糖皮质激素应谨慎使用于儿童和老年人以及与代谢紊乱相关的患者（如糖尿病）。

总之，全身糖皮质激素可作为在慢性瘙痒严重的情况下短期治疗，但使用时间不应超过 2 周。

四、阿片受体激动药和拮抗药

实验与临床观察证明，瘙痒可由内或外源性μ-阿片类物质诱发或加剧。μ-阿片受体活性超过κ-阿片受体活性时导致瘙痒，而κ-阿片受体与此相反。当刺激κ-阿片受体时抑制μ-受体中枢和外周的效应而抑制瘙痒。用μ-阿片受体拮抗药也可扭转这种效应导致瘙痒的抑制。

一些临床研究表明，不同的μ-阿片受体拮抗药可不同程度地减轻瘙痒。在双盲 RCT，μ-阿片受体拮抗药如纳洛酮、纳曲酮和纳美芬具有较高的止痒效果。例如，纳美芬（10mg 每日 2 次）和纳曲酮（50～100mg/d）在慢性荨麻疹瘙痒、特应性皮炎与胆汁淤积性瘙痒的治疗中显示出良好的治疗反应。在用于慢性肾脏病相关瘙痒的对照研究，瘙痒从显著降低到无响应显示不同结果。病例报道也证明上述药物在结节性痒疹、斑状淀粉样变性、苔藓样淀粉样变性、真菌病蕈样肉芽肿瘙痒、寻常型银屑病、水源性瘙痒、羟乙基淀粉引起的瘙痒和 PUO 的疗效。

纳呋拉啡（nalfurafine），一种优选 κ-阿片受体激动药，在用于 CKD 相关 CP 的两个大 RCTs 中进行了研究。在这两项试验中，纳呋拉啡在治疗的前 7 天对尿毒症患者的瘙痒表现出显著的临床效果。该药物的目前仅在日本获得许可。

恶心和镇痛阈减低是阿片类拮抗药的显著问题，中枢神经系统的抑郁和成瘾是阿片受体激动药的重要副作用。外周活性阿片受体激动药和拮抗药，不透过血脑屏障，避免了中枢不良反应，是规避这些问题的理想选择。

甲基纳曲酮（methylnaltrexone）是外周活性 μ-阿片受体拮抗药，在美国批准用于对泻药治疗无明显反应的姑息疗法的患者。健康加拿大（Health Canada）和欧洲药品管理局（the European Medicines Agency）也批准该药物的使用。在一项涉及 10 名健康志愿者的随机双盲对照试验中，一次性口服甲基纳曲酮 19.2mg/kg，能显著改善静脉给予吗啡引起的瘙痒。甲基纳曲酮也用于接受椎管内和硬膜外麻醉患者瘙痒的短期治疗。这些结果支持外周阿片受体介导瘙痒的作用，但需要更多的研究来评价甲基纳曲酮对瘙痒性疾病的疗效。

爱维莫潘也是一种口服的外周作用的阿片受体拮抗药，已在美国批准用于加速肠切除吻合术后功能恢复，作为一种抗瘙痒药其疗效有待进一步研究。

初步数据表明，外周活性 κ-阿片受体激动剂治疗瘙痒可能有用。先前已证明 ICI 204448 可以防止氯喹所致的小鼠瘙痒。阿西马多林（Asimadoline，EMD-61753，镇痛药）是正在开发的用于治疗肠易激综合征的药物，据报道能抑制由化合物 48/80（诱导肥大细胞释放组胺）和 κ-受体拮抗药引起的瘙痒。SA14867 已被证明能抑制小鼠由 P 物质和 5-羟过氧化二十碳四烯酸（5-HPETE）诱发的瘙痒，也观察到能减弱由吗啡引起的猴的搔抓反应。

总之，阿片受体拮抗药可能对胆汁淤积性瘙痒和特应性皮炎有效，但其不良反应需要考虑。在日本，纳呋拉啡可以应用于尿毒症患者的皮肤瘙痒。有多种新药正在开发研究中。

五、中枢活性药

有越来越多的证据支持慢性瘙痒的中枢敏感现象。最近几年，正电子发射断层扫描和功能性磁共振成像已用于研究健康受试者与特应性皮炎患者的大脑，发现瘙痒的感知是激活相关的感觉、运动和情感功能的大脑的各个区域，这些区域包括躯体感觉 I 区和 II 区，缘上回，顶下小叶，前、后扣带回，楔前叶和脑岛-屏状核（insulaclaustrum）复合体。发生瘙痒时，这些脑区的激活与疼痛的情况相似；除了楔前叶，这些区域参与情节记忆恢复以及可能与情感因素的痒觉有关。在瘙痒激活的各区域，扣带回似乎是参与皮肤瘙痒处理的一个重要区域。

除了躯体感觉输入，瘙痒的感知和解读受认知和情感过程非常大的影响。抗抑郁药——选择性 5-羟色胺再摄取抑制药（SSRI）、米氮平（四环类抗抑郁剂）和 γ-氨基丁酸（GABA）能药物（即加巴喷丁和普瑞巴林）能有效治疗瘙痒。它们的作用机制尚未可知，但是它们可能通过调节中枢的痒知觉而发挥作用。扣带回皮质的激活可能是一个机制，通过这一机制血清素和 γ-氨基丁酸能药物发挥作用。已知前扣带皮质参与情感和认知功能（如期待奖励），最新研究结果揭示其在瘙痒中的作用，因而是开发中枢活性抗瘙痒药的一个重要靶标。

（一）加巴喷丁和普瑞巴林

加巴喷丁原是一种抗癫痫药物，也可用于引起疼痛或瘙痒的神经性疾病。加巴喷丁（1-氨基-甲基-环己烷乙酸）和其结构类似物γ-氨基丁酸（一种神经递质）可用于带状疱疹后遗神经痛，特别是阵发性疼痛或瘙痒。据报道其主治肱桡肌瘙痒和皮肤 T 细胞淋巴瘤。试验研究用于治疗儿童烧伤创伤愈合引起的瘙痒，证明了加巴喷丁的止痒作用。根据双盲、随机、安慰剂对照试验对慢性肾病相关瘙痒和胆汁淤积性瘙痒的研究报道，加巴喷丁治疗慢性肾病相关瘙痒是安全和有效的，但却可能使胆汁淤积性瘙痒恶化。普瑞巴林类似于加巴喷丁，是更新的药物。它的使用效果已在西妥昔单抗相关瘙痒和水源性瘙痒案例中得到证明。另一项对照试验显示普瑞巴林在血液透析患者 1 个月内有明显的止痒效果。

加巴喷丁和普瑞巴林可以用于慢性肾病相关瘙痒和神经性瘙痒的治疗，而避免用于胆汁淤积性瘙痒。

（二）抗抑郁药

已知心理情感因素可调节"致痒阈"。在某些情况下，它们可以触发或加重慢性瘙痒。瘙痒是一种强烈的应激原，可引起精神病和心理困扰。约 10% 的慢性瘙痒患者出现抑郁症状。因此，在处理这些患者抑郁症状的同时，一些抗抑郁药通过其对 5-羟色胺和组胺的药理作用的影响对瘙痒也产生影响。选择性 5-羟色胺再摄取抑制药（SSRI），如帕罗西汀，可能在真性红细胞增多症（PV）、心因性或副肿瘤性瘙痒患者和其他患有慢性 PUO 的患者中有止痒效果。

帕罗西汀（20mg/d）在真性红细胞增多症（PV）瘙痒、副肿瘤性瘙痒和精神病瘙痒患者中表现出了较好的止痒作用。有两个特例，瘙痒是由于抑郁症患者中止帕罗西汀治疗而引起的。在非皮肤起源的瘙痒 RCT 确认了帕罗西汀的止痒效果。据报道一项以帕罗西汀和氟伏沙明的双上肢概念验证研究，在皮肤起源的慢性瘙痒患者中有显著的止痒效果。如同在一个随机对照试验证明的那样，舍曲林被证明对胆汁淤积性瘙痒有肯定的疗效。由于已记载其有严重的心脏不良反应，尤其是老年患者，因此这种疗法应该谨慎使用。并且由于它的刺激作用，在开始治疗前，建议做心身/精神检查。

抗抑郁药，如米氮平，尤其是多塞平，属于去甲肾上腺素能和特异的 5-羟色胺能抗抑郁药，也是强有力的 H_1 和 H_2 受体拮抗药并且具有抗胆碱能作用。多塞平与组胺受体的高亲和力和对抗性使它成为一个强力的止痒药。多塞平与 H_1 受体亲和力比羟嗪大 56 倍，比苯海拉明大 775 倍。已有效用于荨麻疹、AD 和 HIV 相关瘙痒的治疗，也用于夜间瘙痒和恶性肿瘤相关瘙痒的治疗。esmirtazapine（org-50081），是米氮平的对映异构体，半衰期较短，目前正在开发用于治疗失眠症。其对受益于米氮平但又饱受其嗜睡不良反应的患者将是一个有前途的选择。

5-羟色胺去甲肾上腺素再摄取抑制药（SNRI）是另一类抗抑郁药，已用于治疗焦虑障碍、慢性神经性疼痛和纤维肌痛症。其中，文拉法辛、去甲文拉法辛（文拉法辛的合成活性代谢物）、度洛西汀和比西发定已用于治疗神经性疼痛，而度洛西汀、米那普伦、左旋米那普仑用于治疗纤维肌痛症。SNRI 对瘙痒的疗效还没有进行评估，但它们对神经性瘙痒和慢性瘙痒伴随抑郁和（或）焦虑的治疗可能有潜在的作用。

总的来说，SSRI 可以推荐用于躯体瘙痒、副肿瘤性慢性瘙痒、PUO 和胆汁淤积性瘙痒。米氮平可推荐用于特应性皮炎之慢性瘙痒的治疗。SNRI 对瘙痒的疗效有待进一步评估。

从临床的角度来看，慢性瘙痒的诊治要解决的不仅是皮肤病理，还有周围神经病变、中枢敏感和情感表达方面（如果存在的话）。在皮肤病的诊治中，针对大脑皮质的处理有时存在特殊的意义。因其包含许多不同类型的介质和引起瘙痒的触发因素（如特应性皮炎的临床情况）。试图依赖抑制多种外周受体和介质的多种制剂将很可能招致许多不必要的副作用。调节痒觉的脑处理过程可能是一种更富有成效的方法。除了药物治疗外，心理治疗可以用于情感层面的管理，治疗方法包括心理分析、心理动力学疗法、情感意象引导和催眠。认知过程的管理包括提供健康教育和认知行为治疗。

六、5-羟色胺受体拮抗药

由于 5-羟色胺在不同疾病如肾脏和肝脏疾病的病理生理学意义，血清素受体拮抗药（5-HT$_3$ 型）如昂丹司琼（8mg，每日 1～3 次），托烷司琼（5mg/d）和格拉司琼（1mg/d）已被用于治疗瘙痒。在使用恩丹西酮治疗胆汁淤积性瘙痒和阿片类物质引起的瘙痒的部分对照研究已报道出现矛盾或负面的结果。也有报道恩丹西酮对慢性肾脏病相关瘙痒有止痒作用。

在蛛网膜下腔注射吗啡，对剖宫产后疼痛治疗高度有效，但是显著的皮肤瘙痒发生率却高达 80%。采用昂丹司琼和苯海拉明（H$_1$ 受体阻滞药）对这种皮肤瘙痒进行治疗并观察其不良反应，在这项随机双盲的对比研究中，113 例瘙痒患者蛛网膜下腔注射吗啡 0.2 mg 后被分配到昂丹司琼组（接受静脉注射昂丹司琼 4mg）和苯海拉明组（接受静脉注射苯海拉明 25mg），昂丹司琼组和盐酸苯海拉明组治疗瘙痒的成功率均为 70%，在成功治疗的患者中，中度至重度瘙痒复发率分别为 28%（昂丹司琼组）和 35%（苯海拉明组）。然而，这种作用在随后一连串对照研究中未得到证实。

由此看来，由于缺乏有说服力的证据，5-羟色胺受体拮抗药不适合用于慢性瘙痒的治疗。

七、沙利度胺（反应停）

沙利度胺是免疫调节药物，其止痒作用的机制包括中枢抑制作用、在结节性痒疹（PN）增生神经组织中的局部效应和 TNF-α 的拮抗作用。

沙利度胺在慢性瘙痒取得的最好的效果是对结节性痒疹的治疗。一些研究表明，沙利度胺（50～300mg/d）能快速减轻瘙痒。一项沙利度胺（100 mg/d）联合窄谱-UVB 的前瞻性开放试验，显示出高效应和最小的不良反应。同样，良好的结果也出现在伴有结节性痒疹的 HIV 阳性患者。还有一项沙利度胺成功治疗慢性肾病相关瘙痒的随机双盲交叉试验。然而，沙利度胺可致畸，有与剂量相关的神经病变的风险，特别是在每日高剂量（＞100mg/d）情况下。

沙利度胺的类似物来那度胺也成功用于治疗难治性 PN。使用来那度胺治疗的患者从 3 个月到 24 个月每天给药 5～10mg。观察到的最常见的不良反应是镇静、胃肠道症状和短暂性周围神经病变。

虽然沙利度胺和来那度胺是有希望的止痒药物，但在处方这些药物时应谨慎，并应告知患者潜在的副作用。因此，临床上还需要进行长期随访的大规模随机对照试验，以确定适当的剂量、疗效和毒性。不推荐常规用于慢性瘙痒的治疗。

八、白三烯受体拮抗药与肿瘤坏死因子拮抗药

白三烯受体拮抗药（如孟鲁司特）和 TNF-α 拮抗药影响特应性皮炎的发病机制，它们与

抗组胺药联合用于止痒治疗。孟鲁司特也联合抗组胺剂用于几种类型的荨麻疹治疗。结合 H_1 抗组胺药与白三烯拮抗药已报道可缓解慢性荨麻疹瘙痒。

由于缺乏证据，白三烯受体拮抗药和 TNF 拮抗药用于慢性瘙痒的治疗，其疗效不是很肯定。

九、环孢素

双盲对照研究显示特应性皮炎瘙痒对环孢素治疗有积极的效应。环孢素用于结节性痒疹 $24\sim36$ 周，使用的剂量为 $3\sim4.5mg/(kg \cdot d)$。治疗 2 周后，观察到瘙痒和皮损均有改善。环孢素对这些疾病的瘙痒起作用的机制可能是通过其免疫学的影响。然而，有几项研究报道，通过环孢素在非免疫性疾病的成功使用表明，其有可能对神经末梢直接起作用，例如 10 例老年瘙痒症应用环孢素 $5mg/(kg \cdot d)$ 治疗 8 周，所有患者非对照，开放研究效应。还有病例报道描述在营养不良性大疱性表皮松解症相关瘙痒和 CKD 相关瘙痒的止痒作用。

可以肯定，环孢素能推荐用于特应性皮炎或 PN 顽固瘙痒的治疗。

十、蛋白酶抑制药

新的皮肤瘙痒的治疗策略之一是瞄准蛋白酶通路的特异性成分，其中包括 PAR-2 和内源性蛋白酶。这些内源性蛋白酶包括丝氨酸蛋白酶，如肥大细胞类胰蛋白酶和激肽释放酶，以及半胱氨酸蛋白酶，如组织蛋白酶 S。除了引起瘙痒，丝氨酸蛋白酶通过 PAR-2 信号传导还可在表皮屏障功能和皮肤炎症反应中起调节作用。因此，丝氨酸蛋白酶和 PAR-2 可能是 AD 和其他瘙痒性疾病如老年人和鱼鳞病的治疗靶点。

甲磺酸萘莫司他和甲磺酸卡莫司他是合成的丝氨酸蛋白酶抑制剂，灭活类胰蛋白酶和胰激肽释放酶。甲磺酸萘莫司他，作为一种抗凝血药，能抑制肥大细胞的活化和炎症细胞因子的产生。有报道称，两例难治性慢性荨麻疹患者应用甲磺酸萘莫司他和甲磺酸卡莫司他治疗获得成功。还发现甲磺酸萘莫司他通过其作用于类胰蛋白酶有效地抑制小鼠的搔抓行为。

另一组瞄准蛋白酶通路的药物是四环素类抗生素。四环素及其衍生物多西环素和米诺环素，在角质形成细胞中降低 PAR-2-介导的 IL-8 的产生。对瘙痒性炎性疾病，如痤疮与大疱性类天疱疮，四环素可能是有用的，其作用是通过对 PAR-2 的拮抗效应减少炎症和瘙痒。正在研制的 PAR-2 受体抗体如 SAM-11（圣克鲁斯）、p2pal-2135 和拮抗剂如 FSLLRY、ENMD-106836 已用于小鼠抑制胰蛋白酶引起的瘙痒、特应性皮炎的瘙痒及慢性皮肤干燥性瘙痒。另一个潜在的治疗靶点是半胱氨酸蛋白酶，一种作用于组织蛋白酶-S 的抑制剂（e-6438）已用于抑制瘙痒信号传导的实验室研究。

以上治疗，或为老药新用，或为研究进展，可以尝试或期待。

十一、瘙痒靶向治疗

1. 白介素-31（IL-31） IL-31 是一种细胞因子，在瘙痒中起重要作用。IL-31 在人工诱导搔抓和皮炎的小鼠淋巴细胞中有过度表达，并且在特应性皮炎和结节性痒疹患者的皮损中发现 IL-31 水平升高。已发现一种相同的 IL-31 单倍型与非过敏性湿疹（定义为对一般过敏原缺乏特异性 IgE）显著相关。以上表明 IL-31 基因表达调控的改变对于疾病的发展是一个危险因素。最近，IL-31 受体基因突变也涉及家族性原发性皮肤淀粉样变的发病机制。

IL-31 主要产自 Th2 细胞，在特应性皮炎急期期，Th2 细胞是主要的炎症细胞。而在特应性皮炎慢性期，浸润的主要炎症细胞是 Th1 细胞，产生少量的 IL-31。和其他组织相比，IL-31 受体在背根神经节有更高的表达。通过直接结合到皮肤神经纤维的受体，IL-31 可能发挥其致痒原的效应。在小鼠特应性皮炎模型，皮肤表现的发病过程中，已证明 IL-31 抗体能减少搔抓行为，这一结果进一步支持 IL-31 为瘙痒的重要介质。IL-31 抗体很可能作为一种新的治疗特应性皮炎和其他瘙痒性炎症性皮肤病的靶向。

2. **外源性香草酸与钙调磷酸酶抑制剂**　见本章第三节。

3. **神经营养因子**　神经营养因子是调节神经细胞生长和功能的神经肽。典型的神经营养因子是神经生长因子（NGF），其主要来源是角质形成细胞和肥大细胞。神经生长因子已被证明是导致神经纤维的增殖和神经肽（如 P 物质）上调的重要因素。在 AD 皮损中，已发现 NGF 在表皮基底层和棘层细胞中的水平增高，在表皮和真皮上部，NGF 受体——称为原肌球蛋白相关激酶（TrkA）的密度增加。同时在角质层的 NGF 水平也与 AD 瘙痒和发作的严重程度相关。NGF 和 TrkA 免疫反应在银屑病和结节性痒疹性皮损中是增高的，在接触皮炎的瘙痒性皮损中发现局部 NGF 的浓度和神经纤维密度也更高。

抗 NGF 策略已经在小鼠 AD 模型中测试。抗 NGF 抗体能显著抑制 AD 皮损的发展和蔓延，防止表皮神经增生。TrkA 抑制剂 K252a（Calbiochem）和 AG879（Alomone Labs）也被证明显著改善了试验模型的皮炎和抓挠行为，同时减低了表皮的神经纤维密度。因而抗 NGF 的策略为慢性瘙痒的治疗提供另一个可能的途径。Tanezumab（抗神经生长因子）是一种单克隆抗体，同时也在临床试验研究中用于治疗骨关节炎和糖尿病多发性神经炎及疼痛患者的治疗。

4. **A 型肉毒毒素**　乙酰胆碱是自主神经系统的主要神经递质，可能有介导瘙痒的作用，因在 AD 患者皮肤内发现乙酰胆碱表达升高。皮内注射乙酰胆碱引起疼痛，但在 AD 皮损内进行注射时产生瘙痒。然而，在 AD 慢性期，这一现象也可以由中枢对瘙痒的敏感性增强来解释。

A 型肉毒毒素抑制突触前神经末梢乙酰胆碱的释放。已证实可以降低由组胺、辣椒素和经皮电刺激诱导的神经源性炎症（传入神经元释放神经肽的继发性炎症）。已报道在局限性瘙痒患者皮下注射肉毒杆菌毒素有效，如感觉异常性背痛、慢性单纯性苔藓和神经性瘙痒。然而，也有肉毒毒素对一系列神经性瘙痒病例无效的报道。乙酰胆碱对瘙痒的作用和靶向作用疗法的好处仍有待评估。

5. **toll 样受体 7**　toll 样受体（TLRs）通常表达在免疫细胞，调节先天免疫。研究表明，功能性 TLR7 表达在初级感觉神经元 C 纤维，介导非组胺致痒原引起的瘙痒，在小鼠不参与机械、热、炎症和神经病理引起的疼痛。在各种皮肤疾病止痒治疗中，TLR7 成为一个新的瘙痒介质和潜在的治疗目标。

6. **胃泌素释放肽及其受体**　一组特定的脊髓背角的中间神经元的新发现证明了存在区别于疼痛信号通路的特殊瘙痒传递中枢通路，这一途径一直存在争论。胃泌素释放肽（GRP），最初的发现是起多种调节胃肠道生理作用的肽，其受体为胃泌素释放肽受体（GRPR，一种 G-蛋白偶联受体）。研究发现，GRP 特异表达在的背根神经节中肽能神经元的一个小的分支，并发现 GRPR 的表达限于脊髓背角的Ⅰ层。当应用化合物 40/80、PAR-2 激动药和氯喹诱导瘙痒时，GRPR 突变体小鼠与脊髓脑脊液中注射 GRPR 受体拮抗药的小鼠，其搔抓行为显著减少。然而，GRPR 基因变异的小鼠，对疼痛刺激的反应表现正常。证明存在瘙痒传输的专用通路，GRP 和 GRPR 可能是中枢靶点，可以用于抑制各种原因所致的瘙痒。

7. MAS 相关 G-蛋白偶联受体　最近对小鼠的研究显示，MAS 相关 G-蛋白偶联受体（Mrgprs）是唯一表达在外周感觉神经元的 G-蛋白偶联受体家族成员中的一员，为氯喹诱发性瘙痒的功能受体。Mrgprs 由神经肽激活，虽然它似乎并不介导组胺诱导的瘙痒，但可能在传输其他介质引起的瘙痒中扮演重要的角色。有趣的是，外周感觉神经元表达 Mrgprs 的同时也表达 GRP，这进一步支持存在一组特异性传递瘙痒的外周 C 纤维。一个由氯喹和其他致痒原引起的瘙痒传输分子模型大致如下：致痒原激活外周神经上的 Mrgprs，刺激脊髓释放 GRP，进而激活脊髓神经元上的 GRPR，随后激活二级痒神经元脊髓丘脑束。因此，除了 GRP 和 GRPR，Mrgprs 提供了一条瘙痒选择性神经元的分子通路，可以作为一个潜在瘙痒治疗的靶标。

8. P 物质-神经激肽受体　P 物质（SP）是一种重要的介导痒觉和神经源性炎症的神经肽，由感觉神经元释放。也是一种结合神经激肽受体（NKR）1、3 的速激肽，但对 NKR-1 的亲和力最高。NKR-1 表达于中枢神经系统和皮肤，表达在脊髓背角Ⅰ层神经元的 NKR-1 参与痒觉传导。SP 通过结合到角质形成细胞、血管和肥大细胞的 NKR-1，促进炎症和肥大细胞脱颗粒。在皮肤神经增生的情况下（AD，PN），SP 水平增加。因此，通过阻断相应的受体，抑制 SP 引起瘙痒的影响而达到止痒的作用。

阿瑞吡坦是一种选择性高亲和力 NKR-1 拮抗药，已批准用于预防化疗引起的呕吐。已报道对 Sezary 综合征、红皮病型皮肤 T 细胞淋巴瘤、转移性肉瘤、乳腺癌和各种原因引起的慢性顽固性皮肤瘙痒有效。该药物通常有很好的耐受性，不良反应轻微。然而，价格极其昂贵，其作为一种抗瘙痒药还需要随机对照试验验证疗效。除了阿瑞吡坦，还有其他 NKR-1 拮抗药可用，一些正在开发中。这些药物包括福沙吡坦（静脉注射阿瑞吡坦的前体药），vestipitant、casopitant、orvepitant、拉奈匹坦、达匹坦等。它们具有抗抑郁、焦虑和止吐作用，其在瘙痒性疾病的实用性有待探索。

9. 溶血磷脂酸　最近的研究表明，溶血磷脂酸（LPA）在胆汁淤积性肝病患者血清中起致痒原的作用。LPA 是一种磷脂衍生物，通过自分泌运动因子酶的合成，起信号分子的作用。自分泌运动因子（autotaxin，ATX）也称作磷酸二酯酶Ⅰα，是核苷酸焦磷酸酶/磷酸二酯酶家族（nucleotide pyrophos-phatases，NPPs）中的一员，因而也称作 NPP2。ATX 是 NPPs 中唯一具有溶血磷脂酶 D（lysophospholipase D，lyso PLD）活性的成员，它可以将溶血磷脂胆碱（lysophosphatidylcholine，LPC）水解成 LPA。LPA 则通过结合特异的 G 蛋白偶联受体（GPCR）发挥广泛的生物学效应，包括细胞增殖、迁移和细胞收缩等。ATX 作为 LPA 生成的最主要磷脂酶，其许多功能的发挥与 LPA 密切相关，二者组成一个 ATX-LPA 功能轴。研究发现，患者血清自分泌运动因子的活性与瘙痒的发生和强度相关，因而 LPA 和自分泌运动因子可能成为胆汁淤积性瘙痒治疗的潜在靶标。

第三节　外用药对症治疗

外用止痒治疗往往针对多种因素，包括表皮屏障、免疫系统或神经系统等（表 4-2）。有时对急性或局部瘙痒或在全身治疗有禁忌证的患者，局部治疗是皮肤治疗的主体。本节总结现有皮肤瘙痒的外用治疗方法和讨论潜在的未来治疗方向。

表 4-2　局部屏障和免疫调节止痒疗法

治疗方法	作用机制	瘙痒性疾病疗效报告	评价
保湿剂	屏障的加固与修复	皮肤干燥, 变应性皮炎	可推荐一般使用
甘油, 乳酸（S）, 尿素, 山梨醇	加湿	（AD）, 接触性皮炎（ACD）, 银屑病	
凡士林, 矿物油, 二甲基硅油	加固		
乙二醇硬脂酸酯, 硬脂酸甘油酯, 羊毛脂修复霜	润肤		
	渗入脂质和神经酰胺成角质层支架		
皮质类固醇	激活糖皮质激素受体, 抑制促炎细胞因子释放	AD, ACD, 银屑病, 结节痒疹（PN）, 慢性单纯性苔藓（LSC）	限制时间和部位应用超或强效外用类固醇 脸部及皮肤皱褶部位首选低或弱效类固醇
钙调磷酸酶抑制剂	阻止活化的 T 细胞核因子激活在 T 细胞的转录因子 抑制 T 细胞活化和促炎性细胞因子释放	AD, PN, 手部皮炎, 酒渣鼻, 硬化性苔藓, 生殖器瘙痒	烧灼感 最初的使用可能会限制患者的依从性
维生素 D 类似物	抑制肿瘤坏死因子-α 表达、角质形成细胞增殖和分化	银屑病, PN, 多形性日光疹	
抗组胺类	阻断在组胺敏感的感觉神经纤维上的 H_1 和（或）H_2 受体	AD, ACD, LSC, 钱币皮炎	外用制剂试验效果是不确定的, 除了局部外用多塞平因系统吸收可能引起镇静

一、保湿、润肤和保护屏障剂

保湿霜一直是维持表皮屏障的完整、促进其保护功能以防止脱水、刺激、过敏和感染性病原体对皮肤伤害的有效保护剂。经皮水分丢失的增加, 意味着屏障功能的下降, 相关特应性皮炎（AD）和其他瘙痒皮肤病瘙痒的强度就会增加。角质层的混乱实际上可归因于特定结构蛋白质的损失、缺水或可能多种因素同时存在, 而导致保护屏障的改变。

保湿的目的是补充角质层恢复正常的屏障功能, 通过部分补水可"丰满"角质细胞和修复角层下的角质形成细胞的脂质双层结构。所有市售的保湿配方均含有保湿成分（在皮肤中吸收和保持水分, 如甘油、乳酸、尿素）、护肤成分（防止蒸发, 如凡士林、矿物油）和润肤成分（油或脂类提供部分水分并防止丢失, 如甾醇、羊毛脂、乙二醇和甘油硬脂酸盐）。一般情况下, 保湿霜对于干燥性皮肤每日应用 3 次, 特别是浸浴几分钟对于角质层水分防护最佳。

在改善皮肤屏障功能方面，没有一种特殊的保湿配方能证明一贯优于其他配方。但在一般情况下，脂质含量高的软膏或高浓度面霜比洗剂或凝胶更优先选用。甘油基质保湿剂已被证明能增加角质层的水分和厚度，可以缓解皮肤炎症和敏感性皮肤的瘙痒。最近市场上推出几个非甾体屏障霜，作为用于治疗 AD 的"拿手装备"，能直接进入皮肤的框架结构，在儿童和成人特应性皮炎患者的治疗中安全有效。

含有油脂的各种混合制剂，如三酰甘油和游离脂肪酸、胆固醇、磷脂、神经酰胺、角鲨烯和植物甾醇，都能加强角质层的结构。隔离霜制剂中含有透明质酸或各种给角质细胞补水的保湿剂以及抗炎剂（如甘草次酸、N-酰基乙醇胺和抗氧化剂）。一些研究者认为，纯凡士林与含脂霜在实验模型和慢性皮炎病例的皮肤屏障修复中同样有效。富含神经酰胺的润肤剂，也被证明能有效阻断表皮水分丢失而改善临床疾病的病情。

除了增强表皮水化和屏障结构，新的药物还可能通过未知的机制加速屏障损伤的修复。应用抗辣椒碱（capesazepine），一种瞬时受体电位香草酸 1 型（TRPV1）受体拮抗药，能加速人类皮肤屏障损伤的修复和减少小鼠模型中与皮炎相关的屏障损伤。同样，新开发的前列腺素类受体激动药（ts-022）能显著促进由机械搔抓引起的屏障损伤的皮肤屏障修复。虽然这些药物提高屏障修复作用的确切机制尚未可知，但有可能很快被加入保湿剂，可能对防止各种瘙痒性皮肤疾病的发作有效果。

二、糖皮质激素

局部外用糖皮质激素（表 4-3）是治疗中度至重度炎症性皮肤疾病相关急性瘙痒，如 AD、变应性接触性皮炎、银屑病和扁平苔藓的一线疗法。虽然确切的作用机制还不明确，但外用皮质类固醇被认为激活糖皮质激素受体从而抑制细胞因子激活，而减轻局部炎症和间接控制瘙痒。因此，虽然普通医务工作者经常将其用于治疗不明病因的瘙痒，但必须强调，外用皮质类固醇限制用于瘙痒患者非炎性皮肤区。

市场上有超过 30 种不同的局部类固醇制剂，这些制剂有不同的剂型（如溶液、乳液、霜或软膏）。局部糖皮质激素的效力范围从低（Ⅶ级）到高或超强（Ⅰ级）。一般认为类固醇通过治疗炎症而间接治疗瘙痒的临床疗效与它的作用强度相关。

外用糖皮质激素最好使用作用效果中等到超强效的制剂，并且每日 1~2 次维持 1~3 周的短程治疗。一项研究表明，特应性皮炎患者每日 2 次应用 0.1% 醋酸氟轻松乳膏 3 天的耐受性良好，使用瘙痒视觉模拟评分测定，其结果为瘙痒基线降低 79%。一项小规模原因未明的瘙痒症患者的试验研究表明，局部应用 2.5% 醋酸氢化可的松和 1% 盐酸普莫卡因脂质乳液，在开始治疗的 24 小时内，采用视觉模拟评分，患者的瘙痒基线降低 30%。

长时间使用中效至超强效外用类固醇必须进行密切的临床监测。一项随机双盲研究证实，皮肤过敏患者应用中效丙酸氟替卡松乳膏或软膏每周 2 次共 16 周，足以控制皮疹与瘙痒的复发。作为一线药物的超强外用类固醇（如倍他米松），常用于结节性痒疹，如结合封包治疗，则对阻断瘙痒-搔抓循环更加有效。同样，强效类固醇长期但局部应用可以帮助控制影响黏膜部位的皮肤病相关瘙痒。例如，一个双盲随机试验，每日 1 次共 12 周针对外阴硬化性苔藓患者的治疗，比较 0.05%氯倍他索霜和 1% 吡美莫司霜的疗效，其结果是二者在炎症、瘙痒和灼热等症状的改善方面有显著性差异，证明氯倍他索整体优于吡美莫司。

原则上，早期短期外用糖皮质激素可推荐应用于与炎症性皮肤病相关的慢性瘙痒，但不应作为长期或缺乏原发性皮损的治疗方法。局部使用类固醇治疗应该受到限制，普通皮肤疾病应尽量避免长期或日常持续治疗，以防止因为局部的副作用带来的风险，包括萎缩、条纹、色素改变、痤疮、出血点、毛细管扩张和潜在系统吸收的风险（包括下丘脑垂体轴抑制）。

表 4-3　外用皮质类固醇激素制剂

效力等级	皮质类固醇	可用的配方
Ⅰ（超高）	丙酸氯倍他索 0.05%	霜、软膏
	卤倍他索丙酸酯 0.05%	霜、软膏
	增强二丙酸倍他米松 0.05%	凝胶、软膏
	醋酸氟轻松 0.1%	霜
	二乙酸双氟拉松 0.05%	软膏
Ⅱ（高）	倍他米松二丙酸盐 0.05%	软膏
	增强二丙酸倍他米松 0.05%	洗剂、乳霜
	去羟米松 0.25%	霜，软膏
	安西奈德 0.1%	软膏
	去羟米松 0.05%～0.25%	凝胶、霜、软膏
	二乙酸双氟拉松 0.05%	霜
	氟轻松醋酸酯 0.05%	溶液、凝胶、霜、软膏
Ⅲ（中等）	倍他米松二丙酸盐 0.05%	霜
	戊酸倍他米松 0.1%	软膏
	安西奈德 0.1%	霜
	丙酸氟替卡松 0.005%	软膏
	去炎松乙酰乙酸盐 0.5%	霜油，软膏
Ⅳ（中）	戊酸酯氢化可的松 0.2%	软膏
	糠酸莫米松 0.1%	洗剂、乳霜、软膏
	曲安奈德 0.1%	软膏
Ⅴ（中）	倍他米松戊酸酯 0.1%	霜
	丙酸氟替卡松 0.05	霜
	丁酸氢化可的松 0.1%	溶液、霜、软膏
	氢化可的松戊酸酯 0.2%	霜
	曲安奈德 0.025%～0.1%	霜
Ⅵ（低）	阿氯米松二丙酸盐 0.05%	霜，药膏
	羟泼尼缩松 0.05%	霜
	肤轻松醋酸酯 0.01%	溶液，霜
Ⅶ（非常低）	0.5%～2.5%氢化可的松	乳、霜、软膏

三、局部钙调磷酸酶抑制药（TCI）

局部钙调磷酸酶抑制剂（TCI），如他克莫司和吡美莫司，是一类免疫调节剂，已经被证实能有效减轻特应性皮炎、慢性刺激性手部皮炎、玫瑰痤疮、苔藓样硬化、肛门-生殖器瘙痒及结节性痒疹患者的瘙痒。TCI 减轻瘙痒的确切机制尚不清楚，可能是多因素的。TCI 可调节 T 细胞活化和抑制各种炎性因子的释放。虽然最初认为 TCI 仅仅是通过其抗炎作用而止痒，现已发现它也可以通过激活位于周围神经纤维的 TRPV1 脱敏而达到止痒的效果，这与辣椒素有些相似。

运用 TCI 治疗，在初始应用的 48 小时内就能有效地减轻瘙痒，持续使用可维持止痒效果。在儿科患者多个大型双盲、随机、轮换对照试验中，他克莫司软膏可快速缓解 AD 的瘙痒和其他症状，在治疗的第 1 周内即可观察到显著效果。与此类似，在儿科过敏性患者中，吡美莫司乳膏 1 周内每日 2 次应用的随机、双盲、赋形剂对照试验结果，44.2%的吡美莫司与 25.7%的赋形剂治疗的患者，瘙痒从中度/重度减少到消失/轻微，1 个疗程的止痒效果可持续 6 周。在额外 20 周的开放性扩展研究表明，吡美莫司乳膏可持续控制特应性皮炎的皮损和瘙痒。对照研究表明他克莫司软膏比吡美莫司膏在控制特应性皮炎的皮损与瘙痒方面更加有效且安全性相似。尽管 TCI 耐受良好，最近的一项荟萃分析提示外用他克莫司在防止特应性皮炎皮损与瘙痒的发作不如局部外用丙酸氟替卡松有效。

TCI 常见的副作用是暂时性烧灼和刺痛感，这可能部分归因于它们激活周围神经的 TRPV1 受体。与局部糖皮质激素不同，长时间使用 TCI 不会引起皮肤萎缩，可安全使用于面部、生殖器和擦烂的皮肤。此外，研究表明，AD 患者长期使用 TCI 没有明显的系统性免疫抑制风险或增加严重感染的概率。尽管 TCI 只批准用于成年人和 2 岁以上的儿童，回顾性研究已经证明 2 岁以内的中重度 AD 患儿使用他克莫司软膏（0.1% 或 0.03% ）改善 AD 症状的同时系统性吸收很少并且无显著不良影响。

因此，TCI 能对多种原因的瘙痒提供一种替代治疗。临床试验表明吡美莫司和他克莫司两者对脂溢性皮炎、外阴硬化性苔藓、擦烂性银屑病和皮肤红斑狼疮及难治性特发性肛周瘙痒（仅他克莫司）有良好的效果。在其他疾病中，可用的数据限于小样本或个案，例如手部湿疹、酒渣鼻（吡美莫司，他克莫司）、移植物抗宿主病（他克莫司）、外阴瘙痒（他克莫司）或内瑟顿综合征（他克莫司，吡美莫司）。有趣的是，外用他克莫司对一些与全身性疾病相关的瘙痒有效，如原发性胆汁性肝硬化、慢性肾功能不全。然而，这些观点还没有在慢性肾病相关瘙痒的对照研究中得到确认。这两种药物可以用于治疗局部型慢性瘙痒如生殖器瘙痒。

尽管美国食品药品监督管理局在 2006 年基于动物和接受移植手术患者的研究颁发黑匣子的警告，没有前瞻性临床研究证明 TCI 使用后在儿科或成人过敏性人群全面提高患癌症的风险。一项回顾性队列研究发现 T 细胞淋巴瘤的风险率为局部用他克莫司患者的 5.44%，比外用吡美莫司的患者略有升高，但不显著。没有显著增加非黑素瘤或黑素瘤等皮肤癌的风险。在对使用 TCI 导致淋巴瘤的风险和长期安全隐忧的持续纵向观察研究正在进行中。

四、乙酰水杨酸

外用乙酰水杨酸（乙酰水杨酸/二氯甲烷溶液）对单纯性苔藓患者有临时止痒效果。然而，这种有利效果在组胺致痒的实验中未被证实。

由于缺乏研究，外用乙酰水杨酸目前不推荐用于慢性瘙痒。

五、多塞平

在一项双盲研究中，三环类抗抑郁药 5%多塞平乳膏外用治疗特应性皮炎、单纯性苔藓、钱币状湿疹和接触性皮炎时显示出止痒效果。除英国之外的任何欧洲国家，外用多塞平治疗没有被批准也没有使用。在我国有外用及贴敷治疗用法。

值得注意的是，由于接触过敏的风险增加，外用多塞平治疗不能超过 8 天。

六、锌制剂

氧化锌用于皮肤科已有 100 多年历史，尽管由于其具有消炎、杀菌、止痒的属性和安全性，但有关它的影响的文献很少。锌制剂在临床使用是频繁的，治疗瘙痒症从 10%～50% 不同浓度的乳膏、擦剂、洗剂、软膏、糊剂等都是有用的，尤其对局限型瘙痒，不管是儿童还是成年人。

七、肥大细胞抑制药

在一项多中心、双盲安慰剂对照试验中，在 AD 应用 3% 流克司特水合凝胶与安慰剂对比，结果没有显著改善瘙痒。AD 瘙痒对外用色甘酸钠的效应，已被最近一项安慰剂对照研究证明。因此，局部肥大细胞抑制药的使用效果证据有限。

八、局部神经调节剂

1. **局部麻醉药**　如 5% 利多卡因或 2.5% 利多卡因、2.5% 丙胺卡因、1% 普莫卡因（pramoxine）与 3% 聚多卡醇的共晶混合物都有止痒效果，并且已经成功应用于几种瘙痒性疾病的治疗（表 4-4）。利多卡因和丙胺卡因都是氨基酰胺（aminoamide）麻醉药，通过电压门控钠通道抑制钠流量，从而稳定感觉纤维，阻断瘙痒和疼痛的感觉传导。利多卡因局部单独使用或作为一个与丙胺卡因共晶混合物使用，可有效治疗感觉异常性背痛伴瘙痒、肛门瘙痒和烧伤后瘙痒的患者。"凯恩"麻醉药外用的潜在不良反应包括感觉异常、变应性接触性皮炎和高铁血红蛋白症，婴儿和孕妇避免使用。

普莫卡因通过稳定感觉神经的细胞膜而发挥止痒作用，可有效减少干燥症、尿毒症和银屑病患者的瘙痒，一般单用或与中等强度局部类固醇或乳酸乳软膏联合治疗。在一项患有尿毒症瘙痒的患者随机、双盲、对比试验研究，每日 2 次应用 1% 普莫卡因乳液 4 周，与对照组相比显著减少瘙痒且有普遍良好的耐受性。

临床上短期应用外用局部麻醉药可以作为辅助治疗，致敏的风险低。

2. **聚多卡醇（聚乙二醇单十二醚）**　是一种兼具局部麻醉作用和保湿效果的非离子表面活性剂。在一个 1611 名儿科和成人患者非盲、多中心、药物监测的调查发现，联合 5% 尿素和 3% 聚多卡醇治疗，50% 的 AD、接触性皮炎、银屑病或特发性瘙痒患者瘙痒症状得到显著降低或完全缓解。25% 的患者止痒效果很明显的发生在前 2 周，第一个时间点的评价；混合物有很好的耐受性，只有 2.8% 的病例报道不良事件，包括轻微的烧灼感或瘙痒。

3. **辣椒素（反式-8-甲基-N-香草基-6-壬烯酰胺）**　是红辣椒的辛辣成分，原用于缓解疼痛。局部应用辣椒素激活皮肤感觉神经 C 纤维的 TRPV1 受体，释放并耗竭神经肽（如 P 物质），从而限制神经信号的传输并诱发剂量依赖性红斑和烧灼感。局部使用辣椒素已越来越多地用于各种瘙痒症性疾病的止痒治疗。反复应用辣椒素，由于快速耐受（脱敏）和表皮神经纤维的萎缩，瘙痒及烧灼感逐渐消退。然而，中止治疗几周后瘙痒又可复发，表明神经纤维未永久性萎缩。

表 4-4 外用神经调节剂的抗瘙痒治疗

治疗方法	作用机制	瘙痒性疾病	评价
外用麻醉药			丙胺卡因相关
利多卡因 2.5%～5%	阻断电压门控钠通道	神经性瘙痒	高铁血红蛋白症
丙胺卡因 2.5%		肛门瘙痒、烧伤后瘙痒、结节性痒疹	儿科患者
普莫卡因 1%	稳定神经膜机制不定	干燥综合征，尿毒症瘙痒（UP），银屑病	
聚多卡醇 3%	非离子表面活性剂	AD、接触性皮炎、银屑病、特发性瘙痒	与尿素制定
辣椒素	激活感觉纤维的 TRPV1，逐步耗竭 P 物质，阻断神经传输	AD、UP、臂桡侧瘙痒、肛门瘙痒、PN、水源性瘙痒	初始燃烧的感觉可能限制患者的正常使用
薄荷醇	激活感觉纤维上的 TRPM8，引发清凉的感觉	苔藓样淀粉样变性，以及羟乙基淀粉、组织胺、芥子气引起的瘙痒	报道在遇冷能缓解症状的患者中可能有用的
棕榈酸乙醇胺霜	CB2 大麻素受体激动药	AD，PN，慢性单纯性苔藓，UP	试点研究证明功效 FDA 未批准用于止痒
1%纳曲酮霜	μ-阿片受体拮抗药	AD	FDA 未批准用于止痒
阿瑞匹坦（止吐药）	神经激肽-1（NK-1）拮抗药	PN，肾源性瘙痒，Sezary 综合征，副肿瘤和药物诱导瘙痒	试点研究证明功效 FDA 未批准用于止痒

辣椒素的初始剂量越大，应用越频繁，脱敏出现得越早，瘙痒消失得越快。严重的初始烧灼感可能是辣椒素局部应用的副作用。皮肤冷敷可以减轻辣椒素诱发的烧灼感。辣椒素还有不常见的副作用，包括咳嗽或打喷嚏，这是由于皮肤接触吸收或呼吸道吸入辣椒素在黏膜感觉神经纤维的效应。与轻微瘙痒患者相比，对于有严重瘙痒的患者，似乎这种不良影响尚能忍受（未发表的观点）。较低浓度辣椒素和低频次的应用会使快速耐受延迟出现，但可能会有更好的合规性。不同研究中使用的辣椒素浓度不同，但 0.025% 辣椒素大多数患者耐受良好。如果不能获得以该浓度为标准的辣椒素药剂，可用亲脂性的基质配制。辣椒素也易溶于乙醇；0.025% 辣椒素制剂，可用于治疗头皮瘙痒（无发表的文献支持）。弱浓度 0.006% 辣椒素可用于擦烂性皮肤，如肛门瘙痒症。

外用辣椒素的作用在临床对照试验中已得到证实，用于不同的疼痛综合征和神经病以及感觉异常性背痛、肱桡肌瘙痒、瘙痒性银屑病、血液透析相关的瘙痒。病例报道和系列病例中描述了辣椒素对羟乙基淀粉诱导的瘙痒、结节性痒疹、单纯性苔藓、钱币状湿疹、水源性瘙痒和 PUVA 相关性瘙痒的临床效果。

辣椒素对局限性 CP 可能是有效的，但由于其副作用导致患者依从性的问题可能限制它的使用。

4. 薄荷醇和樟脑 薄荷醇是一种从薄荷油中获得或经配制而成的乙醇溶液，应用于皮肤和黏膜。薄荷醇能扩张血管，引起清凉的感觉，进一步起到镇痛的效果。薄荷醇用于扑粉、搽剂、乳液和膏剂，浓度 1%～10%。薄荷醇能结合到 TRPM8 受体，该受体如同 TRPV1 通道即辣椒素受体同属于 TRP 兴奋性离子家族。这两个受体已被证明有时共存于同一初级传入神经元，温度觉范围广，分别在 8～28℃和>50℃的温度范围。在 CP 的治疗中，在结合其他局部或系统性疗法的同时，可以短期应用这种药物。

樟脑精油含有萜类，溶于乙醇。用于皮肤能引起温暖的感觉，可带来一定程度的麻醉。樟脑已在皮肤科使用了几十年，作为搽剂、乳液和软膏，其浓度从 2%到 20% 不等。已证明其特异性激活 TRP 离子通道家族的另一个组成部分，即 TRPV3 受体。最近，樟脑被证明还可激活辣椒素受体 TRPV1，而薄荷醇也可激活樟脑受体 TRPV3。这些结果说明感知的复杂性，也说明含薄荷脑和樟脑软膏类似的疗效。

在 CP 患者，结合其他局部或全身性治疗，短期应用樟脑、薄荷醇是可取的。

九、外用药治疗

随着对瘙痒的免疫和神经病理生理学的进一步理解，新的急、慢性瘙痒治疗的止痒疗法也可能随之出现。一些局部和全身药物，以无髓鞘纤维、混合感觉型 C 纤维上的受体为靶点，阻断外周或脊髓神经元瘙痒感觉通路对瘙痒的进一步传递，已经在不同瘙痒症的治疗上表现出肯定疗效。

大麻素受体——CB1 和 CB2，表达在皮肤的感觉神经纤维、肥大细胞和角质形成细胞上。大麻素受体激动剂通过局部贴敷给药，可降低人类组胺诱导瘙痒的严重性。这种效应被认为是降低了神经源性刺激，而不是减少组胺的活性。因为通过微量透析测量得到的组胺导致的蛋白酶释放在皮肤组织中仍然是升高的。棕榈酸乙醇胺，是一种大麻素 CB2 受体激动剂，制成霜剂外用，几天内即可减轻 AD、慢性单纯性苔藓、结节性痒疹、尿毒症瘙痒患者的瘙痒。到目前为止，棕榈酸乙醇胺混合物的耐受性很好，很少或没有副作用。

越来越多的对阿片受体家族成员调节疼痛与瘙痒的观察表明，阿片信号途径已经成为止痒治疗的新靶点。一项 18 例不同慢性瘙痒症患者的试验研究（初步研究）显示，超过 70%的患者外用 μ-阿片类受体拮抗剂 1% 纳曲酮霜，能够在应用后 46 分钟内获得显著的止痒效果。布托啡诺，是一种结合 μ-受体拮抗剂和 κ-受体激动剂的新药，在治疗棘手的瘙痒方面显示出相当大的前景，目前仅作为鼻喷剂使用，外用制剂不久将会应用于临床。

未来的止痒策略可能瞄准表达于皮肤和周围神经的其他受体家族，包括如前面介绍的 TRP 家庭成员、蛋白酶-激活受体 2（PAR2）、神经激肽 1 受体（NKR1）或白介素-31 受体。PAR2 表达在皮肤的感觉神经纤维，可以被肥大细胞介质激活，如类胰蛋白酶或其他内源性或外源性蛋白酶。激活 PAR2 在动物模型可诱发瘙痒和搔抓行为，还发现 AD 患者皮损中传入神经纤维 PAR2 的表达显著上调。因此，抑制外源性因素诱发的瘙痒，PAR2 拮抗剂可能是一个合理的靶标。神经激肽 1 受体（NKR1）在背角神经元及皮肤多个细胞种群均有表达，包括角质细胞、内皮细胞和肥大细胞。研究表明，用 NKR1 拮抗剂阿瑞匹坦（止吐药）治疗能减少结节性痒疹、神经性皮炎、Sezary 综合征、肾源性、多种药物性瘙痒患者的瘙痒症状。最后，针对白介素-31（IL-31）信号的研究兴趣近年来一直在增长，因为观测到鼠和人类 IL-31的水平与严重瘙痒和 AD 病情有关。因为 IL-31 受体表达在皮肤的初级感觉传入神经和角质形成细胞，这可能会成为外用止痒疗法新的合理的靶标。

第5章 慢性瘙痒的物理治疗和心理治疗

第一节 物理治疗

一、紫外线光疗

紫外线（UV）有效治疗瘙痒症是公认的。光源包括广谱中波紫外线（UVB BB，290～320nm，峰值313nm），窄谱UVB（NB-UVB，311 nm），广谱UVA（320～400nm，峰值355nm）和 UVA1（340～400nm，峰值365 nm）。

不同的UV（尤其UVB 311）对炎性皮肤病导致的瘙痒的治疗效果良好。早期的研究表明，对AD的治疗，UVB比安慰剂组效果好。最近的研究表明，NB-UVB优于广谱 UVA，而两者都比安慰剂组效果好。在 AD 瘙痒的治疗中，广谱 UVB 和 UVA 的效果相当。一项最新的研究表明，对瘙痒症的治疗，NB-UVB 并不比UVA1更好。在AD，光疗似乎是局部性而非系统性作用。因为，当一侧身体行 UVB 治疗，而另一侧不治疗，结果只有治疗的一侧有改善。RCT证明PUVA、UVA1 和NB-UVB 都是有效的，并且UVA1优于NB-UVB。

大量的研究表明UV对许多其他皮肤疾病的治疗有良好的效果，例如银屑病，扁平苔藓，T细胞淋巴瘤，日光性、慢性、特发性荨麻疹和色素性荨麻疹。

可以假定，炎性皮肤病的瘙痒是通过抑制促炎症介质和诱导抗炎和免疫抑制而减轻的。由于对皮肤的穿透性有限，UVB主要影响表皮角质形成细胞和郎格罕细胞。相比之下，UVA1能达到真皮层，因此可以影响T淋巴细胞、肥大细胞和真皮树突状细胞，例如，诱导这些细胞的凋亡。不过，UVB通过诱导肥大细胞凋亡来缓解瘙痒一直存在争议。此外，光疗导致皮肤降钙素基因相关肽（CGRP）-免疫反应神经纤维的减少。

当前临床上已广泛使用NB-UVB，NB-UVB对免疫系统的抑制在细胞水平的具体表现包括：① NB-UVB 可减少郎格罕细胞数量，抑制其功能。②NB-UVB 可减少 CD4 细胞的数量并降低 Th1 细胞的活性，从而抑制 T 淋巴细胞的生成。③UVB 照射人 NK 细胞，NK 细胞数量降低，活性受到抑制的程度与剂量大小呈正相关。④紫外线照射可以抑制真皮肥大细胞脱颗粒释放组胺，从而抑制角质形成细胞生成前列腺素 E。机体对紫外线的敏感性以及紫外线导致的免疫抑制与真皮中肥大细胞数量有直接联系。⑤紫外线照射后的角质形成细胞可以产生各种各样的细胞因子。其中 IL-10、TNF-α、IL-1a 在过敏性疾病中起到抑制作用。UVB照射后角质形成细胞产生的前列腺素 E_2（PGE_2），被证实可以促进郎格罕细胞成熟和向淋巴结的游走。同时 PGE_2 合成增多可以通过调节抗原提呈细胞表面协同分子表达来抑制 T 细胞亚型的选择性活化。

NB-UVB对免疫系统的抑制在分子水平的具体表现包括：①NB-UVB 可抑制 IL-12、TNF-γ、IL-8 等 Th1 型细胞群因子的表达，从而促进 Th2 型细胞因子模式的发展，调节 Th1/Th2 的平衡。②在研究 NB-UVB 治疗银屑病作用机制时发现 UVB 照射后 IL-lα和 IL-lβm RNA 均有增加。③UVB 可明显抑制 IL-6（＋）和 IL-2（＋）生成。④紫外线照射后外周血单核细胞抗炎症因子 IL-10 分泌明显增多。⑤细胞间黏附分子-1（ICAM -1）为淋巴细胞功能相关抗原-1 的反受体，可与炎性白细胞结合。紫外线可以通过抑制 ICAM-1 表达减轻皮肤炎症反应。

NB-UVB 对皮肤微生态有显著调节作用，不仅能抑制体表马拉色菌、丙酸杆菌、某些革兰阳性球菌等病原微生物，还可通过抑制郎格罕细胞数量和功能，减少微生物抗原的处理与提呈，减少 CD4 细胞的数量并降低 Th1 细胞的活性而抑制 T 淋巴细胞的生成，抑制真皮肥大细胞释放组胺，使角质形成细胞产生多种细胞因子（如 IL-10、TNF-α等），从而抑制炎症性皮肤病的瘙痒。其详细机制尚未明了。

在原发性非炎症性瘙痒皮肤，紫外线疗法在 CKD 相关的瘙痒特别有效。在一项安慰剂对照研究中，UVA 单独对这种病情是无效的。然而，结合 UVA / UVB 光疗后，在 CKD 相关的瘙痒可观察到止痒效果。广谱-UVB 单独治疗 CKD 相关瘙痒有效。值得指出的是尽管在安慰剂对照（仅半身治疗）瘙痒的改善出现在整个身体，提示系统性止痒作用。在一项使用 NB-UVB 开放试点研究中，20 例 CKD 相关瘙痒的患者有 14 例对治疗反应良好。最近的一项研究也表明，NB-UVB 对减少 CKD 相关瘙痒是有效的。不过在另一个案例中，NB-UVB 治疗失败，但中波紫外线对其有帮助。

紫外线疗法对一些代谢性瘙痒也有效。在一个开放性研究中，8/10 例 PV 患者，对 NB-UVB 照射治疗有效。水源性瘙痒对 PUVA 皮肤用光敏药和系统用光敏药均有治疗效应。研究发现，对 5 例水源性瘙痒患者的治疗，PUVA 要优于 BB-UVB。最近报道 2 例水源性瘙痒症患者，对 NB-UVB 有很好但短暂的效果。

对艾滋病患者的瘙痒，一项 21 例患者的开放研究显示，UVB 能显著缓解患者的瘙痒（33% 原发性瘙痒，66%嗜酸性毛囊炎）。有一例个案报道，霍奇金病患者对 BB-UVB 反应良好。

一项 18 岁以下患 AD 与银屑病的少年儿童回顾性分析中肯定了 NB-UVB 的治疗效果。在儿童，要确定紫外线疗法的致癌风险，有必要进行更长时间的随访。

总之，紫外线疗法可以应用于 CP。紫外线光疗的具体方式取决于基础疾病。在某些疾病，UVA 和 UVB（NB-UVB /BB-UVB）以及 UVA/UVB 的结合可减轻 CP 的瘙痒症状。除钙调磷酸酶抑制剂和免疫抑制剂外，紫外线光疗可与其他局部和（或）系统治疗组合使用。尤其是蒸汽熏蒸治疗后立即进行紫外线光疗，对 CP 的效果更加明显。

二、经皮电神经刺激治疗

经皮神经电刺激疗法（TENS）是根据疼痛闸门控制学说于 20 世纪 70 年代发展起来的以治疗疼痛为主的无损伤性治疗方法。"经皮"（transcutaneous）一词，是为了和置入电极相区分。TENS 在欧美国家已非常普及，其临床应用已超出了疼痛范围，但仍以治疗疼痛为主。除镇痛，促进骨折、伤口愈合，治疗心绞痛外，还可用于中枢神经系统、胃肠反应和肌张力等功能的调节。经皮电神经刺激治疗也是一种价格便宜且无痛的治疗瘙痒的系统治疗方法。Mohammad 等对不同类型的慢性瘙痒患者进行了经皮电神经刺激治疗，入选 16 例慢性肝脏疾病、10 例特应性皮炎、20 例慢性单纯性苔藓，共治疗 12 次，每周 3 次，治疗前后行视觉模拟评分，结果差异均有统计学意义。

三、微波治疗

实验表明，不论离子、带电胶体或偶极子在微波场中所作振动或旋转运动产生的热效应或带电颗粒在微波场下产生的非热效应（电磁振荡效应），都可以改变人体组织的理化反应特性产生临床治疗效果。微波治疗是指将微波集中照射到病变组织部位，被人体软组织吸收。由于微波是高频电磁场，它可以穿透人体组织内部，因此这种生物效应不仅局限在人体表皮产生，而在被照射到的全部组织上从表皮到深部同时产生上述微波生物效应，表现为局部组织温度上升，导致促进机体血液循环、增强新陈代谢、提高免疫功能和改善局部营养等一系列生物学作用。临床试验表明，在促进伤口愈合、软组织损伤等临床治疗中有消炎、缓解疼痛和促进水肿液吸收作用。除消炎、活血、镇痛功效外，其温效作用也有止痒效果，可用于慢性湿疹、单纯性苔藓、外阴瘙痒、肛周瘙痒、带状疱疹后瘙痒等局部慢性瘙痒的治疗，无明显副作用。

四、熏蒸治疗

熏蒸治疗通常是结合中药进行汽浴治疗的理疗方法，因此又称中药熏蒸疗法、中药蒸煮疗法、中药汽浴疗法、药透疗法、热雾疗法等。其是以热药蒸汽为治疗因子的化学、物理综合疗法。其治疗原理是通过药物的热辐射作用，使患部血管扩张，血液循环改善。药物经熏蒸作用于机体后，其挥发性成分经皮肤吸收，局部可保持较高的浓度，能长时间发挥作用，对改善血管的通透性和血液循环、加快代谢产物排泄、促进炎症因子吸收、提高机体防御及免疫能力、促进皮肤屏障功能恢复具有积极的作用。对于全身性炎性皮肤病瘙痒、糖尿病瘙痒等具有良好的治疗效果。但腰椎结核、严重高血压、心脏病、骨质疏松及高龄者不可使用此治疗方法。

第二节　心理干预治疗

包括精神性与心身疾病性瘙痒在内的所有慢性瘙痒患者的抑郁和焦虑水平均高于健康对照者。此外，已知心理因素，如压力，会加重瘙痒。仅仅思考瘙痒的行为就能引起这种感觉。习惯逆转训练和唤起减少等干预措施已被证明对减轻瘙痒有积极作用。然而，关于控制瘙痒-搔抓循环的心理管理和描述适合解决瘙痒方法的数据仍然有限。在本节中，我们讨论的各种心理干预措施，证明对治疗慢性瘙痒是有效的，并且还提供了根据对不同类型的瘙痒患者进行适当干预的经验建议。

生活质量（QOL）是评估瘙痒影响时必须考虑的一个重要参数。研究表明，慢性瘙痒患者由于皮肤损伤而感到尴尬和自尊心受损，与健康对照组相比，他们的身体形象更为负面。先前的研究证明，焦虑和抑郁是与瘙痒相关的皮肤病患者常见的心理共病。因此，瘙痒对患者生活呈负面影响。

除了慢性瘙痒的负面后果外，还有其他心理因素使瘙痒恶化或引发瘙痒。慢性瘙痒的生物-心理-社会模型考虑了这些心理因素。每天的烦恼、承受的压力、消极的生活事件及某些人格特征都与瘙痒的强度有关，不仅在一般人群中，而且在瘙痒相关的心身疾病患者中。

因此，充分治疗瘙痒不仅需要药物治疗，还需要考虑不同的心理治疗方式。以往的研究表明，习惯逆转训练、唤醒减少和认知行为疗法等干预措施对心理健康及不同精神性与心身疾病性瘙痒的患者都有积极影响。事实上，在最近的一项荟萃分析中，使用心理干预对瘙痒和抓挠的影响比对皮肤病严重程度的影响更大。

以前关于心理干预和瘙痒的评论仅限于关于心理干预效果的讨论，很少或根本没有关于所采用的不同类型心理干预的细节。因此，本章节的一个目的是将合适的治疗方式作为慢性瘙痒的辅助治疗，有的情况也可以作为主要治疗。此外，我们还提供了一个基本框架，说明什么类型的干预措施对不同类型的慢性瘙痒患者最有利。皮肤科医师通常不熟悉这些类型的治疗方法。

一、心理干预三级系统

一级干预：也称为健康促进，是指在普通人群中建立适应良好的行为、思想和生活方式。包括应激管理、锻炼、充足的睡眠、健康饮食、社交能力培训，以及避免物质滥用、违法犯罪等。应激可使躯体疾病、焦虑和抑郁障碍的发生率明显增加。应激管理的核心内容是放松技术，该技术重点在于减弱应激所致的情绪和心理警觉反应，因而能够预防应激所致的负性情绪和躯体疾病，因此，一级干预适用于预防瘙痒的发生与发展。

二级干预：也称为预防性干预，是指有针对性地采取降低危险因素和增强保护因素的措施。通过心理辅导对有心理障碍和高风险相关人群进行预防性干预，减少发生心理障碍的危险性。二级干预又分为针对高危因素进行普遍性干预、选择性预防干预、针对有心理障碍先兆和体征的人群指导性预防干预。干预越早，效果越好。二级干预的主要做法是消除危险性因素，增加保护性因素，阻断心理因素对瘙痒性疾病的进一步影响，减少瘙痒患者出现心理障碍的可能性。

三级干预：也称为心理治疗，是以医学心理学的各种理论体系为指导，运用心理治疗的有关原理和技巧，通过专门训练的人员以慎重认真的态度与患者建立一种职业性的联系，以良好的医患关系为桥梁，应用心理学技术改善患者心理条件，以消除、矫正或改善有心理障碍患者的情绪，调节异常的行为模式，促进积极的人格成长和发展，改善患者的心理状态和行为方式，从而减轻痛苦、消除心理障碍。针对不同群体制定不同的心理干预治疗措施，使人格偏离正常的患者向正常方向发展。综合医院心身性疾病瘙痒的患者适用三级干预。

二、心理干预措施

通常医学心理学的心理干预方法有精神分析疗法和行为疗法，后者又包括应答性行为疗法、操作性行为疗法、替代学习疗法和自我调节法。应答性行为疗法有系统脱敏法、满灌法、厌恶疗法、消退疗法、发泄法和思维阻断疗法等。操作性行为疗法如奖励、惩罚、行为塑造等。可用于瘙痒的心理干预措施如下。

（一）习惯逆转训练

习惯逆转训练（HRT）的目的是通过教患者如何用中性行为代替消极行为来改变功能障碍行为。HRT 于 1973 年开发。在其早期，HRT 被证明在治疗一些强迫性焦虑相关疾病（如咬甲癖、拔毛癖和头部颤动）方面具有积极作用，经过 3 周训练治疗后使神经性习惯减少了约 99%。此后不久，HRT 也成功地用于减少瘙痒相关皮肤病患者的抓挠频率。进一步的研究表明，与单独接受药物治疗的患者相比，接受了联合 HRT 和药物治疗的患者，其皮肤状况有了更大的改善，搔抓习惯也有了更大的减少。

HRT 包括以下 3 个组成部分：①意识训练；②练习竞争性反应来取代功能失调行为；

③提高控制习惯的动力。在慢性瘙痒的情况下，意识训练包括对患者抓挠动作的详细描述。此外，它还包括检测在显示不利行为（预警标志）时出现的第一个动作，以及描述习惯（如将手移动到身体瘙痒的一侧）最常发生的情况。在提高了对功能失调行为的认识之后，就练习一个与抓挠相竞争的动作。一旦出现抓痒的冲动，患者要么学会将手移到大腿上，握紧拳头 30 秒，要么学会抓住物体以转移注意力。训练的第三个组成部分包括提升控制功能失调行为的动力。值得注意的是其他人和培训师在患者一时间段内没有出现不利习惯时应尽力称赞患者。如果患者有不良行为出现，要求家属提醒患者练习竞争反应。

由于 HRT 相对容易且非常有效，因此，在慢性瘙痒的情况下，大量研究使用了 HRT 作为综合治疗策略的一部分。建议临床医师在治疗慢性瘙痒时更常使用和早期考虑 HRT，并且在治疗与强迫症（如结节性瘙痒）相关抓挠行为的患者时，还可以作为一种潜在的一线治疗策略。令人惊讶的是，HRT 在瘙痒性皮炎患者中的作用只在特应性皮炎患者中进行过研究。

（二）放松训练（RT）

先前的研究表明，银屑病、AD、痤疮和荨麻疹患者承受的压力和瘙痒之间存在关系，有报道这些患者的瘙痒在压力增加期间加重。放松技术似乎有助于治疗慢性瘙痒。因此，建议在临床上考虑放松训练，重要的是，放松技术只有在患者乐于接受这种治疗方式的时候才使用。

两种缓解瘙痒效果相似的放松技术是渐进式肌肉松弛（PMR）和自生训练（AT）。这些放松技巧通常在安静的房间里，舒适地坐在椅子上或床垫上进行。

1. 渐进式肌肉松弛（PMR）　PMR 是 20 世纪初由美国医生埃德蒙·雅各布森（Edmund Jacobson）开发的。从那时起，这种放松技术得到不断改进和简便化，并被证明在一般人群和心身疾病患者中具有积极的心理生理效应。PMR 包括让某些肌群的张力，随着这些肌肉的逐渐放松而松弛。这项技术是基于雅各布森的信念，即只有在经历紧张之后才能体验到放松——定义为肌肉收缩的间歇。在最初的出版物中，雅各布森提出了连续 67 天每天 1 小时的培训课程。雅各布森强调，患者不应将注意力集中在肌肉紧张上超过 30 分钟，而应将注意力集中在间歇期的放松上。放松状态不应该迅速地达到，而是让身体的某一部分逐渐回到拉紧前的状态。根据雅各布森的观点，放松不是一个急速的过程，而是由肌张力的渐缓来决定的。

由于 PMR 最初的训练时间很长，最近的研究已经发展并成功地使用了这种放松技术的缩短版本。对 AD 患者瘙痒强度和睡眠丧失有积极影响的训练是为期 4 周的训练，期间要求患者每天训练 2 次。受试者将不同的肌肉群拉紧 10 秒，然后放松 20 秒。不幸的是，这项研究缺少关于日常培训时间的信息。最近的一项研究证明了该技术对不同类型的慢性瘙痒患者（包括结节性瘙痒和特应性瘙痒）有良好的效果。

2. 自生训练（AT）　AT 是 20 世纪初德国实践者 Johannes Heinrich Schultz 发明的一种放松方法。AT 有助于治疗不同的躯体疾病，并已知可减轻压力和焦虑。与 PMR 相比，这项运动不包括身体运动，而是要求受试者集中精神于某些身体的感知。为了从这种放松技巧中获益，有必要进行自我暗示。在练习过程中，协导员通过使用诸如"你的右臂很重"和"你的右臂很温暖"这样的短语，引导参与者集中注意力于身体感知。标准的练习包括想象手臂的沉重和温暖（最后是整个身体的沉重和温暖）、有规律的心跳、呼吸和前额的凉爽。但是，慢性瘙痒患者的自生训练应避免使用诸如温暖之类的短语，因为与温暖相关的血管扩张可能会加剧瘙痒。相反，我们使用了"皮肤是平静的，令人愉快的凉爽"，以及单独选择的关于控制抓挠和处理瘙痒的短语。当然可以根据患者的需要改变短语，这在患有身体畸形综合征的患者中可以证明。

在询问患者自我暗示对其产生影响的能力后，应决定是否推荐 PMR 或 AT。

3. 生物反馈放松训练和腹式呼吸训练　这两种方法的本质是放松训练。国内杨雪琴等研制了一种小型生物反馈放松训练仪和一种腹式呼吸训练引导仪，其原理是借助传感器把采集到的生理心理活动信息加以处理和放大，让患者感知到自己的内脏活动情况，同时提供一个从异常到正常渐进式变化的引导信号，通过跟随学习和训练，逐步建立起操作性条件反射，学会在一定范围内对部分内脏器官的活动（如心率、血压、皮温、肌电等）的有意识控制，矫正偏离正常的生理心理活动，恢复内环境稳态，达到预期治疗效果。生物反馈的治疗机制可能是中枢神经-自主神经-内分泌系统-免疫系统的综合反应对全身状态的调节，以促使疾病痊愈。杨雪琴等采用生物反馈放松训练治疗银屑病、慢性荨麻疹、日光性皮炎等心身性皮肤病，获得良好的效果。

（三）认知行为疗法

在慢性瘙痒患者中 HRT 被证明有效的同时，其他的行为技术，如厌恶疗法（将厌恶性刺激与消极行为配对）和操作性条件作用（奖励适应性和惩罚非功能性行为）也被用来改善强迫性抓痒行为。这两种技术都是行为治疗领域的典型例子，其重点是改变行为模式。随着认知行为疗法（CBT）的出现，认知在协调行为中的作用逐渐显现。术语"认知行为疗法"是指综合心理干预（习惯逆转训练、放松训练等），描述为旨在重构认知的多种技术的综合。

理性情绪疗法（RET）是埃利斯（Ellis）在 1955 年提出的，旨在改变患者的认知。埃利斯假设人类倾向于非理性思考，导致他们过度紧张。埃利斯还认为，虽然我们倾向于非理性，但我们仍然有能力控制并将这些非理性信念转变为功能性信念。在他的 ABC 理论中，Ellis 提出了一些不良的激活事件（A），它引起某些非理性的信念（B），随后导致功能失调的后果（C）。因此，患者和治疗师的任务是确定所说的非理性信念，并用理性信念取代它们，从而导致功能性后果。在慢性瘙痒的情况下，患者可能有一个不合理的信念的例子是相信他们的抓痕使他们失去吸引力。患者应将非理性的信念改为更理性的信念（如即使我的皮肤发痒，我要抓挠，我仍是一个有吸引力的人）。根据埃利斯的说法，非理性的想法阻止个人实现特定的生活目标。因此，RET 可以简化和帮助患者实现生活目标。

包含在一些压力管理培训中的认知重建术，已证明对 AD 患者有益。一些研究表明，CBT（包括认知重建）是治疗慢性瘙痒的有效方法。在这些研究中，将放松训练、认知重建和习惯逆转训练相结合的方法应用于成年 AD 患者。虽然单独使用 RET 对慢性瘙痒患者的效果在我国从未被测试过，我们还是建议抑郁症或焦虑症合并慢性瘙痒的患者以及报道其瘙痒在焦虑和悲伤时恶化的患者使用 RET。在 AD 和银屑病患者，很明显病情恶化与瘙痒有关。

（四）整合新的心理方法治疗慢性瘙痒

慢性瘙痒与慢性疼痛有许多共同特征，因为两者都会造成严重的痛苦，难以治疗，并且对情绪和认知功能有负面影响。因此，经证明对慢性疼痛有效的心理干预措施在治疗慢性瘙痒方面也应该是成功的。

1. 情境认知行为疗法（CCBT）　CCBT 属于认知行为疗法中的一种，对慢性疼痛患者有积极作用。慢性疼痛本质上是一种难以治疗的疾病。因此，许多慢性疼痛的患者经常遭遇各种不同的治疗失败。每次失败，患者都会感到沮丧，总是任由不适当行为发展，这是可以理解的。特定患者的行为表现来自于患者及其特定环境。情境疗法识别出患者疼痛产生的情绪和行为，试图帮助患者适应疼痛，而不仅仅是控制疼痛。最初，CCBT 可以引起一定程度的患者抵抗，因为它试图使人类的痛苦正常化。最终，CCBT 的目标是改变患者对症状的反应，而不是阻止症状。

2. 接受和承诺疗法（ACT）和基于正念的压力舒缓（正念减压，MBSR）　这是两种情境认知行为疗法。ACT 和 MBSR 都被证明是慢性病患者的非劣选择。相信这些方法对于治疗慢性瘙痒是有希望的，因为许多慢性瘙痒患者（类似于慢性疼痛患者）必须学会在其余生中与症状共存。尤其是消极的情绪状态会导致疼痛和瘙痒加剧。鉴于目前还没有关于这些治疗方法在慢性皮肤病和慢性瘙痒治疗中的有效性数据，因此，在提出具体建议之前，还需要对这些治疗方法的使用进行更多的研究。下面我们将更详细地讨论这两种疗法。

（1）接受和承诺疗法（ACT）：ACT 旨在通过各种方法唤起患者与疾病相关的负面事件、情绪和认知的接受，减少由此产生的负面影响。认知解离就是其中的一种方法，运用这一方法时，要求患者将自我从思想、意象和记忆中分离，客观地注视思想活动，将思想看作是语言和文字本身，而不是它所代表的意义，从而不受其控制，这种不受思想、意象和记忆控制的自我称为观察性自我。ACT 通常采用正念技术、隐喻和经验化过程来帮助患者实现观察性自我，并重新调整他们的情绪。为了达到这一目标，可要求患者在有不良想法时去想一首优美的歌或一段旋律，理论上应该可引导依附于消极思想的消极情绪减少，这也可以简单地称之为思想排解。ACT 通过关注当下、观察性自我、明确价值观、承诺行动来帮助患者调动和汇聚能量，向目标迈进，选择摆脱痛苦、有价值和有意义的人生。

近年来，一些研究表明，ACT 在治疗慢性疼痛方面是有效的。这些观察指标包括疼痛强度、生活满意度、抑郁和焦虑、健康相关的生活质量、自我效能、疼痛相关功能及慢性疼痛接受度，从这些指标中可观察到积极作用。对于慢性瘙痒患者，肯定也值得尝试这种干预措施。

（2）基于正念的减压法（MBSR）：另一种可能有助于治疗慢性瘙痒的方法是 MBSR，该方法已证实对治疗慢性疼痛有效。这种减压方法不同于前面概述的放松技术（PMR 和 AT），其主要目的是练习正念，意即不判断情绪、思想或感觉的即时意识。因此，它在某种方式上与 ACT 的核心过程"接受"是平行的。MBSR 最早由 Kabat-Zinn 于 1982 年在美国为慢性疼痛患者开发，包括冥想练习、瑜伽和心理教育。尽管这种减压方法最初用于慢性疼痛患者，但其创立者还进行了一项研究，调查了减压法在慢性瘙痒患者的效果。在 Christina SCHUT 等的研究中，银屑病患者被随机分为光治疗/光化学疗法单独治疗组或联合 MBSR 治疗组。在接受光治疗时，通过录音带传送 MBSR 指令。这些指令集中在呼吸、身体感觉、声音、思想和情感的正念上。随后，要求患者想象看到紫外线并减缓皮肤细胞的增生。接受 MBSR 联合光疗的患者症状减轻到只有治疗前的一半，并且只有 5% 或更少的皮肤受影响的程度，比对照组起效更快。令人惊讶的是，在这项关键性的研究之后，有关这种方法在瘙痒患者研究方面的报道再也没有出现。研究 MBSR 对瘙痒在压力下恶化的患者的影响是很有趣的。对此，笔者认为 AD、银屑病、慢性荨麻疹、慢性单纯性苔藓和痤疮等患者可能会特别受益于这种技术。

心理干预措施被证明对治疗慢性瘙痒患者是有益的。同时指出，当压力事件和病情恶化之间的关系在患者身上表现出来时，放松技术在慢性瘙痒的治疗中就可能特别有帮助，而习惯逆转训练可能是强迫性抓挠患者的第一选择，如在结节性痒疹患者身上观察到的。当然，CBTs 作为不同心理干预的组合，为患者提供了最适合其治疗需要的选择机会。此外，在这里，我们还引入了新的心理干预措施（ACT 和 MBSR），这些措施已被认可有助于慢性疼痛的治疗。

第二部分　皮肤病与 HIV/AIDS 相关瘙痒

第6章　湿　疹

　　湿疹是由多种内、外因素引起的具有代表性的炎性皮肤病。其特征有多形性皮疹、明显或剧烈瘙痒、反复发作、容易慢性化，严重影响患者的生活质量。一般人群患病率美国为10.7%，我国约为7.5%。实际上，许多患者在社区或乡村诊所/卫生院就诊，只有当病情严重到一定程度或急性发作时，才到综合医院皮肤专科或专科医院就诊，才有可能得到统计。因此，我国人群患病率远不止7.5%。

　　以往，"湿疹"的诊断就像一个筐，不管是什么原因，凡具有上述皮损特征的皮肤病，都可往里面装。治疗上多数情况都是对症治疗，就这样"湿疹"便成了"疑难杂症""难治性皮肤病"。随着医学的不断发展，对该病的病因与发病机制有了更深层次的认识，诊断与治疗也取得了显著进展。尤其是对病因和新的发病机制的靶点处理，给该病提供了更加有效的治疗依据。

一、病因

　　湿疹的确切病因目前尚不明确。机体内因包括免疫功能异常（如免疫失衡、免疫缺陷等）和系统性疾病（如内分泌疾病、营养障碍、慢性感染、肿瘤等）以及遗传性或获得性皮肤屏障功能障碍；外因如环境或食品中的过敏原、刺激原、微生物、环境温度或湿度变化、日晒等均可以引发或加重湿疹。社会心理因素如紧张焦虑也可诱发或加重本病。但临床上，受"湿疹病因不明"的影响，湿疹潜在的病因常常被忽略，其结果是难以达到理想的治疗效果。因此，本书对湿疹的病因与诱因着重进行阐述，以期加深对湿疹的理解。

（一）环境因素

　　气候环境因素对人体的影响是显而易见的。如果长期处于高温高湿环境，皮肤出汗增加，皮脂腺分泌旺盛，皮肤的渗透性、敏感性增加，皮肤表面微生物过度繁殖、病原微生物定植甚至继发感染。如果长期处于低温干燥环境，皮脂腺功能减退，经表皮水分丢失增加，皮肤敏感性增高而出现瘙痒-搔抓继发炎症反应（如乏脂性湿疹）。此两种极端环境均可导致皮肤屏障功能障碍。

　　此外还有人造建筑构件、化学涂料、塑料制品、橡胶制品、人造纤维、胶合剂、防水剂、家用及办公室电子器材所产生的电磁辐射以及居室清洁剂、杀虫剂等现代居室中的环境变应原等因素。

化学燃料燃烧所产生的气体，制造汽车、舟船、飞机的材料，道路的沥青路面，马路旁绿化植物的花粉等现代交通的环境变应原。

洗涤剂工厂中制造洗涤剂所有的酶制剂，塑料工厂的甲苯二异氰酸酯，橡胶工厂的乳胶，制药厂的抗生素及其他化学原料等现代职业的环境变应原。

某些与现代生活方式有关的环境变应原，如使用化妆品及接触猫、鹦鹉等宠物。还有衣物上的各种金属饰物和首饰，密切接触皮肤，摩擦损伤皮肤或通过汗液溶解后渗入皮肤而引起炎症。

当人体长期生活在这种不良环境因素影响下时，可导致免疫功能失调，最终造成对环境的变态反应，从而引起湿疹。

（二）饮食因素

人类的食物品种极多，一般可分为植物类、动物类和矿物类。在近现代的食物中，还经常应用一些化学合成的食物添加剂如糖精、醋酸、枸橼酸、香精、合成染料等，这些食物可引起食物的变态反应，从而导致湿疹的产生。有文献报道，在我国容易引起变态反应的食物主要有富含蛋白质的食物，如牛奶、鸡蛋等；海产类食物，羊肉等；具有特殊刺激性的食品，如葱、蒜、洋葱、辣椒、酒、芥末、胡椒、姜等；某些生吃的食品，如生葱、生蒜、生西红柿；某些坚果，如杏仁、栗子、核桃等；某些水果，如桃、葡萄、荔枝、香蕉、菠萝、桂圆、杧果、草莓等；某些富含细菌的食品，如死鱼、死虾、死螃蟹及不新鲜的肉类；某些富含真菌的食品，如蘑菇、酒糟、米醋等；某些富含蛋白质而不易消化的食品，如蛤蚌类、鱿鱼、乌贼等；种子类食品，如各种豆类、花生、芝麻等。这些食物除了引起由 IgE 抗体介导的变态反应外，近代食物生化研究发现，在香蕉的皮中可以分离出组胺物质，在香蕉、菠萝、茄子、葡萄酒、酵母中含有很高的组胺成分，鸡肝脏、牛肉、香肠内亦含有相当高的组胺，这些外源性组胺可直接作用于组胺敏感性 C 纤维而引起瘙痒继而导致湿疹的发生。

食物除引起变态反应外，另一原因就是食物不耐受。一般认为，食物进入胃肠道后，被消化分解成氨基酸、甘油和单糖等多种物质，并转化为能量供人体所需。但实际上，在具有高度抗原性的胃肠道黏膜中，由多种免疫细胞和因子共同构筑的复合体与肠神经系统相互作用发挥免疫性胃肠黏膜屏障功能。胃肠道内环境稳定性主要依赖免疫耐受与免疫激活的相互制约机制。当某种食物进入胃肠道后，胃肠道黏膜免疫系统不断与食物抗原、正常宿主菌群及致病性微生物相互作用，若其中任何一个环节出现问题，必将引起免疫屏障功能失调，导致某种消化酶缺乏，从而影响消化吸收，食物以多肽或其他分子的形式存在体内，并被识别为外来的有害物质，发生不相容性免疫反应，产生食物特异性 IgG 抗体，形成循环免疫复合物，引起胃肠道及全身炎性反应。研究表明，与 IgG 高亲和力受体存在于肥大细胞和嗜碱性粒细胞中，IgG 与其结合引发变态反应，导致上述细胞脱颗粒释放出组胺和花生四烯酸等代谢产物，从而引发皮炎湿疹。

（三）微生物因素

通常大部分人的皮肤上能分离出多种微生物来，这类微生物是皮肤上持久的固有的寄居者，不易被清除。如凝固酶阴性的表皮葡萄球菌、棒状杆菌类、丙酸菌属、马拉色菌属、不动杆菌属等。一般情况下，这些微生物之间及微生物与人体之间处于平衡状态而不致病。当外界因素导致皮肤屏障功能受损时，或人体正常免疫功能受抑制或低下时，这种平衡就会被打破，其中某种微生物过度繁殖或外来致病微生物感染繁殖。研究发现，湿疹皮炎患者，除继发感染者外，患者皮损处金黄色葡萄球菌检出率明显高于健康对照者，同时，皮肤常居细菌（表皮葡萄球菌）在湿疹皮炎皮损中的定植远低于健康对照者。表皮葡萄球菌有抑制皮肤其他细菌的作用，其定植减低说明湿疹患者皮肤菌群失调。也说明金黄色葡萄球菌与湿疹的发病密切相关。对照研究表明，慢性湿疹患者皮损部位与正常人相应部位马拉色菌检出率有统计学意义，而慢性湿疹患者非皮损部位与正常人相应部位马拉色菌检出率无统计学意义，说明湿疹患者皮损部位马拉色菌可能与慢性湿疹病情有关。

抗微生物治疗对某些湿疹皮炎有效，是微生物作为湿疹致病因素的明证。有广泛渗出皮损的湿疹和特应性皮炎系统使用抗生素常能收到较好的疗效，这是因为患处局部产生了细菌感染。现已明确，马拉色菌与脂溢性皮炎有关；细菌感染，尤其是金黄色葡萄球菌感染与盘状湿疹有关；感染性湿疹是发生在原发皮肤感染灶（如中耳炎、牙槽脓肿、慢性皮肤溃疡、骨髓炎、创伤手术、窦道瘘管等）周围的湿疹样损害，皮损常继发于原发皮肤感染；皮肤癣菌疹患者有肯定的原发性皮肤癣菌感染灶，在新发皮损处查不到真菌，皮损随皮肤癣菌原发感染灶的消退而消退。

（四）日晒因素

过度日光（主要是 UV）照射通过光毒性反应和光变态反应而导致光敏性皮肤病，还可能导致免疫抑制、光老化、诱导肿瘤等。光敏性皮肤病患者皮肤屏障功能受损，可招致其他因素共同刺激皮肤，引起皮肤潮红、肿胀、丘疹、水疱、糜烂、结痂及脱屑，类似湿疹样外观，有时呈苔藓样变，自觉剧痒。

（五）内科疾病与肿瘤因素

一些内科疾病可出现湿疹样皮疹及瘙痒。其中有些是内科疾病的一种临床表现，有些则潜在有内科疾病，如糖尿病、甲状腺功能亢进症、吸收不良（如乳糖酶缺乏症）、缺铁性贫血、真性红细胞增多、病毒性肝炎、前列腺癌、结肠癌、良性肿瘤综合征、皮肤 T 细胞淋巴瘤等。这些疾病导致的湿疹往往先期表现为瘙痒症，因治疗不当或剧烈搔抓而出现湿疹样变。

（六）药物因素

药物因素是某些湿疹，尤其是湿疹型药疹的最主要的原因，一般来说任何药物均有引起湿疹性药疹的可能性，常见者如下。

1. 乙二胺类抗组胺剂如氨茶碱、哌嗪；安息香酊吸入剂；普鲁卡因，醋磺己脲；对氨基水杨酸；食物和药物中偶氮染料；氯噻嗪，氯磺丙脲，甲苯磺丁脲，水合氯醛，氯碘羟，碘化物及有机碘化物，X 线造影剂；链霉素，卡那霉素，庆大霉素，巴龙霉素，硝酸甘油片，氨茶碱栓剂和盐酸乙二胺，氨基汞，秘鲁香脂，苯佐卡因和对氨基苯甲酸甘油，遮光剂，三氯叔丁醇，卤化羟喹啉霜，碘，硫酸新霉素，硝酸甘油软膏等，主要引起系统性接触型药物性皮炎。

2. 氨苄西林，阿莫西林，镍，肝素及汞主要引起狒狒综合征。

3. 青霉素，甲基多巴。

（七）遗传因素

部分湿疹患者有家族遗传倾向。其家族成员患其他变应性疾病的概率明显增加。这类患者患湿疹的原因难以查找，但对多种因素敏感。

（八）精神心理因素

湿疹也是一种心身性疾病，它的产生尚可由苦闷、疲劳、抑郁、忧虑、紧张、情绪激动、失眠等神经精神因素引起。

二、发病机制

湿疹是由上述单一或共同内外因素引起的一种迟发型超敏反应，但其具体发病机制尚未完全阐明。以往的研究表明，湿疹的免疫发病过程大致经历以下几个步骤。① 抗原提呈：郎格罕细胞（LC）及炎症性树突表皮细胞（IDEC）在湿疹发生时表达 $Fc\varepsilon R \ I$ 增加，俘获通过受损皮肤屏障侵入的变应原，经过加工处理后，一方面提呈给皮肤 T 细胞，另一方面迁移到淋巴结激活初始 T 细胞。② T 细胞活化：包括 Th1 细胞活化及 Th2 细胞活化。在 Th0 向 Th1 分化的过程中，Th1 特异性的核转录因子 T-bet 起着决定性作用。在 Th0 向 Th2 分化的过程中，Th2 特异性的核转录因子 GATA-3 起着决定性作用，其受 IL-4R 信号调控，并被核因子-$\kappa\beta$信号放大。③ IgE 的产生：变应原特异性的 $CD4^+$ T 细胞与 B 细胞相互作用，在 IL-4 和 CD40L 的作用下，B 细胞经历了体细胞高度突变和抗体类别转换，转变为产生变应原特异性的 IgE 的浆细胞。④ T 淋巴细胞表皮浸润、IgE 产生及嗜碱性粒细胞释放组胺，引起持续的皮肤免疫炎症及湿疹样变。

近 10 年湿疹发病机制特别是免疫机制的研究有了进展，主要表现在抗原识别与免疫调节两个方面。

（一）Toll 样受体

先天性免疫又称固有免疫，是机体抵御病原体等有害因素入侵，维持自体稳态的重要防御机制。人体多种免疫相关细胞，如中性粒细胞、单核细胞、巨噬细胞及树突状细胞等，与先天性免疫机制有着密不可分的关系。这些免疫相关细胞上广泛存在一类受体分子，它们能够在机体受到外源性病原体等入侵时，识别相应的"危险信号"——病原体相关分子模式（pathogen associated molecular patterns，PAMP），并启动先天性免疫的保护机制。这些负责识别 PAMP 的重要受体分子称为模式识别受体（PRRs）。PRRs 种类繁多，其中 Toll 样受体是一类最为重要的模式识别受体。迄今为止，在人类细胞中共发现 10 个 TLR 家族成员（TLR1～TLR10）。

TLRs 是一类存在于免疫细胞表面的 1 型跨膜糖蛋白，胞外区富含亮氨酸重复序列（leucine-rich repeat，LRR），是识别和结合配体的区域；胞内区称为 Toll / 白细胞介素-1 受体结构域（Toll /interleukin-1 receptor domain，TIR），该区域结构与 IL-1 受体（interleukin-1 receptor，IL-1R）家族高度同源。TLR 和其相应的配体结合后会激活细胞内多种转录因子，如核因子-$\kappa\beta$（nuclear factor kappa B，NF-$\kappa\beta$）、干扰素调节因子 3/7（interferon regulatory factor 3/7，IRF3/7）、丝裂原活蛋白激酶（mitogen-activated protein kinase，MAPK）诱导促炎因子和 1 型干扰素（type 1 interferon，IFN1）的产生，启动天然免疫，介导炎性反应。

由于 Toll 样受体胞外区氨基酸组成不同，因而可识别不同的配体。TLR 1 识别肽聚糖，TLR 2 识别肽聚糖、分枝杆菌、脂蛋白，TLR 3 识别病毒双链 RNA、polyI：C，TLR 4 识别脂多糖、类脂 A 结构衍生物，TLR 5 识别鞭毛蛋白，TLR 6 识别 PGN 和脂肽，TLR 7 识别病毒单链 RNA，TLR 9 识别非甲基化 Cp G 基序，TLR 10 的配体目前还不清楚。

TLRs 识别配体后，其信号分别经 My D88 依赖性和非依赖性两种传导通路将这些信息传递给相关的接头分子，并且在调节物的影响下，导致细胞因子释放，激活免疫系统。其中，Toll 样受体 1、2、6、7、9 为 My D88 依赖性，Toll 样受体 3 为非依赖性，Toll 样受体 4 既可以是依赖性也可以是非依赖性。

当皮肤屏障功能受损时，皮肤固有菌群就可能失去平衡，或导致病原微生物感染。在抗感染免疫、先天性免疫过程中，Toll 样受体发挥重要作用。Toll 样受体识别病原体后，传递活化信号，激活转录因子，诱导促炎症因子产生，上调炎症因子表达水平，增强固有免疫对病原体的杀伤水平。除此之外，Toll 样受体能与获得性免疫系统相互作用，抵抗微生物感染，实现防疫病毒的目的。TLRs 可从多个方面参与调控适应性免疫应答：调控 DC 的发育和成熟影响抗原提呈；调控抗原提呈细胞（antigen presenting cell，APC）上共刺激分子如 CD80、CD86 或共调节分子如程序性死亡蛋白-1 配体 programmed death ligand-1，PD-L1 的表达，增强或者抑制适应性免疫反应；TLRs 信号通路可调控细胞因子，如 IL-6、IL-10、IFN1 的表达，影响 T 细胞的增殖和分化，从而调控适应性免疫应答。

　　TLRs 在机体固有免疫中起到关键性作用，当其调节混乱时，可发生自身免疫或过敏性皮肤病。但是在过敏性皮肤病中的研究还并不深入。肥大细胞通常被视为引起过敏性疾病的早期效应细胞，新近证实肥大细胞在固有免疫中作为免疫监视细胞起到重要作用。肥大细胞表面表达 TLRs 给我们研究 TLRs 在过敏性疾病中的致病作用开启了一道门，如 TLRs 在哮喘、异位性皮炎等疾病中的作用。对鼠肥大细胞的 TLRs 研究，初步认为 TLRs 可使肥大细胞脱颗粒，表明在感染过程中肥大细胞的反应产生多种炎症因子并加剧了过敏性疾病的进程。人类肥大细胞对 TLRs 激活物的反应也被证实存在类似情况。这些实验为将来证实 TLRs 的激活参与并加剧过敏性疾病有着非常重要的作用。

（二）Th17 细胞和 Treg 细胞调节失衡

　　T 淋巴细胞通过细胞免疫调节获得适应性免疫应答。既往认为 CD4⁺T 细胞分化为经典的 Th1、Th2 细胞，主要在细胞内细菌感染和寄生虫感染中起到重要作用。近年来，一种除 Th1 和 Th2 细胞外的独立的 CD4⁺T 细胞谱系——Th17 细胞受到越来越多的关注。CD4⁺T 细胞向 Th17 细胞亚群的分化是在 IL-6 和转化生长因子β（TGF-β）、IL-21 等细胞因子作用下分化产生的，以分泌 IL-17 和表达转录因子 RORγ 为主要特征。Th17 细胞在保护机体对抗细胞外细菌感染、真菌感染和在自身免疫性疾病中起重要作用。为了避免持续的免疫反应和慢性炎性反应，机体的免疫反应需要被抑制，调节性 T 细胞（regulatoryT cells，Treg 细胞）越来越受到人们的关注，这类细胞具有免疫抑制和维持自身免疫耐受作用。CD4⁺T 细胞在单独 TGF-β细胞因子作用下，分化 Treg 细胞，以分泌 TGF-β、IL-10 和表达转录因子 Foxp3 为特征。人 Treg 细胞具有可塑性，在一定条件下，Treg 细胞可以转换成 Th17 细胞。在炎性条件下 Treg 细胞能产生 IL-17，转换成 Th17 细胞，致使 Th17 细胞/Treg 细胞失衡。在 IL-6、IL-23 和 TGF-β存在下，天然调节性 T 细胞（natural regulatory T cell，nTreg）可以转化为 Th17 细胞，Th17、Treg 细胞的分化途径中的关键细胞因子相互作用，构成了相反相成的免疫调节网络。研究表明，IL-17 和 IL-23 可能参与了湿疹疾病的病理过程。因此，Th17/Treg 细胞的平衡在湿疹等炎性疾病中越来越受到人们的关注。

　　因此，从致病性 Th17 细胞和保护性 Treg 细胞之间的适当平衡入手，有利于进一步研究炎症性疾病的发病机制及寻找新的作用靶点，开发设计出一种新的治疗手段，以防止炎症疾病的发生和发展。

三、分类与临床特征

（一）分类

湿疹可分为急性、亚急性和慢性湿疹。

急性湿疹起病急，发展快，多形性皮疹，广泛而对称。表皮糜烂，有明显渗液，如并发感染，则有潮红、肿胀、浆液或脓性渗液。亚急性湿疹与急性者相似，但病情较轻，渗出较少，或有结痂，有感染者可伴有脓性结痂。慢性湿疹急性发作期可视为急性湿疹。

（二）特殊类型的湿疹

根据临床特点进行分类，如干燥性湿疹（乏脂性湿疹）、钱币状湿疹（慢性经过，瘙痒-搔抓循环，常与金黄色葡萄球菌、真菌有关）、婴儿湿疹（常与饮食、胃肠疾病、母体激素、金黄色葡萄球菌、酵母样真菌等有关）、自身敏感性皮炎（变应原来源于自身内部或皮肤病灶组织）、传染性湿疹样皮炎（多发生在有传染性分泌物的病灶周围，其脓性分泌物或渗出物引起周围皮肤出现湿疹样改变）等。

（三）特殊临床部位的湿疹

如手部湿疹（手部真性湿疹、手部真菌性湿疹、手部接触性湿疹），肛周与阴囊湿疹（局部刺激、肛肠疾病、精神因素），乳房湿疹，耳湿疹，眼睑湿疹等。

（四）泛发性湿疹

泛发性湿疹指多部位同时发生而泛发全身的湿疹。

四、诊断

湿疹的诊断遵循慢性瘙痒诊断总的原则，包括患者的病史、临床检查和实验室检查等，尤其要重视全面的病史采集和细致的临床检查，这样对诊断与鉴别诊断非常有帮助。

（一）病史询问

包括起病方式、过程、始发部位、瘙痒强度与性质、诱发因素和患者自圆其说的说法。还要注意发病前或伴随出现的事件（如发热、乏力、外伤、咽喉炎、浅部真菌病等）。了解患者自己用土法治疗的方法。询问过去史（慢性疾病史如高血压、糖尿病、肝肾疾病、炎性肠病等）、过敏史、特应性素质和药物摄入史（包括所有当前和最近服用的药物、输液和输血史）。了解患者的饮食习惯、大小便习惯和睡眠状况。此外，还要了解是否存在焦虑、抑郁等心理困扰。

（二）临床检查

1. **系统检查** 皮肤专科医师同样要重视系统检查，有可能发现涉及病因的重要信息，如中耳炎、咽喉炎、牙周炎、肿大的淋巴结、泌尿生殖道炎症等。

2. **皮肤检查**

（1）整体检查：看皮肤黏膜的完整性、色泽、水合度、弹性和毛发、指（趾）甲、皮脂腺、汗腺等皮肤附属器的健康状况。

（2）皮损的分布：主要分布部位（单发于头面部、躯干、四肢、屈侧、伸侧、泛发、局限、局限部位、暴露部位，或多部位、全身泛发）。

（3）皮损形态：多形性，散在丘疹，密集丘疹，糜烂渗出，其渗出程度与性质，有无潮红肿胀。

（4）是否存在病灶（慢性溃疡、窦道瘘管、下肢静脉曲张、置入物）。

（5）继发性损害（抓痕、结节、苔藓化、瘢痕、色素沉着）。

（6）起病与衣扣、饰物的关系（最早于接触部位发疹，形态重合）

3. **实验室检查** 包括红细胞沉降率、血常规、总蛋白、蛋白电泳、血糖、尿素、肌酐、肝转氨酶、胆红素、碱性磷酸酶及肝炎血清学、血清总 IgE 水平、甲状腺功能试验、尿常规、粪便隐血试验等。

4. 皮肤活检　皮肤活检在出现不能依据临床皮损诊断的情况下进行。

5. 病原学检查　细菌培养与药敏试验，真菌镜检与培养。

6. 影像学检查　必要时进行胸腹部 X 线、MRI 及超声检查。

7. 过敏原检测　斑贴试验、食物过敏原检测。

（三）鉴别

1. 应与其他各类病因和临床表现特异的皮炎相鉴别，如特应性皮炎、接触性皮炎、脂溢性皮炎、淤积性皮炎、神经性皮炎等。

2. 应与类似湿疹表现的疾病相鉴别，如浅部真菌病、疥疮、多形性日光疹、嗜酸性粒细胞增多综合征、培拉格病和皮肤淋巴瘤等。

3. 与少见的具有湿疹样皮损的先天性疾病相鉴别，如 Wiskott-Aldrich 综合征、选择性 IgA 缺乏症、高 IgE 复发感染综合征等。

五、治疗

目前，理想的治疗方案应该使用有效和持续性手段，控制皮肤炎症和恢复皮肤屏障功能，尽量避免诱发和激发因素。在常规使用保湿剂的前提下，按照疾病严重程度和诱发因素进行个体化的治疗。

（一）基础治疗

基础工作的好坏对后续治疗有显著影响。基础治疗做得好，可以起到事半功倍的效果。

1. 使患者了解湿疹的基本特征　应向患者说明疾病的性质、可能的转归、疾病对机体健康的影响、有无传染性、各种治疗方法的临床疗效及可能发生的不良反应等，指导患者寻找和避免环境中常见的变应原及刺激原，避免搔抓及过度清洗，对环境、饮食、使用防护用品、皮肤清洁方法等也应提出相应建议。

2. 去除病因，避免诱发或加重因素　通过详细采集病史、细致体检、合理使用诊断试验，仔细查找各种可疑病因及诱发或加重因素，以达到去除病因、进行治疗的目的，如使皮肤干燥的因素、原发感染等。

3. 保护皮肤屏障功能　湿疹患者皮肤屏障功能遭到破坏，易继发刺激性皮炎、感染及过敏而加重皮损，因此保护屏障功能非常重要。应选用对患者皮肤无刺激的治疗，预防并适时处理继发感染，对皮肤干燥的亚急性及慢性湿疹加用保湿剂。

4. 医学护肤品的应用　医学护肤品是近年来出现的具有治疗作用的特殊化妆品，因含有天然抗炎成分等组分，对部分皮肤病具有辅助治疗作用。并被证实可降低皮肤敏感性，提高治疗效果，改善外观，减轻治疗的不良反应，缩短治疗时间和降低复发率。合理应用医学护肤品有利于减轻炎症反应，重建皮肤屏障功能，减少皮肤对外界的过敏反应，使皮肤恢复到正常状态，目前已被广泛用于湿疹的辅助治疗。

（二）系统治疗

湿疹是具有代表性的瘙痒性炎性皮肤病，消炎止痒是湿疹治疗的重点。

1. 抗组胺药　根据患者情况选择适当抗组胺药止痒抗炎。

第一代抗组胺药物主要包括氯苯那敏、苯海拉明、羟嗪、异丙嗪、赛庚啶和酮替芬等；可阻断由 IgE 介导的炎症反应；由于这一病理机制在湿疹的发病机制中只是一个小角色，因此，其抗炎作用不明显。但可通过与大脑中的 H_1 受体结合起到镇静止痒作用，也因此同时会导致患者出现嗜睡等不良反应，更严重的还有可能会导致患者出现认知功能和执行能力的下降，选用时务必注意。

第二代抗组胺药物主要包括阿司咪唑、特非那定、氯雷他定、西替利嗪、咪唑斯汀、依巴斯汀、司他斯汀、美喹他嗪。第三代抗组胺药物主要有地氯雷他定、左西替利嗪、非索非那定等。第二、第三代抗组胺药有半衰期长和起效时间较长的特点，中枢镇静作用不明显，但因第二代抗组胺药存在心律失常的潜在风险，目前已少用，尤其是阿司咪唑和特非那定，现已基本淘汰。近年来应用最多的是第三代抗组胺药左西替利嗪、地氯雷他定和非索非那定。但这类药物没有镇静止痒作用，其非组胺性抗炎作用又不如咪唑斯汀、依巴斯汀和司他斯汀确定，因此，对于湿疹患者，选用后三者较好。而以奥洛他定、富马酸卢帕他定为代表的新型抗组胺药，因其无嗜睡和心律失常等不良反应，兼具较强的非组胺性抗炎作用，且作用时间长、服用方便（每日 1～2 次，1 片/次）等优点，逐渐被医师和广大患者所接受。

2. 维生素 C、葡萄糖酸钙等　有一定抗过敏作用，可以用于急性发作或瘙痒明显者的辅助治疗，单独治疗无明显作用。

3. 糖皮质激素　不主张常规使用，但可用于病因明确、短期可以祛除病因的患者，如接触因素、药物因素引起者或自身敏感性皮炎等；对于严重水肿、泛发性皮疹、红皮病等为迅速控制症状也可以短期应用，但须慎重，以免发生全身不良反应及病情反复。

4. 免疫抑制剂　环孢素、硫唑嘌呤、吗替麦考酚酯、甲氨蝶呤等应当慎用，要严格掌握适应证。仅限于其他疗法无效、有糖皮质激素应用禁忌证的重症患者，或短期系统应用糖皮质激素病情得到明显缓解后、需减量或停用糖皮质激素时使用。

5. 抗白三烯治疗　半胱氨酰白三烯在皮肤的慢性炎症发生和维持中占有重要作用。半胱氨酸白三烯的受体拮抗药，如扎鲁司特和孟鲁司特，可竞争性地与半胱氨酸受体结合，从而阻断白三烯的生物学作用，但疗程需要 6～8 周或以上。

6. 已知心理情感因素可调节"致痒阈"　有些反复发作的湿疹患者，瘙痒是一种强烈的应激原，可引起精神疾病和心理困扰。其中有些患者可出现抑郁症状。因此，处理这些患者抑郁症状的同时，一些抗抑郁药通过其对 5-羟色胺和组胺的药理作用的影响对瘙痒也产生影响，从而帮助缓解病情。可选药物有米氮平、多塞平，尤其常用多塞平。使用这类药物时，应留意其嗜睡的不良反应。首次应用应从小剂量开始，逐步调整用量。

7. 抗生素治疗　以往，微生物在湿疹的发病原因不被重视，治疗上常常忽视对微生物的处理。近年来发现皮损处细菌定植，尤其是金黄色葡萄球菌与湿疹的发病密切相关。不但可造成湿疹创面感染，更是湿疹变应原的来源。因此，人们已逐渐认识到湿疹治疗中应用抗菌药物的重要性。在湿疹的治疗中，加用对皮损处细菌敏感的抗菌药物，可帮助清除皮损处的细菌，提高临床疗效，缩短疗程，减少应用肾上腺糖皮质激素的不良反应，降低细菌对抗菌药物的耐药性。因此，在临床实践中，对顽固性、反复发作、传统治疗无效的湿疹皮炎患者，有必要进行皮损处细菌培养和药物敏感试验，选择敏感药物用于抗感染治疗。常用复方磺胺甲基异噁唑、克林霉素、左氧氟沙星、米诺环素等。这类药物因其耐药性低，呈碱性、亲脂性，在皮肤组织的有效浓度高，故作用理想。先有严重感染而后发生湿疹的情况，则按原有感染的抗感染治疗原则选用抗生素治疗。

皮肤真菌，特别是马拉色菌与湿疹的关系也已引起了人们的注意。但是否系统应用抗真菌治疗，应根据病情严格把握。

8. 中医中药　应根据病情辨证施治，中医学认为湿疹之为病，起于湿热，并有热重于湿的特点，心肝火盛是其重要原因，本病以清热利湿止痒为主要治法。可以根据证候，使用方剂"龙胆泻肝汤""除湿胃苓散"加减治疗。中药提取物如复方甘草酸苷、雷公藤总苷、苦参碱等对某些患者有效，应注意中药也可导致严重不良反应，如过敏反应，肝、肾损害等。

（三）局部治疗

局部治疗是湿疹治疗的主要手段，应根据皮损分期选择合适的药物剂型。

1. 外用糖皮质激素　外用制剂依然是治疗湿疹的主要药物，初始治疗应该根据皮损的性质选择合适强度的糖皮质激素；强效糖皮质激素连续应用一般不超过 2 周，以减少急性耐受及不良反应物，因而治疗慢性湿疹受到了一定的限制。

2. 钙调神经磷酸酶抑制剂　如他克莫司软膏、吡美莫司乳膏，他克莫司是从链霉菌培养液中获得的大环内酯类抗菌药物，可以作为糖皮质激素的替代物，也称为子囊霉素的衍生物；其作用的靶细胞是淋巴细胞，此类药物能够对早期淋巴细胞中的相关基因起到抑制的作用，可以有效抑制 T 淋巴细胞中的免疫活性，且无糖皮质激素的不良反应，无全身性的免疫抑制反应，具有较高的安全性，尤其适合头面部及摩擦部位湿疹的治疗，适用于患者长期间歇性外用，可以进一步减少顽固性皮肤病的复发，属于皮肤科领域比较有前景的药物。

3. 卡泊三醇　维生素 D_3 衍生物与角质形成细胞及免疫细胞表面表达的维生素 D 受体结合后，有以下 4 个方面生物学作用：①抑制角质形成细胞的增殖和调控角质形成细胞的分化，使其恢复正常水平；②抑制血管生成；③调节细胞因子的释放，包括抑制促炎因子的产生；④通过削弱半抗原激活的树突状细胞的功能从而调节过敏性皮炎中的炎症和免疫反应。

4. 喜辽妥　喜辽妥为 0.3%多磺酸黏多糖（MPS）的凝胶制剂，实验证明 MPS 可由皮肤迅速渗透进入真皮及皮下组织，抑制表层凝血酶和微凝血酶的形成，具有持久的抗凝血酶作用，能有效阻止微血栓的产生，促进局部血液循环，抑制组织中蛋白酶及透明质酸酶的扩散，促进局部血液循环，具有极强的抗炎、消肿功能，还能促进结缔组织新陈代谢，使细胞间质的黏性、渗透性和保存水分的能力恢复正常，故有极强的保湿作用；可改善皮肤的屏障功能，减少过敏原和刺激物进入机体，降低皮肤对各种外界刺激的敏感性，缓解干燥、脱屑及由此引起的瘙痒；常治疗以干燥及炎症为主的一些皮肤病。

5. 其他　已知细菌定植和感染可诱发或加重湿疹，因此抗菌药物外用治疗比内用治疗更常用。可用各种抗菌药物的外用制剂，也可用糖皮质激素和抗菌药物的复方制剂。其他外用药如焦油类、止痒剂、非甾体抗炎药外用制剂等，可以根据情况选择应用。

6. 中医外治　中药外用是中医治疗湿疹的常用方法，溶液剂是治疗急性湿疹常用的外用剂型。急性湿疹外洗用药可分为辨病用药和辨证用药两类。在辨证用药中，清热除湿药的使用频次最多，大部分药物具有清热解毒、除湿止痒的作用，其他依次是解毒杀虫燥湿止痒药、解表药、祛风药、利水渗湿药。用中药外洗的方法治疗婴幼儿湿疹，往往效果良好，复发率低，治疗期间无不良反应，疗程结束后未发现毒性反应及不良反应。

（四）物理治疗

1. 光疗法　光疗因其疗效好和不良反应小在皮肤科领域里广泛应用，目前治疗湿疹方法主要有 UVA（340～400 nm）光疗和 UVB（290～320 nm）光疗。其治疗机制为：当 UVA 和 UVB 照射皮损后，可诱导角质形成细胞产生具有抗炎或免疫抑制作用的介质，这些介质可以发挥免疫调节作用，改变郎格罕细胞的抗原提呈功能，抑制 T 细胞亚型的选择性活化，减少前炎症细胞因子产物，减慢表皮细胞更新速率，从而防止细胞过度增生，发生浸润、肥厚及苔藓样变。此外，还可抑制表皮细胞分泌细胞间黏附分子-1 的表达，阻止炎症细胞的浸润，从而减少炎症介质的释放，抑制病情的发展，达到治疗作用。同时，紫外线照射可以促进局部炎症的吸收和愈合，使皮肤角质层增厚，增强皮肤的防御功能。而窄谱-UVB（NB-UVB），疗效更好、不良反应更少，已得到广泛使用。

2. 冷冻治疗　利用液氮冷冻的低温作用于病变组织使之发生坏死或诱发生物效应，使苔藓样变的皮损变薄再外用药膏，使药膏容易渗透吸收，充分发挥作用达到最佳药效，而冷冻的麻醉作用又可明显减轻患者瘙痒症状，防止因患者搔抓厉害而进一步加重原有皮损。

3. 生物共振治疗（BICOM）　生物共振技术是建立在现代量子医学上的全新医疗技术，其理论基础是法国科学家德布罗意提出的物质波理论。该理论认为：所有物质都具有特异性的物质波——超微细共振的特定信号，波和波之间会产生干扰，人在接触不同物质时所受的干扰程度不同就产生不同的干扰波，当其超出正常阈值后就会引起不同的病理表现，如过敏、湿疹等。过敏是一种生物物理信息现象，过敏原与人体的多次接触产生了过敏印痕，它储存了变应原唯一的生物共振波，当人再次遇到该过敏原时，两个相同的波即发生共振，并进而通过生物物理脉冲诱发常见的变态反应性疾病，使用生物共振技术将致敏信号检测出，电脑可以记录该共振波，从而发现过敏原，通过同步镜像转换，逆转过敏原产生的物质波——共振波，然后将该反转共振波进行处理，重新输入人体的特定部位，经镜像反转后的信号可以削减原过敏原产生的印痕，从而治疗过敏性疾病。但其实际疗效临床报道不一。

4. 激光治疗　利用点阵激光微束的剥脱作用以及对周围组织的热作用原理，将超脉冲 CO_2 点阵激光应用到慢性湿疹患者的治疗中，加速了皮损的愈合，减轻了瘙痒症状。点阵激光治疗的原理：点阵只是一种激光发射的模式，点阵激光在安装了特殊的图像发生器（CPG），改变了光的发射模式，把原本聚集的光斑分散成数十到数百个更微小的焦斑，即微量的热损伤被分隔，这样热损伤之间的正常组织不受影响，这部分皮肤可以作为热扩散区域，避免可能出现的热损伤等不良反应。同时可以促进皮肤的愈合过程，又能保证治疗的有效性，还可以减轻患者的疼痛感，使患者在更短的时间内恢复正常。因此，点阵激光治疗慢性湿疹较好地提高了治疗效果，缩短了病程，降低了治疗的不良反应，值得临床参考应用。

此外，He-Ne 激光照射治疗，对于杀灭局部微生物、促进炎症吸收和创面愈合有良好效果。尤适用于局限性湿疹、肛周湿疹及传染性湿疹样皮炎的病灶治疗等。

5. 针灸治疗　中医学认为慢性湿疹与风湿热邪侵袭皮肤有关，多由饮食不节、思虑过度等引起，发病机制为"停滞为湿，郁久化热，湿热互搏，蕴于肌肤"，通过针灸治疗可打通体表经络，促使气血正常运行，达到调脏腑平衡、促使病变皮肤恢复的治疗效果。有报道证明采用针灸治疗慢性湿疹，获得了较为满意的治疗效果。

第7章 荨麻疹

荨麻疹俗称"风疹块"，与中医文献记载的"瘾疹""风邪""游风"等相似。是由于皮肤、黏膜小血管扩张及渗透性增加而引起的一种局限性水肿和红斑反应。临床上特征性表现为大小不等的风团伴瘙痒，可伴有血管性水肿。慢性荨麻疹是指上述风团伴瘙痒几乎每天发生，并持续6周以上者。少数慢性荨麻疹患者也可表现为间歇性发作（每周至少发作两次，持续至少6周）。荨麻疹是皮肤病致慢性瘙痒的主要疾病之一。

近10年来，随着对荨麻疹病因与发病机制的研究进展，国内外对荨麻疹的定义及分类也不断进行调整变化。如欧洲2009年新指南与2006年的旧指南比较就有显著变化。和旧指南相比，新指南在荨麻疹的定义上更加严谨，明确提出荨麻疹是"一组具有独特且相同皮肤表现的异质性疾病"，并提出要和其他一些出现风团的医学情况相鉴别，特别是皮肤针刺试验后的风团和平时没有症状的急性过敏反应伴发的风团。从这个角度出发，新指南不推荐将一过性的、伴发风团的过敏反应诊断为荨麻疹。在分类方面和旧指南相比，新指南依然强调按照荨麻疹的病程、发作的频率和病因等来进行分类。但在亚型的分类上，新指南对自发性荨麻疹两个亚型的名称进行了修订，分别将"急性荨麻疹"和"慢性荨麻疹"修订为"急性自发性荨麻疹"和"慢性自发性荨麻疹"。名称变得更加清楚，避免与物理性荨麻疹等病程较长的荨麻疹混淆。新指南也指出，虽然自身免疫性荨麻疹的概念越来越受重视，但目前仍无法明确定义这种荨麻疹，所以暂不将它列为荨麻疹的一组或亚型。

本书以中华医学会《中国荨麻疹诊疗指南（2014版）》为基础，结合国外相关研究，重点探讨"慢性荨麻疹"的定义、分类、病因、发病机制与治疗方法。

一、临床表现与分类

（一）临床表现

荨麻疹的特征性临床表现是突然出现的风团和（或）血管性水肿。风团有3个典型特征：①中央大小不等的肿胀，几乎所有患者肿胀周围都会出现反应性红斑；②瘙痒，时有烧灼感；③一过性，皮肤通常在1～24小时会恢复正常外观。血管性水肿的特点：①突然发生的真皮下部和皮下组织明显肿胀；②疼痛而非痒；③常累及黏膜的下部；④消退比风团慢，可持续长达72小时。

在组织病理学上，风团表现为真皮中上部的水肿，伴真皮上部毛细血管后微静脉和淋巴管的扩张，而血管性水肿类似的变化主要发生在真皮深部和皮下组织。血管周围不同程度的混合炎细胞浸润，包括中性粒细胞和（或）嗜酸性粒细胞、巨噬细胞和T细胞等，还可以有轻到中度的肥大细胞增加。迟发性压力性荨麻疹炎细胞的浸润通常位于真皮中下部。在荨麻疹的一些亚型中，未受累皮肤也可出现黏附分子上调和细胞因子表达的改变。但这些变化可见于多种炎症反应，不具有特异性及诊断价值。

（二）分类

《中国荨麻疹诊疗指南（2014 版）》的分类与相关国际组织联合发布的新指南的分类基本一致（表 7-1），即将荨麻疹分为自发性（包括急性自发性荨麻疹和慢性自发性荨麻疹）与诱导性两大类，而将物理性与其他类非物理性荨麻疹归入诱导性荨麻疹。其中物理性荨麻疹包括人工荨麻疹（皮肤划痕症）、冷接触性荨麻疹、延迟压力性荨麻疹、热接触性荨麻疹、日光性荨麻疹、振动性荨麻疹或血管性水肿。其他类非物理性荨麻疹包括胆碱能性荨麻疹、水源性荨麻疹、接触性荨麻疹、运动诱导性荨麻疹。

表 7-1　荨麻疹的国际分类

类型	亚型	定义
自发性荨麻疹	急性自发性荨麻疹	自发性风团和（或）血管性水肿 < 6 周
	慢性自发性荨麻疹	自发性风团和（或）血管性水肿 > 6 周
物理性荨麻疹	寒冷性荨麻疹	诱发因素：冷的物体、空气、液体、风
	迟发压力性荨麻疹	诱发因素：垂直压力（风团潜伏 3～12 小时）
	热荨麻疹	诱发因素：局部受热
	日光性荨麻疹	诱发因素：紫外线和（或）可见光
	人工皮肤划痕症	诱发因素：机械剪切力（风团 1～5 分钟后发生）
	振动性荨麻疹/血管性水肿	诱发因素：振动因素，如呼吸锤
其他类型荨麻疹（非物理性）	水源性荨麻疹	诱发因素：水
	胆碱能荨麻疹	因锻炼、辛辣饮食致体内温度增高所诱发
	接触性荨麻疹	因接触导致荨麻疹的物质所诱发
	锻炼诱导过敏反应/荨麻疹	诱发因素：体育锻炼

不同亚型荨麻疹的临床表现谱很广，并且两个或两个以上不同亚型的荨麻疹可以共存于同一患者。荨麻疹的这一分类（表 7-1）还有矛盾的地方，例如：物理性荨麻疹也有慢性情况，但由于诱发因素独特而独立分组。而典型的急性和慢性自发性荨麻疹风团是自发产生的，无须外部物理刺激。应该指出常用的缩写"慢性荨麻疹"就是指风团每天发生且持续时间为 6 周以上的荨麻疹，而非特指慢性自发性荨麻疹，应注意避免混淆。

色素性荨麻疹（皮肤肥大细胞增多症）、荨麻疹性血管炎、家族性寒冷性荨麻疹和非组胺性血管性水肿（如遗传性或获得性 C1 酯酶抑制剂缺乏症）因其发病机制与一般荨麻疹不同而不再被视为慢性荨麻疹的亚型。

荨麻疹分类的另一个重要因素是疾病的活动性。对于胆碱能性荨麻疹、物理性荨麻疹及运动性荨麻疹/过敏症，应该确定其相应诱发因素的阈值，如寒冷性荨麻疹的临界温度和时间，医师和患者可利用这些数值评价疾病的活动性和治疗效果。但对于急性和慢性自发性荨麻疹，疾病活动的评估则更为复杂。新指南推荐使用荨麻疹活动评分（urticaria activity score，UAS）系统，统一且简单，可以方便比较来自不同研究中心的结果。UAS（表 7-2）以荨麻疹的主要症状（风团和瘙痒）为依据，适用于荨麻疹患者和医师对疾病活动的评估。由于荨麻疹症状的严重程度变化快，患者应不间断地连续记录数天的自我评估分值，以便对疾病整体的活动性进行良好评估。UAS 系统连续记录 7 天，其有效性已得到验证，可用于日常临床实践中来确定慢性荨麻疹患者的疾病活动性和治疗效果。

表 7-2 荨麻疹患者疾病活动性评估（总分：0～6）

评分	风团	瘙痒
0	无	无
1	轻度（风团＜20 个/24 小时）	轻度（有，但不引起烦躁或麻烦）
2	中度（风团 20～50 个/24 小时）	中度（有麻烦，但不影响正常生活或睡眠）
3	强（风团＞50 个/24 小时或有大范围融合）	强烈（严重瘙痒，明显影响日常活动或睡眠）

二、病因与发病机制

近 20 年来，研究者们在确定不同类型和亚型荨麻疹的病因上取得了显著的进展，如发现了急性或慢性感染（如单一异尖线虫或幽门螺杆菌）、食品和药品的非变应性过敏反应和针对 IgE 受体的功能自身抗体所介导的自身免疫反应在慢性自发性荨麻疹发生中的作用等。对自身免疫性荨麻疹的认识正在不断深入，但仍有许多问题需进一步明确。然而，关于病因的研究结果差异很大，其原因可能是选择的患者不同，因此，应尽可能根据新的发病机制建立统一的荨麻疹分类标准。

（一）病因

新指南认为，持续性、每天发作的自发性荨麻疹很少与 I 型变态反应相关，对食物和食物添加剂的非变态反应性的超敏反应才是其最常见的原因。相反，间歇性发作的自发性荨麻疹则与 I 型变态反应有关。

具体来说，急性荨麻疹常可找到病因，但慢性荨麻疹的病因多难以明确，也是我们日常工作中处理慢性荨麻疹所致慢性瘙痒的难点。通常将慢性荨麻疹的病因分为外源性和内源性。外源性因素多为暂时性，包括物理刺激（摩擦、压力、冷、热、日光照射等），食物（动物蛋白如鱼、虾、蟹、贝壳类、蛋类等，植物或水果类如柠檬、杧果、李子、杏子、草莓、胡桃、可可、大蒜、西红柿等，腐败食物和食品添加剂），药物（免疫介导的如青霉素、磺胺类药、血清制剂、各种疫苗等，或非免疫介导的肥大细胞释放剂如吗啡、可待因、阿司匹林等），置入物（人工关节、吻合器、心脏瓣膜、骨科的钢板、钢钉及妇科的节育器等）以及运动等。内源性因素多为持续性，包括肥大细胞对 IgE 高敏感性、慢性隐匿性感染（细菌、真菌、病毒、寄生虫等感染，如单一异尖线虫或幽门螺杆菌感染在少数患者可能是重要的因素）、劳累或精神紧张、针对 IgE 或高亲和力 IgE 受体的自身免疫以及慢性疾病如风湿热、系统性红斑狼疮、甲状腺疾病、淋巴瘤、白血病、炎性肠病等。特别指出的是，慢性荨麻疹很少由变应原介导所致。

（二）发病机制

1. 慢性自发性荨麻疹（chronic spontaneous urticaria，CSU）的发病机制

（1）免疫介导的 CSU：与免疫有关的 CSU，发病机制可有 4 型。①IgE 介导的 CSU（I 型 CSU）；②IgG 介导的 CSU（II 型 CSU）；③免疫复合物介导 CSU（III 型 CSU）；④T 细胞介导 CSU（IV 型 CSU）。

① T 细胞与 CSU：T 细胞在协调适应性免疫反应过程中主要是通过分泌细胞因子激活和（或）招募靶细胞，细胞因子在 CSU 发病过程中促进自身免疫。T 细胞与不同的初始抗原相互作用过程中，接受不同的模式分子信号可分化为 4 种不同的 T 细胞亚型，分别为 Th1 细胞、Th2 细胞、辅助性 T 17（Th17）细胞及调节性 T 细胞（Treg 细胞）。Th1 细胞介导外

源性病原体的免疫应答，在人体内对抗分枝杆菌感染发挥了特别重要的作用。Th1 细胞主要分泌 IL-2、IL-12、TNF-α、IFN-γ。IL-2 与 IFN-γ 联合决定 Treg 细胞的分化和活化程度。Th2 细胞介导细胞外病原微生物的清除并参与变态反应。Th2 细胞主要分泌 IL-4、IL-5、IL-6、IL-9、IL-10、IL-13、IL-25 及双调蛋白。Th17 细胞主要分泌 IL-17A、IL-17F、IL-21、IL-26。在对细菌和真菌细胞免疫反应中 IL-17A 和 IL-17F 招募并活化中性粒细胞。IL-21 联合 TGF-β 可促进 Th17 细胞分化，抑制肥大细胞、Treg 细胞活性。Treg 细胞具有调节作用，参与自身免疫性疾病、移植免疫、肿瘤免疫等，在保持炎症反应和免疫耐受之间的平衡中起着很重要的作用。它主要分泌 IL-4、IL-10、IL-35 和 TGF-β，生成过程受 IL-10 的正调节以及 IL-6、IL-21 的负调节。IL-35 属于 IL-12 家族，抑制免疫活性。

② T 细胞参与 CSU 发病的机制：CSU 患者外周血中的 IL-2 和 IFN-γ 降低，IL-4、IL-10 升高。IL-2、IFN-γ 可促进 Th 细胞向 Th1 细胞分化，IL-4 促进 Th 细胞向 Th2 细胞分化，IL-10 抑制 Th1 细胞分化。Th17 细胞与 Treg 细胞通过分泌细胞因子进行交叉调节。在 Th2 型细胞因子过量和 Th1 型细胞因子相对不足的情况下，Th1 / Th2 平衡被破坏，导致许多免疫性疾病发生。CSU 是由 Th2 驱动的疾病，诸多细胞因子的作用引起后继反应加重 CSU 的发展。尽管证据很充分，但是，Th1/Th2 失衡模式仍然不能解释一些不容忽视的问题。随着研究的发展，人们陆续发现 Th17 细胞、Treg 细胞。Th17 细胞是一种在免疫反应中起关键效应的细胞，而 Treg 细胞协调整体免疫反应。Th17 细胞、Treg 细胞的参与可能补充了 Th1 /Th2 失衡导致免疫性疾病发生理论的不足，它们之间的相互作用成为目前 CSU 发病机制的研究热点。临床研究提示，患者外周血中 Th17 细胞表达下降，Treg 细胞的表达水平较正常人明显增高。然而由于 Th17 细胞与 Treg 细胞作用的机制尚不明确，扩增的 Treg 细胞的功能效力是否因为数量异常而出现异变，其与 Th1/Th2 失衡的相关性如何，谁在 CSU 细胞免疫的发病机制中起主导作用，仍需更加深入的研究。

③ B 细胞与 CSU：IgE、IgG 与 CSU 变应原进入机体可诱导 B 细胞产生 IgE 抗体，后者以 Fc 段与肥大细胞和（或）嗜碱性粒细胞等靶细胞表面高亲和力的 Fc 受体 α 链（FcεRI-α）结合，使机体处于致敏状态。相同的抗原再次进入人体时，与已经结合在靶细胞上 2 个或 2 个以上的 IgE 发生特异性桥联，信号转导通过 FcεRI 的 α、β、γ 链传至细胞内，促使肥大细胞和（或）嗜碱性粒细胞脱颗粒释放一系列化学介质。荨麻疹欧洲 2009 年指南认为，由 IgE 介导的 Ⅰ 型变态反应只见于少数慢性荨麻疹患者。持续性的、每天发生的自发性荨麻疹很少与 Ⅰ 型变态反应相关，而间歇性发作者与 Ⅰ 型变态反应有关。约 20% 的 CSU 患者有 IgG 自身抗体。这些自身抗体包括抗特异性 IgE 抗体、体外组胺释放试验阳性有免疫活性的抗 FcεRI 抗体、体外组胺释放试验阴性无免疫活性的抗 FcεRI 抗体及一些其他自身抗体，它们可单独或同时与细胞表面低亲和力 IgG 受体（FcεRIII）、FcεRI 受体或 FcεRI -IgE 复合物结合，激活肥大细胞和嗜碱性粒细胞释放多种介质。抗 FcεRI 自身抗体与 FcεRI α 链结合后，可直接激活效应细胞，导致肥大细胞、嗜碱性粒细胞脱颗粒，引起荨麻疹。

④ 抗 CD20 单克隆抗体与 CSU：抗 CD20 单克隆抗体可能通过干扰 B 细胞的数量和功能而达到免疫调节的作用，从而缓解难治性 CSU 症状。在对系统性红斑狼疮的研究中发现，利妥昔单抗治疗后 B 细胞数目和 IgG 水平降低，且同时下调了 B 细胞表面的 CD40 和 CD80，通过这些共刺激分子对 T 细胞激活造成障碍。因此，推测利妥昔单抗治疗可能对体液和细胞免疫系统都产生了影响。目前认为约 45% 的慢性自发性荨麻疹患者有自身免疫基础。相关最

密切的应该为 FcγRIα自身 IgG 抗体。抗 CD20 单克隆抗体可能针对产生 IgG 自身抗体的 B 细胞，减少体内自身抗体，下调 CSU 的自身免疫强度。然而，考虑到抗 CD20 单克隆抗体的细胞毒性，其在 CSU 中的应用仍很少，新型抗 CD20 单抗从降低免疫原性和提高 IgG Fc 受体结合能力等方面加强设计，目前已在临床试验中取得了令人鼓舞的结果，希望在未来的研究中更具针对性的 CD20 单抗可为 CSU 的治疗带来更多价值。

⑤ 凝血与抗凝血系统与 CSU：研究证实，内、外源性凝血途径均可被激活产生凝血酶而在 CSU 发病中发挥作用。

⑥ 凝血因子参与 CSU 发病的机制：凝血酶通过激活蛋白激酶受体发挥作用。蛋白激酶受体（PRA）是 G 蛋白偶联蛋白酶激活受体，包括 PRA1～PRA4。通过鼠的炎症动物模型研究证实，凝血酶通过诱导 PRA-1 激活，促使肥大细胞释放血管活性胺，从而引起血管通透性增加，导致皮肤黏膜水肿。凝血酶激活肥大细胞表面的 PAR2，刺激肥大细胞脱颗粒，诱发荨麻疹发生。在缺乏补体 C3 时，凝血酶以取代依赖 C3 的 C5 转化酶产生 C5a，激活补体，促进 CSU 患者嗜碱性粒细胞 IgG 依赖性组胺释放。然而 CSU 体内多种细胞因子可引起内皮细胞表达组织因子，凝血途径激活，导致凝血酶生成。因此，凝血系统激活是引起 CSU 的原发因素还是续发因素有待研究。

⑦ 补体与 CSU：从患者血清中分离的自身抗体尚不能直接激活肥大细胞，还需要有补体的参与。诱导组胺释放的抗 FcεRⅠα自身抗体主要是 IgG$_1$和 IgG$_3$，可有效地活化补体。将人的表皮肥大细胞分别与分离纯化的患者的 IgG、灭活补体的患者血清及患者的全血清一起孵育，结果患者的全血清能激活肥大细胞释放组胺，而纯化的 IgG 不能激活肥大细胞。将 IgG 加入正常人血清中，其激活肥大细胞的能力可恢复，而加入缺乏 C2 或 C5 的血清中则不能恢复；灭活补体的患者血清也不能引起组胺释放。肥大细胞释放组胺依赖性 C5a 的聚集，用 C5a 类似物封闭 C5a 受体可以抑制其释放组胺。因此，可以说肥大细胞被自身抗体激活释放组胺至少可以被补体活化扩大。补体系统作为原发或继发因素被激活参与 CSU 发病。

（2）非免疫介导的 CSU

① 假变应原与 CSU：部分 CSU 患者通过各种检测手段很难明确变应原的存在，但其疾病反复发作与某些药物、食物或食品添加剂有关，避免这些因素可使 CSU 症状消失或减轻，这一类荨麻疹占慢性荨麻疹的 5%～15%。将这些药物或食物做皮肤点刺试验并不能激发皮肤过敏反应，血中也检测不出相应的 IgE 抗体，体外组胺释放试验亦呈阴性，故将之称为假变应原（pseudoallergens）。这些药物或食品添加剂可直接促进肥大细胞脱颗粒或含有使肥大细胞脱颗粒的物质。有研究发现，当服用非甾体类药物后可减少花生四烯酸代谢成前列腺素，而使半胱氨酰白三烯过度产生，后者是介导风团和红斑形成的重要递质，可能是非甾体类药物介导的 CSU 的重要机制之一。体外血清试验证实，多种药物过敏的患者体内可能存在诱导嗜碱性粒细胞释放组胺的因子，即一些药物可能增强循环组胺释放因子的活性，导致 CSU 发作，而单独这一因素存在并不能有效诱导疾病发生。

② 幽门螺杆菌（Hp）与 CSU：一些学者认为在 Hp 感染情况下胃肠黏膜屏障受到破坏，导致进入肠道的抗原或其他促炎症因子更易吸收，并暴露于免疫系统而诱发或加重 CSU。另外 Hp 毒素或其成分作为超抗原，或在体内形成抗原-抗体复合物、或 Hp 模拟抗原包括 Liewis 抗原、唾液酸糖基结合物和层黏素及其残基，而诱发或加重 CSU 的炎症过程。

③ 甲状腺与 CSU：CSU 患者血中存在抗甲状腺自身抗体，包括抗甲状腺球蛋白抗体、抗甲状腺微球蛋白抗体，阳性率为 20%～60%，甚至部分患者存在不同程度的甲状腺功能失

调。但其与 CSU 之间的关系尚有争论。甲状腺自身抗体并不能直接刺激肥大细胞和嗜碱性粒细胞脱颗粒，说明这些自身抗体并无直接致病作用，可能是 CSU 患者体内免疫自稳失衡的产物，属一种伴随现象。并且，甲状腺自身抗体在许多其他皮肤病如斑秃、白癜风等患者中也有一定的检出率，这也反映了这些抗体的存在并无特殊的病理学意义。

2. 诱导性荨麻疹的发病机制　诱导性荨麻疹，包括人工性荨麻疹、寒冷性荨麻疹、热性荨麻疹、日光性荨麻疹、迟发压力性荨麻疹、振动性血管性水肿、水源性荨麻疹、胆碱能性荨麻疹、接触性荨麻疹。也即将以往的物理性荨麻疹以及属于其他类别的水源性荨麻疹、胆碱能性荨麻疹以及接触性荨麻疹统一归类为可诱发性荨麻疹。一直以来，临床皮肤科医师对这类荨麻疹关注较少，因而在此对诱导性荨麻疹各种类型的发病机制做一简要介绍。

（1）人工性荨麻疹：又称皮肤划痕症，目前尚不清楚，相关的研究较少。有研究显示人工性荨麻疹与物理因素、药物反应及疥螨等有关。

（2）寒冷性荨麻疹：尚不明确。肥大细胞激活、随后的组胺以及其他炎症介质的释放被认为是寒冷性荨麻疹的中心环节，然而冷刺激如何转换为分子和细胞激活信号不清楚，抗 IgE 抗体可能起着重要作用。获得性寒冷性荨麻疹目前发现可与感染、白细胞破碎性血管炎、肿瘤、自身免疫、血液病、胸腺疾病及药物吸收等相关。家族性寒冷性荨麻疹发现与 CIAS1 突变有关。

（3）热性荨麻疹：有报道肥大细胞和嗜酸性粒细胞脱颗粒参与了热性荨麻疹的发病。Fukunaga 等报道一名 71 岁女性患者自体血清试验阴性，而将自体血清加热到 40℃ 再进行皮内注射结果则为阳性，提示血清内某种物质可能在热刺激下被激活。而 Pezzolo 等报道一例局部热性荨麻疹患者用加热到 43℃ 的金属柱状物激发后出现风团，皮内注射预加热到 56℃ 的自体血清结果阳性，而预加热到 45℃ 却未能诱发风团。具体机制尚不明确。

（4）日光性荨麻疹：目前认为主要是 I 型变态反应参与了日光性荨麻疹的发病。日晒后，灭活的皮肤发色团转化为致敏原，与肥大细胞上的 IgE 发生交联，从而导致肥大细胞脱颗粒。作用光谱照射自体血清后皮内注射出现阳性反应进一步提示患者血清中的光致敏原在作用光谱照射后激活，而抑制光谱则抑制光致敏原与肥大细胞的交联。固定型日光性荨麻疹则可能与肥大细胞数量以及分布的差异有关。

（5）迟发压力性荨麻疹：其发病机制尚不清楚。有学者认为迟发压力性荨麻疹存在系统性炎症反应以及纤溶亢进。

（6）振动性血管性水肿：其发病机制可能是肥大细胞介导的迟发反应。也有学者认为存在神经炎症机制，可能是神经和免疫相互作用的结果。

（7）水源性荨麻疹：发病机制尚未阐明，但目前已有多种机制提出。1964 年 Shelley 和 Rawnsley 提出，在水源性荨麻疹患者中，水与角质层或皮脂腺的成分相互作用形成一种毒性物质，可被皮肤吸收导致毛囊周围肥大细胞脱颗粒和组胺释放；Czarnetzki 等则提出，表皮中存在水溶解性抗原，当与水接触后溶解并渗透整个真皮并导致肥大细胞释放组胺。此外，乙酰胆碱、5-羟色胺以及缓激肽也可能参与水源性荨麻疹的发病。

（8）胆碱能性荨麻疹：发病机制尚不完全明确。乙酰胆碱一直认为是胆碱能性荨麻疹发病中的重要物质，它可单独诱发肥大细胞脱颗粒。近年来逐渐发现胆碱能性荨麻疹的重要诱发因素不是身体温度，而是出汗。越来越多的研究发现胆碱能性荨麻疹患者存在汗液过敏，可通过自体汗液试验、汗液刺激的嗜碱性粒细胞组胺释放试验以及使用半纯化标准汗液抗原的组胺释放中和反应来得到证实。数据显示约 2/3 的患者存在自身汗液过敏。汗液中的该抗原可能是自身蛋白，近年来证实由马拉色菌分泌并包含在人体汗液中的 MGL-1304 是特应性皮炎以及胆碱能性荨麻疹患者的重要抗原。汗腺导管的表面阻塞也逐渐被认识到可能参与胆碱能性荨麻疹的发病。有研究者提出汗液外渗理论：汗腺导管周围的淋巴细胞浸润并阻塞导管，汗液滞留从受损的导管外渗，因为汗液过敏从而诱发风团。根据其发病机制，Horikawa 等提出把胆碱能性荨麻疹分为两型：非毛囊型（汗液过敏）和毛囊型；Nakamizo 等则把胆碱能性荨麻疹分为 4 型：汗孔阻塞型、合并获得性全身性少汗型、汗液过敏型、特发型；Bito 等认为胆碱能性荨麻疹的分类首先应区分是否自身汗液过敏，以后再判断患者出汗是否正常，故分为汗液过敏型、合并获得性无汗症和（或）少汗症、特发型。

（9）接触性荨麻疹：非免疫性接触性荨麻疹可能是细胞血管活性物质的直接释放，主要为肥大细胞释放前列腺素。免疫性接触性荨麻疹则认为是即刻 IgE 介导肥大细胞组胺释放。

（10）特发性荨麻疹与自身免疫性荨麻疹：特发性荨麻疹与自身免疫性荨麻疹大约是2010 年之前的旧的分类。此前，将荨麻疹分为特发性荨麻疹和物理性荨麻疹，特发性荨麻疹则包括急性荨麻疹和慢性荨麻疹。急性荨麻疹是病因明确的急性变态反应，这一点，前后没有异议。而特发性慢性荨麻疹（chronic idiopathic urticarial，CIU）原指病因不明的慢性荨麻疹，即不包括较为显著的物理性因素以及一些会引发病情的药品或带有致病源的食物等所致的慢性荨麻疹。

此前，高达 30%～50%的慢性荨麻疹出现针对 FcεR I α链或 IgE 本身的自身抗体。这些存在于患者循环中的自身抗体可导致皮肤中浸润的嗜碱性细胞和肥大细胞活化释放组胺并由此引起风团，称为自身免疫性或自身反应性荨麻疹（AICU）。

现在，凡是无明确原因和诱因的慢性荨麻疹都归入慢性自发性荨麻疹。如合并有其他免疫性疾病（如皮肌炎、天疱疮、桥本甲状腺炎等）则不再放入慢性荨麻疹讨论之列。即便如此，读者应了解荨麻疹诊治的发展源流。

三、诊断与鉴别诊断

（一）病史及体检

应详尽采集病史和全面体检，包括可能的诱发因素及缓解因素、病程、发作频率、皮损持续时间、昼夜发作规律、风团大小与数目、风团形状及分布、是否合并血管性水肿、伴随瘙痒或疼痛程度、消退后是否有色素沉着等，既往个人或家族中的过敏史、感染病史、内脏疾病史、外伤史、手术史、用药史、月经史，还有心理及精神状况、生活习惯、工作及生活环境以及既往治疗反应等。

（二）实验室检查

通常荨麻疹不需要做更多的检查。急性患者可检查血常规，了解发病是否与感染或过敏相关。慢性患者如病情严重、病程较长或对常规剂量的抗组胺药治疗反应差时，可考虑行相关的检查，如血常规、粪便虫卵、肝肾功能、血糖、血尿酸、免疫球蛋白、红细胞沉降率、C 反应蛋白、补体和各种自身抗体等。必要时可以开展变应原筛查、食物日记、自体血清皮肤试验（ASST）和幽门螺杆菌感染鉴定，以排除和确定相关因素在发病中的作用。IgE 介导的食物变应原在荨麻疹发病中的作用是有限的，对变应原检测结果应该正确分析。有条件的单位可酌情开展双盲、安慰剂对照的食物激发试验。利用以上基本的实验室检查排除严重的系统性疾病，并为安全治疗提供依据。

（三）关于自体血清皮肤试验

目前，唯一广泛应用的筛查试验——自体血清皮肤试验（ASST）是针对 IgE 或高亲和力 IgE 受体的自身抗体检测，是一种非特异性筛查，不仅可用于评估是否存在释放组胺的自身抗体，而且可评估血清内是否存在任何类型的组胺释放因子。通常来说，正常健康者以及非慢性自发性荨麻疹的患者 ASST 不会出现阳性反应。但有研究表明，患有过敏性或非过敏性呼吸道症状的成年患者 ASST 的阳性率为 30%～50%，而在儿童中可高达 80%。这些研究还发现，40%～45% 的正常健康人也出现阳性反应，这些变异的意义还不清楚，目前也无法解释原因。考虑到 ASST 有导致感染扩散的潜在风险（特别是有可能发生患者血清搞混的情况），而且近年来的研究提示对于 ASST 的结果应慎重对待，故不宜将 ASST 作为常规检查。

（四）特殊检查

X 线与超声等影像学检查不是以检查肿瘤为目的的荨麻疹病因学筛查。因为到目前为止，没有证据表明荨麻疹与肿瘤疾病之间存在联系。相关影像学及心电检查是为了解患者基础身体健康情况和治疗用药提供参考的。

（五）分类诊断

结合病史和体检，将荨麻疹分为自发性和诱导性。前者根据病程是否≥6 周分为急性与慢性，后者根据发病是否与物理因素有关，分为物理性和非物理性荨麻疹，并按表 7-1 定义进一步分类。可以有两种或两种以上类型荨麻疹在同一患者中存在，如慢性自发性荨麻疹合并人工荨麻疹。

（六）鉴别诊断

主要与荨麻疹性血管炎相鉴别，后者通常指风团持续 24 小时以上，皮损恢复后留有色素沉着，病理提示有血管炎性改变。另外，还需要与表现为风团或血管性水肿形成的其他疾病如荨麻疹型药疹、血清病样反应、丘疹性荨麻疹、金黄色葡萄球菌感染、成人 Still 病、遗传性血管性水肿等相鉴别。

四、治疗

（一）病因治疗

消除诱因或可疑病因是荨麻疹的治本之道。治疗上主要从以下几个方面着手。

（1）详细询问病史，尽力发现可能病因或诱因并设法去除是最重要的方法。

（2）对诱导性荨麻疹，包括物理性与非物理性荨麻疹患者，避免相应刺激或诱发因素可缓解或改善临床症状，甚至自愈。

（3）当怀疑药物诱导的荨麻疹，特别是非甾体抗炎药和血管紧张素转化酶抑制药时，可考虑避免（包括化学结构相似的药物）或用其他药物替代。

（4）临床上怀疑与各种感染和（或）慢性炎症相关的慢性荨麻疹，在其他治疗抵抗或无效时可酌情考虑抗感染或控制炎症等治疗，部分患者可能会受益。如抗幽门螺杆菌的治疗对与幽门螺杆菌相关性胃炎有关联的荨麻疹有一定的疗效。

（5）对疑为与食物相关的荨麻疹患者，鼓励患者记食物日记，寻找可能的食物并加以避免，特别是一些天然食物成分或某些食品添加剂可引起非变态反应性荨麻疹。

（6）对 ASST 阳性或证实体内存在针对 FcεR I α链或 IgE 自身抗体的患者，常规治疗无效且病情严重时可酌情考虑加用免疫抑制药、自体血清注射治疗或血浆置换等。

（二）控制症状

药物选择应遵循安全、有效和规则使用的原则，以提高患者的生活质量为目的。推荐根据患者的病情和对治疗的反应制定并调整治疗方案（图 7-1）。

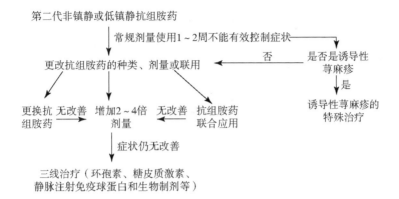

图 7-1　慢性荨麻疹的治疗流程

1. 一线治疗　首选第二代非镇静或低镇静抗组胺药（nsAH），治疗有效后逐渐减少剂量，以达到有效控制风团发作为标准。为提高患者的生活质量，慢性荨麻疹疗程一般不少于 1 个月，必要时可延长至 3 ～ 6 个月，或更长时间。第一代抗组胺药治疗荨麻疹的疗效确切，但因中枢镇静、抗胆碱能作用等不良反应限制其临床应用。在注意禁忌证、不良反应及药物间相互作用等前提下，可酌情选择。常用的第一代抗组胺药包括氯苯那敏、苯海拉明、多塞平、异丙嗪、酮替芬等。第二代抗组胺药包括西替利嗪、左西替利嗪、氯雷他定、地氯雷他定、非索非那定、阿伐斯汀、依巴斯汀、依匹斯汀、咪唑斯汀、奥洛他定等。也有将左西替利嗪、地氯雷他定、非索非那定、奥洛他定等定义为第三代抗组胺药的，特点是它们中枢镇静的发生率更低，无心律失常等不良反应，与依匹斯汀、咪唑斯汀等一样兼具较强的非组胺性抗炎作用，且作用时间长、服用方便。

2. 二线治疗　常规剂量使用 1～2 周后不能有效控制症状，考虑到不同个体或荨麻疹类型对治疗反应的差异，可选择更换品种或在获得患者知情同意情况下增加 2～4 倍剂量；国内提倡联合第一代抗组胺药，可以睡前服用，以降低不良反应；联合使用第二代抗组胺药，并提倡同类结构的药物联合使用如氯雷他定与地氯雷他定联合，以提高抗炎作用。但是，欧洲新指南不推荐联合使用两种 H_1 受体拮抗药（两种第二代联合使用或者一种第一代和一种第二代联合使用）。同时指出，虽然近年来的一些研究显示 nsAH 具有抗炎症作用，但由于组胺本身是一种前炎症因子，所以目前尚不清楚这种抗炎症作用是否与组胺的作用被抑制有关。如常规剂量的 nsAH 治疗无明显效果，应考虑增加 nsAH 的剂量（最大可加到正常剂量的 4 倍），疗效仍不明显时可加用白三烯受体拮抗剂或更换 nsAH 联合抗白三烯药物，特别是对非甾体抗炎药诱导的荨麻疹。抗白三烯药物有孟鲁司特和扎鲁司特。

3. 三线治疗　对上述治疗无效的患者，可以考虑选择以下治疗：环孢素，每日 3～5 mg/kg，分 2～3 次口服。因其不良反应发生率高，只用于严重的、对任何剂量抗组胺药均无效的患者。糖皮质激素，适用于急性、重症或伴有喉头水肿的荨麻疹，泼尼松 30～40 mg（或相当剂量），口服 4～5 天后停药，不主张在慢性荨麻疹中常规使用。免疫球蛋白如静脉注射免疫球蛋白，每日 2 g，连用 5 天，适合严重的自身免疫性荨麻疹。生物制剂，如国外研究显示，奥马珠单抗（omalizumab，抗 IgE 单抗）对难治性慢性荨麻疹有肯定疗效。但目前无大规模随机双盲对照研究能证实其临床疗效（图 7-2）。

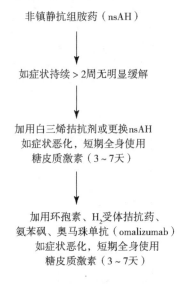

非镇静抗组胺药（nsAH）

↓

如症状持续 > 2 周无明显缓解

↓

加用白三烯拮抗剂或更换 nsAH
如症状恶化，短期全身使用
糖皮质激素（3~7 天）

↓

加用环孢素、H_2 受体拮抗药、
氨苯砜、奥马珠单抗（omalizumab）
如症状恶化，短期全身使用
糖皮质激素（3~7 天）

图 7-2　欧洲荨麻疹的治疗流程

4. 光疗　对于慢性自发性荨麻疹和人工荨麻疹患者在抗组胺药治疗的同时可试用 UVA 和 UVB 治疗 1~3 个月。当前临床上常用 NB-UVB 治疗，尤其是中药熏蒸后紧接着 NB-UVB 照射治疗，对某些荨麻疹患者有很好的疗效。特别是对那些皮肤粗糙干燥或油腻、有散在非特异性红斑丘疹、间有色素沉着或色素减退斑和抓痕的患者有良效。其作用机制可能是患者皮肤屏障功能减退、皮肤微生物定植失衡（如金黄色葡萄球菌与马拉色菌过度繁殖）而导致免疫失衡。NB-UVB 有抑制上述微生物和调节表皮抗原提呈、诱导真皮炎症细胞凋亡的作用。中药熏蒸治疗有改善皮肤循环和表皮代谢作用。

5. 诱导性荨麻疹的治疗　诱导性荨麻疹对常规的抗组胺药治疗相对较差，在治疗无效的情况下，要选择一些特殊的治疗方法（表 7-3）。

表 7-3　部分诱导性荨麻疹的治疗

类型	治疗方法
人工荨麻疹	①减少搔抓；②联合酮替芬（1mg，每日 1~2 次）；③窄谱 UVA 或 UVB
寒冷性荨麻疹	①联合赛庚啶（2mg，每日 3 次）；②联合多塞平（25mg，每日 2 次）③冷水适应性脱敏
胆碱能性荨麻疹	①联合达那唑，0.6g/d，以后逐渐减为 0.2~0.3g/d；②联合美喹他嗪（波丽玛朗，5mg，每日 2 次）；③联合酮替芬（1mg，每日 1~2 次）；④逐渐增加水温和运动量
迟发压力性荨麻疹	通常抗组胺药无效，可选择：①糖皮质激素如泼尼松 30~40mg/d；②难治患者可选氨苯砜，每日 50mg，口服；③柳氮磺吡啶，2~3g/d，口服
日光性荨麻疹	①羟氯喹，0.2g，每日 2 次；②UVA 或 UVB 脱敏治疗

6. 妊娠期和哺乳期妇女及儿童的治疗　目前缺乏全面的 nsAH 在这一人群中的安全性资料，但有妇女在妊娠、哺乳期使用 nsAH 的报道，且目前一些 nsAH 已是非处方药，可能有

妇女在妊娠早期就使用过此类药物，但迄今为止并没有妊娠期使用 nsAH 导致后代出现缺陷的报道。近年来，有少量西替利嗪和氯雷他定用于妊娠期妇女的小样本量临床研究，没有报道大的不良反应，因此妊娠期妇女也可使用 nsAH。考虑到该人群对安全性的特殊要求，建议如果妊娠期妇女确实需要使用抗组胺药物，应选择氯雷他定，必要时也可考虑地氯雷他定。由于没有在妊娠期妇女中进行过增加 nsAH 剂量的临床研究，而且氯雷他定需要经过肝脏代谢，因此在常规剂量疗效不佳时，是否可以增加氯雷他定/地氯雷他定的剂量还没有定论，此时也可酌情考虑是否更换为第一代抗组胺药物。大多数抗组胺药可以分泌到乳汁中，比较而言，西替利嗪、氯雷他定在乳汁中分泌水平较低，哺乳期妇女可酌情推荐上述药物，并尽可能使用较低的剂量。氯苯那敏可经乳汁分泌，降低婴儿食欲和引起嗜睡等，应避免使用。

非镇静作用的抗组胺药同样是儿童荨麻疹治疗的一线选择。不同的药物其最低年龄限制和使用剂量有显著的差别，应遵循药物说明书规范使用。很多医师认为第一代抗组胺药物在临床上已应用很长时间，其安全性资料已很清楚，应可以用于儿童。但是，第一代抗组胺药物上市很早，当时 GCP 等都未颁布，因此需要审慎评估其在儿童中的疗效和安全性数据，而且镇静类抗组胺药也给患儿的学习等带来影响。总体而言，nsAH 的安全性优于第一代抗组胺药物，所以一般不推荐给儿童患者使用第一代抗组胺药物。因此，儿童患者也应选择 nsAH 作为一线治疗，在常规剂量无效的时候，也可像成年患者那样增加 nsAH 的剂量（按年龄、体重等酌情调整）。

7. **替代某些西药的中药制剂**　复方甘草酸铵与苦生碱。

8. **中医中药**　中医中药在治疗荨麻疹中有一定的作用，有时甚至是有优势。但要做到得心应手，就必须通晓荨麻疹的现代医学科学理论与中医对荨麻疹辨证论治的精髓，同时对中药学与方剂学作深入的研究。由于篇幅有限，本书仅对常见的几型荨麻疹的中医辨证施治作一简要介绍。以便某些患者在常规西医治疗效果不佳时，可结合中医或单用中医药治疗。

（1）风热型：常见于急性荨麻疹。发病急，风团面积大而广，色红，灼热剧痒，可伴发热、恶寒、咽喉肿痛、烦渴胸闷、恶心欲吐、周身不适，脉浮数、舌红苔薄白或薄黄。辨证风热袭表、肺卫失宣。治以辛凉解表、疏风清热。方用金银花、连翘、生地黄、赤芍、丹参、徐长卿、黄芩、苦参、白藓皮、蝉蜕、荆芥、防风、木通、冬瓜皮、浮萍、甘草等。方中荆芥、防风、蝉蜕去皮里膜外之风，左以冬瓜皮清热利湿消肿；苦参、白藓皮、浮萍清热除湿、散风解表，使表里双解；金银花、连翘清热解毒；黄芩泻肺火；生地黄、赤芍、丹参凉血活血、滋阴清热。

本书虽然主要讨论的是慢性瘙痒，但临床上有时会遇到运用抗组胺药联合糖皮质激素和钙剂等治疗无效、甚或病情加重的急性荨麻疹病例，原因不明。患者瘙痒难忍，有时面容肿胀，睁眼困难。此种情况，用上述中医药治疗，常常意外获效，故而赘述。如遇胃热炽盛、口渴口臭、便秘或大便热臭、舌红苔黄，可加生石膏、栀子、枳实、芒硝、大黄，清热泻腑，以泄阳明实火。

（2）阴血不足、血虚风燥型：慢性荨麻疹最常见的类型之一。风团反复发作，迁延日久，午后或夜间加剧，口干不思饮，手足心热，皮肤偏干燥暗淡，舌红少苔或舌质淡，脉沉细。证属阴血不足，风邪束表。治宜滋阴养血，疏散风邪。方用生地黄、熟地黄、赤芍、麦冬、当归、川芎、何首乌、刺蒺藜、浮萍、荆芥、防风、黄芪、柴胡、甘草等。方中生地黄、熟地黄、赤芍、麦冬、当归、川芎、何首乌养血滋阴，刺蒺藜、浮萍、荆芥、防风疏风止痒，甘草和中。

（3）肺脾两虚、卫气不固型：患者素体虚弱，面色㿠白，失眠健忘，气短乏力，口舌质淡，苔白脉沉。治以补肺益气，固卫和营。方用黄芪、白术、防风、茯苓、沙参、桑皮、地骨皮、干姜皮、桂枝等。方中黄芪、沙参、白术益气固表，防风、桑皮祛风止痒，干姜皮、桂枝温阳活血。

（4）肝郁血虚、内有郁热型：风团小而瘙痒甚，皮肤干燥有抓痕。骨蒸潮热，烦躁易怒，或自汗盗汗，或头痛目涩，或颊赤口干，或小便涩痛，女性患者或有月经不调，少腹胀痛，舌红苔薄黄，脉弦虚数。治宜疏肝解郁、清热疏风，条达气机。方用丹栀逍遥散加减：当归、白芍、柴胡、黄芩、生地黄、薄荷、五味子、乌梅、牡丹皮、栀子、荆芥、防风、浮萍、蝉蜕等。方中柴胡疏肝解郁，使肝气条达，以复肝用。当归、白芍二药皆入肝经，能补血，养血柔肝，合用相得益彰，既养肝以治血虚，又防柴胡劫肝阴。白术、茯苓、甘草健脾益气，为补气健脾之要药，三药合用使脾气运化有权，化气生血。牡丹皮、栀子清热凉血，泻火除烦。浮萍、荆芥、防风、蝉蜕散风除湿，并与当归共同沟通表里。

第8章 银屑病

银屑病（psoriasis）是一种常见的由免疫介导的慢性炎性皮肤病，除可以累及患者的皮肤、甲、黏膜和关节，引起轻重不等的皮损外，还可有顽固瘙痒，严重危害患者的身心健康。其特征性皮损表现为覆有数层银白色鳞屑的红色丘疹或斑块，常呈对称分布，皮疹边界清晰，堆积的鳞屑可高出皮面，经反复搔抓或摩擦后容易脱落，脱落后可见薄膜现象及Auspitz 征。好发于上肢肘关节、下肢膝关节以及腰骶尾部等伸侧皮肤，在头皮、躯干也可广泛发生。目前认为银屑病是遗传与环境等内、外因素交互作用的多基因遗传病，通过免疫介导的共同通路引起人体免疫系统、神经系统和炎症介质等的失衡，造成抗原提呈细胞与自然杀伤细胞介导的固有免疫及由 T 细胞介导的获得性免疫发生紊乱，从而产生多种细胞因子，促使皮损部位炎症细胞浸润及炎症网络的逐级放大，表皮细胞过度增生，真皮部位毛细血管扩张、扭曲和增生，最终导致银屑病特有的增生性皮损。近年来相关研究表明，银屑病患者除有皮损外，尚可并发糖尿病、高脂血症等，有研究表明，银屑病与脂肪肝、高脂血症有密切相关性。临床分类主要包括寻常型、脓疱型、关节型、红皮病型，其中最常见的是寻常型银屑病。

一、流行病学

（一）年发病率

亚洲发病率为 0.10‰，欧洲发病率为 1.4‰，意大利发病率为 2.3‰～3.2‰，北美洲发病率为 0.789‰，横向对比数据可见，银屑病在亚、欧、北美各洲的发病率相差较大，其中亚洲较低，欧洲较高；纵向看逐年数据，银屑病的发病率有逐年升高的趋势。目前主要有以下几种解释：①初发者由于症状轻微而未求诊，症状加重后才来就医，致病例随时间累积，因而发病率逐渐提高；②医疗卫生水平逐渐改善，诊断率提高；③由于宣传力度逐年加大，患者对银屑病的重视程度提高而主动就医。

（二）患病率

银屑病约累及全世界人口的 3%。欧洲银屑病患病率较高，为 0.75%～2.9%，平均 2%，美国超过 2%，亚洲大多国家<1%，中国除 1984 年全国范围的调查结果为 0.123%，张建中等于 2007—2008 年调查了除台湾以外的我国六个城市居民银屑病的患病率，结果为 0.47%。全国患病率均有随时间增高的趋势。

（三）死亡率

轻型银屑病患者的死亡风险与健康人群相同，但重型银屑病患者，尤其是接受系统疗法和光疗的患者总死亡率则高于健康人群。其中，死于心血管病、肿瘤、肝病的风险升高较显著。这些结果提示找到银屑病患者主要死因及做好相应预防措施的重要性。

（四）并发症

最常见的并发症包括高血压、糖尿病、脂代谢异常、代谢综合征、心脏病；其他较常见的并发症包括感染、肿瘤、精神性疾病、肝炎、慢性气道阻塞、炎性肠病、肾病等。年轻患者及病情较严重者更易产生并发症，且死亡率更高；其他几项研究也证明严重银屑病者并发症更多、更严重，提示年轻患者和严重银屑病患者来就诊时，更要注意评估其并发其他疾病的风险，并给予相应的预防措施。

（五）遗传及环境因素

2010年我国六省市银屑病调查中，银屑病患者中有28.43%有家族史，远高于自然人群，除遗传因素外，吸烟、嗜酒、精神紧张、感染、喜食鱼虾、喜食辛辣、外伤、居住地潮湿、肥胖可作为独立危险因素，对银屑病的发病有一定影响作用。

二、病因

（一）遗传

早在20世纪30年代就有学者对银屑病的遗传学进行了研究，随后众多流行病学研究表明银屑病具有很强的遗传性。Andressen等对2035个患有银屑病的家系进行分析发现，父母双方都不患病的情况下子女患病的概率为2%，而父母双方都患病子女患病的概率为41%，父母一方患病子女患病的概率为14%。银屑病孪生子研究表明，单卵双生同时患病的概率为72%，异卵双生同时患病的概率为30%。与异卵双生相比，单卵双生在发病年龄、皮损分布、严重程度、疾病过程都有相似性。国内Zhang等对1043例银屑病患者及其亲属调查发现31.26%患者有家族史，有家族史患者的发病年龄比无家族史的患者更早。一级亲属和二级亲属的患病率分别为7.24%和0.95%，遗传度分别达67.04%和46.59%，呈现出随亲缘系数增加遗传度降低的趋势。银屑病的发病率因地域种族不同而不同，但诸多因素表明遗传因素在其发病过程中起重要作用。同时银屑病的遗传模式不能用经典的孟德尔遗传解释，而是由多基因控制的疾病，不但涉及多个基因间的相互作用，同时外界环境在其发病过程中也起重要作用，是内、外因素共同作用的结果。

伴随着分子生物学的不断进步，自20世纪70年代人类白细胞抗原（human leukocyte antigen，HLA-B17）与银屑病的关联性得到验证以来，银屑病易患基因的研究取得了巨大成就。特别是2008年起，证明了大量银屑病易患基因及位点的存在。目前，被人类孟德尔遗传在线收录的银屑病易患基因位点已达12个（PSORS1～PSORS12），这些易患基因位点包括：位于6q21.3上的银屑病易患基因位点PSORS1；位于17q25上的PSORS2；位于4q上的PSORS3；位于1q21.3上的PSORS4（表皮分化复合物中的兜甲蛋白、丝聚合蛋白、肽聚糖识别蛋白、晚期角质化包膜蛋白及S100基因等）；位于3q21上的PSORS5（SLC12A8、抑半胱氨酸蛋白酶蛋白A、锌指蛋白148等)；位于19p13上的PSORS6；位于1p上的PSORS7（PTPN22、白细胞介素-23受体）；位于16q上的PSORS8；位于4q28～4q32上的PSORS9（白细胞介素-15）；位于18p11上的PSORS10；位于5q31.1～5q33.1上的PSORS11以及位于20q13上的PSORS12；进一步验证了银屑病的遗传易患性。其中大多数研究已经证实，位于6p21上主要组织相容性复合体区域的PSORS1与银屑病关联性最强。

此外，晚期角质化包膜蛋白（late-cornified envelope，LCE）基因与银屑病也有密切关系。LCE基因簇位于人类染色体1q21上，共有6组（LCE1～LCE6）18个成员，国内有学者专门对我国汉族人群进行了全基因组关联研究，提示LCE3A基因很可能是银屑病的易患基因。

（二）外界环境因素

在遗传易感背景下，细菌感染、人类免疫缺陷病毒感染、外伤、精神压力大、应激事件、药物、饮食、吸烟等刺激，可导致免疫调控功能失衡而致病。

（三）免疫

目前大量证据表明，银屑病是免疫介导的炎症反应过程，包括天然免疫和获得性免疫效应机制促进其慢性皮肤病理过程。在对银屑病患者研究过程中发现，银屑病皮损部位单核细胞、淋巴细胞浸润明显，特别是 T 淋巴细胞真皮浸润是其重要的病理特征，表明免疫系统参与银屑病的发生和发展。银屑病患者皮损血清中有 IL-10、IL-12、TNF-α等免疫因子，表明 T 细胞介导的免疫在银屑病的发生及维持中有重要作用。此外，B 淋巴细胞、NK 细胞、中性粒细胞等免疫细胞介导的免疫功能紊乱及细胞因子网络变化在银屑病发病过程中起着重要作用。

（四）脂肪代谢紊乱与银屑病的关系

国内有研究表明，银屑病患者的体质量指数高于正常对照组，同时银屑病患者并发脂肪肝的比率也高于对照组。Dolgiotti 首次发表了有关皮肤病患者肝脏活检的报道，发现银屑病患者普遍存在肝脏脂肪浸润、门静脉周围炎、肝纤维化及肝脏局灶性坏死，证明脂质代谢紊乱与银屑病有明显关系，但作用机制尚不清楚。

三、发病机制

银屑病主要是在外来病原体（如乙型溶血性链球菌）和内在抗原等多种诱导因素下产生的免疫反应失调及其与角质形成细胞的相互作用，进而发生以皮肤为主要损害靶器官的自身免疫性疾病。该病发病机制十分复杂，至今尚不清楚，但随着其免疫学发病机制的不断研究，证实银屑病的发生与 T 细胞、树突状细胞、角质形成细胞等多种免疫细胞以及血管内皮生长因子等多种细胞因子有关。而 Toll 样受体（Toll-like receptors，TLRs）在连接先天性免疫与获得性免疫环节中发挥着极其重要的作用。

（一）TLRs 在银屑病中的作用

TLRs 是一类天然免疫系统中的主要模式识别受体，在抵御微生物感染中扮演重要角色，介导天然免疫，并且是连接天然免疫和获得性免疫的桥梁。实验表明，TLR2、TLR4、TLR9 在银屑病皮损处的高表达，与银屑病皮损形成的病理过程关系密切。TLR2、TLR4 和 TLR9 在正常人表皮中主要表达于基底层，而在银屑病皮损的基底层以上 KC 高表达。Barrat 等报道活化的 TLR9 参与银屑病等免疫性疾病的发生发展过程，其在免疫性疾病发病机制中扮演重要角色。研究表明，角质细胞生长因子 TGF-α在银屑病皮损的伤口愈合中高水平表达，TLR9 表达也增加，并增加 TLR 依赖性的促炎性细胞因子（如 IL-8）和β-防御素的产生，TLRs 可能还有助于抗菌肽与银屑病皮肤免疫应答水平的提高。因此，TLRs 的激活加剧了疾病的进程。此外，抗菌肽在银屑病皮损中的高水平表达，可以转换成其他无刺激自体 DNA 有效激活 DC 造成 TLR9 产生干扰素-α。这可能是 TLRs 如何促进自身免疫性银屑病发生的又一个重要机制。

（二）T 细胞

银屑病的慢性、炎性病理改变，首先是由浸润皮肤的 T 细胞的存在而引起的。CD4$^+$T 淋巴细胞经抗原刺激分化为 Th0 细胞，Th0 细胞又分化成 Th1、Th2 和 Th3 三种细胞亚群。银屑病发病机制异常复杂，尚不清楚，但其关键步骤为 Toll 样受体启动各种细胞内信号通路导致 T 细胞活化，活化后释放淋巴因子刺激表皮增殖，又产生其他细胞因子，使得 T 细胞的活化作用进一步增强。活化的 T 淋巴细胞能分泌多种相应的炎症细胞因子如 IFN-α、IL-17、IL-22 和 TNF-α 等作用于角质形成细胞。而角质形成细胞自分泌或旁分泌产生一些生长因子，如 TGF-β、IL-1、IL-6 和 IL-20 参与淋巴细胞募集或使其增殖。随着对其深入研究，以往 T 细胞功能分类并不能完全解释某些疾病如自身免疫性疾病、感染和过敏反应的发生机制。近来的研究显示，一组不同于 Th1、Th2、Treg 的细胞亚群，其 IL-17 的分泌水平很高，而命名为 Th17 细胞。随之有越来越多相关研究，发现其主要分泌 IL-17A、IL-17F、IL-21 和 IL-22。在天然免疫中 IL-22 因子具有特殊活性，能促使角质形成细胞分泌 IL-8，后者为中性粒细胞募集至银屑病皮损中的重要因子。

（三）树突状细胞

树突状细胞（dendritic cell，DC）来源于骨髓造血干细胞，并且是目前已知的人体最重要的抗原提呈细胞，对 T 细胞的活化及皮肤慢性炎症的发生和发展起关键作用，在银屑病的免疫学发病机制中占有至关重要的地位。皮肤内 DC 以郎格罕细胞（LC）、类浆细胞样 DC（pDCs）和髓样 DC（mDCs）这 3 种细胞存在。LC 是表皮中的固有细胞，是参与细胞免疫过程中的重要环节，同时在诱导迟发型超敏反应过程中起主导作用。蛋白质 Langerin 在 LC 中表达，它是在 LC 的细胞器的 Birbeck 颗粒中发现的。正常皮肤中 LC 可表达 CD86，CD80 不表达或很少表达，但在银屑病患者皮损中两者均表达很高，为有效抑制 T 细胞增殖，而且银屑病皮损中的 LC 的数量明显增多，所以 CD86、CD80 在银屑病发病机制中起关键作用。此外，细胞间黏附分子在激活 T 淋巴细胞的过程中也有重要作用。

（四）角质形成细胞

表皮角质形成细胞（keratinocyte，KC）不仅是维持宿主与环境之间的重要物理屏障，而且还参与皮肤免疫反应过程。尤其已经证明 KC 可表达 TLRs1~6 和 TLRs9，有助于角质形成细胞成为抵抗病原微生物的首要应答者。角质形成细胞的产物对免疫反应有影响作用，而活化的免疫细胞产物也可反过来改变角质形成细胞的功能，例如，免疫细胞产物在 TLR3 识别病毒的感染中发挥重要作用，通过 TLR3 活化角质形成细胞在抗病毒免疫中发挥重要作用。热休克蛋白、角质形成细胞分泌的 S100A12 蛋白、外周环境中各种 TLR 的激动剂可激活树突状细胞，肽抗原也可活化自身免疫以及获得性免疫中的 T 淋巴细胞。银屑病皮损中，活化的 KC 分泌 IL-6、IL-18、TGF-β、IL-17、IL-23 等，能促使 T 淋巴细胞和中性粒细胞活化并向皮肤迁移。KC 表达丰富的诱导物受体 3（decoy receptor 3，DcR3），可抑制细胞凋亡和促血管增生，保护正常细胞。与正常人相比，DcR3 在银屑病患者皮损及血清中均表达过度，进而引起血管生成增多，细胞凋亡减少，形成银屑病样皮损。

四、临床分类

银屑病是一种易于复发的慢性炎症性皮肤病，是由于表皮角质形成细胞过度增生所致，以覆有多层银白色鳞屑的红色丘疹或斑丘疹，刮之有薄膜现象及点状出血现象为临床特点。好发于四肢伸侧、头皮和背部，严重皮损可泛发全身，并可出现高热、脓疱、红皮病样改变以及全身大小关节病变。

临床上可将银屑病分为 4 种类型，即寻常型、红皮病型、脓疱型和关节病型。

（一）寻常型银屑病

寻常型银屑病是最常见的临床类型（也称斑块型）。特征是红色凸起的皮肤斑块，覆盖有银白色的鳞屑。皮肤一般非常干燥，还可能出现疼痛、瘙痒和裂口。一般在肘部、膝盖和头皮对称分布。90%的患者属于这一类。根据病情的发展，又可分为进行期、稳定期和退行期。

1. 进行期　为急性发作阶段，新皮损不断出现，旧皮损持续扩大，炎症明显，可有同形反应，即 Koebner 现象。

2. 稳定期　病变停止发展，炎症减轻，不发生新皮损。

3. 退行期　炎症消退，鳞屑减少，皮损缩小、变平、消失，遗留色素减退或色素沉着斑。

在疾病的发展过程中，寻常型银屑病皮损可有多种特殊表现：①地图状银屑病；②回状银屑病；③环状银屑病；④钱币状银屑病；⑤泛发性银屑病；⑥毛囊性银屑病；⑦匐行性银屑病；⑧蛎壳状银屑病；⑨疣状银屑病；⑩点滴型银屑病。

此外，还有脂溢性银屑病、湿疹样银屑病、光敏性银屑病、反向银屑病、头皮银屑病、黏膜银屑病（常见于阴茎头、口唇及颊黏膜等处）、尿布银屑病。

（二）红皮病型银屑病

红皮病型银屑病是银屑病的一种少见的特殊炎症类型，常累及体表 75%以上，可为突然发病或慢性银屑病逐渐发展而来。炎症明显、皮损扩展且不能有效控制的不稳定性寻常型银屑病或寻常型银屑病突然停止外用强效糖皮质激素、系统应用糖皮质激素或 MTX、伴发其他系统疾病、感染或情绪压抑时以及泛发性脓疱型银屑病均易发展为红皮病型银屑病。

（三）脓疱型银屑病

（1）急性泛发性脓疱型银屑病（Zumbusch 型）。

（2）环状脓疱型银屑病。

（3）局限性脓疱型银屑病：包括掌跖脓疱型银屑病和连续性肢端皮炎两种类型。

（4）疱疹样脓疱病。

（四）关节病型银屑病

关节病型银屑病又称银屑病性关节炎，是主要累及韧带、肌腱、筋膜和关节的自身免疫性炎性疾病，为一种血清学阴性的脊椎关节病。目前将银屑病性关节炎分为 5 种临床类型：指（趾）关节型、残毁性关节炎型、对称性多关节炎型、非对称性少关节炎型和脊椎炎（伴有或不伴有周围性关节炎）。

五、临床特征

银屑病患者中 90%伴有不同程度的瘙痒，银屑病瘙痒对患者心情、睡眠、生活质量的影响与瘙痒强度、频率、持续时间亦呈正相关，而瘙痒的强度、频率、持续时间与银屑病严重程度和皮损红斑、浸润、脱屑呈正相关。银屑病的活动与严重程度与细菌感染、人类免疫缺陷病毒感染、外伤、精神压力大、应激事件、药物、饮食、吸烟、环境等刺激因素引起的 T 细胞、树突状细胞、角质形成细胞等多种免疫细胞以及血管内皮生长因子等多种细胞因子调节紊乱有关。

目前对银屑病瘙痒治疗困难，仍无特效方法。临床主要以组胺受体拮抗药等药物治疗，但非镇静类 H_1 拮抗药和 H_2 拮抗药治疗银屑病瘙痒的效果并不明显，组胺不是银屑病等慢性皮肤瘙痒的主要致痒因子。银屑病患者其真皮的特征性病变表现为神经源性炎症。与皮肤关系密切的神经肽包括 P 物质（SP）、降钙素基因相关肽（CGRP）、血管活性肠多肽（VIP）、神经肽 Y（NPY）等，它们参与炎症、瘙痒、体温调节、免疫调节等。银屑病神经源性炎症中产生的神经肽和免疫细胞因子是导致银屑病瘙痒发生和加剧的重要的瘙痒介质。

银屑病表皮过度增殖和分化不全的特征性病理损害在瘙痒的发病机制中同样具有重要作用。在病理条件下，角质形成细胞可以分泌神经肽、神经生长因子、细胞因子、白三烯等多种内源性瘙痒介质，刺激肥大细胞释放组胺或直接致敏皮肤 C 神经纤维感受器诱发皮肤瘙痒。角质形成细胞还可表达多种与瘙痒密切相关的选择性受体，如组胺受体、神经肽受体、神经生长因子受体、蛋白酶激活受体-2（PAR-2）和瞬时感受器电位受体 V 亚型-1（TRPV-1）等，组胺受体与皮肤屏障功能有关，皮肤屏障功能的破坏与银屑病的瘙痒有关。PAR-2 与瘙痒的发生密切相关，皮肤角质形成细胞可通过 PAR-2 信号途径被激活，分泌大量的细胞因子及趋化因子，直接增强皮损部位的瘙痒反应。TRPV-1 是皮肤瘙痒信号传导通路的关键分子，组胺、白三烯、缓激肽、前列腺素、神经生长因子和炎性趋化因子可通过激活 C 神经纤维与肥大细胞及角质形成细胞表达的 TRPV-1，产生和放大瘙痒信号。参与皮肤瘙痒反应的细胞因子、介质及其受体众多，它们在银屑病瘙痒的发生和发展中扮演何种角色，仍不十分清楚。人们普遍认为组胺受体拮抗药不能防止银屑病瘙痒。但组胺是重要的瘙痒介质之一，理论上可以作用于 C 类感觉神经纤维而诱发瘙痒。有研究发现，在银屑病皮损处 LTB4 浓度显著增加，且与银屑病皮损面积与严重性指数（PASI）评分变化趋势一致，有显著相关性。IL-2 是一种强的致痒介质，由 Th1 细胞产生，在有瘙痒的银屑病患者的皮损中，IL-2 免疫反应活性细胞与无瘙痒皮损相比数量增加。另外，IL-31 在皮肤瘙痒的发生中也起着重要的作用。近年来的研究发现，前列腺素、5-羟色胺、血管及黏附因子也可能参与了银屑病瘙痒的发生和发展。

总之，银屑病瘙痒的发生受到多重机制的调控，任何一种致痒介质绝不是孤立地发挥作用的，而是多种致痒因素通过皮肤细胞、免疫细胞和神经细胞的网络系统综合作用的结果。临床上一般的止痒方法对银屑病瘙痒疗效欠佳，上述有关瘙痒介质及其受体与银屑病瘙痒关系的研究为瘙痒的临床治疗提供了有力的科学依据。

六、治疗

（一）治疗原则
（1）控制诱发因素。
（2）控制进行期炎症。
（3）自然疗法与梯级综合治疗选择。
（4）瘙痒的处理。
（5）健康管理。

（二）治疗措施
1. 控制诱发因素　银屑病的诱因包括细菌感染、病毒及真菌感染、外伤、精神压力大、应激事件、药物、饮食、吸烟、代谢紊乱等。详细询问病史、细致的物理检查、必要的实验室检查等可以明确相应的诱因并予以相应处理。

感染是银屑病发病的常见诱因之一，其作用机制尚不完全明确。致病菌的超抗原与免疫异常可能有关。在寻常型银屑病患者切除的化脓性扁桃体中，发现了与银屑病皮损中同种的克隆 T 细胞。链球菌感染可以诱发或加重银屑病已经得到证实，尤其是与急性点滴状银屑病密切关联。经手术切除链球菌感染所致的化脓性扁桃体并经抗感染治疗后，银屑病的皮损也得到明显缓解，完全缓解时间长达 36 个月。感染在儿童银屑病中也是最常见的诱发因素之一。70%初诊的银屑病患儿发病前有上呼吸道感染的表现，脓疱疮也是儿童银屑病的诱因。最常见为 A 组乙型溶血性链球菌。青霉素治疗效果好。抗真菌药如伊曲康唑对银屑病患者体表或皮损中有真菌感染者治疗有帮助，尤其对掌跖脓疱病的疗效肯定。甲硝唑对急性发作的斑块型银屑病亦有良好的作用，甲砜霉素可用于脓疱型银屑病的治疗。

精神压力大、应激事件是银屑病发病的重要诱发因素。事实上，约有 40%的银屑病患者的起病或者病情加重都可归因于精神因素，它不仅诱发和加重银屑病皮损，更有可能引起患者睡眠障碍、自尊心降低、勃起功能障碍，从而导致瘙痒。瘙痒和皮损又可互为因果，造成恶性循环。因此，心理治疗对银屑病心因性瘙痒非常重要。一般短期精神压力或应激事件可予以心理疏导。合并有长期抑郁焦虑等心理障碍的患者，认知行为疗法（cognitive behavioral therapy，CBT）的应用，结合躯体、社会和精神心理各方面的多元化支持照护，适当配合抗抑郁药治疗，才能取得最有效的治疗效果。

药物（特别是β受体阻滞药、锂、抗疟疾药物及某些中药制剂）也是诱发和加重银屑病皮损与瘙痒原因，有时在银屑病治疗过程中发生，有时在银屑病治疗过程中发生，应仔细分析辨别，及时处理。

2. 控制进行期炎症　在银屑病皮肤病理损害期，单纯止痒治疗是达不到目的的，此时，如何控制进行期炎症反应是消除病理损害和瘙痒的关键，方法包括各种外用治疗、全身治疗、物理治疗以及近年来发展迅速的生物疗法。

（1）外用治疗：银屑病患者的皮损多为轻到中度皮损（皮损面积 10%以下），且大多数患者的皮损较局限，外用药物不仅有效而且较系统用药安全，故已成为这类患者的首选治疗方式。银屑病的治疗方案不能墨守成规，而需根据患者的个体情况，如皮损的部位、厚度，炎症的程度及鳞屑的多少等来确定。另外，满足患者的治疗需要也很重要，如部分患者可能希望在缓解瘙痒的同时能去除大部分可见的皮损；有些患者则希望能尽量不用花较多的时间去关注它，如仅进行间歇性的治疗能止痒即可。因此明确每个患者的治疗目标，根据患者的期望制定相应的治疗方案十分重要。银屑病外用药物的选择包括药物种类和剂型，原则上依据皮损的临床分型和分期选择合适的药物，如寻常型银屑病进行期以及脓疱型、红皮病型均应避免使用刺激性强的外用药物。外用药物的剂型决定着该药的用法及渗透性，从而影响治疗效果。临床上外用药物的剂型多种多样，有软膏、乳膏、溶液、凝胶、泡沫、喷雾、洗发剂、洗液、油剂等。根据皮损炎症情况和部位选择相应的剂型，如头皮常用溶液、洗发剂、喷雾、凝胶等，而躯干、四肢则选择乳剂和软膏更为合适。

1）基本治疗：一种适当的外用基本治疗对银屑病应当具有止痒和脱屑的效果，并帮助患者恢复皮肤的生理屏障功能。同时，可提高皮肤耐受性，不刺激皮肤。因此，银屑病基本治疗药物应具备保湿、脂质补充或角质层分离功能，常用含尿素和水杨酸的一些外用制剂基本满足这一要求。

① 尿素（5%～10%）：作为银屑病外用基本治疗的剂型，不仅能提高角质层的水合作用，也有积极的屏障重建和脱屑的效果。10%尿素乳膏对角质层分离的效果达到最佳，从而确保其他局部应用物质的渗透力；减少表皮增生的同时减少皮肤瘙痒，并可降低后续所需的糖皮质激素。对改善微生物防御屏障功能和银屑病皮损有效。

② 水杨酸：2%～5%水杨酸软膏能溶解表皮细胞间胶结合物和降低角质层的 pH 而提高水合作用，可促进角质层分离，去除鳞屑，软化斑块状皮损的作用。若将其与糖皮质激素外用制剂联合使用在达到同等疗效基础上可减少糖皮质激素药物的使用量。

③ 神经酰胺：神经酰胺脂质结构对于维持皮肤角质层通透性是必要的。根据最近的研究，神经酰胺合成剂可减少银屑病发病。研究表明，神经酰胺类似物的应用提高了皮肤脂质的合成，同时可帮助屏障再生，这是银屑病基本治疗的一个优势。创新的基本治疗，尤其是对银屑病患者的皮肤，是把神经酰胺和10%尿素与天然保湿因子相结合，在保湿的同时可减少所需局部药物的使用（如糖皮质激素）。

④ 烟酰胺：烟酰胺是维生素 B_3 的一种衍生物，其浓度达20%以上的烟酰胺护肤品制剂可以修复受损的角质层脂质屏障，提高皮肤抵抗力，同时具有极强的锁水、保湿功效。研究结果表明，联合使用烟酰胺和卡泊三醇可加强银屑病患者的治疗效果，甚至可能充当类固醇替代疗法。

⑤ 温水浴与药浴：温水对于银屑病患者皮肤可有明确的舒缓作用。用温水疗法对斑块性银屑病患者的辅助治疗也很有意义。温泉浴的泉水中含有大量的矿物质，可促进血液循环，增加皮肤的抵抗力，使角质细胞软化、脓疱干涸，与紫外线联合治疗脓疱型银屑病，具有更好的疗效。药浴是在温水中加入药物后再进行洗浴治疗，不但具有清洁皮肤、改善循环、消除炎症的作用，而且还具有费用低廉、简易造作、易于被人们接受等优点，也被广泛应用。同理，还可以利用特制的设备进行蒸汽熏蒸治疗。

总之，银屑病基本治疗的目标是恢复皮肤的屏障功能，防治或阻止炎症突然加重，改善皮肤弹性，保持皮肤微生物平衡。对银屑病患者而言，选择适当的基础治疗方案有利于其长期治疗，可在一定程度上降低其对局部治疗药物的耐药性。

2）糖皮质激素类：外用糖皮质激素类具有很强的抗炎效果和抑制瘙痒的能力。其抗炎作用与血管收缩程度、免疫调节、抗表皮增生有关，是治疗银屑病最常用的外用药物之一，主要用于寻常型银屑病的顽固性皮损。药效强度不同的糖皮质激素对皮肤毛细血管的收缩程度亦不同，可分为7个等级，使用时需根据患者的皮损情况。如超强的Ⅰ级糖皮质激素如二丙酸倍他米松、丙酸氯倍他索，局部使用可产生明显皮肤刺激症状，长期应用对于下丘脑-垂体-肾上腺（HPA）轴具有抑制作用，对于婴幼儿及儿童作用尤为明显，部分患者可出现Cushing征，故仅用于手、足、头皮等较抵抗的部位，且使用时间一般不超过3个月。对于长期慢性病程者可使用强效级别激素。而中、弱效的糖皮质激素如丁酸氢化可的松乳膏（尤卓尔）或糠酸莫米松（艾洛松）则用于成年人的颜面和屈侧皮损，也可以用于儿童银屑病患者。糠酸莫米松是一种软性激素，具有对HPA轴无明显抑制作用的优点，而且局部不良反应极少。糖皮质激素类治疗银屑病较为安全、有效，但不论使用药物的药效强弱，长时间局部外用可能会发生皮肤萎缩、毛细血管扩张、色素沉着，甚至出现激素依赖性皮炎、痤疮等不良反应。突然停药还可诱发重型银屑病。与非激素类药物的联合、交替使用，不但提高了疗效，还减少了长期使用激素类药物所造成的不良反应，被临床上越来越多的医师接受、采用，患者的依从性也有所增高。与卡泊三醇制成凝胶更为安全有效、不良反应减少。与封包疗法、紫外线照射或中草药浴联合应用，不仅可以提高疗效，缩短治疗时间，还可以减少药物的使用次数，减少不良反应的发生。

新的外用糖皮质激素剂型为患者提供了新的选择，如0.05%丙酸氯倍他索喷雾剂不仅优于常规激素制剂的疗效，而且可用于一些不方便使用常规激素制剂的地方（如头皮）。丙酸氯倍他索及戊酸倍他米松泡沫制剂因为吸收迅速和残留少的优点，在患者中依从性良好。且这两种制剂均适用于头皮银屑病的治疗。

3）维生素 D_3 衍生物：此类药物是近几年来最常用的外用药之一。包括卡泊三醇、他卡西醇、马沙骨化醇等。其作用主要是通过调节表皮生长，抑制角质形成细胞增生、促使其分化，抑制 T 淋巴细胞功能及中性粒细胞聚集（通过诱导银屑病皮损中胸腺间质淋巴细胞生成素和抗菌肽的生成，引起对 IL-12/23、p 40、IL-1α、IL-1β 和肿瘤坏死因子 TNF-α的抑制）来发挥治疗作用。还可以诱导角质形成细胞自噬。用于治疗斑块型和头皮型银屑病非常有效，其临床疗效相当于Ⅱ级皮质类固醇，但长期使用不会出现快速减效应性、皮肤萎缩及毛细血管扩张等不良反应，也可以作为轻、中度儿童银屑病治疗的首选外用药物。与强效激素类序贯使用，较单一用药疗法疗效更为显著。与紫外线照射联合治疗银屑病，效果亦比单用有效。0.005%卡泊三醇软膏与 0.1%的他扎罗汀凝胶疗效相当，但比 0.05%他扎罗汀凝胶更有效。卡泊三醇较他扎罗汀起效快，但是在维持疗效方面不如他扎罗汀好，皮损复发也较之加快，用于面部及间擦部位可能导致刺激性接触性皮炎。他卡西醇和马沙骨化醇是新的维生素 D₃衍生物，具有刺激性很低、不良反应小、对钙磷代谢无明显影响的优点，可用于治疗面部银屑病。

维生素 D₃ 衍生物主要不良反应为皮肤刺激，表现为烧灼、瘙痒、红斑、脱屑、干燥。由于其几乎不影响钙代谢，所以一般不需要监测血、尿钙的浓度，当其大面积应用或已有轻度钙代谢紊乱者使用，则应给予高度重视。因此该药禁用于有钙代谢紊乱及有严重肝、肾疾病的患者。

4）外用维 A 酸类：是近 10 年来最常使用的有效药物之一。此类外用药物临床上主要有：第一代非芳香维 A 酸或天然维 A 酸，如全反式维 A 酸乳膏、异维 A 酸凝胶、维胺酯维 E 乳膏；第二代单芳香维 A 酸或合成维 A 酸（仅用于重型银屑病内用治疗），有阿维 A 酯、阿维 A 酸；第三代多芳香维 A 酸或受体选择性维 A 酸，如他扎罗汀、阿达帕林。根据美国食品药品监督管理局（FDA）针对维 A 酸类外用制剂适应证表明，第一代维 A 酸外用制剂可用于体表面积小于 2%的银屑病患者。第三代维 A 酸中，他扎罗汀是最新一代制剂，是第一个具有受体选择性的外用维 A 酸，也是第一个允许外用治疗面积达 10%的轻至中度银屑病患者的维 A 酸类药物。能够抑制角质形成细胞异常分化和过度增殖，同时具有抗炎作用，是为治疗银屑病而研制出来的。其外用制剂有 0.05%和 0.1%两种凝胶。0.1%的凝胶治疗掌跖银屑病疗效较好。长期使用他扎罗汀凝胶不会产生皮肤萎缩、快速减效应性和反跳等不良反应，但单用对皮损周围的皮肤有明显的刺激，可导致维 A 酸皮炎发生。与外用糖皮质激素交替应用，刺激性减轻。与紫外线照射联合，可用于轻至中度银屑病的治疗。

该类药物不良反应主要为对皮肤黏膜的刺激反应，常表现为红斑、干燥、脱屑、瘙痒、灼烧感、刺痛感等，且多发生在治疗中的第 1 个月，其严重程度与剂量呈正相关。因此，使用时可先采用低浓度、小面积治疗，让机体适应后再扩大面积，提高浓度，若刺激反应严重，可外用糖皮质激素以缓解症状。由于该药可导致胎儿畸形，在孕妇用药中属于 X 级，因此该药禁用于妊娠期及哺乳期妇女。

5）地蒽酚（蒽林）：早在几个世纪前，巴西人根据柯娅树中的柯娅素合成了地蒽酚。在维生素 D₃ 衍生物问世前，地蒽酚常被国外学者作为银屑病的首选治疗药物。研究表明，地蒽酚治疗银屑病主要是通过抑制单核细胞从而降低炎症介质 IL-6、IL-8、INF-α的水平；下调表皮生长因子受体，减少表皮生长因子受体结合；抑制与细胞增殖及炎症相关的酶的活性等。地蒽酚为亲脂性药物，常用的剂型有软膏、糊剂、霜剂和棒剂。软膏对皮肤的灼热刺激和着色比糊剂和霜剂发生的频率高。糊剂较硬，可固定涂药，能用于皱褶部位。棒剂类似笔状，适用于顽固性的单一皮损，避免扩散到皮损周围皮肤。霜剂易涂展和清洗，适用于多毛部位或短期疗法。

地蒽酚治疗银屑病主要用于住院患者，住院治疗中常联合 UVB 治疗特别有效（英格拉姆方案）。

近年一些新的疗法和新的剂型使得地蒽酚治疗更容易在门诊（或家中）进行。如短期接触式地蒽酚治疗。该疗法的具体方案随应用时间和剂量而定。有 1 小时疗法、分钟疗法（10～30 分钟）、断续疗法、低剂量（0.1%～0.5%地蒽酚）疗法、高剂量（1.0%～3.0%地蒽酚）疗法、间歇疗法和频繁调整剂量疗法等。以逐渐增加浓度的渐强疗法疗效最佳。具体实施是从低剂量开始（通常起始浓度为 0.1%、0.25%或 0.5%），以 3%浓度为终剂量，每日 1 次、每次 20 分钟，根据患者对刺激的耐受程度，每 3～5 天成倍递增 1 次浓度，始终使皮损周围正常皮肤轻微发红且患者能够耐受，每日 1 次至痊愈。对鳞屑较厚的皮损可先用角质剥脱剂（如焦油和水杨酸制剂）除去鳞屑，再用地蒽酚治疗。对于大的持久性皮损，还可直接采用高剂量短暂接触治疗，即将 1%～3%的地蒽酚涂于皮损上，短时间内（20～30 分钟）洗掉，每日 1 次。以后逐步延长时间至 30 分钟、40 分钟和 60 分钟，直至出现轻度红斑。

将地蒽酚包裹在脂质体内制成的新制剂，不仅有较好的稳定性和渗透性，而且其刺激性及易着色性明显改善。随机双盲试验表明 0.5%脂质体地蒽酚清除鳞屑斑块的能力与 1.15%地蒽酚软膏相当，说明该剂型疗效明显提高。

地蒽酚对皮肤具有刺激性，可引起皮损周围的皮肤红斑、瘙痒和疼痛。而且对皮肤和衣物易染色，不可用于面部和间擦部位。与皮质类固醇激素联合应用可减轻地蒽酚的刺激性。

该药大量吸收可致肝脏、肠道及神经系统中毒，因此不能用氮酮等促渗剂配方，以免吸收引起毒性反应。此外，地蒽酚属于 C 类药物，妊娠期妇女应慎用。

6）钙调磷酸酶抑制药：钙调磷酸酶抑制药主要有他克莫司和吡美莫司，属于大环内酯类，为非皮质类固醇类外用免疫抑制药。其能够抑制 T 细胞活化中的重要分子——神经磷酸酶活性，从而抑制促炎细胞因子 TNF-α、IFN-γ、IL-2、IL-17 和 IL-22 的产生。目前该药物仅被批准用于特应性皮炎的治疗。但是它对银屑病的治疗——这种尚未被临床试验认可的用法却日趋普遍。该药物疗效显著，不良反应小，其有效性基本能与一个中效或强效激素的作用相比拟，但其不良反应却小于激素。因此，在银屑病的治疗管理中，不仅可以作为特殊部位的治疗，还可以作为激素治疗后的替代维持治疗。

由于该类药物对角化过度的斑块型银屑病的渗透性较差，所以它们仅常用于吸收较好的部位，如面部、外阴部及皱褶部位。德国 2007 年银屑病指南中推荐吡美莫司与他克莫司的起始用量为每日 1～2 次，他克莫司用于面部可从 0.03%浓度开始，后逐渐加量至 0.1%；而对于维持阶段的治疗剂量则根据患者对治疗的反应进行调整。还可以和角质剥脱剂（如水杨酸）联合使用从而达到良好的治疗效果。

该类药物的主要不良反应常表现为皮肤的灼热感和刺痒感，这些反应通常发生于治疗的早期，一般为轻度或中度，常在治疗开始 1 周内趋于消退。该反应可能与神经肽的释放和肥大细胞脱颗粒有关。其他不良反应如皮肤色素减退、敏感性增加、过敏反应也有被报道。该药禁用于孕妇及免疫抑制的患者，禁用于皮肤感染处，哺乳期妇女也应慎用。

目前尚无明确证据表明钙调磷酸酶抑制药可以引起皮肤肿瘤的发生。

7）焦油制剂：焦油具有抗表皮增生、止痒、免疫抑制、抗炎、抗菌等作用，是治疗银屑病的良好药物。常用的有煤焦油、松馏油、糠馏油等。且煤焦油制剂抑制增殖、促进分化的作用均强于复方地蒽酚软膏。焦油制剂治疗银屑病的方法有常规外涂、封包和联合其他药物治疗。煤焦油制剂对慢性稳定性银屑病、头皮银屑病及掌跖银屑病效果最好，但禁用于妊娠期（特别是妊娠前3个月）、红皮病型、脓疱型银屑病和伴有严重痤疮、毛囊炎的患者。

1%煤焦油洗剂（商品名：泽它）或煤焦油酯等，可减少鳞屑，适合于头皮损害，与2%～6%水杨酸软膏配合使用可提高疗效，也可与窄波紫外线（UVB）联合应用。目前，暂无证据证明其可诱发皮肤癌。煤焦油制剂一般治疗过程中无明显不良反应，但如长期广泛使用可经皮肤吸收致胃肠道功能障碍和肾中毒性变，且易发生毛囊炎、接触性皮炎、色素沉着和痤疮样疹等。由于传统煤焦油制剂的易染色及特殊味道限制了其在临床中的应用。新型煤焦油制剂 Psorent 很好地改善了这些缺点。其由15%煤焦油溶液组成，能被快速吸收且操作简单，无传统煤焦油制剂的刺激性气味，因此更容易让患者接受。

（2）全身治疗：广泛顽固性寻常型及重型银屑病，外用治疗难以获效，可予以口服或静脉给药。但由于全身治疗较外用药物副作用多且严重，故使用前需了解患者的一般身体状况，尤其是肝肾功能。需严格掌握使用的适应证，治疗剂量需个体化、足量，治疗过程中还需注意监测相关指标，减少不良反应的发生。

1）银屑病的传统治疗药物：银屑病的传统治疗药物的主要目的是抑制表皮增生和抗炎。抑制表皮增生的一线药物主要包括甲氨蝶呤、维A酸类和环孢素等，它们的主要作用均是抑制细胞增殖。

① 甲氨蝶呤（methotrexate，MTX）：是目前治疗银屑病最有效的药物之一。通过抑制T淋巴细胞介导的免疫反应来影响角质形成细胞增殖。可以用于各型银屑病的治疗，其中对于关节病型银屑病特别有效，可作为首选治疗用药。也可以用于红皮病型、脓疱型银屑病及皮损广泛而顽固的寻常型银屑病，疗效亦显著。MTX每周总量10～15mg（每次5mg，间隔12小时用药一次，共3次），最大剂量不超过每周30mg，同时每日口服1mg叶酸。中重度患者的皮损在使用2周左右开始明显缓解。常见不良反应有胃肠道刺激、黏膜溃疡、口腔炎等。短期应用有可能发生骨髓抑制，发生再生障碍性贫血。长期应用对肝功能可造成损伤，故用药期间需定期监测血液学及肝功能情况，补充叶酸有助于降低不良反应的发生。MTX还有致畸作用，故孕妇禁用。此外，还需禁用于肝病、肾功能不全、酒精中毒、糖尿病及肥胖患者。育龄期女性患者包括其配偶，在接受治疗后的13周内不能受孕。

② 环孢素：是一种环状多肽，有抑制细胞免疫、体液免疫及角质形成细胞DNA合成与增殖的作用，可用于各型银屑病，但主要用于顽固性寻常型银屑病、脓疱型及关节病型银屑病的治疗，具有起效快、效果好的优点。对于红皮病型银屑病的治疗较MTX、阿维A起效更快。环孢素一般采用口服治疗。初始剂量为3～4mg/（kg·d），每日2次，如果病情恶化，则以不超过1mg/（kg·d）的幅度增加使用剂量，最大剂量不超过5mg/（kg·d）。症状控制后继续使用1周后逐渐减量。每2周减量0.5mg/（kg·d），减量至1.5mg/（kg·d），需维持治疗4周。4周后每3周减0.5mg/（kg·d），减量至0.5mg/（kg·d）左右，再维持治疗4周。环孢素无骨髓毒性，无致畸作用，故较MTX及阿维A对于育龄期妇女治疗更安全，可优先选用于妊娠期泛发的脓疱型银屑病。1岁以上的儿童银屑病需全身用药时也可优先考虑。环孢素对血象及肝功能的影响较小，可以用于合并血液学、肝功能异常而不适宜选用MTX的患者。但短期应用可出现明显的肾间质纤维化和肾小管萎缩，导致血压升高、肾功能异常，因此对于合并肾功能不全者需严禁使用；长期应用还有可能引起恶性淋巴瘤和淋巴增殖性疾病。由于环孢素不良反应较大，临床上常用于其他治疗方法无效的严重银屑病，且疗程不能超过12个月。常见的不良反应有尿路刺激症状、胃肠道反应、电解质紊乱等。

哺乳期及 1 岁以内的婴幼儿需禁用，年龄超过 65 岁以上的老年人使用时需慎重。环孢素与 MTX 或阿维 A 联合治疗时，待症状缓解后即需减量至停药。

③ 维 A 酸类药物：是一组与天然维生素 A 结构相似的化合物，允许正常细胞分化而对发育异常的细胞具有抑制作用，可以抗角化、抗增生，兼有抗炎的效果。阿维 A 特别适合需长期治疗的患者，是系统治疗银屑病的一线药，可作为急性泛发性脓疱型银屑病的首选药物。对脓疱型和红皮病型的疗效高于寻常型银屑病。与窄谱中波紫外线（NB-UVB）或卡泊三醇软膏联合治疗中重度寻常型银屑病，可明显提高疗效。阿维 A 用药剂量范围在 0.25～1.00mg/（kg·d），超过 50mg/d 时，可引起轻中度皮肤干燥、口唇炎症、结膜炎、眼刺激征、视力受损等，患者多能耐受。部分患者可出现肝功能异常及高三酰甘油血症，停药 2 周后可恢复至正常。长期使用可能引起心血管疾病、骨质疏松，大剂量长期使用则可能发生韧带钙化和骨肥厚。此外，尚有潜在的致畸作用，故妊娠期妇女需严格禁用。阿维 A 可在乙醇存在的情况下被酯化成阿维 A 酯，故生育期妇女服药期间应禁止摄入乙醇类制品（酒及药物），并在停药 2 年内需严格避孕。本类药物还可以作为儿童银屑病的二线药物，主要应用于泛发性脓疱型及红皮病型银屑病，其相应不良反应主要是骨骺早闭，在治疗 1～1.5 年需复查 X 线。阿维 A 较其他维 A 酸类药物疗效好。阿维 A 不是免疫抑制药，对于免疫系统影响较小，没有剂量积蓄的限制，没有显著的肝、肾毒性，可用于慢性感染、免疫缺失的银屑病患者。

治疗银屑病的传统药物除上述三种一线药物外，必要时还有下列二线药物可选，包括硫唑嘌呤、羟基脲、来氟米特、吗替麦考酚酯、糖皮质激素、抗生素等。

2）银屑病的生物制剂治疗：生物制剂主要通过靶向性的抑制 T 细胞活化及增殖、拮抗 TNF-α 炎性细胞因子作用、中和抗体等方式发挥治疗作用，是针对银屑病的病因进行治疗的。包括融合蛋白、单克隆抗体、重组人源细胞因子。可长期使用，具有不良反应小的优点。其中 TNF-α 拮抗药、IL-12/23 单抗被美国食品药品监督管理局妊娠安全评级为 B，可用于关节病型银屑病及红皮病型、泛发性脓疱型银屑病的治疗，效果显著。

抑制 T 细胞活化的融合蛋白：阿法西普（alefacept）、达克珠单抗（daclizumab）。

阿法西普是重组人白细胞功能相关抗原 3（LFA-3）/IgG$_1$ 融合蛋白，与 CD45RO$^+$记忆效应 T 细胞表面的 CD2 分子结合后可阻断其激活所需的共刺激信号，阻断 T 细胞活化，诱导效应性 T 细胞凋亡。主要用于中重度慢性斑块型银屑病的治疗。该药的半衰期为 270 小时，推荐用法为：15 mg 肌内注射，每周 1 次，连续用药 12 周，间隔 12 周后可进行新一轮的治疗。常见的不良反应有头痛、鼻咽炎、流行性感冒、上呼吸道感染、皮肤瘙痒等；达克珠单抗是 CD25 的人源化单克隆抗体，能够阻断 IL-2 结合 CD25，抑制 T 淋巴细胞的活化和增殖，亦可用于中至重度银屑病的治疗。不良反应很少，患者的依从性较高；但仍然存在严重的安全风险，包括严重肝损伤和免疫问题。常见不良反应为上呼吸道感染、皮炎湿疹、淋巴结肿大等。

TNF-α拮抗药：包括依那西普（etanercept）、英夫利昔单抗（infliximab）、阿达木单抗（adalimumab）、戈利木单抗（golimumab ）、赛妥珠单抗（certolizumab）。

依那西普是全人源性的可溶性肿瘤坏死因子 TNF 受体，由人类 TNF-α受体 P75 的细胞外部分与 IgG$_1$ 的 Fc 段连接产生，能与可溶性的 TNF-α，TNF-β结合，并使之丧失生物活性。该药半衰期为 102 小时，推荐用法为：25mg 或 50mg 皮下注射，每周 2 次，3 个月后给予维持剂量 50mg 每周 1 次。依那西普耐受性良好，常见不良反应如瘙痒、头痛、感染。注射部位不良反应发生率为 9%～14% 。

英夫利昔单抗是鼠-人的嵌合单克隆抗体，由鼠源性 IgG Fab 段与人源性 IgG 的 Fc 段嵌合而成。可与 TNF-α 以 1：2 的比例结合，使其丧失生物学活性。其半衰期为 8～9.5 天。推荐用法为：第 0、2、6 周 5 mg / kg 静脉滴注，以后每 8 周静脉滴注 1 次。关于不良反应，有一项研究表明：因发生注射部位反应导致停止用药为 6%。另一研究报道两例患者使用英夫利昔单抗发生狼疮样综合征。未见报道脱髓鞘事件或严重机会感染。两例患者，基线时结核菌素试验阴性、X 线胸片无异常，治疗后发生结核。

阿达木单抗是 TNF-α 的全人源化 IgG$_1$ 单克隆抗体，其作用机制与英夫利昔单抗相似，与英夫利昔单抗相比，其免疫源性低，刺激机体产生中和抗体的能力弱。该药物的半衰期为 12～14 天，推荐用法为：第 1 周 80mg 皮下注射，第 2 周及以后每 2 周 40mg，疗效欠佳时可每周 40mg。不良反应发生较少，患者依从性及耐受性较高，但是应警惕上呼吸道感染、潜在结核感染和肿瘤。亦有出现脱髓鞘、视神经炎、多发性硬化等的报道。

戈利木单抗是 TNF-α 的全人源化 IgG$_1$ 单克隆抗体，推荐剂量为：50 mg 皮下注射，每月 1 次。治疗第 14 周时出现显著疗效。甲损害、附着点炎和指（趾）间关节炎均得到显著改善，并且疗效可维持至少 104 周。

赛妥珠单抗是聚乙二醇化的 TNF-α 的人源化单克隆抗体的 Fab-9 段。它已被美国食品药品监督管理局批准用于克罗恩病和类风湿关节炎，目前正在进行银屑病和银屑病性关节炎的 Ⅲ 期临床试验。用法为：皮下注射 200mg 或 400mg，隔周 1 次。

IL-12 / IL-23 拮抗药：乌司奴单抗（ustekinumab）。

乌司奴单抗是 IL-12 和 IL-23 的共同亚单位 p40 的全人源化单克隆 IgG$_1$ 抗体，可阻断初始 T 淋巴细胞向 Th1 及 Th17 分化。其半衰期为 15～45 天，于 2009 年获得美国食品药品监督管理局批准用于治疗银屑病。较其他生物制剂有效率更高，且给药方法更简单易行。推荐用法为：45 mg（体重≤100 kg）或 90 mg（体重＞100 kg）皮下注射，第 0 周和第 4 周，此后每 12 周重复用药 1 次。不良反应包括上呼吸道感染、头痛、疲劳、腹泻、眩晕、咽喉痛、瘙痒、注射部位红斑、肌肉痛和抑郁等。

重组人 IL-10、11：IL-10 具有抗炎、免疫抑制、调节免疫细胞分化和增殖的功能。IL-11 对巨噬细胞和 Ⅰ 型 T 淋巴细胞的功能部位有直接作用，在治疗银屑病时，能降低皮损中 TNF-α 等的水平。

3）其他：在银屑病的综合治疗中，临床上常用到一些药物，或单独，或与激素、免疫抑制剂及光疗等治疗手段联合应用后，可以明显改善患者的临床症状，减少上述药物的用量，缩短治疗疗程，避免药物不良反应，巩固治疗效果。

① 普鲁卡因：静脉封闭治疗能够有效改善表皮过度增殖，迅速止痒。

② 复方甘草酸铵及异甘草酸镁具有糖皮质激素样作用。与皮质类固醇等其他治疗药物联合，疗效较单一用药明显增高，且可降低单一用药的不良反应。此外，复方甘草酸铵中的甘氨酸、半胱氨酸对中枢神经系统具有抑制作用，可以缓和银屑病患者紧张、焦虑的情绪，提高患者的治疗效果。研究结果表明，阿维 A 胶囊联合异甘草酸镁治疗红皮病型银屑病的疗效可靠，既能抑制阿维 A 胶囊对肝脏的不良反应，又避免了长期使用糖皮质激素产生的不良反应，是一种安全、高效的治疗方法。

③ 苦参素：苦参碱和氧化苦参碱是一类生物碱，为传统中药苦参的主要成分，具有抗炎、抗过敏、抗病毒、抗心律失常、抗肿瘤、免疫抑制等多方面药理活性。近年来，已广泛用于临床治疗银屑病的综合治疗之中。苦参注射液治疗进行期寻常型、泛发性脓疱型银屑病

具有显著临床疗效。与阿维 A 联合治疗寻常型银屑病时，不仅安全性好，而且相比于单独用药，治疗效果显著提高。有研究结果提示在银屑病常规应用阿维 A 的基础上加上苦参素，可拮抗相关炎症因子表达，减轻机体炎症反应，从而发挥药物疗效。

④ 中药制剂：某些具有血管活性作用的中药制剂可作为银屑病内用治疗的辅助治疗，可以改善局部循环，帮助银屑病皮损愈合，促进皮肤组织修复。

4）物理治疗

① 窄谱中波紫外线（narrow band ultraviolet B，NB-UVB）：窄谱中波紫外线因较宽谱中波紫外线穿透性更强，同时具有不易引起红斑、色素沉着、癌变等不良反应的优点，近年来已得到广泛应用。其治疗银屑病的作用机制与抑制干扰素（IFN）及 Th17 细胞途径、诱导表皮细胞正常分化相关。临床应用中仍需对其可能的不良反应注意观察。

② 光动力疗法（photon dynamic treatment，PDT）指系统或局部外用光敏剂，在特定的时间内予以特定波长的光照射后，光敏剂产生一系列的光化学和光生物学反应，引起组织损伤，从而达到治疗疾病的目的。经 PDT 治疗后的角质形成细胞表达 IL-10、转化生长因子-β_1（TGF-β_1）明显增高，而 IL-10 有明显抗炎效果，TGF-β_1 是已知最强有力的角质形成细胞增殖抑制剂，两者对于炎性皮肤病的治疗均有利。ALA 为目前临床上一种常用的光敏剂，国内通用商品名为"艾拉"，可选择性地在异常细胞及过度增生的细胞中积聚，导致细胞产生凋亡或坏死，并具有血管损伤、炎症及免疫反应等作用。在治疗豚鼠寻常型银屑病实验研究中，发现可以有效地改善表皮过度增殖的状态，使表皮角化过度和不全、真皮炎性细胞浸润等病理改变明显好转，可使表皮厚度恢复正常。

3. 梯级综合治疗选择与自然疗法　银屑病病因复杂，病情顽固，常需终身治疗。患者不仅仅是皮肤组织和关节受损，常并发心血管疾病、肥胖、代谢综合征等，且由于其治疗过程的漫长性、反复性和复杂性，常使银屑病患者处于抑郁、焦虑、紧张等精神状态，因此，银屑病又是一种反复发作的心身失调的系统性疾病。患者往往需承受疾病和经济双重负担，生活质量大大降低，因此对银屑病患者应制订更科学、更安全、更经济的长期治疗和管理计划。目前银屑病的治疗主要为药物治疗（分为外用药和内用药）、物理治疗、生物制剂治疗和自然疗法（饮食治疗、运动治疗、心理治疗及中医药治疗）。临床实践中应根据患者的病情，遵循有效性、安全性、方便性、经济性的原则，制订梯级或综合性个体化的治疗措施。

（1）梯级综合治疗选择：在选择梯级综合治疗措施前，首先应对患者的病情进行评估。可以采用银屑病皮损面积与严重性指数（PASI）评分、视觉模拟量表（VAS）、皮肤病生活质量指数（DLQI）调查问卷评价患者的皮损、瘙痒和生活质量情况。一般情况下，临床医师通过 PASI 将患者的病情而分为轻、中、重三类（PASI 最高值为 72，PASI<7 为轻度，7<PASI<12 为中度，PASI>12 为重度）。根据病情轻重分别选择自然疗法、外用治疗、物理治疗或综合治疗。梯级治疗是指根据病情需要将所有单一治疗或组合治疗分为 4 级。

1）一级：适用于轻度急性期、进行期或红皮病型银屑病，或轻中度银屑病稳定期、退行期。①自然疗法；②自然疗法+基础外用治疗（保湿润肤）；③自然疗法+基础外用治疗+外用糖皮质激素。

2）二级：适用于轻中度急性期、进行期或轻中度红皮病型银屑病。①自然疗法 +外用糖皮质激素+卡泊三醇或外用维 A 酸或他克莫司；②外用糖皮质激素+卡泊三醇或外用维 A 酸或他克莫司+一般内用治疗（复方甘草酸铵或苦参碱）；③外用糖皮质激素+卡泊三醇或外用维 A 酸或他克莫司+一般内用治疗+光疗；④地蒽酚+一般内用治疗；⑤焦油制剂+一般内用治疗。

3）三级：适用于一级+ MTX 或阿维 A 或环孢素，一级+一般内用治疗+ MTX 或阿维 A 或环孢素。

MTX、阿维 A、环孢素已在美国正式批准为用于治疗银屑病的一线用药。上述药物均可以单独应用于治疗，但不良反应较大。联合治疗的方式，不但可以降低单用药物的总积累量，减少不良反应的发生，更重要的是较单一用药具有起效更快、疗效更好的优点。如 MTX+光疗、阿维 A+光疗、MTX+环孢素等，可以交替应用，或者是顺序疗法，收到较好的治疗效果。顺序疗法即先选用强效药物迅速消除皮损，控制急性期，待病情进入过渡期后，则调换成较安全的药物，最后至维持期，一般应用于重症银屑病的急性期。需要注意避免使用具有相同不良反应的药物组合，如环孢素及光疗联合有增加皮肤恶变的倾向，MTX 与维 A 酸合用，肝毒性会增加。对于儿童银屑病，MTX、环孢素均缺乏大规模的临床试验，用药经验缺乏，安全性及有效性评估亦不充分。而阿维 A 对于儿童的骨骼生长及生殖系统也有明显的影响，临床应用受限。抗感染药物对于儿童及成人的急性点滴状银屑病有较好的治疗效果，对于合并感染的其他类型的银屑病，特别是应用免疫抑制药的、全身皮肤屏障功能严重受损的重症患者亦可达到较好的辅助治疗。

4）四级：一级+一般内用治疗+生物制剂。

（2）自然疗法：自然疗法是指应用与人类生活息息相关的天然物质与方法，如食物、空气、水、阳光、体操、睡眠、休息及有益于健康的精神因素等，来维持人体自身内分泌、免疫和神经心理的平衡状态以达到防病、治病和养生保健的一种科学方法。它是一门横跨预防医学、临床医学、康复医学的综合性应用学科。

人体具有很强的自我稳定、自我调节、自我修复能力，正是由于这种潜在的能力，才使我们的机体处于健康的平衡状态。任何超越这种能力的有害因素包括医疗过程中的损伤和药物的副作用，均可使人体致病或达不到治疗的目的。在此认知的基础上运用自然疗法，教育患者采用健康的生活方式，增强机体的自愈能力，以达到恢复健康的目的。

银屑病的自然疗法包括饮食疗法、运动疗法、放松疗法、环境疗法、温泉疗法、音乐疗法、生物反馈等。其中，最重要的是饮食疗法、运动疗法和心理放松治疗。

饮食治疗的目的是纠正食物不耐受。有学者认为，由于银屑病患者肠黏膜屏障功能受损致肠道功能紊乱，食物消化不完全，"毒素"进入血液和淋巴系统，此时肝、肾和免疫系统又担负不了清除"毒素"的功能，从而发生银屑病，是机体企图摆脱体内"毒素"的反应。据此可以不用药物，而是采用改善饮食、规律净化肠道来治疗和控制银屑病。

运动治疗的目的是提高人体各项功能，加速体内"毒素"的代谢和排泄，与饮食治疗一道维持机体的平衡状态。

心理放松治疗的目的是使身体和精神都处于放松状态，以消除因紧张、应激反应而产生的"内毒素"，并使患者精神心理处于和谐和美好状态。喝茶、听音乐、打太极、温泉浴、日光浴等活动也属于自然疗法，有利于银屑病患者的身心健康。

银屑病的自然疗法可以独立运用于轻中度银屑病的治疗，也可以综合运用到各类型银屑病临床治疗的各个阶段。

4. 银屑病瘙痒的处理　银屑病患者的瘙痒症状主要是病情活动时皮肤炎症所致，随着炎症缓解消退，瘙痒症状自然减轻或消失。在银屑病的治疗过程中，瘙痒明显时可加用抗组胺药治疗，有镇静作用的第一代抗组胺药更适合睡眠受影响的患者，伴有焦虑的患者，可选用抗抑郁药。有时皮损基本消失病情得到控制而瘙痒不减，甚至还很严重，此时应分析是何种原因导致瘙痒。可能的原因有以下几种：①皮损刚刚消退，皮肤屏障功能尚未健全，容易受到衣物、环境等刺激；②治疗过程中某些药物所致瘙痒；③光疗过程中的不良反应；④长期瘙痒所致外周与中枢敏化；⑤精神心理因素。

根据不同情况进行有针对性的处理，如继续使用保湿润肤剂恢复皮肤屏障功能，对可能的药物及光疗的不良反应作相应处理及对症治疗，对中枢敏化和精神心理因素所致的瘙痒在给予人文关怀的同时适当使用抗抑郁药，如多塞平、阿米替林、米氮平、加巴喷丁、普瑞巴林等。应当重视对银屑病瘙痒的处理，否则因剧烈搔抓可重新诱发加重银屑病病情。

5. 银屑病患者的健康管理　由于大部分银屑病患者的发病与治疗是一个长期甚至终身的过程，因此，除了发作时规范的短期治疗和维持治疗外，长期的健康管理对患者的生存质量和预期寿命有至关重要的作用。长期管理应包括下列内容：

（1）健康教育：当首次接诊患者时，就要询问患者对银屑病知识的了解情况。必要时对患者进行银屑病防治知识的健康教育。讲清银屑病的遗传背景、诱发因素、治疗注意事项和长期管理的重要性。注意不要过度强调银屑病的遗传性和不可"根治"性，避免患者产生悲观情绪而影响患者的病情转归和就医选择。而要促使患者接受规范治疗和长期管理，控制诱发因素，达到尽可能长期稳定、减少发作的目的，使患者处于皮肤基本健康和心理健康状态，提高患者的生活质量。

（2）医患关系：医患关系包含双方因素。医方因素又包含医院和医者长期积累的声誉。面对患者，医者应该仪表端庄、精神饱满、态度和蔼、语意坚定、留有余地，表现出优良的医学与人文素养。面对患者，还要在不知不觉中了解患者的文化、经济、信仰、生活习俗、心理状况等背景，有利于尊重患者，避免无意中冒犯甚至触怒患者。不要对患者在既往诊疗中接触到的其他医者进行主观评价，以避免患者情绪波动。

在短暂的接诊过程中，不可能面面俱到地解决所有问题，因此要留下患者的联系方式，以便今后进一步沟通和长期管理。

（3）促使患者掌握自然疗法的内容和实施方法，养成良好的生活习惯，并戒除不良生活习惯，营造良好的生活环境。

（4）应使患者了解各项检查的必要性与治疗的利弊，医患配合，扬长避短，可保病情长期稳定和身体健康，即使有波动也容易控制。如果患者不能接受规范治疗和长期的管理，东奔西走，四处求医，则疗效难以保证，不良反应难以监管和难以得到及时处理，其结果难以预料甚至每况愈下。

第9章　自身免疫性皮肤病瘙痒

自身免疫性疾病是一组与遗传和环境因素有关的系统性疾病，表现多种多样，但其共同的病理学基础是免疫系统功能紊乱导致自身组织受到攻击，一旦发生，难以根本治愈。当某些自身免疫性疾病累及皮肤时，就可能出现顽固瘙痒，且治疗方法有限，抗组胺药对其无效。本节对临床常见的几种有瘙痒症状的自身免疫性皮肤病作简要介绍。

第一节　皮　肌　炎

皮肌炎（dermatomyositis，DM）是一种累及皮肤和肌肉的自身免疫性炎性结缔组织疾病，可伴有或不伴有多种皮肤损害，也可伴发各种内脏损害、恶性肿瘤等，是皮肤科重症疾病之一。皮肌炎包括多发性肌炎、特发性皮肌炎、合并恶性肿瘤的皮肌炎、无肌病性皮肌炎及儿童皮肌炎等类型。

一、病因

皮肌炎确切病因尚不清楚，可能与遗传、感染、药物、肿瘤等因素导致机体免疫异常即对自我识别异常有关。

二、发病机制

皮肌炎的发病机制与自身免疫有关。虽然自身免疫发病机制中的抗原性质、肌肉损伤的免疫机制和激发因素等仍不清楚，但是体液和细胞免疫机制的异常仍是本病的主要发病机制。

皮肌炎患者外周血清中存在多种自身抗体，这些抗体大致可分为两类：一类是肌炎特异性抗体（MSAs），即仅见于炎症性肌病（IIMs）患者；另一类称为肌炎相关性抗体（MAAs），即除见于 IIMs 患者还可见于其他自身免疫性疾病中。MSAs 主要有抗 Jo-1 抗体、抗 PL-7 抗体、抗 SRP 抗体、抗 Mi-2 抗体等。MAAs 主要有抗 nRNP 抗体、抗 Ro/La 抗体、抗 PM/Scl 抗体等。研究表明，抗 ARS 阳性 PM/DM 患者，易发生间质性肺疾病（ILD），糖皮质激素治疗效果较差。而 MSA 与 DM/PM 的发生及严重程度相关；抗 SRP 抗体阳性者常有严重肌肉症状，有糖皮质激素抵抗，但组织病理学上无明显炎症表现。IFN-α 是来源于树突状浆细胞分泌的 1 型干扰素（IFN-α），其诱导转录蛋白及信号传递可以引起血管内皮细胞的慢性苔藓样改变，并逐渐导致皮肤的萎缩。此外，IL-1β 和 IL-18 在肌炎患者中局灶性出现，可以诱导免疫细胞转变为炎性细胞。

皮肌炎患者细胞免疫异常，患者肌肉组织内有两种类型的免疫细胞浸润：一种为肌内膜型，以 $CD8^+$ T 细胞为主，有时也会侵犯肌纤维；另一种为血管周型浸润，以 $CD4^+$ T 细胞、巨噬细胞为主。多发性肌炎（PM）以 $CD8^+$ T 细胞为主，通过细胞毒机制损伤肌纤维。DM

浸润细胞主要为 B 细胞、CD4$^+$ T 细胞，集中于血管周围，患者血管细胞间黏附因子表达上调，并表达血管细胞黏附分子-1，血管内皮细胞有免疫球蛋白和补体复合物沉积，提示 DM 发生主要与体液免疫有关。

PM/DM 均有外周血调节性 T 细胞（Treg）的降低。PM 中，辅助性 T 细胞（Th 细胞）发挥一定作用，B 细胞、CD4$^+$ T 细胞对损伤的发生也有作用。DM 中，Th1/Th2 比例降低，DM 中 Th2 细胞增多可导致 B 细胞自身抗体的产生，通过体液免疫参与疾病的发生。

转化生长因子-β_1（TGF-β_1）是一类具有双向调节功能的生长因子，主要由活化的 T 细胞、B 细胞和巨噬细胞合成和分泌，TGF-β_1 是人体多种组织细胞的生长调控因子，对细胞外间质表达、基质降解、细胞增殖分化和细胞凋亡功能等有明确的作用，能趋化巨噬细胞和成纤维细胞，促进血管生成，从而在创伤修复中起重要作用。TGF-β_1 也具有促进和抑制免疫的双向调节功能。根据不同的表达量发挥不同的效应。然而，当 TGF-β_1 过度表达时，则促进炎症发生并可导致肌内膜纤维化。此作用可能与 TGF-β_1 刺激自身肌肉组织、结缔组织生长因子的表达有关。临床上对 DM 患者采用大剂量静脉滴注免疫球蛋白，对治疗前后患者肌活检比较后发现，临床症状和组织学改善的同时 TGF-β_1 表达也显著下降。

PM/DM 患者肌细胞表面可见 Fas 抗原、Ki-67 的表达，细胞出现空泡变性，正常人则无，同时发现 Bcl-2 在受累肌细胞表达下降。说明患者存在凋亡诱导因子与抑制因子的失衡。在 IIMs 骨骼肌中，TNF 相关凋亡诱导配体（TRAIL）及其受体表达明显增加，可以启动凋亡程序，引起或加重患者肌细胞损伤。

三、临床表现

皮肌炎典型表现为对称性四肢近端肌肉乏力、疼痛和压痛，特征性皮肤损害如面部红斑呈蝶形分布，以眶周为中心的紫红色水肿性斑片（Heliotrope 征），上胸部皮疹多数与上胸部 V 字区相一致，甲根皱襞毛细血管扩张性红斑、表皮营养障碍和皮肤异色症。指关节伸侧紫红色斑或扁平隆起丘疹上覆褶小鳞屑（Gottron 征），四肢皮疹干燥，大关节伸侧对称红斑、糠状鳞屑性皮疹也为皮肌炎的特征皮疹之一。

瘙痒是临床医师关注的一种突出症状。约 40% 的儿童皮肌炎患者有瘙痒症状。瘙痒也是皮肌炎区别于并不常见瘙痒的系统性红斑狼疮的一个特征。皮肌炎的原发性皮损常为瘙痒性、对称性、融合性紫红色斑丘疹。皮肌炎患者的瘙痒对其生活质量的影响是显著的。因此，对瘙痒的治疗也是皮肌炎治疗的重要组成部分。然而，抗组胺治疗对其是无效的。必须根据皮肌炎的病因与发病机制，有针对性的治疗，才有可能取得效果。

四、诊断

诊断主要根据 1975 年 Bohan 和 Peter 提出的诊断标准，即典型的皮肤改变、对称性近端肌无力，肌酶谱升高，典型的肌电图改变及典型的肌活检改变及磁共振成像（MRI）等。

患者肌酸激酶（CK）、乳酸脱氢酶（LDH）、谷草转氨酶（GOT）和谷丙转氨酶（GPT）等血清肌酶活性增高，是诊断本病的重要血清指标之一。特别是 CK 增高，常与本病肌肉病变的消长平行，可反映疾病的活动性，因而可作为 PM 诊断、疗效监测及预后的评价指标。

1. 肌电图的改变　肌电图有助病变的定性、定位诊断，IIM 大多数呈肌源性损害，有的呈三联征改变：①时限短、波幅低的肌病电位；②纤颤、正相电位；③插入性激惹和异常的高频放电。肌电图对早期表现肌无力而无明显萎缩者，可做到早期发现，但肌电图异常是非常特异性的。

2. 病理改变

（1）皮肤病理改变主要表现有：表皮轻度棘层增厚或萎缩，基底细胞液化变性。真皮浅层水肿，散在或灶状淋巴细胞（大部分为 CD4[+] T 细胞）、浆细胞和组织细胞浸润。真表皮交界部和真皮浅层血管周围有 PAS 染色阳性的纤维蛋白样物质沉着，真皮有时可见灶状黏蛋白堆积，阿新蓝染色阳性。皮下脂肪在早期表现为灶性脂膜炎，伴脂肪细胞黏液样变性，晚期则为广泛的钙化。Gottron 病变的病理特征是在上述病理变化的基础上伴有角化过度，棘层增厚。

（2）肌炎的主要病理变化是肌细胞受损、坏死和炎症，以及由此而继发的肌细胞萎缩、再生、肥大，肌肉组织被纤维化和脂肪所代替。90%的肌炎患者可有肌活检异常。

磁共振成像具有安全无创、可重复、敏感度高等优点，可直观病变肌群分布，指导肌活检取材部位及追踪动态评价病变转归。

五、治疗与预后

PM 是可治性疾病，一般给予高蛋白及高维生素饮食，注意休息，避免感染，并适当进行肢体被动运动，以防肌肉萎缩，症状控制后适当锻炼和理疗等，恢复期患者应加强康复治疗。

对 PM/DM 患者的药物治疗，首先应进行系统性激素治疗，激素的应用使死亡率从激素使用前的 50%～70%降至 14%～22%。若对激素无反应或依赖，通常再开始应用 MTX。若对 MTX 反应也较差，可再考虑其他药物如硫唑嘌呤或 IVIG（尤其是激素抵抗型 DM 患者）。IVIG 对激素抵抗型吞咽困难或对激素和免疫抑制剂药物禁忌的 PM/DM 患者也许有益。若患者对以上所述的常规治疗均无效，需对其重新诊断，再行肌肉活检以排除包涵体肌炎（IBM）、代谢性肌病、线粒体肌病、炎症性肌营养不良等。也应考虑到类固醇性肌病和潜在的恶性肿瘤的存在。若上述可能被排除，可考虑 MTX 和硫唑嘌呤联合治疗或其他新药如吗替麦考酚酯胶囊（骁悉）或利妥昔单抗（美罗华）等。目前，TNF-α拮抗剂不推荐用于 PM/DM 的治疗。与 PM/DM 相比，炎症性肌病（IBM）对激素很少有反应，常规免疫抑制药对其一般也无效，IVIG 的整体疗效也欠佳。阿仑单抗可能有效，有待进一步研究证实。

在瘙痒的治疗上，主要靠病情控制，口服抗组胺药无效。必要时可考虑局部外用糖皮质激素或钙调磷酸酶抑制剂如他克莫司。

本病预后随泼尼松应用以后而逐步改善。若不能及时治疗者将继发肌肉萎缩、活动受限或瘫痪。严重可因心、肺、肾等并发症而死。只要及时应用激素或免疫抑制药治疗，单纯多发性肌炎预后良好。伴发恶性肿瘤和多种结缔组织病预后较差。

第二节　天 疱 疮

天疱疮是一组由天疱疮抗体介导的严重自身免疫性大疱性皮肤病，可累及全身皮肤及黏膜，严重者引起广泛皮肤黏膜糜烂，甚至危及生命，严重影响患者的生活质量。好发于中老年人，以寻常型（PV）和落叶型（PF）为基本损害类型。

一、病因

本病病因不明，可能与遗传、环境等因素致自身免疫有关。

二、发病机制

患者的血清中存在抗角质形成细胞间桥粒芯糖蛋白-1 和 3（Dsg-1，Dsg-3）IgG 抗体，Dsg-1 和 Dsg-3 已被证实为 PV 和 PF 的病理性自身抗体 IgG_1 和 IgG_4 的靶抗原。除了体液免疫，目前已证实寻常型天疱疮的发病还存在明显的细胞免疫异常。当自身免疫过程启动后，抗原提呈细胞如树突状细胞、巨噬细胞及细胞处理抗原（Dsg-3 或 Dsg-1），通过自身主要组织相容性复合体Ⅱ（MHCⅡ）抗原复合物提呈给原始 T 细胞。当识别了 MHCⅡ多肽链复合物后在炎症递质的参与下，原始 T 细胞活化分化为 Th1、Th2、Th17 及调节性 T 细胞（Treg 细胞）中的一种，T 细胞在白细胞介素-2（IL-2）和肿瘤坏死因子-γ（TNF-γ）诱导下分化为 Th1 细胞，分泌 IL-2、干扰素-γ（IFN-γ）和 IL-12 等从而介导细胞免疫。

三、分型和临床表现

天疱疮主要分为寻常型天疱疮和落叶型天疱疮，增殖型天疱疮是 PV 的亚型，红斑型天疱疮是 PF 的亚型。

寻常型天疱疮是天疱疮中最常见的一型，50%以上患者先是口腔黏膜发生水疱和糜烂，而后出现皮肤损害，经久不愈。以后在外观正常的皮肤出现黄豆至核桃大的水疱，疱液清或稍浑，疱壁薄而松弛易破，尼氏征阳性。水疱可以发生于全身任何部位，常见于头面、颈、胸背、腋下、腹股沟等处。可有甲营养不良和急性甲沟炎、甲下出血。寻常型和增殖型天疱疮无明显瘙痒。

红斑型天疱疮多在头面、躯干外观正常皮肤上发生松弛大疱，尼氏征阳性，疱壁菲薄，极易破裂，很快干燥，结黄褐色薄痂，痂皮中心附着，边缘游离，痂下湿润，渐发展至全身。暗红皮肤上常覆大量叶片状痂皮，有恶臭。有时无明显水疱而似剥脱性皮炎。口腔损害少见，毛发稀疏，常可脱光。指甲可见营养不良改变。自觉瘙痒或灼痛，也可有发热、畏寒、精神障碍等。病程可持续 10 年以上，预后较好，易被糖皮质激素控制，部分患者可完全缓解。

四、诊断

根据皮肤上发生的松弛性大疱、尼氏征阳性或伴有口腔黏膜糜烂可初步诊断为天疱疮。进一步检查可行水疱基底涂片观察有无天疱疮细胞；组织病理检查可见特征性改变，表皮内有棘松解现象。间接免疫荧光检查血清中有天疱疮抗体；直接免疫荧光检查，表皮细胞间有 IgG 和 C3 沉积。

五、治疗

天疱疮药物治疗首要目的是通过免疫抑制减少自身抗体的合成。目前治疗天疱疮的方法主要有：糖皮质激素、免疫抑制药、静脉免疫球蛋白（IVIG）、利妥昔单抗、血浆置换疗法等。其中糖皮质激素是寻常型天疱疮的一线治疗药物，合理选择治疗起始剂量及规律减药是治疗关键；合用免疫抑制药可降低糖皮质激素用量及其不良反应，国内一般首选硫唑嘌呤及环磷酰胺，备选吗替麦考酚酯、环孢素。个别患者可单独应用免疫抑制剂控制；IVIG 可作为重症顽固性寻常型天疱疮的二线用药，用于对传统治疗方法抵抗的活动性寻常型天疱疮的治疗，可快速控制病情；利妥昔单抗作为一种新型免疫生物制剂，已投入临床使用并取得很好的效果，但必须警惕其并发感染的风险；血浆置换疗法可快速降低自身抗体水平，用来治疗病情危急的患者。抗炎药物氨苯砜、烟酰胺、四环素类等主要用于轻症天疱疮特别是红斑型和落叶型天疱疮的治疗，联合使用可以降低糖皮质激素用量，但普遍存在着轻微的不良反应，包括药疹、感觉异常和高铁血红蛋白引起的呼吸困难等。蛋白酶抑制剂在抑制棘细胞松解方面起到重要作用，天疱疮抗体结合到棘细胞上，可促使后者产生大量的纤溶酶原激活因子，将纤溶酶原转变为纤溶酶，导致棘细胞松解。蛋白酶抑制剂（如氨甲苯酸）在一定程度上可以抑制病情。

皮损处理很重要，对减轻患者的瘙痒和疼痛、促进皮损愈合有很好的帮助。在处理过程中，局部使用表皮生长因子能够明显加快天疱疮皮损的愈合，但是该药物的远期安全性尚不可知。全身水疱糜烂破溃、大面积皮损患者，均应按照重度烧伤患者处理。

天疱疮的瘙痒，一般与病情相关，病情得到控制，瘙痒随之好转或消失，必要时加用第一代抗组胺药处理。

第三节　大疱性类天疱疮

一、病因

大疱性类天疱疮（BP）是一种自身免疫性慢性大疱性皮肤病，病因复杂，尚未明确。目前认为与遗传、环境、感染、药物及物理等因素有关，最近的研究表明还可能与疫苗、免疫功能异常、嗜酸性粒细胞增多症及神经系统疾病等有关。

二、发病机制

1. BP 的自身抗原与自身抗体　BP 的自身抗原由表皮基底细胞产生，为两种半桥粒抗原：BP180（BPAG2，XVⅡ型胶原）和 BP230（BPAG1），BP180 在复层上皮中促进表皮各层细胞与间质及基底膜的黏附。BP180 的免疫活性区域能与自身抗体结合后诱发补体激活、炎症细胞聚集和中性粒细胞蛋白水解酶释放等反应，从而引起皮肤炎症和表皮下水疱。BP230 参与半桥粒的结构稳定与自我合成，与 BP 合并神经系统疾病的交叉免疫反应有关。

BP 致病性自身抗体包括抗 BP180 抗体和抗 BP230 抗体，这些抗皮肤基底膜带的抗体类型以致病性 IgG 和 IgE 型抗体为主。自身抗体与 BP180 结合后激发免疫反应导致细胞膜破裂，胞内的 BP230 抗原决定簇暴露，参与后续的免疫反应。BP180 是免疫反应的启动因子。在 BP 病情进展期外周血中抗 BP180 抗体检测的阳性率高于抗 BP230 抗体，缓解期抗 BP180 抗体也持续阳性。抗 BP180 抗体滴度与 BP 病情的严重程度及活动度密切相关。IgG 亚型活化补体参与水疱形成。BP180 免疫复合物介导的炎症反应可破坏已经受损的透明板，导致透明板与致密板的分离。近年来对 IgE 参与 BP 发病机制研究较多，BP230 IgE 水平与局部的嗜酸性粒细胞聚集密切相关。研究表明，IgE 引起 BP 早期类似荨麻疹样的皮损。与 BP180 IgG 抗体相比较，BP180 IgE 与病情活动度和严重程度的关系更为密切，IgE 阳性与否及其滴度高低对难治性 BP 的评判也更有意义。IgE 不激活补体，单独应用 IgE 或 IgG 的作用都不能完全解释 BP 的发病机制。IgG 与 IgE 识别 NC16A 区段靶抗原的反应模式非常类似，可能存在免疫球蛋白的类别转换。IgE 与 BP 较大面积的皮肤损伤密切相关，IgE 阳性的患者病情缓解需要时间较长，治疗上需要更大剂量的糖皮质激素。

2. BP 与肥大细胞　肥大细胞是固有免疫和适应性免疫应答中的关键性效应细胞。在 BP 患者皮损中，补体 C5a 通过与肥大细胞表面的 C5a 受体结合激活 p38 MAPK 信号转导途径，从而诱发肥大细胞脱颗粒、中性粒细胞浸润和水疱形成。有研究证实肥大细胞脱颗粒释放的 mMCP-4 可通过激活基质金属蛋白酶-9（MMP-9）和直接降解 BP180 这两种途径损伤基底膜。除了自身抗体 IgE 介导的类似超敏反应的 BP 早期炎症性损伤外，抗 BP180 IgG 抗体可与肥大细胞表面的 FcγRⅡ 和 FcγRⅢ受体结合，介导肥大细胞脱颗粒，所释放的组胺、类胰蛋白酶等趋化因子及中性粒细胞浸润在 BP 炎性皮损及水疱形成过程中发挥重要作用。肥大细胞稳定剂色甘酸钠可抑制这一病理过程。

3. BP 与辅助性 T 细胞、细胞因子　参与 BP 炎症反应的主要是 Th17 细胞。Th17 细胞属辅助性 T 细胞亚群，主要分泌 IL-17 和 IL-22，对 Th1/Th2 介导的先天性免疫和获得性免疫具有重要的调节作用。IL-17 在 BP 患者皮损、浸润炎症细胞内及外周血中高度表达，通过介导产生炎症趋化因子来动员、募集和活化中性粒细胞及嗜酸性粒细胞，从而启动、维持和放大免疫炎症过程。大量研究报道还揭示了 BP 发病机制的新观点：即大量自身抗体与 BP180 结合激活补体，诱导成纤维细胞、内皮细胞释放趋化因子，其中 IL-5 介导骨髓释放嗜酸性粒细胞入血，迟现抗原-4 [（very late antigen 4，VLA-4）CD49d] 和 MAC-1（macrophage antigen 1，CD11b）的表达介导嗜酸性粒细胞的组织浸润；组织中浸润的大量嗜酸性粒细胞释放基质金属蛋白酶、嗜酸性粒细胞阳离子蛋白等，参与 BP 的局部炎症反应、大疱形成和血栓形成等。该观点与 BP 伴发动脉粥样硬化、脑血栓等心脑血管病的机制假说相一致。

此外，巨噬细胞移动抑制因子（MIF）在 BP 皮肤炎症反应中发挥作用。BP 患者记忆性 B 细胞表面 B 细胞活化因子（B-cell activating factor，BAF）的异常表达使自身反应性 B 细胞存活增多，干扰免疫耐受，诱发自身免疫性疾病。中性粒细胞弹性蛋白酶（NE）在 BP 中可直接损伤皮肤基底膜带上重组的 BP180 抗原，并同时产生趋化性肽段 p561 和 p506，进一步放大皮肤的炎症级联反应。

三、临床特点

1. 好发于中老年人。

2. 红斑或正常皮肤上有紧张性大疱，疱壁紧张不易破裂，尼氏征阴性，皮损可泛发全身，好发于躯干及四肢屈侧，但腰部及腹部也较常见，约 1/3 患者有口腔黏膜的损害，但较之天疱疮的口腔损害要轻得多；皮损可呈多形性，少数以风团样皮疹为首发症状。

3. 水疱内容物大多清亮，少数为血性，继发感染则疱液呈脓性。水疱破溃后成为糜烂面，上附结痂，较易愈合。

4. 常伴有瘙痒，且瘙痒程度常与病情呈正相关。

5. 组织病理检查示表皮下水疱，并有嗜酸性粒细胞浸润；直接免疫荧光检查示基底膜带有 IgG 和（或）C3 沉积所致的线状荧光。

6. 免疫荧光：直接免疫荧光（DIF）比间接免疫荧光（IIF）更敏感。阳性试验中，连续线状的免疫荧光沿基底膜分布。几乎 100% 的患者 DIF 呈阳性，最常见为补体 C3 的沉积，而且 80% 病例有 IgG 沉积，偶有 IgA 和 IgM 沉积。盐裂皮肤做底物 IIF 检查：可见 IgG 沉积在表皮层。盐裂皮损周围正常皮肤做 DIF 检查：可见 IgG 沉积在表、真皮层。免疫电镜：IgG 及 C3 沉积在基底细胞膜。

四、诊断与鉴别诊断

老年人皮肤上出现张力性大疱，尼氏征阴性；病理检查示表皮下水疱，并有嗜酸性粒细胞浸润；DIF 检查示基底膜带有 IgG 和（或）C3 沉积所致的线状荧光，患者血清中有抗基膜带循环抗体。

本病临床表现不典型时，易被误诊为湿疹、多形红斑、药疹、寻常型天疱疮、唇炎等，临床应注意鉴别。

五、治疗

1. 局部治疗　超强效的局部糖皮质激素对 BP 有比较好的治疗效果。它与系统应用糖皮质激素相比更加安全。尤其是对于轻型 BP 的治疗，局部应用糖皮质激素应作为首选。对于重型病例，即使是大范围皮疹的病例，局部糖皮质激素治疗也应使用。

2. 系统治疗　BP 对糖皮质激素比较敏感，因此，中重度 BP 的治疗首选糖皮质激素，其治疗原则为早期、足量、规则使用，长期以来这是 BP 的标准疗法。一般而言，中到大剂量糖皮质激素可有效控制 BP 皮疹。朱学骏提出初始剂量采用轻症 20～30mg/d，中症 40mg/d 和重症 60mg/d 泼尼松的方法，若皮疹不能完全缓解，可增加原剂量的 50%。病情控制后 2～3 周后开始减量，每 1～2 周减量 10%～15% 直到 5～10 mg/d，病情控制并稳定 1～2 周后停药。当泼尼松龙使用量超过 1mg/（kg·d）而未取得预期效果时，通常再加大剂量病情也不会得到额外的改善，却可能出现更严重的不良反应，此时应采取联合治疗。

3. 联合治疗

（1）局部应用强效糖皮质激素不仅对局限性或轻型 BP 有效，并且似乎在泛发性的 BP 患者中与口服糖皮质激素具有相同效力，最重要的是二者联合使用，其系统不良反应更少。

（2）部分 BP 患者对单一四环素或单一烟酰胺或四环素与烟酰胺联合治疗有效。

（3）常规糖皮质激素联合氨苯砜对于某些患者也有效，研究表明联合应用比单独使用效果更佳。顽固病例须联合糖皮质激素与免疫抑制药全身或局部使用，免疫抑制药亦可单独使用。硫唑嘌呤、麦考酚酸酯临床较常使用，后者对于因肝、肾受损而不能使用硫唑嘌呤的患者可能很有价值。

（4）对于以上疗法仍不能控制的病例以及对其他疗法有禁忌证时可应用静脉滴注免疫球蛋白或血浆置换疗法。

4. 瘙痒的治疗　可在上述联合治疗的基础上，使用抗组胺药如赛庚啶、去氯羟嗪、酮替芬等控制瘙痒。

第四节　疱疹样皮炎

疱疹样皮炎（DH）是一种瘙痒剧烈的自身免疫性表皮下大疱性皮肤病，欧美及非洲国家报道较多，亚洲国家包括中国少见报道。本病男性多见，男女比约为 2∶1，任何年龄均可发病，多发生于 30～40 岁。

一、病因与发病机制

本病病因与发病机制尚不清楚，人类白细胞抗原 HLA-B8、HLA-DR3 和 HLA-DQw2 可能是它的易感基因。

二、临床特点

疱疹样皮炎的皮损呈对称分布，好发于肘部、前臂伸侧、背部、臀部、膝部，偶可单独侵及头皮，表现为瘙痒剧烈的对称性多形性皮损，可有红斑、丘疹、水疱等，但以水疱为主，并且常聚集成群或排列呈环形、匍匐形或地图形。疱壁紧张、较厚、不易破裂，尼氏征阴性，口腔黏膜受累罕见。由于本病瘙痒剧烈而搔抓，故患者来就诊时往往看不到完整的水疱，而以继发的抓痕、结痂为主，临床上极易被误诊为其他自身免疫性大疱性皮病、荨麻疹、湿疹、疥疮等。70%的患者有谷胶过敏性肠病的病理表现。

组织病理特征是早期真皮乳头中性粒细胞处微脓肿，真皮内浸润的炎症细胞有淋巴细胞、组织细胞、大量中性粒细胞，白细胞破碎最具特征性。晚期可见血管内皮细胞肿胀，大量嗜酸性粒细胞浸润的表皮下疱或裂隙，而且多数患者可见成束的纤维蛋白。直接免疫荧光检查皮损周围真皮乳头处 IgA 颗粒状沉积，间接免疫荧光检查 70%的患者有 IgA 循环抗体。

三、诊断与鉴别诊断

本病病理及直接免疫荧光检查是诊断 DH 的金标准，国际上常用的 DH 诊断标准为：①临床为多形性损害，分布于肘、膝和臀部，对砜类药物反应好；②病理表现为真皮乳头部以中性粒细胞浸润为主的微脓疡；③直接免疫荧光检查示正常皮肤真皮乳头内 IgA 颗粒状沉积；④90%患者有谷胶过敏性肠病，80% HLA-B8 为本病的易感基因。但由于手术取材、检验技术等原因使部分 DH 患者的直接免疫荧光检查呈阴性，降低了 DH 的确诊率，有学者提出用间接免疫荧光检测抗肌内膜自身抗体（AEm A）来提高 DH 的检出率。

本病需与线状 IgA 大疱性皮肤病相鉴别，两者临床表现及组织病理相似，但线状 IgA 大疱性皮肤病直接免疫荧光可发现基底膜带有均质型线状 IgA 沉积。

四、治疗

治疗上应嘱患者禁食谷物类食物，氨苯砜（DDS）为首选药物，一般每日 100～200 mg。用药后数小时可减轻瘙痒，1 天后可使新发皮损减少，10 天左右可痊愈，说明 DDS 治疗 DH 起效快，疗效好。必要时可选用抗组胺药控制瘙痒症状。

第10章 感染与节肢动物性皮肤病

本章叙述有瘙痒的感染与节肢动物性皮肤病包括病毒性皮肤病、细菌性皮肤病、浅部真菌病、寄生虫性皮肤病和节肢动物性皮肤病等。能引起慢性瘙痒的常见病毒性皮肤病主要有儿童传染性软疣、带状疱疹后瘙痒。而浅部真菌病是引起慢性瘙痒的最常见的感染性皮肤病。一些寄生虫和节肢动物性皮肤病引起的慢性瘙痒在我国也比较常见。有些皮肤病的瘙痒有细菌因素存在，但慢性瘙痒在细菌性皮肤病中少见或不是主要症状。

第一节 带状疱疹后遗皮肤瘙痒

根据相关中国专家共识，带状疱疹后遗神经痛（PHN）是指带状疱疹皮疹愈合后持续 1 个月以上的疼痛，也可以缓解一段时间后再次出现甚至反复发生。PHN 为带状疱疹最常见的并发症，发生率约为带状疱疹发病人群的 20%，好发于中老年人，近 60% 的老年人可发生 PHN，60 岁以上者高达 75% 以上。部分 PHN 常持续数月后发展为难治性的神经痛，对患者的生活质量造成严重影响，目前临床上仍无理想的治疗方法。相对于 PHN，带状疱疹后遗皮肤瘙痒较少见，但近些年来文献报道越来越多。

一、病因

带状疱疹（HZ）是由水痘-带状疱疹病毒（VZV）引起的一种主要累及神经和皮肤的急性病毒性疾病，该病毒初次感染的易感人群常为儿童，表现为水痘或隐性感染，同时病毒可长期潜伏在脊髓后根神经节或脑神经感觉神经节内。在机体抵抗力下降，免疫功能减弱或一些诱发因素的作用下，潜伏的 VZV 可再度活化，沿感觉神经轴索到达该神经支配的皮肤内增殖，产生红斑、水疱，同时受累神经发生炎症、坏死，产生神经痛，即为带状疱疹。约 50% 的带状疱疹发生在 60 岁以上的人群，而在 85 岁以上的人群中约 50% 的人可能发生带状疱疹。随着年龄增长和老龄人口的增加，带状疱疹的年发生率逐渐增高。在合并肿瘤、结缔组织病、艾滋病及长期服用免疫抑制剂患者，这些特殊免疫状态下的人群发病率则增加几十倍。另外，创伤以及长期处于应激状态亦为带状疱疹发病的危险因素。带状疱疹自然病程一般 2~3 周，老年人 3~4 周。未经及时积极治疗，即可发生后遗神经痛和后遗皮肤瘙痒。此二者在发病机制和治疗上相互关联，故予以一并讨论。

二、发病机制

PHN 的发生机制目前不完全明了。在带状疱疹早期，受累神经元发生炎症、出血，甚至坏死，临床表现为神经元功能紊乱、异位放电、外周及中枢敏化，导致疼痛。在后遗症期，神经可塑性是 PHN 产生的基础，其机制可能涉及：①外周敏化。感觉神经损伤诱导初级感觉神经元发生神经化学、生理学和解剖学的变化，引起外周伤害性感受器敏化，放大其传入的神经信号，并可影响未损伤的邻近神经元。②中枢敏化。中枢敏化是指脊髓及脊髓以上痛觉相关神经元的兴奋性异常升高或突触传递增强，从而放大疼痛信号的传递，包括神经元的自发性放电活动增多、感受域扩大、对外界刺激阈值降低、对阈上刺激的反应增强等病理生理过程。脊髓及脊髓以上水平神经结构和功能的改变，包括电压门控钙离子通道α2-δ亚基及钠离子通道表达上调、抑制性神经元的功能下降、支持细胞的坏死等，这些病理生理改变引起中枢敏化。相应的临床表现有自发性疼痛、痛觉过敏、痛觉超敏等。痛觉超敏即为正常的非伤害性刺激通过 Aδ 及 Aβ 低阈值机械受体单位引起脊髓背角疼痛信号的产生。目前认为 PHN 持续疼痛的主要机制在于中枢敏化。③炎性反应。水痘-带状疱疹病毒的表达通过继发的炎性反应导致周围神经兴奋性及敏感性增加。④去传入。初级传入纤维广泛变性坏死，中枢神经元发生去传入现象，引起继发性中枢神经元兴奋性升高，另外，还涉及交感神经功能异常。

带状疱疹后遗皮肤瘙痒的发生机制尚不清楚。研究表明，瘙痒和疼痛是不同的独立的感觉形式，二者的传导通路也是不同的。瘙痒与疼痛各有特异的神经传导通路。只有当相应的该神经元或多或少地被选择性激活时才能感觉得到。如果一个刺激同时激活两者，即从 CMi（his⁺）感受器传导瘙痒信号的小的投射神经元和从 CMH 与 CMi（his⁻）感受器传导疼痛信号的大的投射神经元同时被激活，小的瘙痒信号的输入被大的疼痛信号的输入所掩蔽，则仅出现疼痛。此"选择性假说"可以解释，为什么瘙痒和强烈的疼痛不能同时被感知，为什么轻微疼痛的搔抓，能抑制瘙痒的感觉。而当所有有髓神经纤维被阻断，组胺等刺激引起的瘙痒仍然能感觉得到，说明除上述通路外，瘙痒还存在其他传导途径。作用于含有不同感受器的 C 纤维亚群的痒信号经外周轴突传导至背根神经节（DRG）神经元换能，转变成电信号后经脊髓、脑干和丘脑的传递和调制，最后在大脑岛叶（insula）皮质产生痒觉。大脑岛叶是一个参与各种感觉，如热觉、内脏感觉、干渴和饥饿感的皮质区，是大脑皮质的一部分。它与额叶、颞叶和顶叶的皮质相连通。主要作用是"监视机体饥饿以及对其他事物如抓痒的渴望，并协助将这些渴望转化为取得满足的行动"。瘙痒和疼痛广泛重叠于同一个激活的脑区。但瘙痒和疼痛之间的激活模式存在细微的差别。与疼痛相比，瘙痒的特征似乎是在顶盖区无二级体感皮质激活及无左半球优势。此外，只有当疼痛和瘙痒刺激同时存在时中脑导水管周围灰质才被激活。中脑导水管周围灰质的激活伴随前扣带回、背外侧前额叶皮质和顶叶皮质的活性降低，提示可能由于疼痛使中脑导水管周围灰质参与了中枢痒觉的抑制作用。因而，搔抓的止痒机制可能与此有着天然的联系。

当传导痛觉的神经通路受损严重时，痛觉信号对痒觉信号的竞争性抑制作用减弱，从而感觉瘙痒。除此之外，疼痛对中脑导水管周围灰质的刺激减弱，也可能产生中枢性瘙痒。这些都只是一种假说。神经损伤修复不完全仍然是带状疱疹后遗皮肤瘙痒的病理学基础。

三、临床表现

PHN 临床表现复杂多样，患者常伴情感、睡眠及生命质量的损害。患者疼痛程度越重，活力、睡眠和总体生命质量所受影响越严重。有时患者的家人也受到同样的困扰。带状疱疹后遗皮肤瘙痒多发生于头面躯干及臂桡侧，性质为瘙痒伴有蚁行感、烧灼感或针刺感。有的奇痒难忍，搔抓后不能获得缓解。常致睡眠受损并伴有焦虑、抑郁、注意力不集中等症状。

四、诊断与鉴别诊断

诊断主要依据带状疱疹病史和临床表现，一般无须特殊的实验室检查或其他辅助检查。PHN 需要鉴别诊断的疾病包括原发性三叉神经痛、颈神经痛、肋间神经痛、脊柱源性胸痛、椎体压缩后神经痛、脊神经根性疼痛和椎体肿瘤转移性疼痛等。带状疱疹后遗皮肤瘙痒需要与局限性皮肤病瘙痒、神经性瘙痒和精神心理性瘙痒相鉴别。

五、治疗

确诊后需多种方法联合治疗，急性期迅速有效地控制病情，是减少并发症、后遗症及缩短神经痛持续时间的关键。

1. 带状疱疹急性期的治疗　治疗原则为抗病毒、镇痛消炎、免疫调节、营养神经、疏通血液循环、物理治疗、皮质类固醇激素、局部外用药、中医中药治疗等。

（1）抗病毒治疗药物：抗病毒治疗必须早期及时、足量应用强有效的抗疱疹病毒的药物，在疱疹出现 72 小时内开始使用抗病毒药物疗效最佳，能够缩短病程，有利于皮损的愈合，并且减少 PHN 和瘙痒的发生。常用抗病毒药物有阿昔洛韦、伐昔洛韦、泛昔洛韦、更昔洛韦、膦甲酸钠、溴夫定、西咪替丁等。

1）阿昔洛韦：属于嘌呤类似物，作用于胸腺嘧啶脱氧核苷酸激酶，可特异性抑制疱疹病毒 DNA 复制，早期使用可有效控制皮损、减轻急性期疼痛、防止病毒扩散和降低并发症风险，静脉注射比口服更有助于缩短病程，外用疗效不确定。用法：成人口服常用量一次 0.2g，每日 5 次，或 0.4g，每日 3 次，共 7～10 天；静脉注射，按体重一次 5～10mg/kg，每日 3 次，隔 8 小时滴注 1 次，共 7～10 天。

2）伐昔洛韦（万乃洛韦）：该药是阿昔洛韦的前体药，口服后经消化道完全吸收转化为阿昔洛韦，故其生物利用度是阿昔洛韦的 3～5 倍，疗效相当于静脉滴注阿昔洛韦。与西咪替丁联用会增加肾毒性。口服：每次 0.3g，每日 2 次，连续 7～10 天。

3）泛昔洛韦：是第一个用于抗病毒治疗的前体药物，吸收后在体内分解为喷昔洛韦，生物利用度高，替代喷昔洛韦，用于免疫缺陷患者的皮肤黏膜单纯疱疹感染和急性带状疱疹。口服：成人每次 0.25g，每日 3 次，连用 7 天。

4）更昔洛韦：为合成核苷类抗病毒药物，药效比阿昔洛韦强，它在进入宿主细胞后被胞内疱疹病毒诱导的细胞激酶磷酸化，变为更昔洛韦三磷酸，故其在病毒感染的细胞内的有效浓度远高于未被感染细胞，约 100 倍。该药抗病毒谱广，作用迅速、高效，不易耐药，临床安全性也较高。肾功能正常病人剂量为 5mg/kg，静脉输注 1 小时以上，每 12 小时重复 1 次，持续 7～10 天。

5）膦甲酸钠：为非核苷类广谱抗病毒药，对于核苷类抗病毒药物耐药的患者可以选用，机制为直接作用于核酸聚合酶的焦磷酸结合部位，不涉及胸腺嘧啶激酶，故对核苷类药物耐药病毒株仍有抑制作用。该药口服吸收效果不佳，主要用于静脉滴注。因该药能进入脑脊液，故是治疗 VZV 病毒性脑炎的理想药物，但部分患者会出现头晕、恶心等不良反应。用药期间需注意监测肾功能，该药不能与肾毒性药物如氨基糖苷类抗生素、两性霉素 B 等合用。用法：按体重一次 40mg/kg，每 8 小时 1 次，经输液泵滴注 1 小时，共 14～21 天。肌酐清除率低于 96ml/min 者，剂量应调整。

6）溴夫定：为嘧啶核苷衍生物，是一种新型的有效的抗病毒药物，其三磷酸衍生物竞争性抑制病毒 DNA 的复制，抑制 VZV；治疗效果较嘌呤类似物抗病毒药物好，且口服吸收好，肾毒性小。国外研究表明，该药能显著降低带状疱疹后遗神经痛的发生率。成人每日 1 次，每次 125mg，连用 7 天。

7）西咪替丁：有免疫调节和抗病毒作用，广泛用于病毒性疾病的治疗，尤其适用于恶性肿瘤并发的带状疱疹，因其能阻断外周感觉神经，并可与大脑痛觉相关的内啡肽相互作用，故还能缓解疼痛。

（2）镇痛消炎药物：缓解带状疱疹急性期疼痛的药物使用应遵循由弱到强的原则。非甾体抗炎药（NSAID）的作用机制为减少前列腺素 E 的生成而发挥镇痛作用，用于缓解轻至中度疼痛，减轻外周神经根的炎症反应，治疗早期带状疱疹神经痛效果良好。常用药物有阿司匹林、吲哚美辛、对乙酰氨基酚、布洛芬、保泰松、塞来西布。因镇痛作用较弱，可配合其他药物使用。不良反应主要为胃肠道反应，有危险因素的患者应注意餐后从小剂量开始服用，并加用制酸药、胃黏膜保护药。对于严重的神经痛，可以联合使用中枢性镇痛药曲马多，也可以联合中枢镇静药，如阿米替林、卡马西平、奋乃静等。

（3）免疫调节药：包括胸腺肽、卡介菌多糖、α-干扰素、转移因子、丙种球蛋白。

带状疱疹患者正常细胞免疫功能下降，该类药物可提高患者细胞免疫功能，缩短病程，减少后遗神经痛发生，同时还能避免联用皮质类固醇激素所产生的不良反应，且无不良反应。

（4）神经营养剂：B 族维生素（维生素 B_1、维生素 B_6、维生素 B_{12}）及维生素 E，对皮肤、黏膜上皮细胞及血管内皮细胞具有修复再生作用，促进皮肤毛细血管运动神经的功能恢复，增强皮肤黏膜的新陈代谢，加速皮肤溃疡、炎症的愈合。还可以修复神经根鞘，增强神经的代谢，促进神经细胞功能恢复，减少后遗神经痛发生的可能。

（5）糖皮质激素及其替代药物：目前，带状疱疹使用糖皮质激素治疗尚有较大的争议，一种观点认为可使病情加重，另一种观点则认为可减轻炎症反应，缓解局部红肿热痛，降低后遗神经痛的发生率。绝大多数研究显示，激素并未促使病毒感染血行播散，但皮质激素的使用必须有严格的限制。对于泛发性、大疱性、出血性等较严重的带状疱疹，以及特殊部位，如头面部、眼、耳、会阴部带状疱疹以及 Ramsay-Hunt 综合征等，应遵循早期、中效、短程的原则合理使用激素，一般以疼痛出现时算起在发病 1 周内使用，使用时间不超过 1 周。使用过程中应当严格掌握适应证与禁忌证，虽然超过 50 岁的人群带状疱疹患病率高，但糖尿病、高血压、青光眼等激素使用禁忌证的患病率也高，因此限制了激素的使用。因此，有必要寻找一种激素替代药物。

当前，有两个药物成为比较理想的替代药物，并且已经广泛用于临床各科，被认为"有激素样的治疗作用而无激素的不良反应"。一个是复方甘草酸铵，另一个是苦参碱。

复方甘草酸单铵注射液是以甘草的有效成分甘草甜素（甘草酸铵盐）为主药，配以甘氨酸、L-半胱氨酸等多种成分组成。由于其具有抗炎、抗过敏、保护膜结构及抑制病毒增殖和灭活病毒作用，且无明显皮质激素样不良反应的优点，用于治疗带状疱疹能显著缩短病期减轻疼痛的效果。

苦参碱是从豆科槐属植物苦豆子、苦参中分离得到的生物碱，已广泛应用于心血管系统、消化系统、中枢神经系统、皮肤等疾病的治疗，具有抗肿瘤、抗纤维化、抗病毒、抗炎及免疫抑制、抗缺血再灌注损伤等多种药理作用。用于治疗带状疱疹有很好的消炎镇痛效果。

（6）物理治疗：包括音频电疗法、光疗法（红外线、紫外线、氦氖激光、半导体激光等）、超声波疗法、高压氧治疗、冷喷等。均有不同程度消炎、消肿、镇痛、改善血液循环，促进炎症吸收,加速组织再生的作用。

(7)局部治疗:局部治疗以消炎、收敛、防止继发感染为原则。早期红斑水疱,可用炉甘石洗剂;疱破后可用硼酸、呋喃西林溶液或康复新液等局部湿敷,以抗菌收敛。渗出不明显可用抗生素软膏,配合物理治疗。

(8)中医中药:辨证施治运用得当可获良效。代表方有龙胆泻肝汤和除湿胃苓散。

2. PHN 的治疗　PHN 和后遗皮肤瘙痒虽然发病机制有所不同,但治疗方法基本一致。其治疗原则是:尽早、足量、足疗程及联合治疗;许多患者的治疗可能是一个长期持续的过程,因此,治疗原则还应包括治疗方便、不良反应可控、效费比良好。药物治疗是基础,应使用有效剂量的推荐药物,药物有效缓解疼痛后应避免立即停药,仍要维持治疗至少 2 周。药物联合微创介入治疗可有效缓解疼痛并减少药物用量及不良反应。治疗过程中,应对治疗的效果和不良反应进行评价以便维持或调整现有的治疗方案。有部分临床经验提示疱疹期的抗病毒治疗联合使用钙离子通道调节剂可有效减少 PHN 的发生。本书推荐《带状疱疹后神经痛诊疗中国专家共识》所提供的治疗方案。

(1)药物治疗:治疗 PHN 的一线药物包括钙离子通道调节剂(普瑞巴林和加巴喷丁)、三环类抗抑郁药(阿米替林)和 5% 利多卡因贴剂,二线药物包括阿片类药物和曲马多。药物选择应个体化,单一药物治疗不能获得满意的疼痛缓解时,考虑联合用药,选择药物时应注意选择不同机制、疗效相加或协同而不良反应不相加的药物。

1)钙离子通道调节剂(加巴喷丁、普瑞巴林):加巴喷丁和普瑞巴林可与电压门控钙离子通道(VGCC)的 $\alpha2\text{-}\delta$ 亚基结合,减少兴奋性神经递质的过度释放,抑制痛觉过敏和中枢敏化。

加巴喷丁的起始剂量为每日 300 mg,常用有效剂量为每日 900~3600mg,有肾功能不全的患者应减量,主要不良反应为嗜睡和头晕,需要数周缓慢滴定至有效剂量。加巴喷丁呈非线性药物代谢动力学特点,生物利用度随剂量升高而降低,个体间变异为 20%~30%,疗效存在封顶效应。

2)普瑞巴林是第二代钙离子通道调节剂,增强了与 $\alpha2\text{-}\delta$ 亚基的亲和力,能够缓解PHN、改善睡眠和情感障碍。普瑞巴林剂量每日为 150~600mg,滴定期 5~7 天。在肾功能不全的患者中应减量。普瑞巴林的特点是滴定和起效更快,呈线性药物代谢动力学特征,疗效可预估,不存在封顶效应,生物利用度≥90% 且与剂量无关,个体间变异为 10%~15%,不良反应与加巴喷丁相似。为避免头晕和嗜睡,两药均应遵循夜间起始、逐渐加量和缓慢减量的原则。

3)三环类抗抑郁药(TCAs):三环类抗抑郁药通过阻断突触前膜去甲肾上腺素和 5-羟色胺的再摄取,阻断电压门控钠离子通道和α肾上腺素受体,调节疼痛传导下行通路,发挥镇痛作用。药物起效较慢,主要不良反应有过度镇静、认知障碍和心脏毒性,限制了其临床使用。最常用的药物为阿米替林和去甲替林,阿米替林首剂应睡前服用,每次 12.5~25mg,根据患者反应可逐渐增加剂量,每日最大剂量 150mg。应注意其心脏毒性,有缺血性心脏病或心脏性猝死风险的患者应避免使用;青光眼、尿潴留、自杀等高风险患者应慎用。此外,该药可能导致或加重认知功能障碍和步态异常。老年患者发生不良反应的风险高,使用过程中要加强监测。

对于严重的神经痛,也可以各种镇静药,如阿米替林、卡马西平、奋乃静等联合应用。

4)利多卡因贴剂:利多卡因阻断电压门控钠离子通道,减少损伤后初级传入神经的异位冲动，从而减少 PHN 患者痛觉。利多卡因贴剂起效快（≤4 小时）。对利多卡因贴剂或普瑞巴林单药治疗无效的 PHN 患者，采用利多卡因贴剂和普瑞巴林联合治疗可以有效缓解疼痛。利多卡因贴剂最常见的不良反应包括皮肤反应，如短暂瘙痒、红斑和皮炎，外用糖皮质激素可消除。

5）曲马多：曲马多具有双重作用机制，可同时作用于 μ-阿片受体和去甲肾上腺素/5-羟色胺受体以达到镇痛效果。曲马多可显著缓解 PHN 的烧灼痛、针刺痛及痛觉超敏现象，但对闪电样、刀割样疼痛效果不明显，其疗效弱于强阿片类药物，而耐受性优于强阿片类药物。不良反应与剂量相关，包括恶心、呕吐、头晕、便秘、尿潴留、嗜睡和头痛等。应遵循低剂量开始，缓慢逐渐加量的原则。起始剂量每次 25～50mg，每日 1～2 次，每日最大量 400mg。应注意选择控释或缓释剂型，并且不与 5-羟色胺药物同时使用，以避免 5-羟色胺综合征风险。需逐步停药，以防发生药物依赖。

6）阿片类镇痛药：阿片类镇痛药可有效治疗 PHN 的烧灼痛、针刺痛及痛觉超敏，考虑到误用和滥用的风险及耐药的产生，推荐阿片类镇痛药作为二线治疗药物。常用药物有吗啡、羟考酮和芬太尼等。阿片类镇痛药治疗 PHN 应遵循以下原则：在恰当的治疗目标和密切监测下处方阿片类药物，并严格选择控缓释剂型；小剂量开始治疗，定期评估疗效和安全性；一旦治疗无效，应立即停药，一般使用不超过 8 周。阿片类药物的不良反应包括恶心、呕吐、过度镇静、呼吸抑制等，在用药后 1～2 周可能发生耐受。

7）其他药物：临床上还应用 5-羟色胺和去甲肾上腺素再摄取抑制药来治疗 PHN，代表药物有文拉法辛和度洛西汀，但缺乏大型随机对照研究证据。文拉法辛有效剂量为每日 150～225mg，每日 1 次。度洛西汀的剂量为每日 30～60mg，每日 1 次或每日 2 次。常见不良反应有恶心、口干、出汗、乏力、焦虑、震颤等。

牛痘疫苗接种家兔皮肤炎症提取物、局部辣椒素、其他抗癫痫药（拉莫三嗪、丙戊酸钠、托吡酯）及草乌甲素也被用来治疗 PHN。牛痘疫苗接种家兔皮肤炎症提取物的用量为每日 4 片（4.0 Neurotropin 单位/片），分早、晚 2 次口服。辣椒素的推荐浓度为 0.025%～0.1%，不良反应为局部皮肤灼热感。拉莫三嗪剂量为每日 50～400mg，每日 1～2 次。托吡酯常用剂量为每日 200～400mg，每日 2 次。拉莫三嗪和托吡酯常见不良反应包括头晕、嗜睡等。丙戊酸钠治疗剂量每日 250～1000mg，分 3 次服用。草乌甲素片 0.4 mg，每日 3 次。

（2）微创介入治疗：微创介入治疗是指在影像设备引导下以最小的创伤将器具或药物置入到病变组织，对其进行物理、机械或化学治疗的技术。临床用于治疗 PHN 的微创介入治疗主要包括神经介入技术和神经调控技术。药物治疗是镇痛的基础，微创介入与药物联合应用治疗 PHN 可有效缓解疼痛，同时减少镇痛药物用量，减少不良反应，提高患者生活质量。随机对照研究显示，普瑞巴林联合神经脉冲射频、神经阻滞及经皮神经电刺激等微创介入方式对 PHN 患者疗效肯定。

1）神经阻滞：在相应神经根、干、节及硬膜外注入局部麻醉药或以局部麻醉药为主的药物以短暂阻断神经传导功能，既能达到治疗作用，又对神经无损伤。目前得到广泛认可的神经阻滞用药主要包括局部麻醉药和糖皮质激素等。

2）选择性神经毁损：以手术切断或部分切断，或用化学方法（乙醇和多柔比星）或物理方法（射频热凝和冷冻等）阻断脑神经、脊神经、交感神经及各类神经节等的神经传导功能，神经毁损为不可逆的治疗，可能产生其所支配区域的感觉麻木甚至肌力下降等并发症，应严格掌握适应证，并取得患者的知情同意。

3）鞘内药物输注治疗：通过埋藏在患者体内的药物输注泵，将泵内的药物输注到患者的蛛网膜下腔，直接作用于脊髓或中枢，达到控制疼痛的目的。常见的药物包括阿片类药物、局部麻醉药等，其中吗啡的临床应用最广。吗啡的起始剂量为胃肠外剂量的 1%或口服剂量的 1/300，根据镇痛效果与不良反应及患者的一般情况逐渐调整（滴定），以达到最好的镇痛效果和最小的不良反应。另外，硬膜外腔置管连续输注也是控制严重疼痛患者的一种治疗方法。

4）神经调控技术：神经调控技术是通过电脉冲适当刺激产生疼痛的目标神经，反馈性调整神经的传导物质或电流，或产生麻木样感觉来覆盖疼痛区域，从而达到缓解疼痛的目的。临床用于治疗 PHN 的主要包括脉冲射频治疗和神经电刺激技术。

① 脉冲射频治疗：脉冲射频是一种神经调节治疗，通常使用频率 2 Hz、电压 45 V，电流持续时间 20 毫秒，间歇期 480 毫秒的脉冲式射频电流进行治疗，脉冲射频可以影响感觉神经 ATP 代谢以及离子通道的功能，持续、可逆地抑制 C 纤维兴奋性传入，从而对相关神经的痛觉传导起到阻断作用。脉冲射频对神经纤维结构无破坏作用，能改善疼痛，提高生活质量。治疗后也较少发生感觉减退、酸痛、灼痛及运动神经损伤，较多应用于 PHN 的治疗。

② 神经电刺激：目前临床上使用的神经电刺激方法包括脊髓电刺激（SCS），外周神经刺激（PNS）和经皮神经电刺激（TENS）等。SCS 是将电极置入硬膜外腔，影像证实位置确切后，由刺激电极产生的电流直接作用于脊髓后柱的传导束和背角感觉神经元以及脊髓侧角的交感神经中枢，从而有效缓解疼痛，减少镇痛药物用量，促进病情好转。有临床研究表明 SCS 是早期 PHN（出疹后 1～3 个月）的有效镇痛方法。PNS 是将电极置入支配疼痛区域的皮下外周神经附近，从而抑制疼痛区域的感觉神经向上传导。TENS 是经过皮肤施行电脉冲刺激，反馈性对传导疼痛信息有关的不同神经进行调整，减少疼痛信息的传导和增加镇痛物质的释放，从而缓解疼痛。

（3）其他治疗：针刺治疗、臭氧治疗等技术在临床上显示有一定的效果。皮内注射臭氧治疗带状疱疹神经痛能够迅速镇痛，显著地减少组织充血和水肿，改善局部微循环、提高组织氧浓度，促进组织修复。液氮冷冻镇痛是将液氮喷雾喷射于病变皮肤表面，在保证不损伤皮肤组织的同时，起到镇痛的作用。持续 30 秒，使其形成氮云但不要冻结皮肤。每周治疗 1 次，直至疼痛到达一个可接受的水平（总治疗次数 20 次以内）。90%以上的患者疼痛控制良好，是一种安全有效的治疗手段。在 PHN 患者中很大部分伴有抑郁症或焦虑症，治疗方案中需要重视和联合心理治疗及行为调节。

前列地尔：考虑到 PHN 与局部血液循环不佳相关，静脉使用前列地尔的作用机制为扩张血管、改善周围血液循环，增加局部血供，从而促进受损神经修复，减轻后遗神经痛。

密钙息：该药的主要作用是抑制破骨细胞功能，活化 1α-羟化酶，促进 $1,25-(OH)_2D_3$ 的合成，改善钙的代谢，但临床实践中发现它还有中枢性镇痛作用，可能与其抑制疼痛介质释放，并阻断其受体而发挥作用有关。该药副作用小，用于传统口服药物不能耐受者。

总之，PHN 应结合使用镇静安定类药物、营养神经类药物和改善局部微循环类药物发挥协同药效，辅助使用局部外用药、物理治疗、针灸等中医中药治疗，根据患者的病情调整镇痛治疗方案。

3. 带状疱疹后遗皮肤瘙痒的治疗

（1）止痒药物：除阿片类镇痛药外，大部分治疗 PHN 的药物和方法都适用于治疗带状疱疹后遗皮肤瘙痒。包括钙离子通道调节剂（中枢活性药加巴喷丁和普瑞巴林）、三环类抗抑郁药（多塞平、米氮平、阿米替林）、A 型肉毒毒素、5-羟色胺和去甲肾上腺素再摄取抑制剂等。

A 型肉毒毒素抑制突触前神经末梢乙酰胆碱的释放。已报道在局限性瘙痒患者皮下注射肉毒杆菌毒素有效，如感觉异常性背痛和神经性瘙痒。

5-羟色胺去甲肾上腺素再摄取抑制药是另一类抗抑郁药，有文拉法辛、去甲文拉法辛、度洛西汀和比西发定等，临床已用于治疗神经性疼痛，对瘙痒的疗效还没有进行评估，但它们对神经性瘙痒和慢性瘙痒伴随抑郁和（或）焦虑的治疗可能有潜在的作用。

在 PHN 的治疗中，如鞘内输注镇痛药物吗啡治疗时出现强烈瘙痒，可临时使用纳洛酮、纳曲酮或甲基纳曲酮缓解。

抗组胺药对带状疱疹后遗皮肤瘙痒一般是无效的。

（2）糖皮质激素及其替代药物：无论是 PHN 还是带状疱疹后遗皮肤瘙痒，可能都存在局部代谢及神经源性炎症。止痒药物联合短期（1 周）中小剂量糖皮质激素治疗，可能取得比较满意的效果。特别是复方甘草酸铵和苦参碱，它们不仅像糖皮质激素那样有消炎消肿的作用，还有调节自主神经功能、镇静安神等作用，可能有更好的临床效果。

（3）中医药治疗：带状疱疹虽经前期治疗后，但患者可因脾气虚弱、脾失健运，湿热之邪内蕴，致气机不畅，气滞血瘀。治宜健脾除湿、活血化瘀。方用除湿胃苓汤加减。

另带状疱疹属火热之毒，火热之邪过后肝阴被伤，故可出现阴虚征象。治疗当以滋养肝阴、清热止痒，可用一贯煎加味治疗。

（4）物理治疗：包括音频电疗法、光疗法（红外线，紫外线，氦氖激光，半导体激光等）、超声波疗法、高压氧治疗、中药蒸汽熏蒸治疗等均可试用。其疗效未经证实。

第二节　浅部真菌病瘙痒

浅部真菌病瘙痒是皮肤瘙痒最常见的原因之一。其病原菌有两类：表面感染真菌和皮肤癣真菌。

一、临床特点

表面感染真菌主要寄居于人体皮肤和毛干的最表层。一般情况下，因不接触组织细胞，很少引起宿主细胞反应。这类真菌在我国主要有马拉色菌（Malassezia furfur），可引起花斑糠疹（旧称花斑癣，俗称汗斑）和马拉色菌毛囊炎。诱发因素为高温多汗和皮脂溢出旺盛。遇有饮食刺激或高温环境可出现顽固瘙痒。

皮肤癣菌主要引起皮肤浅部（表皮）感染。其侵犯部位只限于角化的表皮、毛发和指（趾）甲，而病理变化是由真菌的增殖及其代谢产物刺激宿主引起的反应。简称为癣（tinea），包括体癣、股癣、手癣、足癣、甲癣、头癣等。特别是手足癣是人类最多见的真菌病。皮肤癣菌分属于 3 个菌属：毛癣菌属（Trichophyton）、表皮癣菌属（Epidermophyton）和小孢子癣菌（Microsporum）。

二、诊断

浅部真菌病通常不难诊断，不难治疗。但下列几种情况可致患者长期瘙痒，须引起注意。

（1）错误治疗，患者不经医师诊断而自购"皮炎平"等药物外用治疗；或误诊误治，导致病情恶化或迁延不愈。并常使皮损失去特征，变得不易辨认。

（2）遗传易感，如有些患者患花斑糠疹，哪怕内用各种抗真菌药物治疗，仍难以治愈，或治愈后极易复发，其直系亲属中往往也有类似情况。

（3）患有糖尿病、结核、肿瘤病等基础疾病。

（4）年老体衰或长期卧床。

（5）使用糖皮质激素、抗生素、免疫抑制药。

（6）艾滋病等免疫缺陷性疾病。

（7）高温高湿、高强度作业、长期卫生条件不良等极端情况。

（8）皮损为癣菌疹而非原发感染，或因长期剧烈搔抓导致湿疹化。

以上情况或由于先天免疫缺陷或后天免疫抑制导致病原真菌致病力加强，皮损蔓延，炎症加重，或由于变态反应而致慢性顽固瘙痒。

三、治疗

治疗原则为控制真菌感染，扭转变态反应性炎症，调节免疫功能，修复皮肤屏障。

1. 控制真菌感染　包括局部治疗、系统治疗和联合治疗。根据致病菌种、感染部位、临床表现和患者本身的因素选择治疗方案。

花斑糠疹和马拉色菌病的治疗基本相同，可以给予 2%酮康唑洗剂外用，连续使用 7～10 天；2%二硫化硒洗剂外用，7～21 天。皮疹初起面积较小的患者，可以给予 1%联苯苄唑乳膏/凝胶、2%咪康唑乳膏、2%酮康唑乳膏、2%益康唑乳膏外用，疗效均较好。特比萘芬等丙烯胺类抗真菌药物同样有效。病情重者或顽固难治的患者，可口服伊曲康唑和氟康唑。但口服特比萘芬治疗花斑糠疹和马拉色菌病无效。

头癣目前国内外均采用联合治疗方案。灰黄霉素治疗头癣安全有效，目前在国内外仍作为一线药物。新型抗真菌药物，如伊曲康唑、特比萘芬和氟康唑治疗头癣与灰黄霉素有一样疗效。但在美国，新型抗真菌药治疗仍未作为首选药，只在灰黄霉素治疗失败或出现不良反应的情况下应用。局部外用抗真菌药物的同时，头癣的治疗还需要每天洗头、每周剃头、衣帽煮沸消毒。体股癣和手足癣首选局部治疗。目前临床上最常使用的外用抗真菌药物是咪唑类和丙烯胺类药物。一些含有抗真菌、抗生素和糖皮质激素成分的复方制剂，如曲安奈德益康唑乳膏可用于有炎症反应的患者，疗程不得超过 2 周，待炎症消退后改为单纯抗真菌药物。局部治疗效果欠佳、皮损广泛或反复发作的患者可选择萘替芬酮康唑乳膏（为咪唑类和丙烯胺类复方制剂）外用治疗，或选择伊曲康唑、氟康唑等系统治疗。

甲癣目前除常用 40%尿素软膏或 10%水杨酸软膏封包病甲，使甲软化剥离，再外用抗真菌制剂治疗方法外，阿莫罗芬甲搽剂、环吡酮胺软膏等新型治疗甲癣药物也在临床广泛使用。单纯局部外用抗真菌制剂治疗甲癣只作为系统治疗的辅助治疗。系统治疗常用伊曲康唑间歇冲击疗法和特比萘芬口服。在系统治疗的同时结合外用抗真菌药物治疗可以提高疗效。对于严重甲癣必须采用联合治疗方案。

2. 控制变态反应性炎症　一些患者由于皮损范围广泛或炎症较重，或因搔抓导致皮损湿疹化的患者，单纯抗真菌治疗一时难以止痒，此时，可以配合抗炎止痒治疗。瘙痒轻者可选用镇静类抗组胺药或选用具有抗炎作用的二代抗组胺药，重者则可选用复方甘草酸铵或苦参碱静脉滴注。不宜使用糖皮质激素。

3. 物理治疗　窄谱中波紫外线（NB-UVB），既可杀菌又可消炎止痒，尤其适用于花斑糠疹和马拉色菌病的治疗。温热及中药药浴治疗也可以选择。

4. 免疫调节治疗　对于因各种原因致免疫功能减退的患者,可使用胸腺肽、卡介菌多糖、转移因子、硒酵母片（西维尔）等辅助治疗。

5. 皮肤屏障保护与修复　避免不适当的刺激以保护皮肤屏障不受进一步损伤。可选择某些细胞生长因子外用（喷涂）以加速皮肤屏障的修复。

第三节　疥疮瘙痒

疥疮是由于疥螨寄生于人体皮肤而发病。疥螨属于节肢动物门、蛛形纲、蜱螨亚纲、真螨目、无气门目、疥螨科。具有极强的传染性,病情发展迅速,近年来,随着国内人口流动不断加剧,人际间密切接触增加,因而又出现流行迹象。主要通过直接接触（包括性接触）而传染,也可通过患者使用过的衣物而间接传染。

一、临床特征

疥疮的典型特征:易感者被传染后,疥螨即寄生于皮肤较薄而柔软的部位,在皮肤挖掘隧道以及其分泌物、代谢产物和死虫体引起变态反应,出现特征性临床表现如指缝及其两侧、腕屈面、肘窝、脐周、腰部、下腹部、生殖器、腹股沟及股上部内侧有丘疹、丘疱疹和隧道,部分患者在阴囊、阴茎等处可出现疥疮结节,为类似于绿豆至黄豆的大半球炎性硬结节,有剧痒。除特征性皮损外,95%以上的患者有夜间剧痒,家中或集体单位常有同样患者。

疥疮的非典型特征:典型的疥疮容易诊断、容易治愈。但随着"大病进医院,小病进药店"这种就医趋势的流行,人们常常自行到药店中购药治疗,但个人往往缺乏正确认识而滥用抗生素、激素,加上其他影响因素,致使许多疥疮患者临床病症失去典型特征,进而导致误诊误治,疥疮所致严重慢性瘙痒就此产生。严重影响患者的生活质量,甚至引发严重并发症。

不典型疥疮的患者人数明显增加的原因还有:①自洁型疥疮,占50%以上。随着人们生活条件的改善,患者感觉瘙痒就会勤洗澡,一定程度上可以使部分疥螨及时得到清除,减轻临床症状,因而疥虫隧道的阳性率相对较低,手、腕等裸露部位的皮疹明显减少。②隐形疥疮,也较为常见,因激素类药物的滥用,使疥虫的代谢反应降低,出现临床隐匿现象。③婴幼儿的皮肤较为娇嫩,疥疮的分布范围与成人不同,常见于头皮、背部及腋下部位,伴有抓痕或脓包,可以掩盖疥疮典型临床表征。④老年人皮肤松弛、干燥,免疫功能下降,一般无明显症状,而且老年患者习惯采用热水烫洗,使其表现更不明显。⑤湿疹皮炎样疥疮,主要因医务人员对皮肤病专业知识了解不足,加上患者习惯就近到门诊就医而导致大量的误诊误治,以致发生湿疹皮炎样改变。⑥追问病史、查体不仔细,特异性检查未完善。初诊时患者未提及可疑接触史,医师没有进一步核查,对疥疮易发部位（指缝、会阴、阴囊部位和婴幼儿皮肤皱褶处）未认真检查,大多数患者未做疥虫及虫卵刮片显微镜检查,造成漏诊误诊。⑦挪威疥（结痂性疥疮）,好发于免疫功能低下、有严重系统性疾病、重度糖尿病、白血病及长期应用免疫抑制药的患者。由于本病少见,临床表现与普通疥疮不同,常表现为大片甚至泛发性厚鳞屑与过度的鳞屑性斑块、污灰色结痂,严重者可出现糜烂、脓疱、恶臭,毛发脱落、指甲变厚、全身淋巴结肿大,病情重,传染性极强;多数容易误诊为毛发红糠疹、角化性湿疹和剥脱性皮炎等。痂皮处镜检可发现大量疥螨成虫及虫卵。⑧院内感染,从新入潜在疥疮患者-医护人员-其他患者的途径可造成院内持续循环流行甚至一定范围内暴发流行。特别是医院引入护工代家属护理的模式，显著增加院内疥疮流行的风险。尤其是老年和 ICU 病房患者感染后因反应迟钝不能及时发现而得不到及时处治。

由于不典型疥疮的存在，致使患者长期瘙痒，故而疥疮被戏称为"七年之痒"。其瘙痒原因除了疥螨在表皮内活动刺激引起瘙痒外，所产生的湿疹样皮炎、疥疮结节也是慢性瘙痒的常见原因，由于搔抓，还可能并发细菌感染而出现脓疱疮，更严重者，少数患者可并发链球菌感染后急性肾小球肾炎。因此，医务人员应加强认识水平，进行专业知识培训，准确掌握疥疮表现。

二、诊断与鉴别诊断

诊断时注意结合患者病史，进行详细检查，不洁的性生活史也会导致疥疮的发生，因此检查时应注意疥疮的好发部位，采用不同手段寻找疥虫，特别是对自结型疥疮及隐匿型疥疮，应注意警惕。婴幼儿及老年患者需要充分暴露疥疮发生部位，详细检查，以减少误诊，最大限度地保障人们的身体健康。

鉴别诊断：疥疮常易误诊为湿疹、丘疹性荨麻疹、结节性痒疹、皮肤瘙痒症、过敏性皮炎等疾病，结痂性疥疮（挪威疥）应注意与毛发红糠疹、角化性湿疹和剥脱性皮炎等相鉴别。

三、治疗

临床上不典型疥疮和湿疹样的皮损确实难以快速地检测到疥虫。如果未发现疥虫，但根据皮疹好发的部位是指缝、手腕、腋下、股部、腹部，又有明显的夜间瘙痒较重，甚至影响睡眠，则应考虑疥疮的可能，可以试验性用药治疗，以免误诊。而且治疗期间要严格按要求处理患者曾经接触过的物品、衣物、被褥等，以免传染他人，家属中如有类似患者也要进行相应治疗。

1. 一般治疗　患者一经确诊应及时采取措施。凡集体发生或家庭成员患者应床边隔离并同时治疗。治疗以外用灭疥制剂为主，程序如下：涂抹药物之前，最好用热水、肥皂最好是硫黄皂洗澡，涂药时应从颈部以下行全身涂抹药物，皮疹集中的部位应反复涂药并加压摩擦。疗程结束时再用热水、肥皂洗澡。及时更换衣被，并将换下衣被用水煮沸消毒或烫洗暴晒。

常用抗疥疮的外用药物：①10%硫黄（儿童 5%硫黄），3%水杨酸软膏；②1% γ-666 乳剂或软膏（又名疥灵霜或林旦乳膏），注意神经毒性；③10%～25%苯甲酸苄酯洗剂或乳剂；④扑灭司林霜外用；⑤40%硫代硫酸钠溶液和 4%稀盐酸溶液先涂前者 2 次，待干后再涂后者 2 次，每日早、晚各 1 次，连用 3～4 天；⑥10%克罗米通乳剂或搽剂每日早、晚各涂 1 次，连用 3 天。

凡上述外用药物治疗后，应观察 2 周，如无新皮损出现，方可认为痊愈。因疥虫虫卵在 7～10 天后才能发育为成虫。愈后无新发皮疹仍有痒者，可外涂复方炉甘石洗剂或临时外用中效或弱效皮质激素乳膏止痒。

2. 结痂性疥疮的治疗　一线治疗的药物有 5%苄氯菊酯乳膏、0.5%马拉硫磷洗剂、苯甲酸苄酯及林旦乳膏；二线治疗的药物有 10%硫黄软膏、克罗米通乳膏、伊维菌素（100～200 µg/kg，一次性口服）；三线治疗的药物有单硫化四乙秋兰姆香皂、局部外用噻苯达唑溶液、复方磺胺甲噁唑及天然除虫菊酯。同时，本病一旦确诊，应注意环境的消毒隔离，医护人员的防护。对于有原发疾病者，应积极治疗原发病。本病由于发病率低，临床上早期容易误诊,多在疥疮流行后方才考虑到本病,因此提高对本病的认识和警惕至关重要,是减少误诊的关键。

3. 并发症的治疗　疥疮主要的并发症为湿疹皮炎、疥疮结节和脓疱疮。少见并发症有链球菌感染并发的急性肾小球肾炎。长期瘙痒可罕见并发精神症状。

湿疹皮炎、疥疮结节的治疗应在充分灭疥治疗的同时或后续按湿疹皮炎治疗。应尽量避免系统使用糖皮质激素。口服抗组胺药如不能控制瘙痒,可静脉使用复方甘草酸铵、苦参碱。尤其是苦参碱,除抗变态反应的作用外,尚有杀虫灭疥的作用。长期瘙痒并且出现抑郁、焦虑的患者,可选抗抑郁药口服,如多塞平、阿米替林。疥疮结节早期可外用糖皮质激素类药物,必要时局部行曲安奈德注射液或复方倍他米松注射液局部封闭治疗。

其他并发症的处理应在灭疥治疗的同时请相关专业会诊处理,基层医疗机构应将患者转上一级医院诊治。

4. 顽固病例的治疗　首先应监督患者严格按照医师给定的治疗方案治疗。外用药物治疗失败,则口服伊维菌素应可取得预期疗效。还可以选择中药熏蒸或药浴治疗后配合除头部以外全身窄谱光治疗。

5. 院内感染的防控　疥疮在医院病房出现,疫情极易迅速扩散,而且对原有病情可能会造成难以预料的影响。不仅影响开展正常的医疗工作,控制发展还会浪费极大的人力、物力,更有可能因感染其他患者而恶化医患关系,造成混乱局面。必须及时采取有效的整体防控措施:①医务人员应加强疫情意识,对护工要严格把关和健康教育;②一旦疫情发生,应立即启动相关预案,及时隔离治疗传染源、切断传播途径和保护其他未经感染的医护人员和患者;③在治疗患者的同时,落实各项控制措施,阻止疫情扩散。快速追踪接触者防止继发病例,有效终止疥疮进一步暴发流行。

6. 儿童与老年患者的治疗　见"特定人群的慢性瘙痒"相关章节。

第四节　节肢动物等生物性皮炎

一、螨皮炎

螨皮炎是因螨叮咬或接触其分泌物而引起的一种急性瘙痒性皮炎,可反复发生而迁延日久。

(一)病因与临床表现

引起本病的螨有寄生于植物的蒲螨(也称袋形虱螨),有寄生于鸡、鸟的禽螨(鸡皮刺螨),有寄生于啮齿动物的鼠螨以及以腐败有机物为食的粉螨等。

1. 蒲螨皮炎　蒲螨属于节肢动物门、蛛形纲、蜱螨亚纲、真螨总目、前气门目、蒲螨科。蒲螨种类较多,寄生于昆虫体表,人类偶然受其骚扰而引起暂时人体皮炎,能引起蒲螨皮炎的是蒲螨属中的麦蒲螨、茨氏蒲螨、球腹蒲螨、博氏蒲螨。在我国引起蒲螨皮炎的主要是球腹蒲螨,北京、上海、四川、江苏、浙江、湖南、东北等地均曾有过暴发流行。农民和农产品加工及搬运工人常因接触稻谷、麦草、棉花、豆类、高粱、玉米、各类谷物秸秆等及其制成品而被侵袭发病。作物收获季节,农作物浮尘中的球腹蒲螨还可随风飘扬至较远处,使附近居民受到侵袭。其亦可随粮食或其他农作物运输至外地并进一步扩散,引起暴发流行。在农村，蒲螨皮炎发生时间多与作物收获季节一致，故又称"谷痒症""草痒症"；因其病程短、可自愈等一般不引起注意，只有出现暴发流行和重症时才会得到重视，故其实际流行地区及发病率远较文献记载的要多。

人体被蒲螨叮咬后约 20 分钟，被叮咬处即出现持续性剧痒，继而出现皮疹，以丘疹或丘疱疹为主要特征，亦可有荨麻疹或紫红色斑丘疹。皮疹呈圆形或椭圆形，直径 0.1~0.6cm，皮疹上常可见螨叮咬的痕迹，中央有水疱，水疱常因抓挠而遭破坏。少数患者可出现全身症状，可有发热、全身不适、乏力、恶心、心动过速、头痛、关节痛等。甚至尿中出现少量蛋白、局部淋巴结肿胀，血检有白细胞增高，诱发哮喘和出现继发感染等。如果患者连续接触蒲螨，则皮炎与瘙痒症状加重反复出现，并可持续 1~3 个月或以上。如无重复接触一般 2~3 天后痒感渐退，5~6 天后消失。皮炎好发部位为背部、腹部和前臂屈侧等裸露部位，严重者可遍及全身，但以躯干居多，面部较少。

2. 鸡皮刺螨皮炎 鸡皮刺螨属于节肢动物门、蛛形纲、蜱螨亚纲、中气门目、皮刺螨科寄生螨类，宿主包括鸡、鸽子和麻雀等 30 余种鸟类，也可偶然侵袭犬、猫、马、山羊和沙鼠等哺乳动物。广泛分布于世界各地，我国各地也均有报道。鸡皮刺螨繁殖快，生活史周期最短为 1 周，离开鸟类后可存活 8 个月。春季鸟类繁殖期鸡皮刺螨在鸟巢中大量繁殖，春末夏初幼鸟离巢后会爬出巢穴寻找其他宿主，是鸟类携带鸡皮刺螨叮咬的高发期。鸡皮刺螨叮咬人常见于养鸡场工人，非职业侵害则多见于居住区鸟类（椋鸟、鸽子）或其他宠物鸟（如金丝雀、鹦鹉），也包括宠物鼠类，如仓鼠和沙鼠。

由于鸡皮刺螨属于巢穴寄生螨，在鸡舍和鸟窝内繁殖，仅夜间在鸟体表叮咬吸血，0.5~1.5 小时即可完成吸血，再返回巢穴。因此，患者体表不易采集螨，临床医师可能误诊为疥疮等皮肤病。若不清除螨的宿主或巢穴，其反复刺吸给患者带来很大痛苦。

3. 尘螨皮炎 尘螨属于节肢动物门、蛛形纲、蜱螨亚纲、真螨总目、尘螨科。与人类疾病有关的主要种类有屋尘螨、粉尘螨和埋内欧螨等。尘螨的致病方式并非叮咬引起局部反应，而是通过释放抗原致敏人体而引起的变态反应。主要过敏原包括螨的分泌物和排泄物，蜕皮过程脱落的过敏原，螨进食时留在食物残渣上的唾液，死亡后的虫体等。与尘螨过敏原相关的疾病主要有支气管哮喘、过敏性鼻炎、特应性皮炎、湿疹、慢性荨麻疹等。

（二）诊断与鉴别诊断

根据生活环境接触史与典型临床表现，诊断一般不难，若在接触物上找到螨虫即可确诊。本病需与疥疮、水痘等进行鉴别。

（三）预防和治疗

预防蒲螨性疾病最重要的措施是减少和清除工作环境或生活场所中孳生的螨类，将有蒲螨孳生的稻谷、麦草、棉花、豆类、高粱、玉米、各类谷物秸秆等置烈日下暴晒，必要时进行焚烧，以消灭螨虫及其孳生物。对蒲螨孳生环境，如储藏或堆放谷物的场所，使用杀虫剂喷洒，如除虫菊酯类、胡椒基丁醚、杀螨特、马拉硫磷等。苯甲酸苄酯和邻苯二甲酸二甲酯等涂于皮肤表面可驱避蒲螨，防止其叮咬。对蒲螨性皮炎患处，可使用止痒剂如外用 1%~2%薄荷、酚炉甘石洗剂或 5%樟脑醑、短期使用皮质类固醇乳膏等，严重者可口服抗组胺药物。继发感染时应抗感染治疗。

控制鸡皮刺螨皮炎的关键在于清除螨的巢穴或避免接触携带螨的动物，室内可用有机磷、拟除虫菊酯类杀虫剂喷洒进行灭螨，螨被消除后皮疹会很快消退。皮炎一般不需要特殊治疗，如剧痒可外用皮质醇类药膏止痒，若严重过敏或伴发感染则应及时就医。

控制尘螨是治疗尘螨过敏的最基本方法。尘螨控制目标包括：①减少活螨的总量；②降低螨过敏原的水平；③减少人对尘螨及其过敏原的暴露。

由于尘螨怕光、怕热、怕干燥，因此，尘螨控制可采取如下措施：①降低室内相对湿度；②用空调、吸湿机或根据季节和气候开窗通风（相对湿度＜50%）；③使用包装套，织物孔径 10 μm 可减少尘螨通过能力。幼螨的宽度一般＞50 μm，因此，织物＜20 μm 可阻止所有螨通过；④床上用品清洗、烘干和干洗；⑤采用不利于尘螨滋生的地毯（或不用地毯）、窗帘和家庭装饰；⑥使用对环境无害，人体安全的杀螨制剂。对于尘螨相关瘙痒性皮肤病的治疗根据病情可按湿疹皮炎或荨麻疹治疗。

二、蠓皮炎

蠓类俗称"墨蚊"或"小咬"，是一类微小型昆虫，在昆虫分类系统中隶属于节肢动物门、昆虫纲、双翅目、蠓科。与医学有关蠓科昆虫是吸血蠓。目前全世界已知吸血蠓共 4 个属即库蠓属、蠛蠓属、细蠓属和澳蠓属。在我国除澳蠓属外其他三个属都有，并占世界已知吸血蠓种的 25.19%。

（一）吸血蠓的习性与致病机制

吸血蠓类的孳生地极其广泛，根据其幼虫孳生习性的不同可分为 3 种类型即水生型、陆生型和半水生型。库蠓幼虫主要孳生于静水、流水、淡水等各种水体或水质中，多数属于水生型或水陆兼栖；蠛蠓幼虫主要孳生荫蔽湿润疏松的土质，属陆生型；细蠓幼虫主要孳生湿润的沙质土壤，海岸或内陆岸滩高咸的黏土、砂土中，属于半水生型。羽化的成蠓约 2 天后开始群舞、交配。雄蠓交配后 1～2 天便死亡，雌蠓可存活约 1 个月。吸血雌蠓必须以脊椎动物血液为食，才能使其孕卵正常发育。吸血蠓可分为白昼和昏—晨活动两种类型。库蠓多数在昏—晨活动，日出和日落有两个吸血高峰期，晚间高峰更明显，对禽、畜舍有明显的趋向性且密度较高，活动于禽、畜舍周围 20～30m；细蠓和蠛蠓是在白天进行刺叮吸血活动。热带地区全年成虫都可以出现，温带、寒带地区一般在夏季是活动高峰期。其发病机制涉及Ⅰ型和Ⅳ型变态反应。

吸血蠓不但吸食人畜等动物血液，引起皮炎和皮肤过敏性症状，而且还是蓝舌病毒、赤羽病毒、施马伦贝格病毒、奥柔普西病毒、乙型脑炎病毒、土拉弗氏杆菌等 70 余种病毒、近 50 种寄生虫（如住白细胞原虫、颈盘尾丝虫）等人畜病原体的携带和传播媒介。

（二）临床表现

在吸血蠓活动的季节，由于其大量孳生，反复不断地对温血动物如人、家畜、野生动物等进行骚扰和吸血，被叮刺部位常出现丘疹红斑，甚至可引起局部皮肤出现红、肿、痛、痒等过敏性皮炎症状，严重者由于搔抓或螨的反复叮咬，使病程延长，皮损表现为丘疹性荨麻疹的亚急性期表现，此期常发生在被叮咬后 1 个月；3～4 个月后，由于反复叮咬和搔抓，皮损可呈结节性痒疹型的慢性期表现，可数年不退。在后 2 期阶段，容易继发湿疹样变、苔藓化或感染。在整过病程中均有剧痒感。有些蠓种唾液中含有腺苷三磷酸双酸酶，可作为变应原引起超敏反应的发生。当大量虫体侵袭时，还可出现过敏性休克。吸血蠓刺叮骚扰活动和其引起的剧烈瘙痒，不仅可引起畜、禽的烦躁不安、食欲缺乏、机体消瘦、抵抗力降低等症状，而且严重影响人的正常工作、睡眠和生活质量。因叮咬部位剧烈痛痒，抓挠使皮肤破损，很容易引起继发性细菌性感染。

（三）治疗

当被螨叮咬后，立即用碱性溶液如碳酸氢钠溶液或氨水外搽，可大大减轻局部反应的程度。

1. 外用治疗　急性期和亚急性期，可外搽各种止痒剂，如樟脑、薄荷脑、石碳酸乙醇溶液或洗剂；亦可用 1%薄荷炉甘石洗剂。当大批人员被叮咬时，可用热水浸泡。有水疱者可用 2%甲紫液涂搽，以防止继发感染。有继发感染时可用蒲公英、野菊花或马齿苋煎汁外搽。慢性期可外用曲安奈德-尿素乳膏，结节皮损也采用曲安奈德皮损局部注射，每周 1 次，一般 2～4 次可治愈。选用肤疾宁贴膏或皮炎灵膏外贴亦可收到满意的疗效。

2. 内用药物　对皮损广泛者可选用抗组胺制剂内用；对急性期尤以血管性水肿型，可选泼尼松内服有良好效果，常在用药一昼夜内迅速消除症状；对泛发性慢性患者可试用沙利度胺内服。对反复发作者可用人工免疫疗法进行脱敏治疗。继发感染者可选用抗生素。

（四）预防

1. 加强个人防护，野外工作者或林区工作人员，要掌握本地区吸血螨吸血骚扰的活动时节，尤其是吸血螨类大量孳生的季节，采取相应措施减少对人类的危害。例如可佩戴驱避头网，常用的有避蚊胺（DETA）头网和驱蚊灵头网或 83-1 型防螨帽，加强对头颈部的个人防护；也可穿着用复方缓释驱避剂处理的工作服，或用驱避纸巾、防蚊（螨）叮酊剂、丁香酚缓释驱避剂及止痒（痛）清凉油涂擦暴露皮肤，使用者反映其效果良好。

2. 加强住所周围环境治理，根据吸血螨类生活习性，采取清除禽畜圈舍周围的杂草，暴露地面，让阳光直接照射，堵塞树洞，排除无用的积水或填平洼地水坑，必要时可喷洒杀虫剂，以减少吸血螨的栖息和孳生的场所，达到环境治理的目的。

3. 采用物理化学手段，如采用 60 目细密纱网或直径 0.75mm 及以下的纱网，也可涂布除臭防虫磷或马拉硫磷等均能发挥防螨、驱螨的作用。在吸血螨高峰活动季节及一日消长的活动高峰时域，可采用超低容量喷雾杀虫和热雾杀虫两种方法进行化学杀虫，其中氯菊酯、溴氰菊酯等化学杀虫剂的使用效果较好，可有效减低成螨密度。

三、尾蚴皮炎

尾蚴皮炎是指由血吸虫尾蚴侵入人体皮肤引起的以瘙痒性丘疹为主要特征的急性炎症性皮肤病。

（一）病因与分类

尾蚴皮炎包括人血吸虫尾蚴皮炎和动物血吸虫尾蚴皮炎两大类。

人血吸虫在我国仅有日本血吸虫，主要流行于长江流域及以南地区。血吸虫的中间宿主是钉螺，虫卵随人粪便排出，落入水中孵出毛蚴，毛蚴钻入钉螺后发育成尾蚴并浮游于水中。人接触了疫水，尾蚴便钻入皮肤，引起局部炎症反应。

动物血吸虫在我国主要是寄生于禽类的毛毕属血吸虫和寄生于家畜的东毕血吸虫，全国各地均有发生。

在我国南方广泛流行的稻田皮炎的病原主要是寄生于家鸭的毛毕属血吸虫，其中最重要的是包氏毛毕吸虫，成虫寄生在家鸭门静脉内，中间宿主为椎实螺属，鸭感染毛毕虫后经过 10～12 天发育成熟，即能产卵，卵内有成熟毛蚴，毛蚴孵出后，侵入椎实螺，经 1 个月左右发育，释出尾蚴，又感染新的小鸭，完成其生活史。毛毕属尾蚴有眼点，具趋光性，内有 5 对穿刺腺。

东毕血吸虫属的中间宿主为卵圆萝卜螺,孳生于水流缓慢、水草芦苇丛生的水塘与水沟中,萝卜螺感染毛蚴后,经22～25天发育繁殖,逸出尾蚴,伺机侵入人的皮肤。

各种血吸虫尾蚴引起的皮炎十分相似,人血吸虫尾蚴可在体内继续发育为成虫,引起血吸虫病。动物血吸虫尾蚴则在人体皮肤内死亡。

(二)发病机制

尾蚴侵入人体主要由于前钻腺、后钻腺及头腺的化学因素与尾蚴体表体棘及尾部肌肉不断钻动的物理因素协调来完成。前钻腺的分泌物能降解哺乳动物皮肤的角质层、表皮细胞和血管壁间的黏合物、基底膜、真皮的基质,从而为尾蚴侵入皮肤和微小血管打开通路。后钻腺含有糖蛋白成分,它遇水膨胀而黏稠,起黏附皮肤的作用,使前钻腺分泌的酶性物质定向封闭在尾蚴头器周围,避免酶的流失。头腺分泌物在尾蚴钻穿时,对其体表损伤起到修复作用,保护尾蚴体壁在不同介质(水体或终宿主体内)保持完整。近年来,对血吸虫尾蚴侵染的分子机制开展了众多研究,并取得了一定进展。相关研究主要集中在尾蚴分泌的丝氨酸蛋白酶、半胱氨酸蛋白酶以及钙蛋白酶上,目前研究认为,丝氨酸蛋白酶类的弹性蛋白酶(CE)在曼氏血吸虫尾蚴感染中起关键性作用,而半胱氨酸蛋白酶类的组织蛋白酶 B_2 在日本血吸虫尾蚴感染中起重要作用。对曼氏和日本血吸虫的相关研究将为其他血吸虫的相关研究提供参考依据。

尾蚴在侵入皮肤的过程中,由于头腺分泌的溶组织酶作用及钻腺体分泌物的酶促作用,虫体钻穿时全身肌肉运动的机械作用造成的机械性损伤以及虫体所致人体的超敏反应,造成皮肤局部的炎症。这种炎症是一种过敏反应,既有速发型(I型)超敏反应,也有迟发型(IV型)超敏反应。引发机体产生以瘙痒为主的急性炎症反应。皮损多限于接触水的部位,以上下肢浸水部位为主,其反应程度因人而异,有的人对尾蚴侵入不敏感,无症状反应或轻微,也有以往曾被感染者,其反应较初发者为重,常致患者剧烈搔抓而并发感染。

由日本血吸虫尾蚴经钻穿活动进入人皮肤后则为童虫,经过移行和发育,最终到达肝肠血管内定活寄生,并发育成为成虫产卵,引起血吸虫病。所以尾蚴皮炎治愈后,要及时建议患者到当地血防部门或疾病控制中心进行血吸虫病免疫学检查(IHA),防止因继发急性血吸虫病而误诊误治,即使 IHA 检查为阴性,只要有疫水接触史,也要进行吡喹酮药物化疗防止继发血吸虫病。

有意思的是,血吸虫不总是引起变应性炎症的发病和加剧免疫性疾病,流行病学和实验研究曾报道,血吸虫感染也可抑制自身免疫和过敏性疾病。

大量研究表明,血吸虫感染或暴露于血吸虫来源的抗原可预防1型糖尿病、多发性硬化症和克罗恩病等 Th1 细胞介导的疾病,还可以预防哮喘等 Th2 细胞介导的过敏性疾病。

早期流行病学的研究发现,血吸虫病流行区过敏性疾病的发生率较低。Araujo 等在巴西人群的研究中发现,曼氏血吸虫感染可显著减少皮肤对花粉的过敏反应。随后,在加蓬的人群研究中也发现,埃及血吸虫感染可显著减少皮肤对尘螨的过敏反应。在人和小鼠的研究中均发现,血吸虫感染可干预哮喘的发生,减少气道的高反应性和肺部嗜酸性粒细胞浸润。

血吸虫感染或虫源性分子下调自身免疫和过敏性疾病的作用机制可能是:①诱导宿主产生 Treg 细胞,不仅下调炎症反应,促使虫体在宿主体内的持续慢性感染,而且还可抑制自身免疫、过敏等其他免疫炎症反应。②诱导产生 IL-10 的调节性 B 细胞,抑制过敏性的气道炎症。③通过改变树突状细胞(DCs)的活化状态,使其免疫调节效应不仅抑制血吸虫感染引起的免疫炎症,而且可抑制自身免疫等其他病理反应。

血吸虫感染下调免疫性疾病及其干预机制尚未完全阐明。血吸虫作为抗炎药物调节 Th1/Th2/Th17/Treg 细胞的反应依赖于基础免疫学知识。可以预见，这方面机制的深入研究及不断阐明，将为减轻血吸虫感染导致的病理损害及干预其他自身免疫和过敏性疾病等开辟一条新途径。

（三）临床表现

尾蚴皮炎的皮损好发于接触疫水的部位（如小腿、手及前臂），少数可泛发。尾蚴钻入皮肤 5～10 分钟后局部皮肤即出现水肿性红斑，继而出现针尖大小丘疹、丘疱疹。瘙痒剧烈，夜间尤甚，可因搔抓而出现血痂或继发脓疱、糜烂，重者可出现区域淋巴结肿痛。一般 1～2 周后逐渐消退。在血吸虫病流行地区还可见到会阴部瘘管和外生殖器部位血吸虫性肉芽肿。

（四）诊断与鉴别诊断

根据流行病学资料结合典型临床表现，一般不难诊断。本病需丘疹性荨麻疹等进行鉴别。

（五）治疗

妥善治疗血吸虫患者，以消灭传染源；开展消灭钉螺和尾蚴的卫生运动，以切断传播途径；加强个人防护，尽量避免与疫水接触，尤其有尾蚴皮炎史者，以防再发。在流行区下水前在手脚等浸水部位涂搽一层黏性较大的油膏，如凡士林、蛤蜊油等，或外用 15%邻苯二甲酸丁酯乳剂，防止尾蚴钻入皮肤，15%～20%松香酒精或 30%松香软膏亦具有较好的防护作用。

外用药物治疗以消炎、止痒、防止继发感染为原则，可用炉甘石洗剂、5%樟脑酒精、外用糖皮质激素制剂等；重者可酌情内服抗组胺药或糖皮质激素。已有感染者予以适当抗感染治疗。

四、刺胞皮炎

刺胞皮炎是指由水母、海葵等水生生物刺伤皮肤引起的急性炎症反应，其中多见的是水母皮炎。

（一）病因

水母属于刺胞动物门、钵水母纲，有 5 目 250 多种。一般呈伞形，伞底吸口周围有须状触手，每一触手上布满刺胞。水母在海面浮游，当触及人体时，从刺胞中伸出刺丝，即刻刺入皮肤并注入毒汁引起皮肤及全身反应。毒汁中的主要成分是类蛋白、多肽及多种有毒酶类，此外还有 5-羟色胺、组胺、致痛剂及强麻醉剂等，可引起中毒和变态反应。

（二）临床表现

每年夏秋季节多见于沿海渔民、涉海作业者及海训部队。裸露的肢体在水中常被突然蜇伤。其临床表现根据蜇伤动物的种类、蜇伤的方式、部位、面积、时间、现场处理情况，就诊的早晚和机体的反应状态均有密切关系。被蜇部位常突然发生刺痛、灼痛或刺痒，呈一过性或持续数分钟至数十分钟，这是由于刺丝穿入皮肤时的机械性刺激和注入皮内的毒液引起的化学性刺激所引起。刺痛发生后半分钟内在蜇伤处出现丘疹、红斑或风团样损害，半小时至 1 小时后皮疹略有消退，仅感微痒，再经半日至 1 天，有的皮疹可全部消退，而重型皮疹即在原有的基础上进一步发展形成丘疱疹或水疱、大疱、渗液，有的出现瘀点、瘀斑，甚至糜烂溃疡。一般多呈点线状、条索状、斑片状或不规则的地图状，伴有剧痒和刺痛。皮损持续 1～2 周方可消退。若全身大面积被刺则可在 1～4 小时出现畏寒、发热、腹痛、恶心、呕吐、肌痛、倦怠、出冷汗，少数出现胸闷、口吐白沫、血压下降及呼吸困难、肺水肿，严重者可致死亡发生恶心、肌痛甚至休克，抢救不及时可导致死亡。死亡原因一类是刺胞动物毒素引起的中毒反应，出现心搏或呼吸骤停及血管内溶血和血红蛋白尿引起的急性肾衰竭，或休克肾综合征引起的高钾血症。另一类是毒素引起的过敏，出现过敏性休克。我国已有多例刺胞皮炎致死的报道。

此外，在暴风雨时水母触手上的刺胞可被水浪冲落在水中，在几个月内仍有蜇人能力。还有些刺胞动物可向周围释放出变应性或抗原性的有毒物质，也能使人发生刺胞皮炎。人虽未直接接触这些有害的刺胞动物而发生的刺胞皮炎称为刺胞动物间接引起的皮炎。刺胞动物的碎片或脱落的刺胞及刺胞动物向水中释放的毒液可随飞溅的水滴或污泥不仅可引起刺胞皮炎，而且若进入眼内可引起严重的结膜炎和眼睑水肿。

（三）预防和治疗

1. 预防与教育　海训或涉海作业前对相关海洋环境进行调查，可能的话应尽量避开水母高峰季节和有水母活动的海区；要进行宣传教育，加强个人防护，在海上遇到海蜇浮游水面切勿用手推移。海滩上不明种类的海生物不能随便捡拾或用手触摸。应备有一定的急救措施。

2. 治疗　一旦被刺胞动物蜇伤后要尽快去除粘在皮肤上的触手，以防止未放射的刺胞进一步释放而加重病情。切勿用淡水冲洗，淡水可促使刺胞放射。在现场可用毛巾、衣服、泥沙擦去黏附在皮肤上的触手或毒液，不可用手直接擦拭，可用海水冲洗。如有条件可用乙醇或碱性溶液冲洗或喷洒患处，或用 10% 碳酸氢钠溶液冷敷患处，这样可清除残留在皮肤上尚未放射出毒液的刺胞，使触手或刺胞变性失活，能明显减轻蜇伤的症状。

发生刺胞皮炎后要尽早治疗，以破坏刺胞，控制病情的发展。可用饱和的明矾水湿敷患处，20 分钟后局部涂搽糖皮质激素溶液或乳膏，可很快破坏刺胞毒素，控制临床症状。对皮损面积大、全身反应严重者（一般在蜇伤后 2~4 小时反应达高峰），要及时给予抗组胺药和皮质类固醇，并给予输液以加快毒素的排泄，以及对症处理。疼痛明显者用盐酸依米替丁或利多卡因局部封闭，或在创面近心端皮下注射 1% 盐酸吐根碱 3ml。

急性期有水疱糜烂者，愈合后容易产生瘢痕，此种瘢痕常伴有顽固性瘙痒，口服抗组胺药难以解决根本问题，可口服沙利度胺、皮损内注射曲安奈德或复方倍他米松。

第 11 章　遗传性皮肤病瘙痒

第一节　毛囊角化病

毛囊角化病又称 Darier 病、假性毛囊角化不良病，是一种常染色体显性遗传性疾病，青春期起病，以皮脂溢出部位出现散在或群集的丘疹，其上覆盖油腻性结痂为临床特征。本病通常在 10～20 岁发病，男女发病无明显差异，呈慢性病程。

一、病因与发病机制

本病是一种常染色体显性遗传性疾病。其发病机制是 *ATP2A2* 基因突变使得肌浆网和（或）内质网肌浆蛋白 2 型 Ca^{2+}-ATP 酶（SERCA2）功能异常，导致基底层细胞黏附减少及细胞凋亡的病理过程，在组织病理上表现为棘层松解和角化不良细胞。有学者报道，毛囊角化病患者 *ATP2A2* 基因同时在皮肤和大脑皮质表达，由于其基因突变，因此，患者中有不少伴有精神病症状，包括精神分裂症，如 2015 年瑞士学者报道 770 例毛囊角化病患者中有 6 例患有精神分裂症。国内尚未见伴有精神症状的毛囊角化病患者的报道。瘙痒的原因主要是局部炎症反应，平时饮食、环境变化及心理紧张等刺激为诱发因素，可有轻到中度的瘙痒，皮损湿疹化时可伴重度瘙痒。

二、临床表现

毛囊角化病的皮损主要为散在或群集粟粒至绿豆大小灰褐色或正常肤色与毛囊一致的丘疹，多数皮损上可覆盖油腻性褐色或棕色痂皮，头皮部痂皮可为白色或灰白色，除去丘疹顶端可见漏斗状小凹。其发生部位可为耳、前胸、腋下等皮脂溢出部位。包括头皮、前额、鼻翼及两侧至下颌口周、鼻唇沟、脸颊部；颈项部、肩部、胸背部、胸部 V 区、乳晕部、腹部、脐部；腋下、臀沟及腹股沟、阴股部等多汗和摩擦部位以及四肢屈侧位等。其中四肢屈侧、腋下、臀沟及阴股部的损害及增殖尤为显著，甚至形成有恶臭的乳头瘤样连续增殖性损害，其上有皲裂、浸渍及脓性渗出物覆盖。部分丘疹可发展融合成疣状斑块。本病亦可累及指甲，可见起自甲半月向甲缘呈纵向分布的红色或白色的 V 形纵嵴，很少侵犯黏膜。

毛囊角化病的症状主要表现为平时自觉轻度瘙痒，严重时可出现糜烂结痂等湿疹样变，剧烈瘙痒，并且伴有特殊的恶臭。常在夏天加重，冬季自行缓解，也有部分患者冬季也可加重。病情随病程加长有逐渐加重的趋势。

使毛囊角化病病情加重的诱发因素很多，如接触过敏原物质，过食辛辣刺激食品、牛羊肉等腥发之物，劳逸失度，过度汗出，以及日晒和病毒、真菌感染等。

三、诊断与鉴别诊断

主要根据病史、症状和特征性皮损做出诊断。在诊断不明的情况下，可以采取病理检查手段，该病的病理往往存在特异性，具有极其重要的诊断价值。

1. 皮损组织病理特点

（1）表皮可有乳头瘤样增生，灶性角化过度和角化不全，毛囊角栓形成。

（2）基底细胞上方可见角化不良细胞局限性棘层松解，形成基底层上裂隙和隐窝，裂隙上方表皮内特殊形态的角化不良细胞，形成圆体和谷粒。

（3）真皮乳头不规则向上增生，被覆有单层基底细胞的乳头即"绒毛"，向上不规则增生，进入隐窝和裂隙内。

（4）真皮呈慢性炎症性浸润，主要是浅层血管周围少量淋巴组织细胞浸润。

2. 鉴别诊断　由于关注度不够，毛囊角化病易被误诊为黑棘皮病、脂溢性角化、家族性慢性良性天疱疮及湿疹、皮炎、神经性皮炎、扁平疣、银屑病等。常需要进行鉴别的皮肤病有以下几种。

（1）黑棘皮病：该病好发于颈部、腋下及腹股沟等屈侧呈天鹅绒样、乳头瘤状褐色或黑色的柔软的丘疹，组织病理可鉴别。

（2）脂溢性角化：该病好发于中老年头面部、手臂、躯干，为扁平褐色斑丘疹，表面光滑或疣状，组织病理可鉴别。

（3）家族性慢性良性天疱疮：罕见的大疱性毛囊角化病需与此病鉴别，该病表现为腋下、腹股沟、会阴区、肛周紫红或暗红斑、水疱、糜烂、结痂或伴有恶臭，组织病理上该病与毛囊角化病有类似表现，为基底层上裂隙、绒毛或大疱，棘细胞松解呈坍塌砖墙样特征性表现，直接免疫荧光检查可鉴别。

四、治疗

毛囊角化病作为一种少见遗传性疾病病，其治疗是非常困难的。目前的治疗目标大多只是缓解瘙痒症状，控制病情。

1. 止痒治疗　可口服具有镇静作用的第一代抗组胺药，糠酸莫米松软膏，丁酸氢化可的松软膏，20%尿素霜，黑豆馏油软膏与等量硼酸氧化锌软膏混合外用。对急性期湿疹话或具有大疱性损害的患者可使用泼尼龙治疗有效，也可静脉使用复方甘草酸铵、苦参碱治疗。

2. 控制病情　可口服阿维A或异维A酸，联合外用维A酸类药物和润肤剂。阿维A每日30mg口服，维生素E100 mg 每日3次口服以减轻阿维A皮肤干燥、脱屑等不良反应，并发感染时可酌情使用抗生素。铒激光、CO_2激光可用于肥厚明显的皮损。外用他扎罗汀乳膏、尿囊素、维A酸软膏、莫匹罗星软膏等，也可试用3%双氯芬酸钠凝胶；嘱患者避光。

治疗期间应每2周监测患者的血常规，肝、肾功能及血脂等。

3. 患者的管理　应避免刺激性饮食，避免不适当的局部刺激，避免剧烈搔抓，避免经常长时间受日光直射。

第二节　家族性良性慢性天疱疮

家族性良性慢性天疱疮（familial benign chronic pemphigus，FBCP）于1939年由Hailey兄弟首次报道，又称Hailey-Hailey病（Hailey-Hailey disease，HHD），是一种少见的常染色体显性遗传性大疱性皮肤病，多在青春期发病，好发于20～40岁人群，70%患者有家族史，男女发病率大致相等，无性别和种族差异。本病病程慢性，反复发作，夏重冬轻。出汗、搔抓、摩擦、皮肤感染等可引起发病或加重病情。

一、病因与发病机制

FBCP 的遗传模式为常染色体显性遗传，男女患者比例大致相等；同一家系中不同患者的表现度不同；患者双亲之一是患者；每代均有患者呈连续传递，具垂直传递现象，家系分析，符合核心家系的谱系图。FBCP 的基因型和表型之间没有明确的关系，目前尚无证据表明本病有遗传异质性。FBCP 的致病基因定位于 3q21-q24，编码高尔基体钙离子泵的 *ATP2C1* 基因，*ATP2C1* 基因编码的蛋白质是存在于高尔基体内的一种新型钙泵 ATP 酶，即人类分泌途径 Ca^{2+}/Mn^{2+}ATP 酶，在角质形成细胞内高度表达。Ca^{2+}/Mn^{2+}ATP 酶的主要作用是将胞液内的 Ca^{2+} 转运到高尔基体内，维持高尔基体及胞液 Ca^{2+} 浓度的稳定。ATP2C1 基因的突变会使桥粒芯糖蛋白、桥粒斑蛋白和斑珠蛋白等桥粒蛋白的基因突变，导致 Ca^{2+}/Mn^{2+}ATP 酶蛋白的功能异常，表皮细胞张力细丝和桥粒复合物的合成或成熟障碍，使棘细胞有先天性的松解趋向，在摩擦或感染后发生棘层松解。

二、临床表现

FBCP 的基本损害是在红斑或正常皮肤上出现水疱，继之糜烂、渗出、结痂和裂隙，伴瘙痒或疼痛，一般好发于颈侧、项部、腋窝和腹股沟，也见于肛周、乳房下、肘窝和躯干，少数患者可累及口腔、喉、食管、外阴及阴道黏膜。皮疹常表现为一个部位多发性水疱，疱壁薄易糜烂和结痂，损害常向周围扩展。结痂中央愈合伴色素沉着或出现颗粒状赘生物，局部潮湿一般在数月后愈合且愈后不遗留瘢痕。尼氏征阳性，病程慢性经过，反复发作，自觉症状可有瘙痒和灼热感，间擦部位常有浸渍及皲裂引起活动性疼痛。糜烂、渗出明显者有难闻的异味，少数患者可伴发尖锐湿疣、白癜风等皮肤病。

三、诊断与鉴别诊断

根据本病的好发部位，皮损特征，夏重冬轻，病程长及其组织病理改变，有家族史等特征，故诊断并不困难。但应与疱疹样皮炎、类天疱疮等相鉴别。应用 DNA 直接测序的方法对已经检测到基因突变的家族性良性慢性天疱疮患者的子代进行突变检测，可以对患者第三代进行产前咨询。

四、治疗

本病病程较长，预后相对良好，50 岁以后病情减轻，但自动痊愈者少。

1. 常规治疗方法　目前常用的治疗方法有药物、外科和激光治疗等。药物治疗包括糖皮质激素、抗生素（多西环素每日 100 mg，可显著改善患者症状，半量维持治疗，可减少复发）、氨苯砜、他克莫司、维 A 酸类、维生素 D 类药物、肉毒毒素 A（BTXA）、平常护理用药和生物制剂等。一些生物制剂，如重组人 LFA-3/IgG$_1$ 融合蛋白 Alefacept、蛋白 A 的免疫吸附剂、CD-20 的单抗 Rituximab，以及静脉注射用人免疫球蛋白在个别患者中亦获得较好的效果。外科治疗和激光治疗包括手术切除后植皮、磨削术、CO_2 激光和脉冲染料激光等被应用于药物治疗无效或不能耐受的患者。应用 NB-UVB 治疗该病也可取得较为满意的效果。

2. 止痒治疗　病情较轻者，经局部治疗可缓解瘙痒，皮损重范围大者，采取上述综合治疗，包括内用糖皮质激素、抗生素、抗组胺药，必要时应用免疫抑制药。

3. 预防管理 患者应尽量改善生活环境，夏天避免炎热、过度活动和出汗；避免饮食刺激和局部刺激。避免搔抓摩擦、避免外伤和防止继发感染。及时就医，树立战胜疾病的勇气和信心。通过产前诊断和遗传咨询避开下一代带病，但许多技术还不成熟。将来一定能够在本病基因及其相关功能蛋白研究方面取得突破性进展，从而达到真正的基因治疗，治愈本病。

第三节 鱼 鳞 病

鱼鳞病是一组常见的角化异常性遗传性皮肤病，常见皮损状似鱼鳞或蛇皮，故中医称之为鱼鳞癣或蛇皮癣。常见的临床类型包括寻常型鱼鳞病、非大疱性先天性鱼鳞病样红皮病并板层状鱼鳞、性连锁鱼鳞病、先天性大疱性鱼鳞病样红皮病。本病属遗传性皮肤病，大多数鱼鳞病的发病基因已经定位或被克隆。少数患者可能与感染或药物所致基因畸变、先天性维生素 A 作用不良有关。需与获得性（症状性）鱼鳞病相鉴别。后者是在红斑狼疮、瘤型麻风及某些恶性肿瘤等疾病中发生的一种表现。

一、病因与临床特征

1. 寻常型鱼鳞病 为常染色体显性遗传病，是鱼鳞病中最常见的一种类型，无性别差异。患者在出生数月后发病，1～4 岁时症状已较明显，随年龄增长而加剧，至青春期症状最为显著，以后即停止发展。人群发病率为 1/1000～1/300。

研究表明 Filaggrin 基因（*FLG*）突变是导致该病发生的原因。该基因定位于染色体 1q21，编码的蛋白为丝聚蛋白（filaggrin）。研究发现寻常型鱼鳞病患者表皮中的丝聚合蛋白及丝聚合蛋白原明显减少甚至缺乏，此外，还发现颗粒层特征性结构透明角质颗粒数量减少且结构异常。丝聚合蛋白是透明角质颗粒的主要组成成分，丝聚合蛋白原是丝聚合蛋白的无活性不溶性前体，最早表达于颗粒层，是表皮细胞分化至终末阶段的标志，维持着正常表皮的结构和屏障功能。寻常型鱼鳞病是由于丝聚合蛋白原基因的部分碱基突变导致表皮中的丝聚合蛋白及丝聚合蛋白原减少甚至缺乏，引起颗粒层透明角质颗粒数量减少且结构异常，导致颗粒层变薄或消失，表现出特有的异常角化性皮损。

（1）主要临床特征：皮损以四肢伸侧为重，出现细薄的片状多角型鳞屑，尤以小腿明显。皮损表现轻重不一，轻者仅冬季皮肤干燥，无明显鳞屑，搔抓后有粉状落屑，称为干皮症。而常见者外表皮末端产生白色的鳞屑，中央固着，边缘游离，躯干部也偶有出现。鳞屑也有呈灰褐色或深褐色蛇皮状。还可表现为掌跖过度角化，皲裂、指（趾）甲改变或毛周角化，遗传性过敏症和不耐热性。一般颜面、头皮、肘窝、腋下、腘窝、外阴及臀沟常不被侵犯，或仅有轻度鳞屑。通常无明显自觉症，冬季由于汗腺及皮脂腺分泌减少，皮肤干燥，自觉瘙痒不适，如有皲裂则感疼痛。患者常有异位性体质，如花粉症及哮喘等。

（2）组织病理：角质层显著增厚，颗粒层变薄或消失。棘层细胞变薄，基底层色素增加。由于角化过度伸入毛囊形成毛囊角栓。汗腺皮质腺可萎缩。真皮无明显改变，或在血管周围有少数淋巴细胞浸润。

2. 非大疱性先天性鱼鳞病样红皮病与板层状鱼鳞病 非大疱性鱼鳞病样红皮病（NCIE）同板层状鱼鳞病（LI）统称为常染色体隐性遗传性鱼鳞病（ARCI）。通常认为 NCIE 和 LI 是常染色体隐性遗传性鱼鳞病疾病谱中的两极。NCIE 较 LI 常见，其发病率为 1/200 000。

目前，已发现 7 个位点，5 种基因突变可导致 ARCI 的发生，与 NCIE 及 LI 相关的主要有 *TGM1*、*ALOX12B* 和 *ALOXE3*。其中，转谷氨酰胺酶-1 基因（*TGM1*）是目前发现及研究最多的基因，*TGM1* 不同的碱基突变可导致两种不同的临床表型，无一定的相关性。*ALOX12B* 和 *ALOXE3* 基因突变多表现 NCIE，但也可导致 LI。

NCIE 表现为全身皮肤弥漫红斑基础上的大片白色、细薄鳞屑，中央黏着，边缘游离。病理表现角化过度，局限性角化不全，角质层增厚，颗粒层正常或轻度增厚，棘层增厚。真皮上部及血管有淋巴细胞浸润。而典型的 LI 表现为全身覆盖大片灰棕色鳞屑，严重者呈厚甲样，伴或者不伴轻度红斑。病理特点表现为明显正角化过度，局限性角化不全，角质层较 NCIE 角质层增厚明显，颗粒层正常或轻度增厚，棘层增厚。

3. 性连锁鱼鳞病 性连锁鱼鳞病即 X-连锁鱼鳞病，为性联隐性遗传病，发病率为 1/1000。该病发生在男性，女性仅为携带者。常于出生时或生后不久即发病，表现为全身皮肤干燥、粗糙，附着黑褐色鳞片，主要累及肢体伸侧，也可累及屈侧。X-连锁鱼鳞病患者皮肤成纤维细胞缺乏一种酶，即类固醇硫酸酯酶（STS）。STS 是一种细胞膜相连的微粒体酶，它的缺失与角质层的胆固醇硫酸酯酶的减少有关。有研究表明，STS 基因缺陷造成硫酸胆固醇的聚集，除了导致角质层细胞黏着不易脱落外，还可导致表皮屏障功能的损害，并作为转录因子影响转谷氨酰胺酶-1（TGM-1）基因的表达和活性，引起表皮的角化增厚改变。组织病理示：中度角化过度，颗粒层正常或稍增厚，轻度棘层增生，真皮浅层血管周围少许淋巴细胞浸润。透明角质颗粒无异常。

4. 先天性大疱性鱼鳞病样红皮病 先天性大疱性鱼鳞病样红皮病（BCIE）又称表皮松解性角化过度（EHK）、表皮松解性鱼鳞病（EI），是一种完全外显的常染色体显性遗传病，男女患病率无差异。人群中 BCIE 患病率为 0.33/10 万～1/10 万，其中约 50% 患者有家族史，约 50% 的病例为无家族史的散发新发突变病例。主要由角蛋白 KRT1 和（或）KRT10 的突变导致。已证实该病是位于 12 号染色体上的编码角蛋白-1 基因（*KRT1*）或位于 17 号染色体上的编码角蛋白-10 基因（*KRT10*）突变所致，外显率为 100%。患儿出生时即出现双足踝部皮肤增厚、皲裂、干燥，后波及全身皮肤，广泛的角化过度，似铠甲状鳞屑覆盖，以肘、腕、踝部尤甚，部分病例有掌跖角化。儿童较易出现皮肤潮红、大小不等的水疱，结痂脱落后仍会再有鳞屑形成，成年后较少出现水疱，未见黏膜、牙齿、毛发及甲异常。随着年龄增长，大部分患者水疱可逐渐减少，但也有患者水疱会伴随一生。水疱阶段常因继发感染出现异常体味。组织病理学显示 BCIE 患处皮肤颗粒层和角质层明显增厚，在棘细胞层中、上部和颗粒层可见细胞松解和空泡变性，在裂隙中有粗大角质透明蛋白颗粒。

二、治疗

目前只有减轻症状的对症措施，尚无特效疗法。因此，治疗的目的是缓解或减轻瘙痒等不适症状，提高患者的生活质量。根据这一目的提出以下处理原则：①控制病情；②修复和（或）维护皮肤屏障；③对症治疗；④控制加重病情的内外刺激因素；⑤心理疏导和自我放松治疗。

1. 控制或逆转病情 对于症状轻微的角化性皮肤病，一般不口服药物。对临床症状严重，角化广泛，明显影响生活质量者方选择系统药物治疗，在维 A 酸问世之前无有效的治疗方法。目前有效药物为维 A 酸类的阿维 A。阿维 A 是第二代维甲酸的代表药物，其活性成分为依曲替酸，生物利用度高，半衰期短（33～96 小时），无体内蓄积作用。张锡宝等对 15 例 1～

13 岁儿童和 8 例>14 岁（平均 18 岁）成人板层状鱼鳞病（LI）、大疱性鱼鳞病（BIE）、豪猪状鱼鳞病（IH）、非大疱性鱼鳞病（NBIE）等重症角化性皮肤病患者进行了较长期的治疗观察，均予以阿维 A 治疗，剂量为 0.67～1.07mg/（kg·d），维持量为 0.08～0.94mg/（kg·d）。疗程为 1～6 个月，平均 2.5～2.8 个月。23 例患者中 19 例临床痊愈，3 例显效，1 例无效。主要的不良反应为干燥性唇炎、皮肤瘙痒、皮肤脆性增加和口干。对儿童患者身高与体质量的全面监测表明阿维 A 治疗对患儿生长发育无明显影响。对患儿肝肾功能、血脂无明显影响。理论上阿维 A 的不良反应虽然比较多，如肝损害（短暂可逆的肝酶升高）、高脂血症、骨损害如骨骼钙化（不可逆）、良性颅内高压等。遂在治疗之前，应与患儿家长详细告知可能发生的不良反应，但只要严格筛选适应人群，积极预防及对症处理，随着剂量降低，其不良反应相应减小，通常是可逆、可控的。不同的服药方法也会影响其不良反应的发生，午餐顿服不仅能够提高疗效，而且可以降低药物的副作用。这为临床使用阿维 A 治疗鱼鳞病等角化性皮肤病提供了有用的参考。

2. 维护和修复皮肤屏障　由于鱼鳞病皮损在冬季寒冷干燥季节加重，皮肤干燥时即感瘙痒不适，甚至发生皲裂疼痛。因此，进入秋冬季或处于干燥环境时需外用保湿剂保持皮肤滋润增加角质层含水量和促进正常角化，去除过度角化的物质，如鳞屑等，可以外用 10% 的尿素霜或皮肤屏障保护剂，增加皮肤的水合程度；洗澡不要过频，洗澡时忌用碱性强的肥皂，以免加重皮肤干裂，洗完澡后全身涂抹维生素 E 及尿囊素乳膏或新型皮肤屏障保护剂。也可以外用维 A 酸软膏或他扎罗汀凝胶改善角化程度，减少鳞屑。多磺酸黏多糖凝胶可改善细胞间质的聚合作用、黏稠度、通透性及水合性，因此可促进表皮新陈代谢，并有保湿作用。另外，中药熏蒸可湿润皮肤，增强角质层的水合作用，修复皮肤屏障功能。

3. 对症治疗　鱼鳞病主要症状为皮肤干燥时的瘙痒，严重皲裂疼痛。止痒治疗的措施是在上述控制病情、维护和修复皮肤屏障的基础上，口服镇静类抗组胺药治疗。由于鱼鳞病组织学上有真皮浅层血管周围淋巴细胞浸润，故可使用 NB-UVB 光疗。局部瘙痒可短期外用糖皮质激素乳膏。此外，鱼鳞病瘙痒还可能口服阿维 A 的不良反应和其他原因引起的皮炎所致，应予以区分处理。

4. 控制加重病情的内外刺激因素　首先是控制环境，随着天气的变冷，气温降低，环境干燥，人体的整个内分泌系统也相对减弱，汗腺、皮脂腺分泌功能产生障碍致使皮肤表皮干燥脱屑，加上毛衣对皮肤的刺激容易产生瘙痒，所以要控制好鱼鳞病瘙痒，必须解决环境干燥的问题。在夏季，特别是青春期后，由于皮脂腺、汗腺分泌增多，正常情况下不易产生瘙痒。但在高温高湿环境下出汗不良容易产生瘙痒，出汗及皮脂腺分泌过度容易出现皮肤微生物生态失衡而导致瘙痒。此外，饮食刺激，不适当的外用药物刺激及剧烈搔抓均可导致或加剧瘙痒，应予以避免。

5. 心理疏导和自我放松治疗　严重的鱼鳞病患者均因疾病而不被社会接纳，不能入托、入学或参加工作，有的因个人与家庭生活严重受阻，遭受严重的社会歧视。有的因治疗无效而在家中不能入托、不能融入社会，导致患者及其家庭严重的心理障碍。自维 A 酸问世之后，许多患者经系统治疗，病情得到控制或基本治愈，并获得基本正常的生活，个人及家庭生活质量明显改善与提高。还有少数患者因治疗基本无效，仍然不能被社会接纳。患儿及其家长承受巨大的心理压力。有鉴于此，对于尚未接受过维 A 酸类药物治疗的严重患者，经审慎评估后，应积极接受阿维 A 的规范治疗；治疗过程中，做好随访和监测。对少数治疗效果不佳的患者，应做好心理疏导和心理安抚。对一般的轻症患者，鼓励他们采取健康的生活方式和保持乐观向上和自我放松的心理状态。并且从遗传学角度以积极的态度回答有关婚恋和生育问题，给患者以希望之光。

第四节　疱疹样大疱性表皮松解症

痒疹样大疱性表皮松解症是由轻微物理性损伤引起的常以水疱形成特征的一组罕见遗传性疾病——遗传性大疱性表皮松解症其中的一种。呈常染色体显性或隐性遗传。该组遗传病分类复杂，痒疹样大疱性表皮松解症属于营养不良型中的显性遗传型。

一、发病机制

是由位于染色体 3p21 位点上的Ⅶ型胶原基因（*COL7A1*）发生突变，导致Ⅶ型胶原减少，甚至缺如，从而使皮肤基膜致密板下层锚原纤维不能维持正常功能，摩擦皮肤后促使表皮下水疱发生。

二、临床特征

患者出生时或出生后四肢伸侧及易摩擦、外伤等部位出现大疱或糜烂，以胫前为主，瘙痒严重；成年后主要临床症状为瘙痒，当搔抓时或受到轻微外伤后即可出现水疱糜烂，愈后留有结节性痒疹样丘疹、结节、抓痕、斑块，常有粟丘疹形成，水疱极少见。患者多有不同程度的甲营养不良或甲萎缩及甲板不规则增厚。

组织病理和其他类型的显性营养不良型大疱性表皮松解症相同，表现为表皮下水疱或裂隙；水疱上方的表皮大致正常；水疱下方真皮内有明显纤维化和血管增生，有不同程度炎症细胞浸润，常见有小的表皮样囊肿。超微结构研究显示，基膜带致密板下方以胶原Ⅶ为主要成分的锚纤维缺失或发育不良是造成表皮下水疱的主要原因。

三、诊断与鉴别诊断

主要依据家族史、出生时或幼年期发病、特征性皮损及组织病理改变。该病的临床表现与结节性痒疹、皮肤淀粉样变、大疱性扁平苔藓等多种皮肤瘙痒性疾病相似，故极易产生误诊。主要依靠病理检查确诊。

四、治疗

该病尚无特效的治疗方法，大多均采取对症处理，目前主要治疗以预防机械性外伤和感染，阻止继发脓疱病为原则。痒疹样大疱性表皮松解症应用沙利度胺可改善痒疹的症状，但系统应用糖皮质激素对任何类型的大疱性表皮松解症均无效。陈意蕾等使用抗组胺药、沙利度胺及外用激素类药膏治疗后，使患者瘙痒症状明显减轻至缓解，提示抗组胺药及激素类药膏可完全缓解瘙痒症状，减少机械性损害。而沙利度胺对减轻瘙痒症状和皮损是一种较好选择。也有学者认为口服大量维生素 E 及米诺环素等胶原酶抑制剂有一定的疗效，而维 A 酸类药物无效。光疗无明显疗效。

第12章 皮肤肿瘤瘙痒

第一节 皮肤 T 细胞淋巴瘤

皮肤 T 细胞淋巴瘤（CTCL）是指原发于皮肤并以 T 淋巴细胞单克隆扩增为特征的一组非霍奇金淋巴瘤，其临床表现、组织学特征及病程预后各不相同。CTCL 的两种常见亚型包括惰性的蕈样肉芽肿（MF）（占皮肤淋巴瘤的 50%～72%）和少见的侵袭性白血病型 Sézary 综合征（SS）（占皮肤淋巴瘤的 1%～3%）；SS 是 MF 的白血病阶段，是与红皮病相关联的一种白血病形式。其他亚型还包括原发性皮肤 CD30 阳性淋巴增生性疾病、皮下脂膜炎样 T 细胞淋巴瘤和其他罕见的原发性皮肤外周 T 细胞淋巴瘤。最新流行病学调查结果显示，CTCL 的发病率逐年升高，目前 CTCL 每年以 9.6 例/百万的速度在增长。并占皮肤淋巴瘤的 6.4%，其中发病率最高的是男性及非洲裔美国人。儿童和青年人也可累及，但是发生率较低。在许多国家 CTCL 已经成为与公共健康相关的重要问题。通常 CTCL 恶性程度相对较低，病情进展缓慢，治疗目标在于控制症状，维持长期缓解，不宜采用较强烈的治疗。然而，由于 CTCL 的突出临床表现是皮肤组织的炎症反应和剧烈瘙痒，因此控制肿瘤炎症反应和瘙痒是临床医师处理 CTCL 的重要目标。目前，尚无公认的治愈 CTCL 的方法。近年来，随着对 CTCL 致病机制的深入研究，越来越多的免疫调节药物、靶向药物等开始应用于临床，并证实其已取得良好效果。

一、病因与发病机制

目前 CTCL 的病因尚不清楚。除成人 T 细胞白血病/淋巴瘤被认为与人类嗜 T 细胞病毒（HTLV）有关，结外 NK/T 细胞淋巴瘤、鼻型被认为与 Epstein-Barr 病毒（EBV）有关外，其他类型的皮肤 T 细胞淋巴瘤尚未发现明确相关的环境因素。皮肤归巢 T 细胞的免疫学异常、细胞遗传学异常、细胞对凋亡的抵抗是皮肤 T 细胞淋巴瘤发病的重要机制。恶性 T 细胞可以控制炎症环境，抑制细胞免疫和抗肿瘤反应，形成一种慢性炎症环境，在促进其自身扩张的同时造成皮肤组织细胞和炎症介质紊乱，刺激肥大细胞、免疫活性细胞、上皮细胞和内皮细胞，释放各种导致瘙痒的介质（激肽前列腺素、细胞因子等），从而加剧瘙痒反应。

（一）皮肤 T 细胞淋巴瘤的发生与发展

从分子学发病机制讲，CTCL 的发生与 10 号染色体长臂（10q23.3）缺失所致抑癌基因 -PTEN 的异常有关。患者由于长期发炎的皮肤病变中存在恶性 T 细胞而被表征。CTCL 病变进程的各阶段均可呈现出不同程度的炎症反应，从早期惰性病变逐渐转变为进行性的晚期疾病，这一过程伴随着肿瘤相关炎症性质的显著变化。这种变化是疾病进展的关键步骤。在 T 细胞介导的炎症中，由于 T 细胞的过度活化及炎症微环境中多种促炎因子的高表达，导致癌基因异常表达等，从而促进 T 细胞恶性转化和肿瘤克隆的产生，其产生机制包含以下几个方面。

1. 趋化因子引起 Th2 偏倚，机体 Th1/Th2 失衡，诱导恶性 T 细胞浸润　肿瘤发生时，机体对肿瘤的免疫反应以 Th1 型状态为主，意味着早期炎症为主动抑制恶性细胞扩增的抗肿瘤反应。若发生偏移，形成 Th2 型状态，就会造成免疫抑制。免疫功能的改变可伴随和促进癌症的发展。随着 Th1 因子的表达下降，疾病的进展以 Th2 标志物的增加（如 GATA-3）和细胞因子（如 IL-4、IL-5 和 IL-13）表达的活跃为主要进程。晚期 CTCL 由 Th2 主导其微环境，同时伴有良性 Th1 细胞和 CD8$^+$ T 细胞缺乏，且由于 Th2 型偏倚致免疫防御功能障碍，可导致致命的细菌感染。

2. 多种细胞因子的表达增加　除了 Th2 相关细胞因子和趋化因子升高外，包括 IL-10、IL-16 及 IL-17A 和 IL-32 等在内的细胞因子在疾病的过程中表达增加，且在 CTCL 中发挥致病作用。其中 IL-10 可抑制 CTCL 细胞产生 Th1 细胞因子。IL-16 是 CD4$^+$ T 细胞的生长因子和化学趋化物，IL-16 水平升高有助于恶性 T 细胞的皮肤积累。IL-17A 和 IL-17F 的表达特异性出现于一小部分的患者，IL-17F 的高表达与疾病进展的风险显著相关。而 IL-32 可通过 NF-κB 和丝裂原活化蛋白激酶（MAPK）依赖机制促进恶性 CTCL 细胞的增殖和存活。恶性 T 细胞不仅可以通过炎症微环境的改变来抑制抗肿瘤免疫，而且可以直接杀死或抑制良性免疫细胞的活化和增殖。与此同时恶性 T 细胞也可以被 PD-L1 特异性细胞毒性 T 细胞靶向瞄准，表明免疫系统能够对肿瘤细胞的免疫逃逸机制做出反应。

3. 恶性 T 细胞自分泌生长因子增加　Th2 主导的肿瘤微环境不仅可以阻碍细胞免疫和抗肿瘤反应，而且可直接促进恶性 T 细胞的生长。恶性 T 细胞表达 IL-4 和 IL-13，通过 Stat6 的激活刺激恶性 T 细胞的增殖。在晚期疾病中上调的其他细胞因子（包括 IL-15、IL-16 和 IL-32）也可以以自分泌的方式增加恶性 T 细胞的生长。IL-15 在恶性 T 细胞中激活 Stat5 和 Stat3，并且有助于这些转录因子的异常活化。值得注意的是，恶性 T 细胞不是病变皮肤中 IL-15 的唯一来源，被恶性 T 细胞活化的表皮角质形成细胞均可在 CTCL 病变中原位表达 IL-15，恶性 T 细胞也能通过刺激角质形成细胞扩散，通过这种方式实现自身的增殖及产生肿瘤生长因子。

4. 恶性 T 细胞通过免疫机制促肿瘤发生与发展　随着 Th2 偏倚的增加和恶性 T 细胞表达的 PGE2，IL-10 及高迁移率组 BOX-1 蛋白（HMGB1）等因素的增长，肥大细胞、嗜酸性粒细胞和具有 M2 表型的肿瘤相关巨噬细胞（TAM）的浸润通常在 CTCL 进展期间增加。M2 表型的肿瘤相关巨噬细胞（TAM）被认为是通过血管生成、基质重建和适应性免疫抑制来促进肿瘤的发生与发展。研究发现 CTCL 病变中的肥大细胞通常表现为脱颗粒表型，并且数量与微血管密度相关。临床上，嗜酸性粒细胞在 CTCL 患者的血液和损伤皮肤中的积累不仅与预后不良有关，而且与瘙痒程度有关。恶性 T 细胞还表现出细胞因子和其他激素的异常释放，如血管内皮生长因子（VEGF）、前列腺素和淋巴毒素等，这些激素可以促进内皮细胞和成纤维细胞的激活，从而通过直接和间接机制刺激血管生成。

总之，在恶性 T 细胞驱动的 CTCL 中可以观察到与疾病阶段动态相关的炎症变化。

（二）皮肤 T 细胞淋巴瘤瘙痒的发生机制

到目前为止，关于 CTCL 瘙痒机制的研究才刚刚开始，其基础主要是，恶性 T 细胞不仅可以通过炎症微环境的改变来抑制抗肿瘤免疫，还能通过促使角质形成细胞以及不依赖组胺的外周 C 神经纤维增生，在诸多不良因素的刺激下产生和加剧瘙痒。此外，通过直接轴突反射机制，感觉神经末梢释放神经肽，刺激肥大细胞、免疫活性细胞、上皮细胞和内皮细胞释放各种介质（激肽前列腺素、细胞因子）而导致瘙痒。与 CTCL 瘙痒有关的还有白介素、神经肽 P 物质、蛋白酶、神经生长因子、胃泌素释放肽等。

如前所述，CTCL 患者机体 Th1/Th2 失衡，导致 Th2 偏倚，在 CTCL 晚期，Th2 型细胞因子优势的后果之一就是嗜酸性粒细胞聚集。有研究发现 CTCL 皮肤中嗜酸性粒细胞是活化的。嗜酸细胞能引起皮肤炎症，可能在 CTCL 瘙痒中起重要作用，并且预后较差。

神经肽 P 物质能够特异性地活化神经激肽受体（NK1），NK1 位于角质形成细胞和脊髓背角灰质神经元上。P 物质可能直接或间接地通过角质形成细胞释放介质激活感觉神经而产生瘙痒。有报道 NK-1 拮抗剂阿瑞吡坦（aprepitant）治疗 CTCL 的止痒效果好，2 位伴有难治性瘙痒（外用和口服糖皮质激素、口服抗组胺药、抗抑郁药均无显著疗效）的 CTCL 和 SS 患者，阿瑞吡坦能成功治疗某些抗组胺药无效的 CTCL 患者的瘙痒症状，说明 P 物质在 CTCL 瘙痒中可能发挥不依赖组胺的作用。

肥大细胞可能在 CTCL 瘙痒中扮演重要角色。肥大细胞分泌的某些激肽释放酶相关肽酶，能激活位于皮肤感觉神经纤维上的蛋白酶激活受体-2（PAR-2），直接地兴奋皮肤神经纤维，或间接地兴奋其他细胞（角质形成细胞、成纤维细胞、内皮细胞以及众多免疫细胞）上的 PAR-2 而造成 CTCL 瘙痒。

新近研究发现 CTCL 患者血清中 IL-31 蛋白含量增加，并与瘙痒程度和疾病进展相关。IL-31 本就是是非组胺依赖的瘙痒介质，作用于一种白介素-31（IL-31）细胞因子受体［一个突变的抑瘤素 M 受体（OSMR）基因，它编码 OSMRβ］，其在 CTCL 瘙痒中的确切机制尚不清楚，但 IL-31 可作为 CTCL 瘙痒的潜在治疗靶点。

神经生长因子（NGF）是神经营养因子家族成员，主要由角质形成细胞产生，其主要作用是刺激末梢神经纤维增生并调节神经肽合成。在炎症皮肤中 NGF 含量增加，可能对淋巴细胞及嗜酸性粒细胞具有趋化活性，刺激淋巴细胞和肥大细胞增生。有研究测试 CTCL 患者血清及皮损处 NGF 含量显著增高，病损真皮中神经纤维增生，与瘙痒严重程度相关。除此之外，位于脊髓板层 I 的胃泌素释放肽受体及其激动剂可能对中枢神经系统瘙痒感觉传导起重要作用。CTCL 患者的瘙痒很可能也是由此传导的。

二、临床表现

瘙痒是 CTCL 最常见并最早出现的主要症状之一，可以是 CTCL 的原发或继发表现，通常在 CTCL 晚期或某些类型中表现较为严重，例如亲毛囊型 CTCL、SS；红皮病型 MF 比斑片期瘙痒更严重。SS 瘙痒多为持续性，常严重影响睡眠。瘙痒与 CTCL 患者生存率呈负相关，这可能与其多出现在疾病晚期有关，而且其出现与否并不改变 CTCL 标准 TNM 的分期与预后。大部分 CTCL 患者全身瘙痒，但也可能局限于皮损处，甚至无皮损而仅有瘙痒。瘙痒是永久性的，在傍晚或周围环境变热后症状加剧，持续瘙痒影响患者的生活质量。在 CTCL 晚期阶段，瘙痒症状可演变为"灼烧痛"，类似于"神经性疼痛"。

CTCL 皮损表现为红斑或斑块、局部肿瘤、皲裂、溃疡、斑片状或弥漫性红皮病伴脱屑等。此外还可表现为周身淋巴结肿大，晚期疾病可累及内脏，伴发热、盗汗、消瘦等全身症状。MF 典型的特征分 4 个阶段：有少量鳞屑的红斑、局限性斑片/斑块、广泛浸润性斑块、肿块/偶尔伴有红皮病。前两个阶段在临床中比较多见，且多数患者因"湿疹"或"银屑病"症状就诊，可持续 20～30 年，进而得到诊断。SS 典型特点是：中老年发病，泛发性红皮病和淋巴结肿大、皮肤浸润细胞及外周血液中含有 Sézary 细胞，此外还包括营养不良、脱发、眼睑外翻、皮肤水肿，尤其是下肢水肿。

组织病理表现：部分皮肤 T 细胞淋巴瘤，如蕈样肉芽肿进展缓慢，在临床和组织学上可多年均无特异性改变，所以必要时需多次多点取材以取到最具有疾病代表性的皮损。MF 典型的病理特征在不同分期有所不同。红斑期主要表现为真皮乳头及真皮浅层单纯性炎症浸润，浸润的细胞主要是淋巴细胞，也有组织细胞。并常见亲表皮现象。斑块期可见亲表皮现象，Pautrier 微脓疡，真皮带状或斑片状浸润，可见多量 MF 细胞。肿瘤期真皮内有大片浸润，深达皮下组织，溃疡形成。浸润的细胞主要为 MF 细胞。SS 则可在其外周血、皮损和淋巴结中发现具有脑回状核的辅助性 T 淋巴细胞（Sézary 细胞）。异形细胞绝对数＞1000，或者所占循环比例＞10%是 SS 的诊断依据。

三、诊断

病史和体格检查可确定皮肤累及的程度，实验室检查可检测全血细胞中 Sézary 细胞数目，皮肤和肿大淋巴结活检通过免疫表型和分子检测来确诊疾病类型。影像学检查胸部 X 线、全身 CT 扫描、浅表淋巴结超声甚至 FDG-PET 对疾病进行分期。

临床分期：由于 CTCL 典型临床表现是局限性或浸润性斑片或斑块，伴或不伴淋巴结肿大，故其分期方法不同于其他淋巴组织增生性疾病，它采用的是 TNMB（Tumor，node，metastasis，and blood）分期。

Ⅰ期：皮肤发生斑片、斑块，根据斑片/斑块面积占体表面积的百分比进一步分为 A、B 期——体表斑片和斑块的面积＜10%为 ⅠA，体表斑片和斑块的面积≥10%为 ⅠB。

Ⅱ期：有肿大淋巴结但无病理意义为ⅡA；有皮肤肿块为ⅡB。

Ⅲ期：为广泛的红皮病。

Ⅳ期：有肿大淋巴结且有病理意义为ⅣA；内脏累及为ⅣB。

以上的分期方法已沿用多年，近日 ISCL 建议重新完善 MF、SS 的分期方法：① 将"a/b"加入到 T1/T2 疾病中，"a"代表单纯的斑片，"b"代表斑片和（或）斑块；② N2 代表少数的淋巴结受累（3 个），N3 代表部分淋巴结受累或者淋巴结融合一起；③ B0 代表 Sézary 细胞数目＜5%淋巴细胞，B1 代表 Sézary 细胞数目＞5%淋巴细胞，但不及 B2，B2 代表 Sézary 细胞数目>1000/μl；④ 淋巴结、血液用聚合酶链反应（PCR）或者蛋白印迹（Southern blot）检测有无 T 细胞克隆，"a"代表无，"b"代表有。

MF、SS 根据临床分期也可分为疾病的早期阶段、晚期阶段。大体上ⅡA 之前为疾病的早期阶段，即仅限于体表斑块或斑片，虽有肿大淋巴结尚无病理意义，ⅡB 之后为疾病的晚期阶段，出现皮肤肿物、红皮病、疾病累及肿大淋巴结甚至累及内脏。MF、SS 属于惰性淋巴瘤，不可完全治愈，但患者可长期带瘤生存。经 ISCL 重新完善后 MF、SS 的分期方法与疾病整体、疾病生存谱相关。早期的中位生存期为 15～35 年、10 年生存率为 52%～88%。晚期的中位生存期为＜5 年、10 年生存率＜35%。此外，男性性别、年龄增长、LDH 升高也降低患者的总生存率。

四、治疗

CTCL 瘙痒的治疗有赖于疾病炎症浸润和肿瘤的控制。由于 CTCL 临床特点、治疗反应和预后等个体差异很大，应根据患者不同的病情、发病机制和病期制订个体化治疗计划。CTCL 的治疗主要包括局部治疗、生物治疗、全身化疗及造血干细胞移植等。

（一）作用于皮肤的外用药物及光疗

1. **外用糖皮质激素** 糖皮质激素通过诱导细胞凋亡、对淋巴细胞黏附内皮细胞的作用产生影响、下调转录因子使细胞因子、黏附分子和生长因子产生减少而起到治疗 CTCL 的作用。可有效地缓解组胺介导的瘙痒，在疾病各期都可以用于治疗 CTCL，在疾病早期可迅速控制瘙痒。外用糖皮质激素及糖皮质激素封包是 CTCL 瘙痒的一线治疗。主要制剂有 0.05%倍他米松、0.1%糠酸莫米松等。

2. **外用氮芥** 氮芥是一种烷化剂，它可以破坏肿瘤细胞的 DNA 并且诱导细胞发生凋亡。外用氮芥可能是经由角质形成细胞、郎格罕细胞和 T 细胞相互之间介导的免疫反应起到治疗 CTCL 的作用。对于 CTCL 的 I 期患者，外用氮芥总缓解率可达到 90%，其中 65%的患者可达到完全缓解；对于 II 期患者，总缓解率和完全缓解率分别可达到 70%和 34%。其治愈率与 I A/ I B 期 MF 患者应用糖皮质激素治疗的治愈率相当。应用氮芥治疗 CTCL 的有效维持时间超过 6 个月，不良反应主要是烧灼、瘙痒和皮炎。值得注意的是，外用氮芥尤其是与 PUVA 或是放疗联合应用时，非黑素瘤性皮肤恶性肿瘤的发生风险可能会增加。剂型有 0.016%的氮芥凝胶。

3. **维 A 酸** 能促进 CTCL 细胞的周期阻滞和凋亡，可用作联合治疗，主要剂型有贝沙罗汀、他扎罗汀凝胶。

4. **咪喹莫特** 咪喹莫特是一种核苷类似物以及 Toll 样受体（TLR）7 和 8 的激动剂。咪喹莫特可以刺激干扰素和细胞因子的释放进而起到抗病毒和抗肿瘤的作用，其抗肿瘤的确切机制尚不清楚，可能的学说包括可以激活机体的天然免疫、刺激树突细胞介导的抗肿瘤反应以及转录因子 NF-κB 对 TLR 的调节作用。对 CTCL 而言，可以纠正 CTCL 患者 Th1 和 Th2 淋巴细胞的失衡，故而起到治疗 CTCL 的作用。对 I A～ I B 期患者，每周使用咪喹莫特 3 次，应用 8～ 24 周，50%以上的患者可达到临床完全缓解。咪喹莫特与全身用干扰素联合应用时，可以起到协同效应，尤其是顽固性 MF。但是，咪喹莫特治疗 CTCL 的长期有效性仍有待考证。因此建议咪喹莫特用于常规治疗如糖皮质激素、氮芥、光疗等无效的局限性 MF。

5. **光疗** 补骨脂素光化学疗法（PUVA）、宽波 UVB 及窄谱 UVB（NB-UVB）光疗在疾病早期可有效治疗 MF，减轻炎症浸润，缓解瘙痒。PUVA 及 NB-UVB 属于 CTCL 瘙痒的二线治疗。体外光化学疗法主要用于红皮病型 CTCL，尤其适用于 SS，治疗原发病临床上观察到瘙痒缓解。但在治疗 CTCL 同时，外用氮芥、外用贝沙罗汀，PUVA，全身电子束放疗（TSEBT）、体外光化学疗法也可能刺激皮肤造成瘙痒。PUVA、NB-UVB 可在开始治疗的前 2 周使瘙痒加重，在此期间应外用糖皮质激素或其他抗组胺治疗维持，外用糖皮质激素对于光疗造成的弥漫性的或严重的瘙痒效果较好。

（二）全身系统性治疗

多种系统药物对 CTCL 瘙痒有效，可作为三线治疗。

1. **维 A 酸类药物** 具有抑制细胞增殖、诱导分化、促进凋亡及免疫调节作用。口服维 A 酸类治疗 CTCL 可以获得良好效果，总缓解率可达 44%～67%，完全缓解率达到 21%～35%，有效维持时间约为 8 个月。异维 A 酸是第一个用于治疗 MF/SS 的维 A 酸类制剂。据报道，每日口服异维 A 酸 1～3mg/（kg·d），斑块或肿瘤期 MF 患者可以获得较好疗效。总缓解率接近 60%，完全缓解率约 20%。贝沙罗汀是第三代维 A 酸类药物，具有受体选择性，可用于各期 CTCL 及难治性 CTCL。每日口服贝沙罗汀 300mg/m² 或 650mg/m²，红皮病型 MF 及

SS 患者可有效减轻瘙痒。维 A 酸类最常见的不良反应是口干、眼干、偏头痛、谷丙转氨酶升高等。事实上，维 A 酸类是一种耐受性较好，对早期 CTCL 有明确疗效的生物反应调节剂，依据个体差异性，可以单独或是与其他药物联合应用。

2. 干扰素　干扰素具有广泛的生物学效应，包括抗病毒、抑制增殖以及免疫调节作用。干扰素治疗 CTCL 的主要机制可能是通过维持或是增强 Th1 细胞的活性，进而促进细胞毒性 T 细胞介导的免疫反应，杀伤恶性 T 细胞，其确切的治疗机制尚不清楚。α-干扰素是临床最常用于 CTCL 的一线治疗药物。研究显示，ⅠA～ⅡA 期 CTCL 患者，单用α-干扰素治疗的有效率高达 73%；ⅡB～ⅣA 期 CTCL 患者，有效率也可达到 60%。另外，干扰素与其他疗法联合应用治疗肿瘤期 MF/SS，包括 PUVA、贝沙罗汀和化疗等，可以获得良好的临床效果。文献报道，α-干扰素与 PUVA 联合应用，治疗 CTCL 患者时，总缓解率高达 92%，完全缓解率达到 62%～70%。应用干扰素治疗 CTCL 的最佳剂量和疗程一直不明确，多数研究显示，初始治疗剂量以 100 万～300 万 U，每周 3 次为宜，依据患者的耐受情况，逐渐增加至 900 万～1200 万 U，每日 1 次，病情缓解前，至少要持续治疗 3 个月再开始逐渐降低剂量，总疗程推荐 6～12 个月。α-干扰素的不良反应主要包括骨髓抑制、转氨酶升高、剂量相关性流行性感冒样反应等。因此，早中期 CTCL 患者需要系统治疗时，建议干扰素作为一线治疗药物；晚期及顽固性 CTCL 可以考虑小剂量干扰素与其他方案联合应用。

3. 甲氨蝶呤（MTX）　MTX 是一种有效的二氢叶酸还原酶竞争性拮抗剂，使嘌呤核苷酸和胸腺核苷酸的合成受阻，进而抑制 DNA 和 RNA 的合成。MTX 属于细胞周期特异性药物，主要作用于细胞周期的 S 期，对 G_1/S 期细胞及 G_1 期细胞也有一定的抑制作用。MTX 治疗 CTCL 的机制可能是通过阻断 S-腺苷甲硫氨酸的合成，降低 Fas/FasL 启动子甲基化的作用，使 Fas 和 FasL 增加，进而增强 Fas 介导的凋亡通路。MTX 推荐用于红皮病型 CTCL 的治疗，依据药物剂量和肿瘤分期不同，有效率可达到 33%～82%。应用 MTX 治疗 MF，每周口服或肌内注射 1 次，剂量为 5～35mg，可以获得较好的效果。对晚期 CTCL 患者，MTX 与α-干扰素联合应用，完全缓解率可高达 74%。此外，MTX 与其他药物联合应用，可以增强抗肿瘤作用。MTX 主要的不良反应包括胃肠道、肝脏和血液系统的反应。每周应用 10～30mg 小剂量 MTX，总缓解率可达 33%，且极少发生上述不良反应。故而，小剂量 MTX 与其他药物联合应用可能成为治疗 CTCL 的优化方案。

4. 重组毒素　地尼白介素是 IL-2 和白喉毒素的融合体，作用于 IL-2α受体（CD25）。地尼白介素结合 IL-2α受体后被内化，阻碍蛋白质合成，进而引起细胞凋亡。在一多中心药物 III 期实验中，地尼白介素治疗 71 名 CTCL 患者 6 个月后，瘙痒较基线显著减轻。

5. 组蛋白去乙酰化酶抑制剂（HDAC-Is）　是一种新型表观遗传调控剂类的抗肿瘤药物。此类药物通过抑制 HDAC 的相关亚型改变 DNA 或染色质组成结构，影响基因转录，进而使细胞周期停滞，诱导包括 CTCL 在内的许多恶性肿瘤细胞发生凋亡。包括伏立诺他（vorinostat）和罗米地辛（romidepsin）等。45%的难治性 CTCL 患者经过至少 4 周伏立诺他治疗后，瘙痒明显减轻。低剂量伏立诺他或罗米地辛联用贝沙罗汀，可显著减轻患者瘙痒。

6. 靶向治疗　阿仑单抗（alemtuzumab）是一种人源化的抗 CD52 的单克隆抗体。通过中性粒细胞介导抗体依赖的细胞毒作用和补体激活，使血中 T、B 细胞减少。CD52 在 $CD4^+T$ 细胞上表达多于 $CD8^+T$ 细胞，而在造血干细胞中不表达。CD52 单抗减少中心记忆 T 细胞（主要 SS 患者），所以其对红皮病型 MF 及 SS 有较好疗效。大量研究证明，阿仑单抗无论对早期和进展期 MF 患者还是对晚期 MF/SS 患者都是一种有效的治疗方法，并可缓解顽固性

CTCL 患者的相关瘙痒症状。

7. 吉西他滨（gemcitabine） 吉西他滨是一种二氟核苷类抗代谢药物，它可以通过抑制 DNA 合成和诱导细胞凋亡，发挥抗肿瘤的效应。研究证实，无论吉西他滨是单药还是联合治疗对于 PCTCL 患者都显示了良好的效果。总缓解率达到 68% 以上。由于此药引发的不良反应尤其是血液和心脏毒性较重，故不推荐其作为一线治疗药物，建议短期应用，且治疗过程中需密切关注药物相关不良反应。

8. 联合化疗 联合化疗方案的初始疗效较好，但是没有数据证实联合化疗后可以延长生存时间。文献报道，采用 EPOCH（依托泊苷、泼尼松龙、长春新碱、环磷酰胺和盐酸多柔比星）方案的 II 期顽固性 CTCL 患者，总缓解率 80%，中位生存期 13.5 个月，61% 的患者出现血液毒性；采用 CHOP 方案的 CTCL 患者，总缓解率 40%，中位生存期 19 个月。由于联合化疗方案引发的不良反应较重，建议用于其他治疗无效的晚期 CTCL 患者。

9. 造血干细胞移植

（1）自体造血干细胞移植（AHSCT）：AHSCT 支持下的大剂量化疗一直用来作为首次缓解后的巩固治疗或复发后 CTCL 的治疗。据报道 42% 的患者在移植后获得完全缓解，但 AHSCT 后患者的缓解持续时间较短，大部分患者在移植后数月内复发，中位无进展生存期（PFS）仅 2.3 个月。多个研究证实，CTCL 患者在首次取得缓解后即进行 AHSCT 作为巩固治疗可获得长期生存的优势，而复发和耐药的患者受益甚微。

（2）异体造血干细胞移植（allo-HSCT）：与 AHSCT 不同，allo-HSCT 避免了移植物被肿瘤细胞污染的风险，同时伴随移植物抗宿主病的发生，可产生移植物抗肿瘤效应，远期疗效明显好于 AHSCT。虽然 allo-HSCT 有更长的无病生存时间，但是清髓性预处理带来更高的移植相关病死率，难以在年龄较大的患者中开展。鉴于 allo-HSCT 的疗效主要依赖于移植后产生的移植物抗肿瘤效应，因而有学者进行了非清髓性 allo-HSCT。同传统的清髓性 allo-HSCT 相比，非清髓性 allo-HSCT 使用强度较低的预处理方案，因而降低了移植相关病死率，更适用于年龄较大的 CTCL 患者。可见 allo-HSCT 是治疗 CTCL 的有效手段。在提高总生存率和无病生存期方面，非清髓性预处理优于清髓性预处理。此外，移植前患者的疾病状态是影响 allo-HSCT 后生存期及疾病复发的另一个主要因素。

综上所述，CTCL 的治疗方案与疾病的分期密切关联，早期患者一般情况良好，不伴有血液系统累及，以皮肤局部治疗为主；疾病进展期建议系统应用免疫调节剂，皮肤局部治疗可以作为辅助疗法；肿瘤期或顽固性 CTCL，综合考虑患者年龄、病情、耐受性等，可以考虑靶向治疗或多药联合化疗；中青年且耐受性较好的患者也可考虑异基因造血干细胞移植。目前，在 CTCL 的治疗方面仍面临许多挑战，包括进行大规模的临床试验验证药物的有效性及安全性，构建更完善的试验模型，寻找更安全有效的靶向治疗位点等，仍是研究人员今后努力的方向。

（三）其他对症止痒治疗

如前所述，P 物质受体 NK-1 拮抗药阿瑞吡坦对有严重瘙痒的 MF 和 SS 患者有缓解作用。

1. μ-阿片受体阻滞药 纳洛酮、纳曲酮对有严重瘙痒的 MF 和 SS 患者有缓解作用。由于阿片类物质能够诱导肥大细胞脱颗粒释放组胺及蛋白酶，还能够刺激外周及中枢的μ-阿片受体而引起瘙痒。纳洛酮是阿片受体阻滞药，对于慢性荨麻疹、胆汁淤积症、特应性皮炎的瘙痒有效，有病例报道它也可缓解 MF 患者的瘙痒。也有病例报道纳曲酮在一些 MF 患者能够缓解瘙痒，而在另一些 MF 患者则加重瘙痒。这种相矛盾的治疗结果可能是由于在某些慢性瘙痒中，μ-和κ-阿片受体激活不平衡造成的。因此，阿片类物质及其受体拮抗药对 MF 患者瘙痒的影响仍有待观察。

2. 抗癫痫药　加巴喷丁、抗抑郁药米氮平等对晚期难治性 MF 和 SS 瘙痒有缓解作用。加巴喷丁通过与电压依赖性钙通道结合抑制神经元的过度兴奋，从神经水平抑制瘙痒。米氮平是去甲基肾上腺素能及血清素能的抗抑郁药，从中枢神经水平抑制瘙痒。

3. 沙利度胺　沙利度胺属于免疫调节剂，对各种瘙痒性皮肤疾病均有效，有个案报道示其缓解 MF 患者瘙痒。

第二节　乳房 Paget 病

Paget 病（Paget's disease，PD）酷似湿疹故又称湿疹样癌，是一种少见的皮肤恶性肿瘤，进展缓慢，病程较长，恶性程度低。临床上又分为乳房 Paget 病和乳房外 Paget 病。乳房 Paget 病通常发生于乳头和乳晕，若伴发乳腺导管原位癌或浸润癌则恶性程度明显增加。乳房 Paget 病是乳腺癌的一种少见形式，占所有乳腺肿瘤的 1%～3%。该病最早由 Velpeau 于 1856 年提出，1874 年 James Paget 将其描述为乳头溃疡及下部的恶性肿瘤。

一、病因与发病机制

该病病因不明。其发病机制即组织学来源仍有较多争议，主要的理论有以下两种。

1. 嗜导管理论　认为 Paget 细胞来源于导管肿瘤细胞，其表面受体结合神经生长因子-α后在趋化作用诱导下，该细胞沿导管基底膜迁移至乳头表皮。此观点可以解释大部分患者有乳头乳晕复合体（NAC）下方的肿瘤，且 Paget 细胞与肿瘤细胞有类似的免疫源性。约 50% 的 Paget 细胞表达乳腺癌基因（c-erbB-2），这有利于细胞增殖，并在内皮角质细胞分泌的趋化因子刺激下增强侵袭和迁移能力。

2. 表皮细胞原位恶性转化论　在没有 NAC 下肿瘤的乳房 Paget 病患者中，其 Paget 细胞有微绒毛，并与角蛋白上皮细胞有桥粒连接，同时可观察到有细胞特征介于正常上皮细胞与 Paget 细胞之间，可能是 Paget 细胞前体细胞，该理论可解释有的患者肿瘤与 NAC 距离较远的原因。

不同乳房 Paget 病患者的组织来源不同，预示着其病因有所不同。Paget 病的组织来源对于治疗有重要意义。根据表皮角质细胞起源假说，对每例患者行全乳切除是否有必要值得商榷，尤其是没有 NAC 下实体肿瘤的患者。根据导管来源肿瘤细胞迁移假说，所有 Paget 病是乳腺实体肿瘤的表现，须行标准的根治手术。

二、临床表现

Paget 病的临床表现为 NAC 表皮出现肿瘤细胞，67%～100% 的患者伴有浸润性癌或原位癌，其中约 60% 位于中央区 NAC 下方，30%～40% 有多中心肿瘤。乳房 Paget 病发病高峰在 60～65 岁，单纯 Paget 病患者较合并乳腺肿瘤的患者发病年龄晚。多数患者最初表现为乳头乳晕感觉异常、瘙痒和烧灼感，10% 有血性溢液，内衣有血迹等异常分泌物。30%～40% 有红斑、湿疹、溃疡和 NAC 结构破坏等改变。NAC 湿疹样改变可逐渐扩大至乳房皮肤，晚期患者乳头部可萎缩甚至消失。约 50% 的患者可触及乳腺包块，其中 90% 以上有浸润性癌；无可触及肿瘤的患者中 50%存在导管内癌。NAC 下部的肿瘤也可能造成乳头回缩。病变部位与正常皮肤界限清楚，部分患者使用类固醇激素可暂时缓解皮肤症状，但也是造成延迟确诊的原因。

三、诊断

详细病史询问、仔细的临床体检和影像学检查必不可少。

乳房 Paget 病常有 3 种形式：①单纯乳头乳晕湿疹样改变；②乳头乳晕改变伴 NAC 下方肿瘤；③临床仅发现乳腺实体肿瘤，在手术标本中病理检查发现乳头乳晕改变而确诊 Paget 病。

1. 钼靶检查　钼靶检查在 Paget 病诊断中可发现乳头乳晕增厚或结构紊乱、乳头回缩、乳晕下方有散在钙化灶或乳腺肿瘤等。

2. 影像学检查　MRI 在乳腺癌诊断中敏感性较高，并能较准确地估计肿瘤范围，指导实施保留乳房手术。在临床检查未触及肿块或钼靶未发现病灶时可探及原位肿瘤及乳头累及病灶。对于浸润性癌和原位癌诊断的敏感性分别为 100%和 44%。

3. 病理检查　病理学特征均有表皮角化过度或角化不全，棘层肥厚，表皮突延长，表皮层可见数目不等的 Paget 细胞，Paget 细胞镜下特征体积较大，有大量透明胞质、不典型细胞核和粗大核仁。表皮细胞被挤压成网状，基底细胞被挤压在基底膜带与 Paget 细胞之间，呈扁平带状，即 Paget 样现象；肿瘤细胞可以孤立散在分布于角质形成细胞之间，也可以呈巢状或管状聚集，以棘层下部和基底层多见。乳头及乳头下方导管可见导管原位癌，部分可伴有浸润性癌成分。真皮内均可见不同程度的淋巴细胞浸润。

4. 免疫组化检查　常用的免疫组化指标有雌激素受体（ER）、孕激素受体（PR）、人表皮生长因子受体-2（HER-2）、MUC-1（黏蛋白-1）、CK-7（角蛋白-7）、GCDFP-15（巨囊性病液状蛋白-15）等。Paget 细胞 ER、PR 阳性表达率较低，HER-2 阳性率高，且与其伴发的乳腺导管内癌免疫组化指标趋向一致。CK7 是腺癌及上皮细胞癌的特异性标志物，所有的 Paget 病肿瘤细胞均表达 CK7，是其敏感指标之一；MUC1 也表达于绝大多数的 Paget 细胞，GCDFP-15 部分表达。

恶性黑素瘤、鲍恩病等在常规 HE 染色下也可呈现出类似 Paget 细胞及分布模式组织学特征，然而在恶性黑素瘤中通常不表达 CK，而表达 S-100 蛋白、Melan-A 等黑素细胞标志；鲍恩病通常不表达腺上皮标志 CK7、CEA，而表达鳞状上皮标志 CK5/6；另外，常规 HE 染色下恶性黑素瘤中细胞通常可见明显色素，鲍恩病中可见明确核分裂象及核异形等，均有助鉴别。

四、治疗

乳房 Paget 病应选择手术治疗。以往鉴于 Paget 病可能有多中心原位癌或浸润性癌，钼靶和超声诊断 NAC 肿瘤可能存在假阴性，全乳切除是 Paget 病标准手术治疗方案，不论是否伴有乳腺肿瘤。近些年随着越来越多地开展保留乳房手术，保留乳房手术和改良根治术对患者预后差异已无统计学意义。迄今，关于 Paget 病最大规模的流行病学和最终结果（SEER）研究共收集 1642 例手术患者资料，其中 293 例接受中央区切除术，1349 例接受全乳切除。平均随访 15 年，仅有 Paget 病或伴原位癌的患者接受中央区切除和全乳切除患者的存活率分别为 92%和 94%，差异无统计学意义。

综合考虑肿瘤类型、淋巴结状态及术后治疗，已证明 Paget 病患者慎重选择接受保留乳房手术是安全的。应注意的是相关研究选择保留乳房手术的患者均为无乳腺肿瘤，而且伴原位癌或浸润性癌肿块较小者，因而预后较好。临床中影像学诊断未发现乳腺肿瘤或肿瘤单发者，根据乳房和肿瘤体积可试行保乳手术，手术切缘状况决定是否改行全乳切除。

前哨淋巴结活检（SLNB）能够降低上肢淋巴水肿、感觉异常和感染的发生率，已取代腋淋巴结清扫，是早期浸润性癌处理腋淋巴结的标准方式。SLNB 评估腋淋巴结的准确性约97%，假阴性率＜5%。由于 Paget 病常伴有浸润性癌，SLNB 在评价该疾病腋淋巴结转移状况中必不可少。尚无不合并乳腺肿瘤的 Paget 病患者有腋淋巴结转移的报道。

建议：乳房 Paget 病术后治疗依据肿瘤 TNM 分期和 ER、PR、HER2 状态制订方案。

乳房 Paget 病作为乳腺良性肿瘤切除、保留乳房手术及保留乳头乳晕的全乳切除术后局部复发可再次手术切除。有报道 861 例保留 NAC 全乳切除患者，平均随访 50 个月，有 36例局部复发，手术切缘并无肿瘤细胞残余，再次手术切除 NAC 后经过 47.4 个月随访无复发。也有报道浸润性癌行改良根治术后手术切缘复发，同样呈 Paget 病表现予以手术切除。类似病例原发肿瘤多为 ER、PR 阴性，HER2 阳性，符合 Paget 病特征。相关机制尚未完全了解。

Paget 病患者术后局部皮肤复发，亦可通过光疗或光动力治疗达完全缓解，光疗联合手术治疗同样可获得较好效果。该法可能具有治疗前景。

第三节　乳房外 Paget 病

乳房外 Paget 病又名乳房外湿疹样癌，是一种临床上较罕见的皮肤特殊类型恶性肿瘤。多发生在外阴、阴囊、腹股沟、腋窝、肛周或外耳道等处，其中位于会阴生殖区或肛周的部分病例可伴有泌尿生殖道或消化道肿瘤。1898 年 Radcliffe Crocker 首次报道了发生于阴茎、阴囊上的此类病变，此后发生于乳房外如腋窝、肛周、腹股沟、会阴等部位的皮肤湿疹样癌被陆续报道，并被统称为乳房外 Paget 病（extramammary Paget's disease，EMPD）。乳房外Paget 病的发病率较乳房 Paget 病低，准确的发病率目前尚不清楚，约占所有皮肤 Paget 病的 6.5%。EMPD 在白种人中发病率更高，并且好发于绝经后妇女，发病年龄为 50～80 岁，平均发病年龄约为 70 岁，而在亚洲人群中该病以男性居多。EMPD 多累及大汗腺分布较多的部位，外阴为 EMPD 中最常受累的部位，约占 65%，其后依次为肛周、阴囊、阴茎及腋下。

一、病因与发病机制

EMPD 发病机制及组织学来源仍存在争议，尽管有家族性病例报道，但绝大多数病例皆非聚集性发作，导致关于该病的研究相对较少，因此至今无法明确地解释 EMPD 的发病机制。综合起来大概有以下 4 种主要的学说来解释乳房外 Paget 病的发病机制。

1. 顶泌汗腺演化学说　原发或皮肤 EMPD 可能起源于皮肤附属器尤其是顶泌汗腺（大汗腺），这种类型不伴有肿瘤，初期局限于表皮内，逐渐发生侵袭，扩展到真皮及真皮内血管及淋巴管；晚期可进一步产生淋巴结或内脏等致命性转移。Paget 细胞与顶泌汗腺在超微结构及组织化学等方面类似，而 EMPD 发病区域多为汗腺较多区域，由此认为 EMPD 为汗腺腺癌转移至表皮内所致；GCDFP15 和 CK 家族在乳房外 Paget 病的检出在某种程度上进一步支持了 Page 细胞起源于皮肤附属器的学说。

2. 迁移学说　由于部分 EMPD 患者同时或先后伴发其他器官的恶性肿瘤，因此认为 EMPD 可能是邻近器官恶性肿瘤播散或其他内脏器官恶性肿瘤的转移，EMPD 的发病可以伴发各种肿瘤，且 EMPD 的发病部位可以决定肿瘤的发病部位，如男性生殖器 EMPD 则常伴发尿道上皮瘤、前列腺肿瘤和膀胱上皮癌，女性阴部 EMPD 常伴发阴道、卵巢和子宫肿瘤，少数伴有乳腺癌；肛周部位的 EMPD 更易合并肠道肿瘤。最近的一项大样本统计表明，20%～42%的 EMPD 伴有内脏肿瘤。因此有学者认为 EMPD 的发生可能为邻近脏器的肿瘤或他处的肿瘤转移而来，如泌尿系统、生殖系统或直肠的肿瘤。同时有研究发现 EMPD 与前列腺癌、膀胱癌、结肠癌等恶性肿瘤具有共同的表达产物，这也支持了迁移学说。

3. 异位细胞来源学说　1970 年，Toker 发现在 10%的正常乳头内存在透明细胞，构成了表皮内非肿瘤性异位乳房成分，这种细胞后来被命名为 Toker 细胞。Toker 细胞也是生殖器皮肤的正常组分，存在于外阴乳腺样腺管入口处基底层上皮内，具有于 Paget 细胞类似的细胞免疫特征，提示 Paget 细胞可能是 Toker 细胞的恶性复体，即 Toker 细胞是 Paget 细胞的前体。

4. 多潜能干细胞异常分化学说　该学说认为 EMPD 是一种特殊类型的表皮原位癌，EMPD 的肿瘤细胞来源于一种表皮干细胞的异常分化，肿瘤细胞进而侵犯汗腺及其他器官组织。

二、临床表现

临床表现类似湿疹、常伴局部瘙痒或轻微疼痛、经久不愈。EMPD 多发生于 50 岁以上人群，男性多见，病程可长达数十年之久，且进展缓慢。发病初期临床表现与阴囊湿疹类似，因此常被误诊为阴囊湿疹，患者常自觉皮肤病变处不同程度瘙痒，部分有疼痛，体格检查可见阴囊局部皮肤呈界限清楚的大小不一的红色斑片，形状多不规则，中央潮红、有糜烂或渗出，边缘呈淡褐色，较窄，稍隆起。或出现小水疱样皮疹，水疱破裂后皮肤渗液、糜烂，后结痂、脱屑，随病程进展，局部皮肤逐渐增厚呈橘皮样，部分皮肤可增殖糜烂形成溃疡，渗出可伴有令人作呕的恶臭，病变扩大后可累及阴茎及会阴皮肤。部分病例可扪及腹股沟淋巴结肿大，虽然腹股沟淋巴结是该病主要的转移部位，但大多数肿大淋巴结为炎性增大而非肿瘤转移。临床表现通常以局部表现为主，在未发生其他脏器转移时全身表现多无特异性。

三、诊断与鉴别诊断

（一）诊断

EMPD 局部皮肤的临床表现缺乏特异性，明确诊断主要依靠病理组织学检查。对于年龄在 50 岁以上的患者，好发部位皮肤出现上述湿疹样改变，且经正规治疗 6～8 周无好转或好转后很快复发，或伴皮肤增殖糜烂、溃疡、伴发恶臭者，均应考虑此病。

1. 影像学检查　当本病患者未出现其他脏器转移时，影像学检查多无特异性，部分患者行 CT 检查可见阴囊病变部位皮肤增厚，增强扫描轻度或均匀强化，对于伴有腹股沟淋巴结转移的患者，B 超或 CT 检查可见腹股沟淋巴结肿大。CT 与 MRI 可发现伴发的深部肿瘤。反射式共焦显微镜（RCM）又称皮肤 CT，是一种新型非侵入性光学成像仪器，其除了具有普通光学显微镜的基本结构和功能外，还可对皮肤表皮和真皮浅层进行激光聚焦动态扫描取样，并利用计算机技术获得三维图像信息从而对皮肤疾病进行诊断、鉴别诊断及监测疗效，具有无创、迅速、实时、动态及可重复性高等优点。可及时发现表皮内的 Paget 细胞，从而有助于部分阴囊 Paget 病的筛查、早期诊断及随访。

2. 组织病理检查 光学显微镜下，表皮基底层或棘层找到 Paget 细胞，Paget 细胞显示有异型性，胞体大、圆形，胞质淡染透明，可表现为空泡状印戒样细胞、大汗腺样细胞、皮脂腺样细胞、不规则细胞等形态，常常含有大的核仁。肿瘤细胞主要集中在表皮的基底层，也可出现在皮肤浅表层或皮肤附件，可以是散在孤立、小簇状排列或形成腺样、假乳头状及巢团状结构等特点。

3. 免疫组化检查 免疫组化检查有助于 EMPD 的诊断、确定肿瘤的来源及制订适宜的治疗方案。EMPD 可表达 CK7、CK20、EMA、CEA、MUC1、MUC2、MUC6、MUC5AC、HER-2、GCDFP-15、PCNA、Spa-1、CDK4、OPN、CD44v6、p53 等多种产物。CK7、EMA、CEA 对 EMPD 的诊断具有意义，其中 CK7 是 EMPD 敏感很高的指标。CK20、GCDFP-15、MUC2、MUC5AC 对于鉴别肿瘤为原发性或继发性有意义。原发性 EMPD 的肿瘤细胞 CK7 阳性，CK20 常为阴性，而继发性 EMPD 肿瘤细胞通常表达 CK7 和 CK20。GCDFP-15 是顶浆分泌的一种标记物，在无深部肿瘤的原发性 EMPD 的肿瘤细胞中强烈表达且具有特异性，而在侵袭性或伴发恶性肿瘤的继发性 EMPD 则为阴性。HER-2 在正常表皮中不表达，50%以上 EMPD 对其有强表达，提示患者可能伴有淋巴转移，也有报道 HER-2 的强表达在复发的 EMPD 中普遍存在。HER-2 除与肿瘤的侵袭性和转移有关外，还可以作为分子免疫治疗的靶点。大部分 EMPD 表达 MUC1、MUC5AC，伴有肠癌的肛周 EMPD 表达 MUC2，很少表达 MUC5AC。

由上可得出原发性乳房外 Paget 病的免疫表型多为 $CK7^+/CK20^-/MUC5AC^+/MUC2^-/GCDFP-15^+$，而继发性乳房外 Paget 病免疫表型主要表现为 $CK7^+/CK20^+/MUC5AC^-/MUC2^+/GCDFP-15^-$。继发性 EMPD 通常能具有与邻近肿瘤组织相同的免疫表型。继发于尿路上皮癌的 EMPD 中 Uroplakin 表达阳性，而原发性 EMPD 则为阴性。前列腺特异性抗原（PSA）在前列腺腺癌相关的继发性 EMPD 中呈阳性表达。

（二）鉴别诊断

1. 乳房外 Paget 病与恶性黑素瘤的鉴别 EMPD 的免疫组化表型主要呈 $CAM5.2^+/EMA^+/$ 癌胚抗原$^+/CK7^+/MUC1^+/S100^-/HMB45^-$，而浅表型恶性黑素瘤呈 $S100^+/HMB45^+/CAM5.2^-/EMA^-/CEA^-$。

2. 与 Paget 样 Bowen 病进行鉴别 Bowen 病免疫组化 CAM5.2，GCDFP-15 和 HER2 标记阴性。

3. 与鳞状细胞癌（SCC）和皮炎湿疹等鉴别 CK7 在乳房外 Paget 病及 SCC 中均有表达，但表达的形式不同，Paget 病只在瘤细胞膜上表达，而 SCC 和皮炎对照组仅在胞质内表达。

四、治疗与预后

（一）手术治疗

EMPD 首选且最为有效的治疗方式是局部肿瘤病灶早期广泛彻底切除，切除范围为距肉眼所见病变周围正常皮肤 2.0cm 以上，切除深度应包括表皮、真皮直达深筋膜。当睾丸、精索等受侵犯时可考虑一并切除。当腹股沟淋巴结增大时可行前哨淋巴结活检以确定淋巴结是否受侵犯，如淋巴结受累应于原发病灶切除后 2～3 周行腹股沟淋巴结清扫术，但不建议行预防性腹股沟淋巴结清扫术，因为大部分淋巴结肿大为炎症反应所致。术中对皮肤切缘行多点冷冻病理检查有助于确定皮肤病变范围及浸润深度，如术中病理检查结果回报切缘有肿瘤细胞残留，需扩大切除范围并再次送冷冻病理检查直至切缘无肿瘤细胞残留。

Mohs 显微手术是在尽可能切除所有肿瘤的同时，最大限度地保留正常组织，既避免了无谓扩大手术创面又显著降低了复发率。

（二）其他治疗方式

1. 放射治疗　当患者不适合手术，如年龄偏大、一般情况较差、预估复发概率高、创面修复困难等情况时可考虑行放射治疗。也可与其他治疗方式联合应用。

2. 全身化疗　当肿瘤出现远处转移时可考虑联合化疗，化疗药物包括氟尿嘧啶类、紫杉类、铂类、蒽环类、丝裂霉素、长春新碱等，人类表皮生长因子受体-2（HER-2）可作为化学治疗的靶点，曲妥珠单抗可抑制 HER-2 阳性的肿瘤细胞从而控制病情进展。

3. 局部化疗　咪喹莫特乳膏能够诱导局部的细胞产生多种细胞因子和相关产物，进而产生免疫调节作用，作为对 EMPD 的辅助治疗能有效控制部分患者的病情进展。

4. 光动力学疗法（PDT）　是通过光敏剂（5-ALA）介导产生光化学反应，选择性地摧毁肿瘤细胞而不伤害正常细胞的一种治疗新技术，具有高选择性且不受病灶部位及大小的限制。PDT 应用于治疗 EMPD，不管是单独应用还是联合手术等其他治疗方式都能对控制病情起到一定效果。

5. 激光治疗　激光治疗具有在切除病灶的同时保留原有解剖结构和功能的优点。钬激光在组织浅层被吸收，深达 0.4mm，余热损伤深度达 0.5～1.0mm，同时产生具有切割、汽化、凝固剂止血的效果，利用钬激光治疗阴囊 Paget 病早期患者取得了良好效果，并具有创伤小、术程短、出血少、恢复快、可重复等特点。CO_2 激光与钬激光有类似治疗作用。激光治疗虽然具有以上优点，但激光治疗会给患者造成较大的痛苦且治疗周期长，患者在治疗过程中依从性下降。由于在进行激光治疗的过程中缺乏病理组织学依据来确定肿瘤的侵袭性和边界，使得激光治疗具有较高的复发率，因此限制了激光治疗的临床应用。

6. 止痒治疗　如选择手术治疗，则不需要止痒药物治疗。否则可在其他治疗的基础上口服抗组胺药辅助对症止痒治疗。

（三）预后

乳房外 Paget 病是一种进展缓慢的低度恶性皮肤肿瘤，当病变局限于表皮时预后相对较好，但当病变侵入真皮或者发生了淋巴结及内脏转移时预后较差，所以提高对 Paget 病的认识，避免长期误诊，及时行术前的局部皮肤活检提高诊断率、早期行病灶局部广泛切除术、并行术中的冷冻病理检查以彻底切除病灶和长期随访对改善 EMPD 的预后有重要意义。虽然 EMPD 手术治疗有较高的复发率，但局部复发而再次手术的患者仍有相对较好的预后，且病灶局部广泛切除术仍是治疗局部复发患者的首选治疗方式。

第13章 职业与气候环境性瘙痒

第一节 职业性接触性皮炎

职业性接触性皮炎（occupational contact dermatitis，OCD）指由于接触职业环境中的物质（化学、物理、生物等职业性有害因素为主）所造成的接触性皮炎。从广义上讲，凡是由于接触了职业工作中要求的物质所引起的接触性皮炎均可考虑为职业性接触性皮炎。如由于穿航空制服所引起的衣物染料致职业接触性皮炎，军服金属皮带扣引起的接触性皮炎等。由于种种原因，我国对职业接触性皮炎的研究报道不多，但皮肤科日常门诊接诊的职业性接触性皮炎的病例不在少数。而医患双方均未能对职业接触原因引起足够的重视，对相关患者未能按职业接触性皮炎的处理原则进行处理，致使患者四处求诊，长期承受瘙痒之苦。

一、流行病学

国外资料显示，职业性皮肤病占职业病总数的 50%～70%。而职业性接触性皮炎占职业性皮肤病 90%～95%。我国职业性接触性皮炎的患病情况也较为严重，个案报道职业性接触性皮炎患病率为 10%～20%，实际患病率应高于这一比例。因为我国职业性接触性皮炎的误诊和漏报现象比较常见，其主要原因可能是由于职业性接触性皮炎在诊断上缺乏特异性，且具有接触发病、不接触不发病等特点而往往被忽视。另一方面，我国已有的职业病防治机构中，医师大多以尘肺、中毒等专业为主，缺乏职业性皮肤病的专业医师和必备的检测和诊断手段，造成了大多数职业性皮肤病的漏诊和不报的现象。因此，这就要求普通皮肤病门诊和职业病防治机构不断完善服务设施，重视职业接触危害因素与皮肤损害的相关检查与分析，提高对劳动者身体健康的保障水平。

二、病因和发病机制

职业性接触性皮炎的原因是在劳动或作业环境中直接或间接接触具有刺激和（或）致敏作用的职业性有害因素引起的急、慢性皮肤炎症性改变，主要是由化学因素所致，机械摩擦、环境温湿度有协同作用。职业性接触性皮炎的发病机制包括职业刺激性反应和职业变态反应（过敏）两种类型。①刺激性接触性皮炎：占接触性皮炎的 60%～80%，是由致病物的原发刺激性作用引起，即在接触部位通过非免疫机制直接作用于皮肤而发病。②变应性接触性皮炎：指皮肤接触非刺激浓度的化学物质而激发炎症反应的皮肤病，占接触性皮炎的 20%～40%。由致敏物引起，属迟发型接触过敏性反应，即由 T 淋巴细胞介导的细胞免疫反应（Ⅳ型变态反应）。

常见高刺激性皮炎风险的职业人群有家政服务员、面包师、屠夫、餐饮从业人员、清洁工、建筑工、食品加工工人、理发师、园艺师、金属作业工、摩托机械工、护士、漆匠、复印工及按摩师等。常见高过敏风险的职业为接触胶粘剂、树脂、塑料工作的职业，建筑业、餐饮业、农业、玻璃工业、园艺业、皮革鞣化业、油漆业、医药化工业、橡胶工业、纺织印染及木材加工业。不同职业中职业性接触性皮炎的发生率不同是职业性质所决定的，即使同一种职业在不同国家或地区由于工作条件、工艺及接触机会的不同也会有所不同，不能相互比较。但一般来说，经常从事常见刺激原及致敏原接触的职业如清洗业（包括工业、医院及家庭清洗）、建筑业、食品加工、农业、橡胶业、金属工业等，职业性接触性皮炎的发生率较高。

三、临床表现

职业性接触性皮炎具有发病部位特征，80%～90%职业性接触性皮炎累及双手，其次是双上肢、面颈部等暴露部位，也可引起泛发性湿疹。如经常接触乳化液或煤油的磨工和装配工，皮损主要出现在手部；染化厂可挥发物Ⅰ-氨基蒽醌车间的职业性接触性皮炎的皮损主要发生于面部；胶合板车间因尿醛树脂胶引起的皮损可见于手背、前臂、面、颈；可见皮损的部位与工作环境及接触的致病物质性质有关。此外，职业接触性皮炎发病与暴露时间有关，文献中报道液体二甲苯喷洒在未穿防护服的管道抢修工身上后，最短的35分钟即出现刺激性皮炎；Ⅰ-氨基蒽醌引起的职业性接触性皮炎的暴露时间多为3～6个月；铍接触性皮炎患者的暴露时间5天至2年；染料阳离子嫩黄7GL暴露时间为5～21天。

临床表现均为急慢性湿疹皮炎样改变和程度不等的瘙痒。由于发病机制不同，两种职业接触性皮炎各有其临床特点。①刺激性接触性皮炎：急性期呈红斑、水肿、丘疹，或在水肿性红斑基础上密布丘疹、水疱或大疱，疱破后呈现糜烂、渗液、结痂，严重者甚至发生坏死性溃疡，自觉灼痛或瘙痒；慢性期呈现不同程度浸润、增厚、苔藓化、脱屑或皲裂。自接触至发病所需时间和反应程度与刺激物的性质、浓度、温度、接触方式及时间有密切关系，接触高浓度强刺激物，常立即出现红斑、水疱、糜烂。在同样条件下，大多数接触者均会发病。皮损局限于接触部位，界限清楚。病程具自限性，去除病因后易治愈，再接触可再发。②变应性接触性皮炎：皮损表现与刺激性接触性皮炎相似，但大疱少见，常呈湿疹样表现，自觉瘙痒。初次接触不发病，一般情况下，从接触到被致敏需5～14天或更长，致敏后再接触常在24小时内发病。反应程度与致敏物的致敏强度和特应性体质有关。在同样条件下，接触者仅少数人发病。皮损初发于接触部位，界限清楚或不清楚，可向周围及远隔部位扩散，严重时泛发全身。病程可能迁延，再接触少量即能迅速引起复发。

四、职业接触性皮炎的影响

职业性接触性皮炎从轻度皮肤炎症到不得不暂停或更换工作，将会给当事人本人、家庭及社会带来严重的损失。据统计，美国20世纪80年代末每1000个全日工作的工人中，每年有10～50个新发的职业性皮肤病病例。其中主要是职业性接触性皮炎。每年由此造成的生产、医疗及赔偿方面的花费达200万～10亿美元。在澳大利亚新南威尔士（近400万人口），每年用于职业性接触性皮炎的花费至少为1200万美元。

国外研究发现，严重的职业性接触性皮炎需要就医者多数预后不良。50%以上的患者难以痊愈，虽然改换职业会改善病情，但仍有10%的患者会发生持续性皮炎。Fregert随防10年发现只有25%的患者痊愈，75%的患者仍有症状。Rosen及Freeman研究了澳大利亚新南威尔士职业性接触性皮炎的预后，发现约 1/3 的患者痊愈，1/3 的患者改善，1/4 的患者无变化，1/12 的患者加重；建筑业职业性接触性皮炎的预后最差。Keczkes 研究了刺激性职业性皮炎的预后，仅 30.8%痊愈。

五、诊断

1. 职业刺激性接触性皮炎的诊断要点

（1）有明确的职业性刺激物接触史。

（2）自接触到发病所需时间和反应强度与刺激物的性质、浓度、温度、接触时间和方式等因素有密切关系，接触高浓度强刺激物，常立即出现皮损。

（3）同样条件下接触者大多发病。

（4）皮损局限于接触部位，界限清楚。

（5）病程具有自限性，去除病因后易于治愈。

（6）适当的防护措施能有效减轻病情或避免发病。

2. 职业变应性接触性皮炎的诊断要点

（1）有明确的职业性变应原接触史。

（2）初次接触不发病，一般情况下从接触到被致敏需 1～14 天或更长的时间。致敏后再接触常在 24 小时内发病，反应程度与致敏物的强度和个体素质有关。

（3）在同等条件下，接触者仅少数人发病。

（4）皮损初发于接触部位，界限清楚或不清楚，可向周围及远隔部位扩散，严重时泛发全身。

（5）病程可能迁延，再接触少量即能引起复发。

（6）以致敏物做皮肤斑贴试验常获阳性结果。

（7）对疑为职业变应性接触性皮炎，诊断依据不足者，经动态观察反复证明脱离接触即愈，恢复接触即发病者，可以诊断。

六、治疗与预防

职业性接触性皮炎的治疗原则同一般接触性皮炎。首先清除或脱离接触物，不能明确接触物但肯定为职业环境中发生的接触性皮炎时，可考虑脱离环境接触。意外接触或受到污染时，可立即用水冲洗皮肤上的刺激物，冲洗要充分，不要遗漏毛发、皱褶等部位。再根据皮炎的不同类型和阶段选用适当的治疗。

（一）急性接触性皮炎阶段

如有明确的刺激物接触史，则主要为刺激性接触性皮炎。

1. 对急性湿疹样损害，如水疱、渗液等可用生理盐水、3%硼酸或 1∶（5000～10 000）高锰酸钾溶液湿敷；轻度无水疱渗出的损害，可用糖皮质激素乳膏外涂。

2. 对一般轻度的接触性皮炎，可口服抗组胺药物止痒，外用糖皮质激素乳膏。

3. 对严重的泛发变应性接触性皮炎或多形红斑样皮疹，需用糖皮质激素内用治疗。

（二）亚急性接触性皮炎阶段

1. 急性期未能及时痊愈，往往局部残存刺激物，且刺激性皮炎与变应性皮炎同时存在，须仔细清除或脱离接触物后，再外用肾上腺糖皮质激素等综合治疗。

（1）药物选择：面部及皱褶部位发生的皮炎选中低效如糠酸莫米松乳膏、氢化可的松霜；而手足部位则使用高效如倍他米松；在手掌、足跖等部位和角化性皮损使用强效如丙酸氯倍他索。

（2）剂型选择：皱褶部位用霜剂，毛发区用洗剂或霜剂，慢性干燥、肥厚、角化的损害用软膏及硬膏。

2. 抗感染治疗：亚急性接触性皮炎容易继发细菌或真菌感染，可用派瑞松等激素、抗生素、抗真菌药复合物抗感染药膏治疗。

3. 促进皮肤屏障修复：氦氖激光，细胞生长因子外用。

（三）慢性接触性皮炎阶段

此阶段一部分为轻度刺激性接触性皮炎缓慢发展而来，大部分为不易察觉的接触物引起的慢性变应性接触性皮炎。局灶性皮损主要使用外用肾上腺糖皮质激素治疗，广泛性皮炎则常需要系统综合治疗。其首要方法是如能找到病因则去除致病因素。慢性皲裂性损害可以用焦油封包、糖皮质激素封包治疗。对于某些顽固病例，往往有顽固性瘙痒，剧烈搔抓可激发皮损使之急性湿疹化，甚至大范围波及，此时治疗应以消除皮炎、控制瘙痒、纠正皮损面微生物影响、促进皮肤屏障修复为原则。急性发作时可按急性皮炎治疗。如果没有糖皮质激素使用禁忌证，则可短期内有糖皮质激素治疗。也可使用糖皮质激素替代药物如复方甘草酸铵、苦参碱、硫代硫酸钠等有较好的效果。止痒治疗可选择一代镇静类抗组胺药或具有抗炎作用的第二代抗组胺药。顽固瘙痒可使用沙利度胺口服。严重瘙痒伴焦虑、抑郁的患者可使用三环类抗抑郁药治疗。近年来，窄谱中波紫外线（NB-UVB）以及中药蒸汽熏蒸治疗对全身泛发性变应性皮炎也取得较好的疗效。

（四）预防

由于职业性接触性皮炎是皮肤直接或间接接触致病物引起的，因此，消除或降低职业危害因素接触是避免或控制职业性接触性皮炎发生的重要措施。

1. 替代措施。如在黏合剂中加入硫酸亚铁代替过敏原铬酸盐后，大大降低过敏性接触性皮炎的发生；印刷业采用以植物油为主要成分的清洗剂代替有机溶剂，减少了有机溶剂对人体的不良影。

2. 改善工艺和工程技术。如将手工加工转变为自动化生产。

3. 加强个人防护，工作中佩戴防护手套是防止职业性接触性皮炎发生的最佳手段，同时防护霜是保护皮肤免受外界影响的经典防护措施之一。

4. 搞好生产环境和个人卫生，积极开展宣传教育工作。研究发现，工人对职业性接触性皮炎的知识匮乏是导致职业性接触性皮炎发生的又一原因，接受过健康教育培训者的皮炎发病率和严重状况明显好于对照组。

5. 对特殊敏感个体要妥善安排，以减少个体因素的影响。如有严重的变应性皮肤病、全身慢性皮肤病或手部湿疹患者，不宜接触可诱发或加剧该病的致敏物。

6. 患者如果接触了致敏物，应立即清洗。避免皮炎的发生与敏重。

7. 在从事容易发生接触性皮炎的工种还应定期做皮肤科检查，以便及时发现患者，采取适当的防治措施。

8. 政府相关部门要加强对企业防护措施的监督管理，具体落实职业性接触性皮炎的防护措施，使政府推动企业参与的协作机制不断得到完善，建立一套切实有效的防护措施。

第二节　职业性光接触性皮炎

　　职业性光接触性皮炎是指在职业活动中接触光敏物（如煤焦沥青、煤焦油、蒽、氯丙嗪及其中间体、苯绕蒽酮等），并受到日光（紫外线）照射引起的皮肤炎症反应。其涉及行业较多，除特别好发于冶金业外，也见于建筑、印染、制药、橡胶、日化行业及演艺业等。由此可知，光接触性皮炎是化学性因素和物理性因素共同作用的结果。引起职业性光接触性皮炎的各种光敏物源自职业环境，均系外源性光敏物。在职业活动中这些光敏物侵入机体的途径主要是皮肤接触，而不是内用。国内外学者经过大量研究，认为由于职业接触引起的光敏性皮炎应属于外源性光敏性皮炎中的光接触性皮炎范畴。因此，在职业病诊断标准名单中将"职业性光敏性皮炎"易名为"职业性光接触性皮炎"，使职业性更加明确，概念更加清晰。

　　然而，一般所指的光敏性皮肤病和某些仅在其发生、发展过程中为光线促发或加剧的皮肤病。临床上包括特发性、慢性光化性、外源性、代谢性、退行性、肿瘤性、遗传性和其他具有光敏性的皮肤病8种。其中外源性光敏性皮炎是指暴露于某些外来的光敏物并与光线作用后发生的皮肤反应。

一、病因与发病机制

　　光敏性皮炎的基本病因：一是皮肤接触了外源性光敏物，或通过其他途径使光敏物到达皮肤；二是皮肤吸收一定能量和一定波长的光线。由于光敏物进入机体的途径不同，在临床上可分为光线性药疹和光接触性皮炎两种。职业性光接触性皮炎的病因强调职业中接触的光敏物，而一般光接触性皮炎的光敏物包括所处环境中接触到的光敏物。职业性光接触性皮炎按发病机制不同可分为职业性光毒性接触性皮炎和职业性光变应性接触性皮炎两型。

　　1. 职业性光毒性接触性皮炎　　职业性光毒性接触性皮炎与职业性刺激性接触性皮炎相似，是被光激活的光敏物直接作用所致，没有免疫过程，首次接触光敏物并照光即可发病。煤焦油及沥青中所含的蒽、菲、吖啶、化妆品香料如柠檬油、檀香油等物质是光敏物，机体在接触这些物质的同时或之后受到一定强度的阳光照射，紫外线的光子被光敏物吸收，使其电子被激发而活化，激活后的光敏物与皮肤发生的反应即为光敏作用。能够产生光敏作用的光能主要是波长为280～400 nm的中、长波紫外线。煤焦油及沥青引起的皮炎的发病机制主要是光毒作用，是被激活的光敏物对皮肤毒理作用的结果，称之为光毒性皮炎。这种皮炎的发生没有变态反应机制，表现在首次接触者中大多数发病，因此急性光毒性皮炎多发生在阳光下接触沥青的工人，大部分慢性沥青皮肤病，经日光刺激后也会使症状加剧。把沥青涂在正常皮肤上，再用紫外线照射，也会引起皮炎，可见沥青皮炎与日光照射有明显的关系。

　　2. 职业性光变应性接触性皮炎　　职业性光变应性接触性皮与职业性变应性接触性皮炎发病机制相同，是一种免疫学抗原-抗体反应，所不同的是必须有光能参与才能引起炎症。即被光激活的光敏物（光半抗原）与组织中蛋白质结合形成全抗原后引起Ⅳ型变态反应。初次接触光变应原性物质和照光后并不发病，经过5～14天或更长时间的潜伏期后，再次接触和照光时，一般在24小时内发病。其特点为同工种、同样条件下仅少数人发病，此型在职业性皮肤病中比较少见。常见的光变应原性化合物有卤代柳酰苯胺、酚类化合物、氯丙嗪、磺胺类、噻嗪类化合物。

二、临床表现

职业性光毒性接触性皮炎主要发生于夏季。皮损局限于面、颈、上胸 V 字区、手指、手背、手腕、前臂等暴露部位，有明显的光照界限。一般在接触光敏物及照光后数分钟到数小时发病。轻者出现红斑、水肿伴有瘙痒烧灼感，重者在红斑的基础上出现水疱，常伴有眼结膜炎及头痛、头晕、乏力、口渴、恶心等症状。皮炎消退后留有色素沉着是光毒性皮炎的特点之一。急性皮炎消退后，如在原来环境条件下恢复工作，皮损可复发，但红斑、水肿较前为轻，而局部皮肤色素沉着则日益加深。经过反复发病后，除色素沉着外，还可见皮肤干燥、粗糙，有轻度苔藓化等慢性皮炎征象。

（一）职业性光毒性接触性皮炎

1. 植物性光毒性接触性皮炎　因在职业活动中接触植物、蔬菜和瓜果引起光毒性皮炎被称为植物性光毒性接触性皮炎。植物性光毒性反应要比光变应性反应更多见，常伴有皮肤色素沉着。呋喃香豆素是最常见的植物性光敏物，其中 5-甲氧补骨脂素、8-甲氧补骨脂素（8-MOP）和异补骨脂素可见于许多天然植物中，如伞形花序种（欧洲防风、茴香、野胡萝卜、香旱芹、无花果、大茴香、香菜、白芷和欧芹等）。

2. 光毒性焦油皮炎　煤焦油衍生物是最常见的光毒性接触性皮炎，至少有 400 多种化合物是从煤焦油中分离出来的，并运用于不同的行业中。已知的煤焦油活性光敏物包括吖啶、蒽类和菲环类物质，而木焦油不是光敏物。煤焦油的作用光谱在 320～450nm。由于煤焦油和沥青引起的光毒性接触性皮炎可表现为严重的日晒伤，在阳光下暴露于焦油或沥青后会出现红斑和刺痛。实际上真正接触沥青和焦油并不一定产生光敏反应，而是从生产或使用过程中散发的不稳定的烟雾在阳光下易产生光敏反应。在煤焦油光毒性接触性皮炎处会出现中度至重度的色素沉着。研究发现，在一组接触沥青的工人中，有 70% 白种人出现光毒性接触性皮炎，而黑种人则未受累及。说明皮肤中黑色素的增加会提高抵御沥青光毒反应的能力。刺痛和红斑在接触沥青气雾后可持续 1～3 天，光毒反应有时可以持续 2 周或更久才表现出来，并且会出现瘙痒。搔抓后又可加重皮损。

（二）职业性光变应性接触性皮炎

1. 暂时性光反应　发病前有职业性光敏物的接触史，并受日光或其他含UV的光源照射，受损处可由局部向外蔓延至全身。同样条件下仅少数人发病，皮损开始在接触光敏物和 UV 照射后 5～14 天。致敏后再接触光敏物和 UV 照射后一般在 24 小时内发病。临床主要表现为水肿性红斑，其上有密集的红色小丘疹或水疱，重者可有少量渗出，边缘不清楚，有湿疹样改变趋势，在未接触或未照射处也可有皮疹，可伴有不同程度的痒感。脱离接触后需 1～2 周，有时延迟数月，方可渐愈。愈后可有或无色素沉着。光斑贴试验阳性，最小红斑量（MED）正常。

2. 持续性光反应　少数人对某些化学物质会出现持续性光反应，患者的敏感光谱扩大至从未接触过的光谱。当然出现持续性光反应的患者，会有规则地出现对 UVB 的异常反应，在很小的相应 UVB 辐射量下会发生临床上的红斑伴有湿疹样组织学的改变。这种组织学变化同日晒伤不同的是呈急性湿疹样改变。持续性光反应的病因和发病机制还不清楚，但理论上可能是患者机体内的载体蛋白吸收了 UVB 光量子后，产生自体过敏反应，出现红斑及湿疹样反应。根据光敏物的来源，还可将其分为内源性持续性光反应或外源性持续性光反应。

按可能的发病机制，可以分为 4 类，即局限性特异性非免疫持续性光反应、局限性特异性免疫性持续性光反应、经典的全身免疫性持续性光反应和伴混合光敏感的持续性光反应。持续性光反应首先出现诸如水肿、水疱反应等形态学变化，以后为慢性皮炎。可根据局部和系统不同的皮肤反应有无光敏感以及患者对光斑贴试验与光试验的反应等几个评判原则加以鉴别。常见的职业性光敏物有卤代柳酰苯胺、醌类化合物、氯丙嗪、磺胺类、噻嗪类化合物等。

三、治疗与预防

（一）治疗

如发生光接触性皮炎，应及时清除皮肤上存留的致病物，暂时避免接触光敏物及日光或其他光源（如家用日光灯）照射，根据病情按接触性皮炎对症治疗。其原则为急性皮炎应以收敛、消炎、散热为主，用药以粉剂、洗剂为宜，也可用水包油型的霜剂。有糜烂、渗出者给予湿敷。皮炎急性期忌用刺激性强的搽剂和阻碍散热的软膏类，有渗出者不能用粉剂和洗剂。慢性皮炎应选用促使浸润吸收、皮肤变薄的药物，故应以软膏为主。对于光变应性皮炎的患者可加服氯喹 0.25g，每日 1 次，或羟基氯喹 0.2g，每日 2 次，4～6 周为 1 个疗程，可以减轻机体对光的敏感性，亦可试用 β-胡萝卜素 0.15g，每日 1～2 次。如敏感性增高或有感染者，则应配合全身治疗，根据病情需要给予脱敏或抗感染药物以及其他必要的对症处理。

（二）预防

预防职业性光接触性皮炎的关键是改善劳动条件，不断提高生产过程的机械化、自动化、密闭化程度。加强生产设备的管理、清洁和维修，杜绝跑、冒、滴、漏等现象，以防止作业环境被污染。安装有效的通风、排毒、除尘等设备，尽量减少车间内烟尘、粉尘浓度。加强个人防护，配备头巾、面罩、工作服、围裙、套袖、手套、胶靴等个人防护用品，在使用中必须保持清洁，暴露部位皮肤需涂防晒的皮肤防护剂。为了减少职业性光接触性皮炎的发病率，上岗健康检查应做皮肤科检查，有过敏性皮炎史和光敏性皮炎者，不宜从事接触光敏物质的工作。对从事容易发生光敏性皮炎的工种还应定期做皮肤科检查，注意皮肤的色素变化和有无赘生物等，如有发现，注意观察。

第三节 日光皮炎

日光皮炎指日光照射于人体引起的皮肤急性或慢性炎性变化，甚至激发皮肤的癌前期病变及诱发皮肤癌。

一、发病机制

日光依据波长可分为不同的光谱区，具有生物学效应的光谱从短波紫外线到红外线，而到达地面照射于人体的日光主要有中波紫外线（UVB）、长波紫外线（UVA）、可见光和红外线，UVB 只能达到表皮的基底层，UVA 可深达真皮，红外线在皮肤上主要产生热效应。正常皮肤对光有一定的防御功能，其机制包括对光线的反射和折射及皮肤成分对光的吸收（主要是黑素细胞）。

过度日光（主要是 UV）照射对皮肤的影响包括免疫抑制、光老化、诱导肿瘤和导致光敏性皮肤病等，后者的发生机制包括光毒性反应和光变态反应，二者可同时存在或以其中一种为主，临床上有时不易区分。

1. **光毒性反应** 是一种非免疫反应，是由光能产生的毒性物质（如单线态氧、超氧阴离子、自由基等）、炎症介质（如趋化因子、蛋白酶等）直接作用于皮肤引起，可发生于任何个体。临床上可分为急性光毒性反应和慢性光毒性反应，前者主要是 UVB 的作用，一般发病急、病程短、消退快，病变主要在表皮，表现为晒斑、红斑、水肿甚至水疱；水肿或水疱主要是由 UVB 和 UVA 长期反复照射所致，病变主要在真皮及血管，表现为皮肤的光老化和光致癌作用等。

2. **光变态反应** 是一种由光能参与的免疫反应，只发生于少数具有光敏素质的个体。某些非职业性光敏物质吸收光能后可形成半抗原，并与体内大分子结合形成完全抗原，后者诱导淋巴细胞介导的迟发性超敏反应。根据发病时间可分为速发型光变态反应（如日光性荨麻疹）和迟发型光变态反应（如多形日光疹）。光敏物可分为内源性（如卟啉）和外源性（如某些药物、食物等）。

二、临床表现

（一）日晒伤

日晒伤也称为晒斑或急性日光性皮炎，是皮肤长时间暴晒于日光后所引起的急性光毒性反应。当皮肤接受了超过耐受量的紫外线（以 UVB 为主）后，皮肤表、真皮细胞中蛋白质和核酸吸收大量的紫外线产生一系列复杂的光生物化学反应，局部产生多种活性物质，如 IL-1、IL-6、TNF-α、组胺、前列腺素等。这些物质弥散入真皮，引起血管扩张、细胞浸润等炎性反应，从而引起表皮、真皮的炎症反应。发病情况视日光强度、暴晒时间及个体皮肤敏感性而异。

长期室内工作者突然短期室外劳动，或野外长途行军或进行较久的日光浴后易发生，浅肤色人群易发，在高山、雪山、海滩等环境易发，春末及夏季多见。多发生在日光暴晒后 2～12 小时。皮损一般局限在曝光部位。初发皮损为鲜红至猩红色水肿性斑，边缘鲜明。严重者红肿区起水疱，甚至糜烂。可伴有全身症状如畏寒、发热、头晕、头痛、恶心、呕吐等，甚者心悸、谵妄或休克。历时一周余恢复。数天后红斑和水肿消退，继以脱屑和暂时性色素沉着。

预防和治疗：应避免暴晒，烈日下必须在室外时，应穿长袖衣，戴宽檐帽，应用遮光剂等。可在暴露部位外用物理性遮光剂如 5%二氧化钛霜，也可选用含对氨基苯甲酸或二苯甲酮等成分的化学遮光剂，可根据个人皮肤色型选择遮光剂的日光保护指数（SPF）。

外用药物治疗原则为消炎、安抚、镇痛。可外用炉甘石洗剂，严重者可用冰牛奶湿敷。有全身症状者可口服抗组胺药、非甾体抗炎药，严重者可用糖皮质激素。

（二）多形性日光疹

多形性日光疹是一种获得性、特发性、间歇性反复发作的光敏性皮肤病。目前认为本病是一种日光诱发的迟发型变态反应性皮肤病，其发生也可能与患者表皮色素含量、遗传、内分泌、微量元素、代谢异常等有关。多在春末夏初日晒加强且皮肤抵御日晒能力较弱时或夏秋季节野外无防护作业时发病，秋冬季自然痊愈，皮损好发于日光暴露部位，以面及颈部多见，皮疹为多形性，病程 3～5 个月。

根据皮疹形态分为 4 型。

1. 斑块型　皮疹为红色或暗红色片状或稍隆起的浸润性斑块，严重而时间长久者，可有周围毛细血管扩张和皮肤异色症改变，皮疹消退后留有色素沉着，自觉剧痒，此型多见。

2. 多形红斑型　皮疹大小不等，边界清楚的红色或暗红色水肿性丘疹，边缘稍隆起。

3. 湿疹型　皮肤潮红，肿胀，表面可见密集的针头至米粒大小丘疹，水疱，糜烂，结痂及脱屑，似湿疹样外观，有时呈苔藓样变，自觉剧痒，本型少见。

4. 痒疹型　皮疹为红斑，米粒至绿豆大丘疹，结节，病程较久可呈苔藓样变，消退后留有色素沉着，自觉瘙痒，此型少见。

三、诊断与鉴别诊断

日晒伤可根据强烈日光暴晒史及典型临床表现容易诊断。

多形性日光疹可根据典型临床表现，特别是皮损多形性，但以某一类型为主的特点可以得出诊断。但应与湿疹、接触性皮炎、盘状红斑狼疮等进行鉴别。

四、治疗与预防

1. 外用药物治疗　应根据皮损性质和部位选用药物及剂型，可外用糖皮质激素，但应避免使用焦油类等潜在光敏物质。

2. 内用药物治疗　以口服抗组胺药为主，可用赛庚啶 2～4mg，每日 1～2 次口服；症状明显、反复发作者可口服氯喹 250mg，每日 2～3 次口服，或羟氯喹 200mg 每日 1 次口服（不良反应较前者轻）；严重者可口服糖皮质激素，可用泼尼松每日 30～40mg 口服；或硫唑嘌呤。

3. 预防　应避免暴晒，外出时可应用遮光剂防止紫外线过度照射；易感者也可在每年春季发病之前进行预防性光疗，先用小剂量紫外线照射皮肤，以后逐渐增加剂量以提高皮肤对光线的耐受力。

第四节　痱　子

痱子又称"热痱""红色粟粒疹"，是一组在热环境下的汗腺性疾病。

一、病因与发病机制

在高温闷热环境下，由于出汗过多，汗液蒸发不畅，导致汗管堵塞、汗管破裂，汗液外渗入周围组织、汗液浸渍、角质层过度脱脂及表皮较多的细菌繁殖而引起炎症反应，因瘙痒-搔抓可诱发感染。

二、临床表现

依据汗管损伤和汗液溢出部位的不同可分以下 4 种类型。

1. 白痱　又称晶形粟粒疹，由汗液在角质层或角质层下汗管溢出引起。好发于卧床不起、术后体虚、高热患者的躯干和间擦部位。皮损为成批出现的针尖至针头大小的浅表透明水疱，表面无潮红，疱壁薄容易破裂。无自觉症状或有轻微瘙痒。1～2 天吸收，遗留极薄的细小鳞屑。

2. 红痱　又称红色粟粒疹，由汗液在表皮螺旋形的汗管处溢出引起。可发于除掌跖外的身体任何部位，尤以额、颈、躯干处为甚。皮损为针头大小的丘疹、丘疱疹，周围绕以红晕，密集排列，互不融合。伴有瘙痒和灼热感，搔抓后可致皮肤破损和继发感染如毛囊炎、疖等。

3. 脓痱　又称脓疱性粟粒疹，较少见，多由红痱发展而来。好发于幼儿皮肤皱襞处及头颈部。皮损为针头大的浅脓疱或脓性丘疱疹，细菌培养常为无细菌生长或为非致病性球菌，但溃破后可继发感染。

4. 深痱　又称深部粟粒疹，多发生于热带地区，以复发性红色粟粒疹患者多见。表皮汗管常被反复发作的红痱破坏，阻塞的汗管在真皮-表皮交界处破裂，使汗液阻塞在真皮内而发生。好发于躯干，也可波及肢体和面部。皮损为密集的、与汗孔一致的非炎性丘疱疹，出汗时皮疹增大，皮肤可因汗腺导管阻塞而致出汗不畅或无汗。

三、诊断

根据发病季节、典型皮损等可以确诊。本病需与夏季皮炎、急性湿疹等进行鉴别。

四、治疗与预防

（一）治疗

1. 外用药物治疗　以清凉、收敛、止痒为原则，洗澡后外用痱子粉或含有薄荷、樟脑成分的粉剂、洗剂，脓痱可外用 2%鱼石脂炉甘石洗剂、黄连扑粉。

2. 内用药物治疗　瘙痒明显可口服抗组胺药，脓痱外用治疗效果不佳可口服抗生素；可进食清凉解暑药膳，如绿豆糖水、绿豆粥、清凉糖水等。也可服用清热、解毒、利湿的中药（如金银花）。

（二）预防

夏季应保持通风降温，减少出汗，保持皮肤清洁干燥。

第五节　水源性瘙痒

水源性瘙痒症是一种在接触水的部位发生强烈的灼热、瘙痒而无可见皮肤改变为特征的持久性疾病。任何年龄均可发病，但以中青年居多，男女发病相等，约20%的患者有阳性家族史。任何温度的淡水或海水均可激发发病。发作时常伴精神情绪改变，抗组胺及免疫抑制治疗难以奏效。

一、病因与发病机制

水源性瘙痒症的病因与发病机制尚不清楚，可能是皮肤角质层的水化作用致纤维蛋白溶酶原活化引起蛋白酶的释放，激活位于皮肤感觉神经纤维上的蛋白酶激活受体-2（PAR-2），直接兴奋皮肤神经纤维而造成瘙痒。Steinman 等设想其发生过程为：接触水后一种未知物经表皮吸收或由表皮移入或者是水及其他一些物理性刺激引起了皮肤结构的改变；然后吸收的物质或皮肤结构的改变直接或间接地引起感觉神经末梢释放乙酰胆碱，继而引起组胺及肥大细胞介质的释放和皮肤纤维蛋白溶解活性的增高，最终引发瘙痒。

二、临床表现

水源性瘙痒症患者的症状不尽相同，有些患者有痒感，但更多的患者诉说似是瘙痒却有刺痛，蜇痛或烧灼感。约 50%患者与水接触后 1～15 分钟出现症状，其余的则在持续性接触水停止后 2～15 分钟才出现。症状通常很严重，持续 10～120 分钟，一般 40 分钟左右。症状多发生于下肢，其次是躯干、肩、臂、头皮，掌跖较少发生，黏膜不受累。水源性瘙痒症的另一特征是发作期间的情绪变化。约 55%患者易激动，发怒，好攻击或有抑郁感。

除以上典型的临床表现外，尚有以下少数类型的水源性瘙痒症。①季节性水源瘙痒症：患者的瘙痒程度可因季节而加重，在各个季节加重者均有报道，有的只在夏季或秋季发病。②老年性水源瘙痒症：发生于老年人的水源性瘙痒，75%为女性。瘙痒一般持续 10～20 分钟，也可长达 1 小时或更长。瘙痒的程度随年龄增长而加重，与皮肤干燥成正比，冬季较重。受热、运动及情绪波动对本病无影响。③真性红细胞增多症性水源性瘙痒症：其瘙痒与温度突然变化，特别是皮肤受冷有关，伴有真性红细胞增多，可有不同程度的缺铁。瘙痒发生于接触水后数分钟内，持续 15～60 分钟，脱衣就寝及锻炼出汗也可引起瘙痒。瘙痒常出现在真性红细胞增多症确诊前 1 年至数年。

三、诊断与鉴别诊断

1985 年，Steinman 等提出了 6 条水源性瘙痒症的诊断标准：①无论水温如何，与水接触后恒定地出现瘙痒、刺痛、蜇痛或烧灼感；②接触水后数分钟内出现症状；③无肉眼可见的皮肤改变；④其症状不能用伴发的皮肤病、内脏病或药物影响来解释；⑤除外各种物理性荨麻疹（水接触性、胆碱能性、寒冷性、热性、压力性和人工性荨麻疹等）；⑥除外真性红细胞增多症。

鉴别诊断：因水源瘙痒症的特征极易与皮肤瘙痒症等疾病相混淆，故在临床上应仔细询问病史，进行严格的查体及完善各项必要的实验室检查。必要时随访数年，以明确是否为真性红细胞增多症前期瘙痒。

四、治疗

对于水源性瘙痒症，目前尚无完全有效的治疗方法。抗组胺药、紫外线照射及日光浴治疗均无满意疗效，使用碳酸氢钠浴疗是一种安全、经济和有效的方法。在水中加入碳酸氢钠或以矿泉水洗浴，每次 200～300g，一般浴疗 2 次后，痒感明显减轻，4～5 次后痒感可基本消失，同时伴随的精神症状也会消失。碳酸氢钠作用机制可能与阻止皮肤汗腺中水和二氧化碳的分泌有关。

对于老年性水源瘙痒症，全身应用抗组胺药、镇静药或催眠药不仅无效，反而可使一些患者瘙痒加重。局部外用糖皮质激素及紫外线照射均不能减轻症状，治疗的关键是要改善皮肤干燥，可外用润滑剂，如凡士林或油包水型乳剂，于洗浴后立即外涂可阻止瘙痒的发作。对于真性红细胞增多症性水源性瘙痒症，补充铁可减轻症状，抗组胺药有一定疗效，但最有效的方法是口服阿司匹林。

第14章　肛门与会阴部瘙痒

第一节　肛门瘙痒症

肛门瘙痒症（pruritus ani，PA）是一个病理因素复杂、发病率较高的疾病，发病与众多因素相关，其中性别、年龄、饮食偏嗜与肛门瘙痒程度存在明显正相关。发生于20~40岁中青年者，女性多于男性，且饮食清淡者发病率较低，发生肛门瘙痒症时其症状也较轻；更年期后与饮食辛辣的患者更容易发生肛门瘙痒症，男性多于女性，男女发病比率为4:1。临床上根据病因和皮损的不同而分为原发性和继发性两种。

一、病因与发病机制

（一）原发性肛门瘙痒症

原发性肛门瘙痒症是一种常见的局限性神经功能障碍性皮肤病。通常不伴有原发性疾病及原发性皮损，而以单纯瘙痒为主要症状，治疗难度较大，症状易反复。如果经久不愈，病情严重之后，肛门周围皮肤也可出现粗糙增厚、皲裂、糜烂，患者常痛痒难耐、坐卧不宁、夜不能寐，甚至出现神经衰弱等精神障碍。

原发性肛门瘙痒症的病因与发病机制仍未完全明了，其发病因素主要由各种刺激因素共同作用所致，尤其是粪便排泄物的通过和日常饮食的影响，当然也不排除潜在的肛门及会阴部疾病，也与寄生虫及一些全身性疾病有关，有的虽经反复检查未发现寄生虫，但因长期不愈，患者有可能发生寄生虫妄想症。有些患者的肛门瘙痒症实为肛周的神经性皮炎。最新研究"原发性"肛周瘙痒症也许应归于腰骶神经根病变。

（二）继发性肛门瘙痒症

继发性肛门瘙痒症一般有明显致病原因，针对原发病进行治疗，往往容易取得治疗效果。导致继发性肛门瘙痒的原因多种多样，有全身因素也有局部因素。瘙痒产生的最根本原因是神经刺激，不论全身性疾病还是肛门局部改变，只要刺激到肛门周围的感觉神经末梢，都有可能导致肛门瘙痒。

1. **全身因素**　①过敏反应：某些蛋白质（鱼、虾、蟹等）、药物、花粉、生漆等可致部分人体过敏，使体内产生过多的组胺，作用于周围神经而产生痒感。②全身疾病因素：如糖尿病、肝胆疾病、肾病、风湿免疫性疾病、血液病、恶性肿瘤（霍奇金病、胃癌、结肠癌、白血病等）等，这些疾病可以导致全身皮肤瘙痒，也可以并发肛门瘙痒。③药物性影响：除了药物过敏之外，有些药物如吗啡、奎宁、麻醉药物、抗生素等，可以出现肛门瘙痒。④精神性因素：精神异常，例如过度兴奋、恐惧，长期抑郁、神经衰弱，可以诱发皮肤瘙痒和肛门瘙痒，甚至夸大其表现。

2. **局部因素**　①肛门周围皮肤病：肛门湿疹、神经性皮炎、接触性皮炎、脂溢性皮炎等，皮肤发生病毒、真菌或者细菌感染如疣、癣、肛周毛囊炎等，皆可导致肛门瘙痒。②肛门直肠与会阴部疾病：常见肛门疾病如肛裂、肛瘘、痔、脱肛、肛门失禁，直肠肛管炎性疾病如肛窦炎、直肠肛管炎等，妇科疾病如阴道炎、子宫脱垂等及男性前列腺炎均可导致肛门瘙痒。③寄生虫病：如蛲虫、阴虱等，都可引起肛门瘙痒。④肛门周围皮肤菌群失调：皮肤菌群失调可以引发皮肤损害。各种洗剂过度清洁肛门会破坏皮肤的正常菌群，引发有害细菌过度繁殖，可以损害肛门周围的皮肤，导致肛门瘙痒。⑤局部刺激因素：内衣过紧，卫生纸粗糙，大便残留于肛门周围皮肤皱褶的化学刺激和细菌感染，都可能促使肛门瘙痒。

3. 其他因素　经常食用酒精、辣椒、芥末、香料等刺激性食品，刺激肛管和肛门周围皮肤可以引起肛门瘙痒。天气变化，干冷湿热，也可以诱发肛门瘙痒。

在全身性皮肤病变中，肛门瘙痒常常是全身瘙痒的一个局部表现。全身性疾病得到控制，肛门瘙痒也会得到缓解。局部因素中，分泌物刺激、皮肤损害和感染是导致肛门瘙痒的主要原因。针对这些因素的治疗，是治愈肛门瘙痒的关键措施。

各种因素导致肛门瘙痒的发病机制，主要是由于受物理、化学、生物等因素刺激后肛门周围皮肤产生炎症反应，多种炎症细胞如活化的 T 淋巴细胞、巨噬细胞、肥大细胞及嗜酸性粒细胞等浸润，导致局部组胺、激肽和蛋白分解酶及神经生长因子、神经肽 P 物质、白细胞介素等化学介质和细胞因子的释放，并作用于表皮及真皮浅层的游离神经末梢的痒觉感受器而引起瘙痒。此外，长期瘙痒可能导致中枢敏化，使肛门瘙痒更易被激化和顽固化。根据病因分类，不同的原因引起的瘙痒，其病理机制有所不同，临床具有较大的区别，而继发性瘙痒的治疗原则主要以处理原发病为主，一般原发病治愈后，肛门瘙痒症状可自然缓解。

全身因素中糖尿病患者最常发生肛门瘙痒症，糖尿病患者皮肤组织内含糖量增加，宜于病原微生物繁殖，又由于血糖增高，血液中中性粒细胞活动缓慢，吞噬力差，杀菌力降低，加上机体特异性免疫力降低，故易发生皮肤瘙痒和感染，且感染后又不易康复。由于血糖升高或降低变化，可引起血浆和组织液渗透压变化，会刺激神经末梢及自主神经，使其功能紊乱，从而引起皮肤瘙痒。血糖升高皮肤组织液呈高渗状态并发生细胞脱水，导致出汗减少，皮肤干燥，皮肤屏障功能减退，从而造成皮肤瘙痒；糖尿病外周神经病变对外界刺激异常敏感，更是导致瘙痒的重要原因。由糖尿病并发的肾功能不全出现血液中尿素水平升高时，也会诱发皮肤瘙痒。肝脏疾病如原发性胆汁性肝硬化或胆道梗阻的患者，由于血液和皮肤胆盐含量增高，刺激神经末梢导致瘙痒；肾病后期尿毒症也可发生肛门瘙痒。

二、临床表现

（一）原发性肛门瘙痒症

原发性肛门瘙痒症患者的瘙痒基本局限于肛周，一般为单纯瘙痒，且程度较轻，搔抓可在一定程度上缓解瘙痒，因而常见患者的搔抓行为。瘙痒偶尔蔓延到会阴前部，呈慢性经过，人群发病率为 5%，多见于青壮年，在老年人群中发病率也较高，一般无原发性皮肤损害，病程较长者，肛周皮肤可呈苔藓化及色素沉着。强烈搔抓也可引起湿疹样变，原发性瘙痒很难追索到明确原因，临床容易复发而反复就诊。

（二）继发性肛门瘙痒症

继发性肛门瘙痒症患者的瘙痒常伴有刺痛、热辣感，严重者不敢搔抓，患者十分痛苦。多见于中老年人，常合并全身或局部疾病。局部检查多有可见皮损，根据病因不同，其发病机制与皮损也大有不同。继发性肛门瘙痒症患者的皮损在急性发作期，浸润增厚的肛周皮肤常呈潮红、糜烂、溃疡、脓性渗出；慢性期肛周皮肤增厚、粗糙、皲裂、苔藓化与色素沉着，可有抓破糜烂、裂纹。

（三）辅助检查

肛门瘙痒症应常规进行相关实验室与影像学检查，以明确瘙痒类型与潜在的原因。

1. 实验室检查　包括血常规、肝肾功能、甲状腺功能、血糖、某些免疫学指标及病原微生物镜检和培养等。

2. 影像学检查　X 线、CT、MRI 检查排除内脏肿瘤性病变，肛镜、肠镜检查以明确是否有炎性和肿瘤性病变。尤其对老年患者影像学检查是必要的。近年来，皮肤镜和皮肤 CT 检查对肛门瘙痒症的诊断有一定帮助。

3. 病理检查　可以明确一般炎症性病变和特殊病理变化，如乳头瘤病毒感染、Paget 病、直肠癌浸润等。

三、诊断与鉴别诊断

（一）诊断

详细询问病史和全面体检，可以做出初步诊断。

（二）鉴别诊断

1. 首先应辨别原发性和继发性肛门瘙痒症　排除全身和局部特异性疾病引起的瘙痒即为原发性肛门瘙痒症。但有时原发病因尚未显现即出现"无原因可查"的肛门瘙痒时，暂时只能诊断为原发性肛门瘙痒症；如病情反复不愈且进行性加重时，则注意随访，因一些疾病如肿瘤、真性红细胞增多症、肠癌等患者，瘙痒会提前出现。根据患者肛门瘙痒不适，疑诊为原发性肛门瘙痒症，还可参考《中国肛肠病学》中的相关标准，进行如下检查：①肛周局部组织活检排除肛周器质性病变；②肛周分泌物细菌培养排除某些致病菌引起的继发性肛门瘙痒；③常规实验室检查如血常规、血糖、肝肾功能、甲状腺功能全套及寄生虫等指标，以排除患者其他疾病如慢性肾衰竭、糖尿病、肿瘤、寄生虫病、药疹、胆汁淤积、甲状腺功能亢进症、人类免疫缺陷病毒等所引起的瘙痒。符合《中国肛肠病学》中的相关标准，即为原发性肛门瘙痒症，否则为继发性肛门瘙痒症。

2. 继发性肛门瘙痒症应通过辅助检查明确是否存在全身性疾病　临床上，继发性肛门瘙痒症的全身因素相对于局部因素还是较少见的。最多见的是局部皮肤疾病、肛肠疾病、男性前列腺疾病和女性会阴疾病。因此，要仔细检查局部皮损的形态特点，以鉴别湿疹皮炎、各种感染，注意排除 Paget 病、真性红细胞增多症、局部肿瘤、家族性慢性良性天疱疮等，注意发现肛管直肠疾病、会阴部疾病、肠道寄生虫病、前列腺疾病等。

四、治疗

（一）局部治疗

1. 一般性治疗　对仅有局部瘙痒而肛门皮肤正常者，以 4%硼酸液清洗冷敷肛门，若加冰块使水温在 4~8℃冷敷，可收立即止痒之效。每天早、晚各 1 次，每次 5 分钟，冷敷后用干毛巾拭干局部，扑以普通爽身粉，保持干燥。也可以 38~41℃热水坐浴，每次 5 分钟。冷敷与热敷均是通过竞争性抑制瘙痒的神经传导通路而临时减轻瘙痒，对瘙痒症无根本治疗作用。过冷过热刺激有可能加重瘙痒，应该避免。此外，无皮损的肛门瘙痒不宜外敷软膏，软膏妨碍散热，增多汗液易诱发瘙痒。宜用清凉干燥洗剂，如炉甘石洗剂等。亦不可长期使用

"皮炎平"等糖皮质激素软膏外用，以免破坏皮肤屏障功能，诱发感染。外用辣椒素、利多卡因、薄荷醇等制剂可以试用于无皮损的肛门瘙痒，特别是时下比较热门的辣椒素治疗原发性顽固肛门瘙痒症取得一定的疗效，辣椒素有希望成为比以往口服药物更新、更安全、更有效的药物。但外用辣椒素初期有明显刺激反应，可使用利多卡因外用制剂等消除辣椒素的刺激反应。

2. 外用药物剂型选择　对于有局部皮损的肛门瘙痒，依据皮损的形态与程度选择不同的治疗。药物剂型选择根据皮肤病外用药物使用原则选取。红斑丘疹可使用洗剂、乳膏剂，轻微糜烂无明显渗出，用油膏，如 3% 锌氧油。糜烂伴渗出明显者，用溶液湿敷，如 3% 硼酸溶液，1∶8000 高锰酸钾溶液。糜烂间有溃疡者，清创消炎后用凡士林油纱换药包扎。药物选择应根据病因和病理情况选用，变态反应因素为主，可选含糖皮质激素制剂，病毒、真菌、细菌感染者，则选用含相应药物的药剂。

3. 原发病治疗　继发性肛门瘙痒症应积极寻找和治疗原发病，如肛门直肠及会阴疾病（痔、肛裂、肛瘘、肛窦炎、肛乳头肥大、直肠脱垂、直肠炎、绒毛乳头瘤、腺瘤、直肠癌、阴道炎、阴道分泌物、尿道炎、前列腺炎等）及全身疾病（糖尿病、肝肾疾病等）。

4. 局部封闭治疗　对于顽固剧烈的原发性肛门瘙痒症和经治疗局部皮损愈合但顽固性瘙痒未能解除的继发性肛门瘙痒症可行局部封闭治疗。治疗原理是将药物注射到皮下或皮内，破坏感觉神经，使局部的感觉减退，症状消失，局部损伤治愈后，50% 以上的病例瘙痒可永久治愈。但严重瘙痒者易复发，需再次注射治疗。注射药物不仅破坏感觉神经，也可破坏运动神经，常发生轻重不同的感觉性肛门失禁和括约肌功能不良，但过一段时间可自行恢复。治疗方法主要有下列 3 种。

（1）乙醇皮下注射法：乙醇能溶解神经髓鞘，不损伤神经轴，使感觉神经末梢变性，皮肤失去感觉，直到神经再生，注射方法有两种。①分区皮下注射法：将肛门周围分成 4 个区，每次注射 1 个区。皮肤消毒后用长针皮下注射 1% 或 2% 普鲁卡因溶液 5～10ml，针留在原处，再注射 95% 乙醇 5～10ml，注射药物应分布均匀，不可外流或有张力。不可注射到皮内，以免皮肤坏死；更不可注射到肛管括约肌内，以防括约肌瘫痪。注射后热敷，给镇静药镇痛，间隔 5～10 天，再注射另一区，将 4 个区完全注射。②多处皮下注射法：局部麻醉后，用极细针头经多处穿刺，将 95% 乙醇 3～10ml 注射到肛门周围皮下，每次距离 0.5cm，每处注射 2 滴，避免注射到皮内或括约肌内。

（2）复方亚甲蓝皮内注射法：将复方亚甲蓝溶液注射到肛门周围皮内，亚甲蓝与神经组织有强亲和力，可作用于神经末梢，使其可逆性坏死修复，而皮内神经末梢感觉消失，达到止痒作用。方法：碘伏消毒肛门周围皮肤，用细长针将复方亚甲蓝溶液点状注射到肛门周围皮内。复方亚甲蓝溶液的配方各家不一，以亚甲蓝配布比卡因或利多卡最为常用，布比卡因、利多卡因则可消除注射后肛门的疼痛不适。配方一：2% 利多卡因 5ml、0.75% 布比卡因 5ml、0.9% 氯化钠溶液 10ml 和 1% 亚甲蓝 2ml 配制成封闭液，采用肛周皮内多点注射法，将封闭液分次扇形注入皮下。配方二：曲安奈德注射液 40mg、维生素 B_2 注射液 500μg 与 1% 亚甲蓝注射液 2ml、2% 盐酸利多卡因注射液 5ml 加 0.9% 氯化钠注射液至 20ml 混匀后注射与肛周皮下，将瘙痒区全部注射。总量不超过 20ml，注射后肛门部用无菌纱布包扎，便后清洗肛门周围皮肤。注射药物不仅破坏感觉神经，也可破坏运动神经，有可能造成不同程度的肛门失禁等并发症，需留意。注射时注射量不宜超过 20ml，注射后局部张力不宜过大，不可将药液注入肛门括约肌。

（3）椎旁神经阻滞治疗：给椎旁注射曲安奈德和利多卡因混合药液，对腰骶神经根病变的患者行椎旁神经阻滞治疗，可缓解这部分肛周瘙痒症患者的症状。

5. 手术治疗　原发性肛门瘙痒经过上述治疗后不见好转或多次复发的可用手术治疗。手术方法有除去肛门部皮肤神经支配和切除肛门部皮肤两种。

（1）皮下切开术：此法是通过潜行剥离肛周皮肤，以切断肛周感觉神经末梢，从而使肛周皮肤神经感觉迟钝，以达到治疗肛门瘙痒的目的。骶管麻醉后，于肛门两侧，距肛线 5cm，各做一半圆形切口，切开皮下脂肪，将皮片向内侧分离显露外括约肌下缘，并向肛管内将皮肤由内括约肌分离到肛门瓣平面。再将肛门前后方皮肤由深部组织分离，使肛门两侧伤口交通。最后将切口外缘的皮肤向外分离 1～2cm，止血后将皮片缝于原位，有时需放引流。外盖无菌敷料加压包扎。手术前需清洁肠道，手术后控制排便 3～4 天。

（2）切除缝合术：患者麻醉成功后，取俯卧位，拉开肛门，常规皮肤消毒、铺巾、消毒肠腔、扩张肛门，检查肛管及肛周瘙痒病变。在肛门截石位 1、3、5、7、9、11 点肛缘皮肤处，做 3～5cm 长放射状菱形切口，再用剪刀紧靠皮肤切除菱形皮瓣，电灼止血，然后用纹式血管钳钝性分离各皮桥间的皮下组织，并离断皮下神经。切除片状皮瓣较多处皮肤。切除皮肤后可止痒，但伤口有时会发生感染。

手术与局部封闭结合：采用皮损切除配合长效镇痛药扇形注射治疗肛门瘙痒，患者采取截石位并常规消毒铺巾后，沿病损皮肤行放射状切口，仔细将瘙痒皮肤进行剥离干净并切除，并积极处理受波及肛管移行皮肤，用长效镇痛药 1%亚甲蓝 2ml+0.75%布比卡因 3ml+2%利多卡因 5ml+0.9%氯化钠溶液 3ml，沿切口中心的基底部向四周做扇形注射。此法治疗的痊愈率为 75%，有效率为 96%。

（二）系统治疗

系统治疗包括病因治疗和对症止痒治疗和激素替代治疗。

1. 病因治疗　肛门瘙痒症的治疗原则即能找到病因应先除去病因，然后才考虑对症处理。寻找与肛门瘙痒症先相关的因素，如肛瘘、肛窦炎、外痔、肛乳头肥大、肠黏膜外翻、湿疣、湿疹、真菌感染、蛲虫病、糖尿病、过敏性疾病、肿瘤等。针对病因进行相应处理后，肛门瘙痒症多可以逐步缓解。对于原因不明的原发性肛门瘙痒症，药物治疗效果不佳者，可考虑局部注射药物、放射疗法、皮肤切除、感觉神经皮下剥离及中药内服、外敷、坐浴等方法。

2. 对症止痒治疗　原发性肛门瘙痒症使用抗组胺药、糖皮质激素类常无效。但早期病情较轻的患者可以试用一代抗组胺药治疗，其镇静和安抚作用可能会起到一定效果。对于病史较长、有中枢敏化和焦虑、抑郁症状的患者，可使用三环类抗抑郁药，如多塞平、阿米替林、米氮平等。也可以使用加巴喷丁、普瑞巴林。抗抑郁药物能够加强治疗原发性肛门瘙痒症的效果，有效抑制疾病的恶性循环。

3. 激素替代治疗　老年性瘙痒症可用性激素治疗。男性患者可用丙酸睾酮 25mg，肌内注射，每周 2 次，或甲基睾酮 5mg，每日 2 次。女性患者可服己烯雌酚 0.5mg，每日 2 次，或用黄体酮 10mg 肌内注射，每日 1 次。

（三）物理治疗

紫外线，特别是窄谱中波紫外线（NB-UVB）、红蓝光、氦氖激光对原发性肛门瘙痒症有一定疗效。对继发性肛门瘙痒症也有很好的辅助治疗效果，能加速皮损愈合，间接起到止痒作用。

（四）中医药治疗

无论是广泛应用的亚甲蓝还是理论新颖的抗焦虑药，其不良反应都不可忽视。虽然亚甲蓝为诸多临床医师所喜爱，但该药物的神经毒性不可忽视，其毒性作用与用药浓度呈正相关。而手术疗法无疑对于患者造成一定的创伤，部分患者可能难以接受通过手术方法治疗这样一个看似简单的疾病，因此临床上单纯应用西医治疗肛门瘙痒症已受到很大的限制。而中医对肛门瘙痒症的治疗，无论是疗效、不良反应以及患者的依从性等各方面均有显著优势。

1. **中医辨证治疗**　在辨清证属寒热虚实的基础上，分别采取清热利湿、养血润燥、健脾益气的方法。切记以胃气为本。辨证选方如下。

（1）湿热下注：治法为清热利湿，祛风止痒。方药为萆薢渗湿汤加减。

（2）血虚风燥：治法为养血润燥，清热祛风。方药为滋阴除湿汤加减。

（3）脾虚湿盛：治法为健脾益气，燥湿祛风。方药为除湿胃苓汤加减。

（4）热毒壅盛：治法为清热解毒。方药为仙方活命饮加减。

2. **中医熏洗治疗**

（1）生地榆、苦参、地肤子、蛇床子、百部、马齿苋、蒲公英等各 30g，煎汤 3000ml，坐浴或湿敷患处，每日 2 次，适用于湿热证候。

（2）九里光（先煎）15g，苦参、百部、白鲜皮、黄芩、全蝎、紫草、赤芍、金银花、皂角刺、防风各 10g，冰片 3g 等。每剂煎成药液 150ml 备用。每次取上述药物 150ml，兑水至 2000ml，坐浴，每日 2 次。适用于有糜烂渗液溃疡伴脓性渗出者。

第二节　阴囊瘙痒症

阴囊瘙痒症是临床常见病症，有的有明确原因可查，针对病因治疗，大部分能很快治愈。有的一时无明确原因，治疗缺乏针对性，使该病顽固缠绵、迁延难愈，影响患者的生活和工作而成为原发性阴囊瘙痒症。因此，狭义的阴囊瘙痒症是指患者自觉阴囊部皮肤瘙痒而无原发皮疹的原发性病症。相对于狭义的阴囊瘙痒症，由多种原因引起的阴囊皮肤病变而致阴囊瘙痒，且可查见各种皮损，则为广义的阴囊瘙痒症或继发性阴囊瘙痒症。

一、病因与发病机制

（一）病因

1. **原发性阴囊瘙痒症**　虽然"原因不明""无原发皮疹"，但仍然可能存在局部与全身潜在的原因和"看不见"的皮损。须仔细探究，不可轻易下结论。

2. **全身因素**　过敏体质、精神长期紧张，一些慢性疾病如慢性消化系统疾病、胃肠功能紊乱、内分泌失常、代谢性疾病如糖尿病、甲状腺功能亢进症、膀胱与前列腺癌等。

3. **局部因素**　阴部温高潮湿、衣物刺激、核黄素（维生素 B_2）缺乏、阴囊皮肤真菌病（如念珠菌性阴囊炎、股癣累及阴囊）、阴虱、疥疮、亚临床病毒感染（乳头瘤病毒）、阴囊皮炎（阴囊部位的神经性皮炎、过敏性皮炎、湿疹、药疹等）、腰骶神经根病变等。

（二）发病机制

阴囊瘙痒症的发病机制可以简略地归纳为局限性神经功能障碍、敏感性皮肤、感染与变态反应性炎症反应、代谢障碍、维生素 B_2 缺乏、腰骶神经根病变等多种原因通过不同的瘙痒传导机制而引起瘙痒。

二、临床表现

由于此症可由多种原因引起，临床表现不尽相同，早期无明显皮损，或可见刺激性潮红和抓痕。长期瘙痒，由于不断搔抓，往往使局部出现抓痕、结痂、粗糙、增厚、苔藓样变与色素沉着等继发损害。该症顽固缠绵、迁延难愈，影响患者的生活和工作。继发于其他疾病的阴囊瘙痒，可有原发疾病的皮损特点。

三、诊断与鉴别诊断

（一）诊断

迄今为止，还没有统一的诊断标准。可借助于肛门瘙痒症的相关标准，进行如下检查：①阴囊局部组织活检，排除阴囊器质性病变如病毒疣、肿瘤等；②阴囊皮屑与分泌物镜检与培养，排除某些致病真菌与细菌引起的继发性肛门瘙痒；③排除食物、药物、接触物引起的变态反应；④排除会阴部寄生虫病（如阴虱、疥螨、皮刺螨）；⑤常规实验室检查，如血常规、血糖、肝肾功能、甲状腺功能全套等指标，以排除患者其他疾病如慢性肾衰竭、糖尿病、肿瘤、系统性药疹（如狒狒综合征等）、胆汁淤积、甲状腺功能亢进症、人类免疫缺陷病病毒等所引起的瘙痒。

（二）鉴别诊断

主要是区分原发性和继发性阴囊瘙痒症。符合以上诊断条件者即为原发性阴囊瘙痒症，否则为继发性阴囊瘙痒症。此外，还应明确瘙痒程度和皮损轻重，以便于选择治疗方案。有时阴囊瘙痒是肛周瘙痒的延伸，因此，对阴囊瘙痒症患者要注意询问相关病史和肛门区检查。

四、治疗

（一）病因治疗

治疗相关全身性疾病，维生素 B_2 缺乏者补充维生素 B_2。

（二）局部治疗

1. 原发性无明显皮损的患者，可酌情使用炉甘石洗剂、温和的糖皮质激素乳膏、外用麻醉药等。

2. 有皮损的继发性阴囊瘙痒症患者，根据病因和皮损类型进行治疗，如针对细菌、真菌、病毒、变态反应性皮炎进行治疗。

3. 对于苔藓化增厚的皮损，如外用药物不能奏效，可使用曲安奈德或复方倍他米松局部封闭治疗；如确定为腰骶神经根病变引起者，可行椎旁神经阻滞治疗，给予椎旁注射曲安奈德和利多卡因混合药液。

（三）全身治疗

除对全身性病因治疗外，局部病情较重，经局部治疗不能缓解的患者，可行全身给药治疗。如皮损溃疡面大，感染较重时，可全身应用抗生素；局部变态反应性炎症较重时，可全身应用抗变态反应药物，一般情况下应严格控制糖皮质激素的使用，可用苦参碱、复方甘草酸铵替代。急性发作，病情较重者，在无禁忌的情况下，可短期使用糖皮质激素。

（四）重叠感染的治疗

继发性阴囊瘙痒症患者，瘙痒与感染常互为因果。

1. 浅部真菌病瘙痒，因搔抓致皮肤屏障破坏而可能导致细菌感染，如细菌感染症状明显，原则上先消除细菌感染，再治疗真菌病。

2. 原发性瘙痒因强烈搔抓，致局部皮肤抓破糜烂亦可以导致细菌感染，细菌抗原通过 Toll 样受体而诱导免疫调节紊乱，产生免疫性炎症，从而加重瘙痒。因此消除感染是抗炎止痒的关键。

3. 有些乳头瘤病毒感染会产生瘙痒，搔抓后病毒可能在阴囊皮肤大面积扩散，或者先有瘙痒，搔抓时手指接触到的病毒接种到阴囊皮肤并引起播散。因此，治疗时需针对病毒感染进行治疗。

4. 有时细菌感染引起的脓疱可以很直观地发现，但其可能是阴虱、疥螨的并发症，因此要注意仔细检查并给予处理。

（五）物理治疗

窄谱中波紫外线（NB-UVB）对阴囊瘙痒症有较好的疗效。光动力治疗对并发弥漫性乳头瘤病毒感染有很好的效果。

（六）中医药治疗

无原发性皮损为特征阴囊瘙痒症在中医学属"痒风""绣球风"范畴，由风、湿、热、燥或情志不遂而致肝郁化火，或肝经湿热下注，或湿热内蕴，日久气血耗损，而见血虚风燥，肝肾不足。又肝主疏泄，藏血，喜畅达，恶抑郁，肝脉绕阴器，阴囊有病首责肝脉。有学者采用养肝、疏肝、平肝、镇肝之法，每每取得良效。因此，阴囊瘙痒症的治疗应以疏肝和血为主体，再依证分辨邪正虚实，随症加减，方选《景岳全书》之柴胡疏肝散为主治疗，功擅疏肝解郁，行气活血。主治肝郁气滞、肝经不舒之诸证。临床应用证明有良好效果，如张希平等用柴胡疏肝散加减煎汤内服外用获得良效。

止痒外洗方：苦参、白鲜皮、百部、芒硝各 30g，花椒、制川乌、草乌、防风各 15g；有糜烂渗液加土茯苓 30g，脓性渗出者加马齿苋 30g。先用冷水浸泡 2 小时，加水适量煎 0.5 小时左右，取汁先熏后洗，每次坐浴 0.5 小时，时间延长可增加疗效。每日 1～2 次，7 天为 1 个疗程。有良好的清热除湿、疏风止痒的功效。

第三节　女阴瘙痒症

女阴瘙痒症是由多种因素导致的以会阴、阴蒂、大阴唇、小阴唇瘙痒为主的疾病。患者发病时奇痒难忍；发作可呈持续性，也可间歇性发作，病情在夜间有所加剧；有的患者病情可波及肛周。在女性各个年龄阶段广泛分布，以育龄期及绝经期妇女多见，不同年龄阶段病因构成有所不同，各年龄段女阴瘙痒症的发病率和患病率暂无确切资料可查。随着人们生活节奏的加快，女性外阴瘙痒越来越常见，严重影响女性的健康和生活质量。患者常反复就诊于妇科和皮肤性病科门诊，然而却不一定能解决根本问题，瘙痒依然存在。这是由于女阴瘙痒症致病原因复杂，单因素处理解决不了问题，有时多个因素存在的情况下，解决了其中一个因素，另一个或几个因素反而加重了。因此，面对女阴瘙痒症时，全面准确地把握病情，厘清瘙痒的病因，是治疗成功的关键。

一、病因与发病机制

（一）病因

1. 年龄因素　2～5 岁幼女女阴瘙痒主要由外阴炎所致，少数兼见阴道炎症状。多数患者与细菌性阴道炎相关,非感染因素比例也较大,其中大多数由不良生活卫生习惯引起,少数由蛲虫寄生引起。由滴虫、假丝酵母菌、衣原体、淋球菌致病的比例不高。

6～12 岁女童女阴瘙痒以非特异性外阴炎居首位。患者中主要为城市儿童,多因直接或间接接触污染物品致病,以游泳、洗澡等公共场所传播为首要途径。另外,蛲虫寄生、特应性皮炎也是引起女童外阴炎的重要因素之一。

随着年龄的增长,女阴瘙痒的发病率也随之增加。从 18 岁年龄组开始急剧增加,30～40 岁达高峰,以后逐渐下降。这主要是由于阴道炎的发病率显著增加所致。随之而来的是用药的增加也增加了瘙痒的发病率。

50 岁以后中老年阴道炎与外阴炎是引起老年妇女外阴瘙痒的常见疾病,它是绝经期妇女较为常见的妇科疾病之一,也称萎缩性阴道炎。此外,50 岁以后中老年外阴白斑、硬化萎缩性苔藓、单纯外阴瘙痒症等与其他年龄组比较显著增加。

2. 疾病种类　女阴瘙痒三大疾病构成首先依次为阴道炎(45%)、单纯性外阴瘙痒症(35%)及外阴硬化性苔藓(10%);其次依次为老年性阴道炎、皮脂腺增生、女阴假性湿疣、生殖器汗管瘤、扁平苔藓;再次为鳞状细胞原位癌、外阴鲍温病与外阴鲍温样丘疹病、外阴湿疹样癌等。阴道炎患病史、1 年内有用药史、使用劣质卫生巾为女阴瘙痒患者发病的危险因素。

在生育期妇女,女阴瘙痒症绝大多数由外阴阴道炎所致。在 20 世纪 90 年代至 21 世纪初,滴虫阴道炎、真菌性阴道炎、淋病、尖锐湿疣 4 种疾病是所有外阴阴道炎致女阴瘙痒症的主要病因,占比高达 85% 以上。近 10 年来,感染性妇科疾病仍然为女阴瘙痒的主要原因,其中滴虫阴道炎、真菌性阴道炎等高发,而淋病、细菌性阴道病、尖锐湿疣显著减少。代之而来的是外阴湿疹皮炎(接触性皮炎)、特应性皮炎、银屑病者增多,这可能与用药史、频繁使用洗剂清洗外阴、使用劣质卫生巾、喜食辛辣、不及时换洗内裤(每周＜3 次)、医者认识水平提高等因素有关。

(二) 发病机制

女性外阴内密布大量血管与敏感神经,女阴瘙痒症状的出现与女性外阴敏感程度有关。女阴皮肤的敏感性与其结构基础、雌激素水平等相关。首先,女阴皮肤比其他部位具有较高的含水量,加之毛囊、皮脂腺等分布密集,使得该处皮肤渗透性较高。其次,雌激素对女阴结构和功能的完整性具有一定的重要性,在月经前、绝经后、性激素水平紊乱、使用避孕药等情况下,雌激素水平降低,外阴皮肤屏障会减弱,继而增加局部感觉神经对外界的敏感程度,因此引发瘙痒症状。在上述基础上,存在以下两种主要的瘙痒机制。

1. 炎性机制　无论是感染性炎症还是变态反应性炎症,抑或增生性和某些肿瘤性炎症,均可导致多种瘙痒介质如组胺、5-羟色胺、血小板激活因子、神经肽、血管舒缓素等的产生,它们存在于角质形成细胞、内皮细胞、上皮细胞等处。其中角质形成细胞在皮肤瘙痒的发生中具有重要作用。角质形成细胞在病理条件下,可以产生多种内源性致痒物质和表达多种与瘙痒相关度甚高的选择性受体,在皮肤中形成一个复杂的传入/传出神经网络。这些神经元利用经典神经递质(儿茶酚胺,乙酰胆碱)、某些神经肽 [如 P 物质(SP)、降钙素基因相关肽(CGRP)、阿片类似物、大麻素(CB)] 和某些神经因子 [神经生长因子(NGF)、神经营养因子] 作为瘙痒的介质,将瘙痒信号传入中枢而产生瘙痒。主要见于外阴阴道炎引起的女阴瘙痒症。

2. 神经性机制　神经源性女阴瘙痒症与局部机械刺激和神经心理反应等因素有关,主要见于单纯女阴瘙痒症和老年性女阴瘙痒症。感觉神经末梢无髓 C 纤维的某些亚型投射到表皮。机械刺激或神经调节不稳定而释放的神经肽 P 物质等神经介质可以直接作用于角质形成细胞和郎格罕细胞，进而引起一系列连锁反应而产生瘙痒。当皮肤功能失调（pH 的变化，创伤，屏障功能紊乱，炎症，感染，紫外线）时可以直接或间接刺激感觉神经末梢，从而诱发瘙痒。因此，在表皮及真皮的细胞——神经相互作用所导致的皮肤源性或神经源性瘙痒很难截然区分。

二、临床表现

1. 瘙痒症状　以会阴、阴蒂、大阴唇、小阴唇瘙痒，呈持续性瘙痒、阵发性剧痒、刺痒或灼痛不适。可波及会阴与肛周。瘙痒严重者可影响患者的睡眠、工作及生活。

2. 伴随症状　约 70% 的患者伴白带增多、性状异常、有异味；5% 的白带减少、性交困难；23% 的有自主神经功能紊乱；4% 有接触性出血或不规则阴道出血；4% 有膀胱刺激征；4% 有腰腹痛；还有 10% 无伴随症状。

3. 伴随体征　大部分患者可见大小阴唇明显潮红、肿胀，单纯阴道壁充血，阴道壁充血伴白带异常，慢性宫颈炎；少数可见外阴红肿伴溃疡、外阴色素减退或出现白斑、外阴萎缩、外阴赘生物，阴道壁苍白、皱襞减少，附件增粗、压痛。

4. 实验室检查　对所有患者须进行阴道分泌物涂片，白带常规检查，部分病例行阴道分泌物涂片革兰染色找淋球菌或分泌物培养，宫颈刮片，巴氏染色，宫颈活检，复合 PCR，外阴病灶活检。

三、诊断与鉴别诊断

（一）诊断
通过询问病史、生活史、认真体格检查和必要的实验室检查，大部分患者不难诊断。
（二）鉴别诊断
导致女阴瘙痒前三大疾病构成依次为阴道炎（45%）、单纯性外阴瘙痒症（35%）、外阴硬化性苔藓症（10%）。

阴道炎属于炎症性疾病，须详细询问病史、用药史、接触过敏史和实验室病原学检查方可诊断。

单纯性外阴瘙痒症的诊断须排除其他疾病，无明确原因、无原发皮损。

女阴硬化性苔藓（VLS）是一种病因复杂、反复发作的外阴的淋巴细胞介导的慢性炎症性皮肤疾病。病变以外阴及肛周皮肤和黏膜萎缩变薄为主要特征，临床表现主要为剧烈瘙痒，局部皮肤黏膜干涩、萎缩、色素减退或脱失，部分患者因皲裂而伴烧灼样疼痛。曾经使用原发性外阴萎缩、外阴白斑、外阴干枯症和硬化萎缩性苔藓、萎缩性营养不良等名称。确诊须进行皮肤病理检查。早期规范治疗预后良好，晚期损害治疗棘手，甚至继发癌变。因此，接诊女阴瘙痒的首诊医师应提高对本病的认识，避免延误诊治。

其他如老年性阴道炎、皮脂腺增生、女阴假性湿疣、生殖器汗管瘤、扁平苔藓、鳞状细胞原位癌、外阴鲍温病与外阴鲍温样丘疹病、外阴湿疹样癌等也须经皮肤病理检查确诊。

四、治疗

（一）去除诱因

（1）停用可疑致痒药物。

（2）避免频繁使用各种洗剂清洗外阴。

（3）注意卫生，使用品质好的卫生巾。

（4）避免辛辣刺激性食物，如辛辣食品、浓茶和咖啡、烈性酒等。

（5）勤换内裤，每周至少更换 4 次以上，贴身内衣以柔软棉织品为好。

（二）病因治疗（相关原发疾病治疗）

1. **阴道炎的治疗**　与阴道分泌物增多最相关的 3 种疾病是细菌性阴道病、滴虫病和外阴阴道念珠菌病。

（1）细菌性阴道病的治疗。①推荐方案：甲硝唑 500mg，口服，每日 2 次，共 7 天；或 0.75%甲硝唑膏（5g），阴道上药，每日 1 次，共 5 天；或 2%氯洁霉素膏（5g），阴道上药，每晚 1 次，共 7 天。②替代方案：替硝唑 2g，口服，每日 1 次，共 2 天；或替硝唑 1g，口服，每日 1 次，共 5 天；或氯洁霉素 300mg，口服，每日 2 次，共 7 天；氯洁霉素栓 100mg，阴道上药，1 次，共 3 天。

（2）滴虫病的治疗。①推荐方案：甲硝唑 2g，口服，共 1 次；或替硝唑 2g，口服，共 1 次。②替代方案：甲硝唑 500mg，口服，每日 2 次，共 7 天。

（3）外阴阴道念珠菌病（VVC）的治疗

1）单纯型外阴阴道念珠菌病的治疗：一般采用短期局部制剂治疗，咪唑类药物比制霉菌素效果好。经过全程的咪唑类治疗，80%～90% 患者症状可缓解或培养转阴。推荐治疗方案：1%～2% 克霉唑霜 5g，阴道上药，每晚 1 次，共 7 天。2%咪康唑霜 5g，阴道上药，每晚 1 次，共 7 天。全身用药：氟康唑 150mg，单次顿服。

2）复发性外阴阴道念珠菌病（RVVC）的治疗：RVVC 指 1 年内 VVC 发作 4 次或 4 次以上。RVVC 的发生可能存在以下潜在因素：妊娠、大剂量口服雌激素避孕药、糖尿病、应用广谱抗生素、应用糖皮质激素、HIV 感染、肥胖、穿紧身裤或化纤裤、会阴体短、宫内节育器、过敏体质，某些性交行为如口交、肛交、性交过频等。在药物治疗同时要设法去除这些发病诱因，改变生活方式，避免高糖饮食。

RVVC 的治疗包括强化治疗和巩固治疗。在强化治疗达到临床症状消失和（或）念珠菌培养阴性后，给予巩固治疗 6 个月。口服或局部应用抗真菌药物是治疗 RVVC 的主要方法。可选择的抗真菌药物包括氟康唑、伊曲康唑、咪康唑和克霉唑等。最常用的治疗方案：强化治疗为每 72 小时应用氟康唑每次 150 mg，连续 3 次（第 1 日、第 4 日和第 7 日）；巩固治疗为应用氟康唑每次 150mg，每周 2 次，连续 6 个月。或伊曲康唑 200mg，每日 2 次，4 周；巩固治疗：伊曲康唑每次 200mg，每周 2 次，共 6 个月。

乳杆菌：乳杆菌为女性阴道正常菌群的优势菌，可以通过产生过氧化氢维持阴道酸性 pH，有利于阴道正常菌群的生长，抵御内源性致病菌的繁殖和外源性致病菌的入侵。Metts 等对 27 名 RVVC 受试者应用阴道乳杆菌栓剂（每周 3 次）6 个月，明显减少了 RVVC 复发。

甲紫：研究认为甲紫有抗真菌、抗革兰阳性菌及抗虫等多重作用。Colombo 等应用甲紫对 RVVC 患者菌株进行体外研究，结果显示甲紫对大部分念珠菌有杀灭作用，其中又以对白念珠菌和热带念珠菌作用最强，其杀真菌作用可能与影响酵母细胞壁上的壳多糖形成有关。

甲紫应用时可能会有局部皮肤刺激、皮肤着色等不良反应，对极少数药物治疗无法缓解患者可局部应用 1～2 次减轻不适症状，应用时需注意不同的药物浓度。

2. 女阴硬化性苔藓的治疗

（1）药物治疗：①外用糖皮质激素是外阴硬化性苔藓的一线治疗药物。局部用药一般连续 3～4 个月，通常 50% 以上患者的临床症状会很快消失，局部糖皮质激素软膏可以安全应用于青春期前外阴硬化性苔藓患者。目前国内临床上广泛使用的外用糖皮质激素为曲安奈德，其替代品包括氯倍他索、倍他米松二丙酸盐及糠酸莫米松等。其中，氯倍他索不良反应少，与高效皮质类固醇疗效相同却有更高的安全性。②钙磷酸酶抑制剂，如他莫克司和吡美莫司可以作为二线治疗药物。外用 0.1% 他莫克司乳膏治疗一般持续 16～24 周，目前多数文献报道的病灶清除率为 43% 左右，症状改善率为 34% 左右。钙磷酸酶抑制剂的优势在于不会抑制胶原合成，因而不易导致皮肤萎缩、激素性皮炎和激素性痤疮。其缺点在于起效慢，具有刺激性，会导致灼伤。③鱼肝油软膏、维生素 E 霜等外用保湿润滑剂可用于外阴硬化性苔藓患者的长期维持治疗。

（2）物理治疗：外阴聚焦超声治疗是外阴硬化性苔藓治疗的新方法。由于聚焦超声具有良好的穿透性和定位性，在不切开表面组织的前提下，破坏病变的真皮组织，进而改善微循环和神经末梢营养状况，因而能有效缓解瘙痒症状，同时可使病变的皮肤恢复正常质地。北京大学第一医院妇产科外阴病变门诊已成功开展外阴聚焦超声治疗技术，有效率和复发率与文献报道相一致，且患者耐受性好，不良反应小，充分说明外阴超声聚焦治疗是一种对患者损伤小、恢复快、安全有效的治疗新途径，尤其适用于一部分非手术治疗无效或不耐受的患者。

（3）手术治疗：手术治疗仅适用于保守治疗失败、外阴粘连和可疑恶性病变患者。手术方式一般采用外阴局部病灶切除术、单纯外阴切除术或外阴粘连松解术，必要时可选择二氧化碳激光进行分离或皮瓣移植术，部分患者可从随后的渐进式扩张或手术松解狭窄阴道口的粘连中受益。

（4）中医药治疗

1）内治法

方剂一：养血祛风止痒为主要治法，以归芍左归饮为主方加减或消斑灵胶囊（含何首乌、黄芪、丹参、刺蒺藜、重楼等）口服。

方剂二：以滋补肝肾、活血化瘀、养血祛风止痒为主要治法。

2）外治法：一般以苦参、土茯苓、蛇床子、黄柏、龙胆草、紫花地丁、鱼腥草、地肤子、小蓟、野菊花、冰片。煎药熏洗外阴，每次 15～20 分钟。

（5）其他治疗：其他治疗方法还包括类维生素 A、光动力学治疗和冷冻治疗等，但均为小样本研究，目前疗效尚存在争议。

3. 单纯性女阴瘙痒症的治疗　由于单纯性女阴瘙痒症与局部机械刺激和神经心理反应等因素有关，无特殊病因，因而无特异性治疗。其瘙痒的处理见后续"女阴瘙痒症全身止痒治疗"。

4. 老年性女阴瘙痒症的治疗　老年女阴瘙痒症主要有老年性阴道炎和老年外阴单纯性瘙痒。老年性阴道炎又称萎缩性阴道炎，是一种绝经后老年妇女常见的多发疾病，发病率约为 57%。主要由于绝经后卵巢功能衰退，雌激素水平降低，导致阴道壁萎缩，黏膜变薄，上皮细胞内糖原含量减少，阴道内酸碱平衡失调，致病菌感染而引发。主要表现为外阴瘙痒、阴道内分泌物增多、性交疼痛、性交后阴道出血、尿频尿痛等。主要通过激素和局部药物治疗，常用药物有雌激素（尼尔雌醇、雌三醇）、甲硝唑、氯喹那多普罗雌烯、保妇康栓、利维爱、乳杆菌和替勃龙、洁悠神、定君生等。如口服尼尔雌醇每周2mg，同时外用洁悠神喷洒阴道壁，每次3ml，每日3次，连续3周。

5. **女童女阴瘙痒的治疗** 女童女阴瘙痒主要为细菌性和念珠菌性外阴炎所致，少数由异位性湿疹、蛲虫所致。感染的病原菌主要有金黄色葡萄球菌、表皮葡萄球菌、大肠埃希菌，摩氏摩根菌及变形杆菌、白念珠菌等。治疗主要以外治为主，详见后续"女阴瘙痒症局部止痒治疗"。

（三）局部止痒治疗

针对病因，治疗应以局部清洗减轻分泌物刺激反应及外用抗菌止痒药物为主，药物通过熏洗冲洗外阴可直达病所。中西医结合应用能迅速达到止痒、消炎的目的，并具有缩短疗程，清热燥湿的作用。尤其适用于感染性阴道炎的辅助治疗和女童外阴瘙痒的治疗。全身用药不仅疗效差，且易导致菌群失调，加重炎症。因此此类患者应首选外用药，相比全身用药更经济，更安全有效。但应排除无合并尿路感染，如尿常规检查发现白细胞增多则选用头孢拉定、阿奇霉素或喹诺酮类抗生素口服，注意合理用药。

1. **常用阴道局部药剂**

（1）阴道片：国内上市的有克霉唑阴道片，主要成分为克霉唑；国外常用阴道片为凯妮汀，因其配方中含乳酸，故可使阴道内pH降至3.6～3.8，抑制念珠菌生长，治疗念珠菌性阴道炎，单剂量即为1个疗程，可在妊娠期使用，目前尚未见任何资料提示凯妮汀对胚胎的毒副作用。

（2）阴道泡腾片：常用的有甲硝唑阴道泡腾片、苦参阴道泡腾片和复方氯霉素阴道泡腾片。

（3）栓剂：国内上市的有聚甲酚磺醛阴道栓（爱宝疗）、康妇消炎栓、复方甲硝唑阴道栓和复方芙蓉泡腾栓等。复方芙蓉泡腾栓为纯中药制剂，其主要成分为苦参、蛇床子、黄柏、木芙蓉叶、艾叶和白矾，用于治疗滴虫阴道炎、念珠菌阴道炎等病症。

（4）胶囊剂：乳杆菌活菌胶囊（定君生），是阴道用活菌制剂，其主要成分为乳杆菌活菌，每粒内含乳杆菌活菌不低于2.5×10^5CFU/g，主要成分为健康女性阴道内益生菌，可定植于阴道内生长繁殖，产生过氧化氢和乳酸来维持阴道酸性环境，阻止有害菌入侵并杀灭有害菌，用于治疗因菌群失调诱发的细菌性阴道病。

硝呋太尔制霉菌素阴道软胶囊，每粒含硝呋太尔0.5g，制霉素200 000U，主要治疗念珠菌性外阴阴道炎、阴道混合感染、细菌性阴道病及滴虫阴道炎。

重组人干扰素α-2b阴道泡腾胶囊（辛复宁），主要是以重组人干扰素α-2b为原料药经冷冻干燥、与药用辅料充分混合均匀后，分装于胶囊而制成，其成分为干扰素每粒8 00 000U，主要用于治疗病毒感染引起的宫颈糜烂。

（5）舒康凝胶剂：是一种中药制剂，具有解毒祛湿、杀虫止痒的功效。

（6）局部用乳膏剂：品种较多，常用的以酮康唑、咪康唑和克霉唑为主，作为针对抑制白念珠菌的有效药物，但非白念珠菌对常用抗菌药的耐药性高，而念珠菌对这类药物又存在较高的交叉耐药率。现已开发出的环吡酮胺乳膏剂和硝酸布康唑阴道乳膏，二者治疗阴道疾病的效果比咪唑类更好。环吡酮胺乳膏作为一种新型人工合成药物能够渗透到局部组织，很好地抑制角质层的真菌，还能调节阴道内的菌群使其保持稳态，从而起到抗炎抑菌的作用；

硝酸布康唑阴道乳膏除对各种真菌有明显抑制作用，还能有效抑制白念珠菌和非白念珠菌，疗效确切，不良反应发生率低。

（7）洗剂：主要有洁阴灵洗剂和妇炎洁，洁阴灵洗剂主要成分为苦参碱和蛇床子素，主要治疗真菌性、滴虫阴道炎；妇炎洁主要成分为苦参、百部、蛇床子、黄柏，能快速抑杀金黄色葡萄球菌、大肠埃希菌、白念珠菌等致病菌，具有清洁、抑菌的功效。

2. 中药外洗方剂　一些有清热除湿、杀虫止痒的中草药如苦参、龙葵、马齿苋、龙胆草、黄柏、川椒、百部、车前子、白鲜皮、薄荷等适量组方煎水外洗治疗，常有良好效果。

（四）全身止痒治疗

对症止痒治疗仅对单纯性女阴瘙痒症和部分老年性阴道炎有效。早期病情较轻的患者可以使用一代抗组胺药治疗，其镇静和安抚作用可能会起到一定效果。对于病史较长、有中枢敏化和焦虑、抑郁症状的患者，可使用三环类抗抑郁药。也可以使用加巴喷丁、普瑞巴林。抗抑郁药物能够加强治疗单纯性女阴瘙痒症的效果，有效抑制疾病的恶性循环。

对于感染性阴道炎所致女阴瘙痒症，一般情况下，炎症消除，瘙痒消失，但治疗过程中，有明显瘙痒者可加用抗组胺药治疗，如果在抗感染的基础上，加用苦参碱内服或静脉滴注，不仅有抗炎止痒作用，还能加强抗感染效果。

第15章 结节性痒疹

结节性痒疹（prurigo nodularis，PN）是一种具有疣状结节性损害的慢性瘙痒性皮肤病。其病因及发病机制尚未完全阐明，认为可能与精神刺激、昆虫叮咬、胃肠功能紊乱、内分泌障碍及某些药物等有关。由于目前病因不明，所以结节性痒疹的治疗手段虽较多，但包括抗组胺药物在内的治疗未能取得满意的疗效，严重影响患者的生活质量。

一、病因与发病机制

（一）神经因素

结节性痒疹的主要皮损为结节，抗血清检测提示增生的神经纤维内有大量的 P 物质（SP）及降钙素基因相关肽（CGRP）存在，SP 和 CGRP 不但是瘙痒的原因和结果，由于 SP 能够刺激患者淋巴细胞分泌相关细胞因子促使炎症发生，因此，SP 也是局部炎症的部分原因和结果。

（二）细胞免疫因素

结节皮损表皮内郎格罕细胞数目增加，真皮内有多种细胞浸润，主要为 T 淋巴细胞浸润，还有肥大细胞、嗜酸性粒细胞、角质形成细胞、树突状细胞和血管内皮细胞参与 PN 的发病。其中 Th2 细胞及其细胞因子 IL-4/IL-13 诱导角质形成细胞（KC）细胞核中 pSTAT6（磷酸化信号转导和转录激活因子 6）的聚集，Th1 细胞释放的 IFN-γ 诱导 KC 细胞核中 pSTAT1 的聚集，KC 细胞中 pSTAT1 和 pSTAT6 的表达反映了 Th1 和 Th2 因子对表皮增生肥厚的作用。IFN-γ 还能够特异性诱导 HLA-DR 抗原，Th1 细胞因子 IFN-γ 和 Th2 细胞因子 IL-4、IL-13 能够增加 KC 中透明质酸（HA）合成酶-3 和细胞间 HA 的表达，导致增生的表皮细胞间含水增加而引起水肿。由此可见，细胞免疫参与了 PN 的病理发生机制。用免疫抑制剂治疗 PN 患者，可使皮疹明显消退、症状缓解，进一步支持了上述观点。

最近的研究表明 蛋白酶活化受体-2（PAR-2）与慢性皮炎中的瘙痒发生密切相关。皮肤肥大细胞（MC）上的 PAR-2 可以识别体内外多种激活剂（环境中的细菌、真菌、具有丝氨酸蛋白酶活性的屋尘螨抗原、MC 分泌的类胰蛋白酶等），启动 PAR-2 信号传导途径，MC 被激活后可诱发皮肤瘙痒。皮肤 MC 分泌的类胰蛋白酶还可以被邻近的肥大细胞 PAR-2 识别，邻近的 MC 活化后，可以分泌更多的炎症介质和趋化因子，增强皮损部位的瘙痒反应，因此活化 PAR-2 可以增强皮肤 MC 对于过敏原刺激的反应程度。MC 脱颗粒释放组胺、类胰蛋白酶等活性物质，类胰蛋白酶可能通过激活 C 神经纤维末梢的 PAR-2，将信号传导到中枢而引发痒感。可见 PAR-2 和 MC 相互作用参与了 PN 皮肤瘙痒的过程。

（三）特应性体质因素

特应性体质者易于对环境致敏原产生过敏反应。在炎症反应过程中活化 Th1 亚群，产生 TNF-α 及 IL-12 等细胞因子；TNF-α 具有广泛的生物学活性，参与炎性反应和免疫应答。研究表明患者炎性结节皮损中肥大细胞也参与了炎症反应和免疫应答并且释放 TNF-α，通过成纤维细胞和 KC 细胞上的 TNFR2 诱导神经生长因子释放,最终引起表皮神经末梢增多伸长,这与 PN 的发病机制密切相关。TNF-α还能诱导内皮细胞表达 ICAM-1,促进炎症细胞与血管内皮细胞的相互作用,可产生多种细胞因子。有研究表明 PN 患者中血清 TNF-α较正常增高。IL-12 是已知的诱导 Th1 反应的主要细胞因子,能增强细胞免疫应答,如促进细胞毒性 T 淋巴细胞的细胞毒性作用和增强自然杀伤细胞的杀伤作用,并诱导其分泌 IFN-γ;IL-12 还能诱导 TNF-α、IL-3 等细胞因子的表达,促进 Th1 细胞发育。PN 患者血清中这两种细胞因子都高于正常对照,表明这两种细胞因子可能在 PN 发病中起到一定作用。

二、临床表现

患者受到某种病因刺激后首先表现为不同程度的瘙痒,搔抓后出现皮疹。初期为针帽至米粒大的丘疹,逐渐增大成为绿豆至黄豆大、半球形、坚实隆起皮肤表面的丘疹与结节,顶端角化明显,呈钝顶锥形疣状外观,表面粗糙,中央有鳞屑,呈褐色或灰褐色,散在孤立,触之有坚实感。由于反复剧烈搔抓,发生表皮剥脱、出血及血痂。结节周围的皮肤有色素沉着或增厚,呈苔藓样变。结节好发于四肢,尤以小腿伸侧为显著,偶尔可发生于背部。数目不等,可少至数个或多至数十个以上,有时呈条状排列,少数患者泛发全身。呈慢性经过,可长期不愈。

除了皮疹和瘙痒外,由于睡眠障碍,患者的生活质量明显下降,反复治疗无效又可能产生明显的焦虑、抑郁、烦躁等不良情绪,甚至引发其他心身性疾病。

三、诊断与鉴别诊断

确诊这种疾病不需要特殊检查,可根据疣状结节性损害、好发于四肢伸侧、剧烈瘙痒等临床特征进行诊断。但需要与疣状扁平苔藓、丘疹性荨麻疹、寻常疣和原发性皮肤淀粉样变等疾病相鉴别。还需与可继发痒疹样结节皮损的局限性神经性皮炎、特应性皮炎、局限性神经性瘙痒、老年疥疮等瘙痒性皮肤病相鉴别。除此之外,还要详细询问病史,必要时予以相关检查,明确是否存在神经心理、消化功能紊乱、高血压等相关心身性疾病,排除导致免疫、内分泌、器官功能异常的其他疾病。总之,尽可能弄清产生结节性痒疹的原因。

四、治疗

由于患者存在瘙痒-搔抓-瘙痒的恶性循环,大多数 PN 顽固难治,因临床治疗效果不满意,患者常四处求医。为了达到理想效果,须遵循以下治疗原则:①有效止痒;②避免刺激,包括局部刺激、饮食刺激和精神压力;③消除病灶;④修复皮肤屏障;⑤设法消除诱因和处理并发症。

(一)局部外用药治疗

1. *局部止痒剂* 1%的薄荷醇或石碳酸乳剂外用可以有效减缓瘙痒,局部麻醉药如 5%利多卡因,2.5% 利多卡因、2.5%丙胺卡因、1% 普莫卡因与 3% 聚多卡醇的共晶混合物可暂时止痒。

2. *局部外用辣椒素* 通过耗尽神经末梢的化学递质而起作用,低浓度辣椒素乳膏可能发挥不了作用。据报道 8%的辣椒素贴片具有迅速减少局部瘙痒的潜力,出人意料的是高浓度辣椒素贴片几乎没有不良反应。

3. *局部糖皮质激素类药物* 对 PN 应采用强效或超强效糖皮质激素外用,其抗炎、抗增生、止痒作用强，效果好。常用乳膏、硬膏、酊剂等剂型。可采用封包疗法或配合其他的仪器治疗以增强疗效。配合钙调磷酸酶抑制剂（0.1%他克莫司或 1%吡美莫司）或第三代维甲酸类药物 0.05%～0.1%他扎罗汀乳膏。市售有他扎罗汀倍他米松乳膏，这种复方制剂能明显减轻他扎罗汀的局部不良反应，提高患者的依从性，提高疗效。

4. 局部注射　皮损外用药效果差者可考虑糖皮质激素药物局部注射治疗。一般采用曲安奈德混悬液局部注射治疗。每个皮损内注射 4 mg，每周 2 次。也可采用复方倍他米松注射液局部注射，糖皮质激素药物局部注射可抑制局部炎症和成纤维细胞增生，减少胶原纤维及细胞间质的形成。

（二）系统性药物治疗

1. 抗组胺药物　PN 多瘙痒难忍，口服第一代和第二代抗组胺药可在一定程度上减轻瘙痒。所以临床上一般使用抗组胺类药物作为基础治疗，但单纯使用疗效并不十分理想。

2. 糖皮质激素类药物　糖皮质激素可短期内控制病情，但容易反跳，且长期口服不良反应较多，因此，在必要时又没有绝对禁忌证的情况下可采用小量短期口服控制症状。

3. 抗抑郁药　对于有明显焦虑症状及睡眠障碍的患者可多塞平、米氮平、普瑞巴林等抗抑郁药治疗。据报道，采用普瑞巴林（75 mg/d）治疗 PN 患者，3 个月后有77%的患者取得显著疗效。

4. 免疫抑制药

（1）环孢素：环孢素是一种真菌肽，推测其可以抑制细胞因子释放，又可以诱导 IFN-γ 及 IL-4 的合成，阻止表皮层细胞过度增生，同时其可以抑制炎症细胞的迁移和增生，从而在 PN 疾病中起效。

（2）秋水仙碱：秋水仙碱治疗 PN 的作用机制可能与其和中性粒细胞微管蛋白的亚单位结合而改变细胞膜功能，包括抑制中性粒细胞的趋化、黏附和吞噬作用；抑制磷脂酶 A2，减少单核细胞和中性粒细胞释放前列腺素和白三烯；抑制局部细胞产生 IL-6 等，从而达到减少炎症反应、抗纤维的作用。

（3）雷公藤多苷：雷公藤多苷片为中药的免疫抑制剂，不仅可以抗炎、抑制迟发型超敏反应，降低毛细血管通透性，还可以抑制血单核细胞对 Ⅱ 型胶原的特异性增生反应。

5. 沙利度胺和来那度胺　这类药物具有镇静和止痒的作用。其治疗 PN 机制可能与其具有诱导睡眠的哌啶环结构有关。同时沙利度胺可调节细胞因子的分泌，促进 IL-2 介导的细胞增生和 IFN-β的表达，从而调节机体免疫功能。还能通过稳定溶酶体膜抑制郎格罕细胞的抗原提呈功能，并抑制中性粒细胞的趋化性及单核细胞的吞噬功能。

6. 氨苯砜　氨苯砜是一种广泛用于皮肤血管炎症反应的药物，可以稳定溶酶体膜，阻止溶酶体酶的作用；并且还可以阻止免疫复合物产生的化学介质吸引中性白细胞向病灶部位移行。以氨苯砜 50mg 每日 3 次和抗组胺药口服治疗结节性痒疹患者，疗程 3～8 周。效果优良。

7. 维 A 酸类药物　阿维 A 为芳香族维 A 酸类药物，具有促进表皮细胞分化和增生、调节角质形成细胞的终末分化、抗炎及免疫调节等作用。有报道采用阿维 A 联合他扎罗汀凝胶外用治疗 PN，取得显著疗效。

（三）物理治疗

1. CO$_2$ 激光　对于皮疹数目较少而药物治疗效果不佳者可采用 CO$_2$ 激光烧灼或切割治疗。其对组织的破坏和切割可精确地控制在皮损部位。皮疹数目较多者可分批治疗。

2. 液氮冷冻疗法　液氮冷冻治疗是利用液氮的低温（-196℃）作用于皮损的病变组织，

第 15 章　结节性痒疹

使病变组织坏死脱落以达到治疗的目的。采用液氮冷冻治疗结节性痒疹痊愈率可达 60%以上。皮损数目多者也可采用分批治疗。

3. 紫外线　紫外线照射可明显影响机体的免疫功能。目前一般认为紫外线照射后，皮肤中的郎格罕细胞减少，形态发生变化，抗原提呈功能减弱，从而抑制免疫反应；诱导真皮中 T 淋巴细胞凋亡，调节细胞因子的水平，从而控制炎症反应。有学者用 PUVA 或者联合 308nm 准分子中波紫外线（UVB-308）治疗 PN，结果几乎全部缓解。

4. 火针治疗　火针治疗是将三棱针在火上烧红后快速刺入皮疹、穴位等人体相应部位，借其火力而对穴位和病变局部产生治疗作用。火针治疗结节性痒疹之所以能取得良好的效果，与以下几点相关：①火针的高温作用直接刺破皮损可破坏增生组织，甚至让其部分坏死，在一定程度上抑制或破坏结节性痒疹皮损内增生的神经纤维，从而迅速止痒，患者依从性好。②目前已知痛觉和痒觉是由不同的神经传导通路传导到中枢的，瘙痒和疼痛信号在中枢痛存在竞争性抑制作用，故火针产生的疼痛刺激在一定程度上可抑制痒觉。③火针高温灼刺皮损，在一定程度上扭转了原皮损的炎症性病理进程而促进皮损消退。

（四）中医药治疗

中医多称结节性痒疹为"马疥""顽湿聚结"，其病机与风湿毒聚、肝郁气滞、痰瘀互结密切相关。由于 PN 经常伴有焦虑症状，因此也属于中医学"情志病"范畴，故本病当重视患者情志的治疗。代表方有近代著名中医专家赵炳南的全虫方、桃红四物汤和柴胡疏肝散等。胡凤鸣等以柴胡疏肝散及全虫方为基础方研拟出全虫止痒方契合 PN 的病因病机，临床运用取得满意疗效。全虫止痒组方为全蝎、皂角刺、归尾、赤芍、柴胡、莪术、苦参、白鲜皮、刺蒺藜、威灵仙、炒枳壳、黄柏、甘草等。方中全蝎祛风解毒、散结止痒为君药；皂角刺搜风杀虫、祛痰散结，白鲜皮祛风化湿热，苦参燥湿祛风，刺蒺藜疏肝祛风，威灵仙祛风除湿通络，共为臣药；枳壳降气开郁，黄柏解毒燥湿，柴胡疏肝理气，归尾养血活血，莪术破血行气祛瘀，赤芍凉血活血散瘀，共为佐药；甘草调和诸药为使药。诸药合用共奏息风除湿化痰、行气活血散瘀之功。配合火针治疗能提高疗效。

（五）联合治疗

临床上单用一种治疗方法常难以取得满意的疗效，故常多种方法联合应用，效果比单一治疗起效快，疗程也多明显缩短，不良反应减少。

185

第16章　HIV/AIDS 相关瘙痒

几乎所有艾滋病感染者及患者（HIV/AIDS）在 HIV 感染的不同时期都经历过不同形式、不同程度相关皮肤疾病的困扰，在 HIV/AIDS 皮肤病患者中，最常见、最令人痛苦的是皮肤瘙痒。由于全球 HIV 感染者都出现瘙痒，从 HIV 开始流行就认识了瘙痒是 HIV 感染的一个重要标志。国外研究报道，HIV/AIDS 相关皮肤表现的发生率高达 70%～90%。皮肤表现可作为 HIV 感染者免疫状态的观察指标。HIV/AIDS 的皮肤疾病与较低 CD4$^+$ T 细胞计数明显相关，即皮肤病的发生与 HIV 免疫抑制明显相关，而且逐渐减弱的免疫系统会导致泛发的、顽固难治的慢性皮肤疾病，严重影响患者的正常生活、工作和学习，部分皮肤病影响患者容貌及睡眠，加重心理压力。免疫抑制的程度也可以改变皮肤疾病的临床表现和自然病程，增加了临床医师的诊治难度。另外，未经诊断的 HIV/AIDS 患者，往往首先表现为严重的瘙痒，在不知情的情况下而到医院求诊。因此，面对顽固的瘙痒患者，要警惕 HIV/AIDS 的可能。

一、病因及发病机制

引起艾滋病患者出现皮肤瘙痒的原因多种多样，病理生理学机制不明确。临床上艾滋病患者出现皮肤瘙痒常见于以下几个方面原因。

（一）CD4$^+$ T 淋巴细胞数目的减少

CD4$^+$ T 淋巴细胞作为重要免疫细胞。当机体感染 HIV 后，首先攻击 CD4$^+$ T 淋巴细胞，随着病情的发展会出现 CD4$^+$ T 淋巴细胞逐渐减少，细胞免疫功能受损。所以临床工作中艾滋病患者通常通过检测 CD4$^+$ T 淋巴细胞来判断治疗效果及免疫功能是否重建；而 HIV 感染者免疫状态也可通过皮肤表现情况来观察。国外研究报道，艾滋病皮肤疾病的发生与 CD4$^+$ T 淋巴细胞计数减低有明显的相关性，也就相当于皮肤病的发生与 HIV 免疫抑制明显相关，且随着疾病的进展将逐渐减弱免疫系统，会导致全身性、顽固性、难愈性的慢性皮肤疾病。另外有研究发现，瘙痒性丘疹与 CD4$^+$ T 细胞计数密切相关，临床表现越严重，细胞计数越低。国内研究对 2164 例 HIV 感染者 /AIDS 患者的调查研究发现，发生瘙痒症的患者，其 CD4$^+$ T 细胞计数维持在 32/μl 左右。

（二）HAART 治疗诱发皮肤瘙痒

HAART 疗法，即高效抗反转录病毒疗法，是目前治疗艾滋病的主要手段。但在治疗的同时会引起一系列不良反应和毒副作用。在这些不良反应中也包括患者出现剧烈瘙痒及皮疹。皮疹及瘙痒的发生与非核苷类反转录酶抑制剂有关，多见于服用含非核苷类药物奈韦拉平（NVP）者。原因可能与 CD4$^+$ T 淋巴细胞介导的免疫反应被成 12-羟化基-NVP 激活有关（在特定条件下 12-羟化基-NVP 成为相应的抗原物质）。亦有可能与宿主细胞 DNA 聚合酶活性被非核苷类反转录酶抑制剂抑制有关。国内多个报道称，在接受 HAART 疗法的患者中，瘙痒发生率为 17%～45%。通常是轻度或中度的瘙痒，多数伴有斑丘疹、红斑样皮疹，也有无皮疹单纯瘙痒者。在法国多中心大规模前瞻性研究中，100 例患者皮疹伴瘙痒发生率为 24%。

我国自 1996 年 HAART 疗法出现以来，艾滋病死亡率呈现下降态势，截至 2009 年，我国艾滋病人群 HAART 治疗的覆盖率已达 63.4%，HIV 感染人群的总体死亡率从 2002 年的 39.2/（100 人·年）下降到 2009 年的 14.2/（100 人·年）。在艾滋病患者 HAART 疗法过程中，因治疗所致瘙痒较多见且严重，患者生活质量明显下降，长期服药依从性难以保证，可能使 HIV 对药物产生耐药而导致治疗失败。目前国际上普遍推荐联合抗病毒治疗（cART），无论任何水平的 CD4 和病毒载量，所有 HIV-1 感染者均应开始治疗。在 HIV-1 感染者集中的地区，感染者体内病毒载量的降低和艾滋病新发病例的减少与 cART 有关。在 HIV 单阳伴侣中，cART 可使 HIV-1 传染给未感染伴侣的概率减少 96%。同时瘙痒发生率明显减低。

（三）艾滋病相关性皮肤病和其他原因瘙痒

艾滋病相关性瘙痒原因还可能是皮肤感染、丘疹鳞屑改变、光线性皮炎、皮肤干燥和治疗皮肤病的药物反应等，也可能是非特异性淋巴细胞增生或特发性皮肤瘙痒症。

国外学者认为本病存在遗传倾向，同时由于 $CD4^+T$ 淋巴细胞减少、机体免疫系统改变、导致瘙痒和继发性皮损或原发性皮肤疾病。国内研究证实，病毒载量升高至 4log 以上，90% 的患者易发生皮肤损害。也有报道认为皮肤瘙痒与艾滋病相关皮肤病有关。艾滋病相关皮肤病如湿疹、嗜酸性毛囊炎、HIV 相关瘙痒性丘疹、慢性光化性皮炎等在疾病过程中皆会出现不同程度的皮肤瘙痒，中度瘙痒出现的比例最高。还有专家指出艾滋病患者的 Th2 细胞等细胞因子会出现变化，可导致嗜酸性粒细胞上升，最终引发变态反应，从而引发皮肤瘙痒。另外一项研究表明艾滋病痒疹患者 IL-2 和 INF-γ 水平均低于无皮损患者。

二、临床表现

（一）单纯性瘙痒

单纯性瘙痒为无明显原发性皮损的瘙痒，可发生在 HIV 感染的不同阶段，一般为轻中度瘙痒，无原因可查的为特发性瘙痒。有的是艾滋病治疗药物所致，如 HAART 治疗诱发的皮肤瘙痒；有的是治疗艾滋病并发症的药物所致，检查可见抓痕、血痂、结节性丘疹、苔藓化等继发性皮损。

（二）HIV 相关性嗜酸性毛囊炎（HIV-EPF）

HIV-EPF 临床上多表现为患者瘙痒持久而剧烈，以头面部、躯干部为主的毛囊性丘疹、丘脓疱疹，抗菌、抗组胺和外用激素无效。其 $CD4^+T$ 细胞计数常小于 200/μl，HIV-EPF 的发生率为 6.3%。HIV-EPF 很少突发，当 HIV 感染进展时发病，Th2 细胞和相关细胞因子发生改变，产生 IgE 和嗜酸性粒细胞增多症，从而导致变态反应发生。也有学者认为本病的发作除机体免疫功能低下外还可能与真菌感染诱导严重的超敏反应有关。

（三）HIV 相关性瘙痒性丘疹性皮疹（HIV-PPE）

HIV-PPE 表现为一组慢性的、散在分布性的、以瘙痒性丘疹、丘疱疹或结节为表现的皮肤病，对激素和抗组胺药物抵抗。其发病率为 12%～46%，本病可以作为 HIV 感染的一个标志，特异性约为 92%。本病的发生可能与丘疹性荨麻疹、结节性痒疹、虫咬皮炎等在免疫抑制状态下的不典型临床表现有关。Resneck 等认为艾滋病患者因为免疫缺陷，被节肢昆虫叮咬后，改变和加剧了人体对节肢动物抗体的免疫反应，炎症反应引起的瘙痒和搔抓导致结节性痒疹的发生。陈小玫等认为皮神经和神经肽数量的异常也可能是 HIV 结节性痒疹发生的原因，本病患者表皮和真皮均有肥大细胞增多，且肥大细胞在真皮内与神经纤维邻近或直接接触，神经 P 物质能刺激肥大细胞释放组胺而产生瘙痒。

（四）HIV/AIDS 相关瘙痒性皮肤病

HIV/AIDS 相关瘙痒性皮肤病病种较多，通常将其分为非感染性皮肤病（瘙痒症、湿疹皮炎、结节性痒疹、脂溢性皮炎、银屑病、环状肉芽肿、基底细胞癌等）和感染性皮肤病（念珠菌感染、癣、马拉色菌毛囊炎、带状疱疹、单纯疱疹、毛状白斑、传染性软疣、扁平疣、疥疮、毛囊炎等）。由于 HIV/AIDS 相关皮肤表现的发生率高达 70%～90%，且皮肤疾病与较低 CD4$^+$ T 细胞计数明显相关，免疫抑制的程度可使皮肤病的临床表现和自然病程发生改变，导致皮肤病泛发、慢性化、顽固化和超乎寻常的瘙痒。因此，皮肤表现可作为 HIV 感染者免疫状态的观察指标。

三、诊断

已知瘙痒就诊者是艾滋病患者，要详细询问病史和体检，分清楚是艾滋病特发性瘙痒、艾滋病治疗药物所致瘙痒、艾滋病并发皮肤病瘙痒抑或其他药物性瘙痒。除此之外，在日常门诊面对久治不愈的顽固性瘙痒患者或同时并发一种或多种皮肤病或其他感染性疾病的患者，一定不要忽视艾滋病的可能性，应进行艾滋病相关检查，或建议患者到有资质的机构检查。否则，不但患者得不到及时正确的诊治，医务人员在治疗过程中也可能冒着意外传染艾滋病的风险。

四、治疗

目前，针对 HIV/AIDS 皮肤瘙痒症，显然抗 HIV、保护机体免疫等 HIV/AIDS 的治疗措施为 HIV/AIDS 皮肤瘙痒症的治疗前提，通过有效的抗病毒治疗，能缓解皮肤瘙痒。在进行 HAART 疗法时，有些皮肤黏膜损害的出现一般提示患者出现病毒载量升高、CD4$^+$ T 细胞计数下降，同时意味着抗病毒治疗失败，此时，应根据国际上普遍推荐的联合抗病毒疗法（cART），调整 HIV/AIDS 治疗用药，当继续给予有效的抗病毒治疗后可以使患者的皮肤表现随之好转。故选择合适、有效的抗病毒疗法能够使皮肤瘙痒得到缓解，并尽可能避免药物所致的瘙痒。在此基础上，视具体病情选择个体化治疗。

（一）单纯性瘙痒或特发性瘙痒症

主要以对症治疗为主。可酌情使用抗组胺药物、糖皮质激素、三环类抗抑郁药如多塞平、阿米替林等口服，严重者可短期使用静脉给药。如有继发性皮损局部使用外用麻醉剂、辣椒辣素、多磺酸黏多糖乳膏、糖皮质激素制剂，有感染的皮损可外用抗生素制剂。

（二）终止或更换 HAART 治疗方案

由于 HAART 疗法可以诱发皮肤瘙痒，尤以非核苷类反转录酶抑制剂为主，故在临床工作中根据患者的实际病情及皮肤瘙痒的程度，调整治疗方案或终止治疗方案。

（三）艾滋病皮肤瘙痒的治疗

艾滋病皮肤瘙痒的相关皮肤病有非感染性皮肤病和感染性皮肤病，皆可引发皮肤瘙痒，在治疗的时候可对症治疗，如相关皮肤病能被控制，瘙痒也随之缓解。以下重点介绍 HIV-PPE 和 HIV-EPF 的治疗。

1. HIV-PPE 的治疗　PPE 患者瘙痒症状往往比较严重，常规止痒药治疗效果欠佳。治疗方法包括外用类固醇激素，单独使用或联合口服抗组胺药物、抗生素、润肤剂、止痒洗剂、抗真菌乳膏及抗疥疮治疗。这些方法主要针对潜在致病因素，往往需要医者根据患者不典型的皮损和相关实验室检查进行综合判断，可有不同程度的疗效。早期有学者采用 UVB 光疗法对 HIV-PPE 患者进行治疗，皮损数目及瘙痒程度明显改善。但停止 UVB 光疗后 PPE 易复发，体内外研究表明 UVB 光疗可通过抑制细胞免疫而抑制炎症反应，但可增强 HIV 转录，因此其安全性有待进一步证实。近年来，有报道抗病毒治疗后 PPE 明显消退，HIV-PPE 患者经 HAART 治疗 6 个月后，86% 的患者症状消失无反复，而一线抗病毒方案失败者，则 PPE 皮损加重。在 HAART 抗 HIV 的同时，伍用抗疱疹病毒（HSV）的药物，对降低 HIV 病毒载量和控制 PPE 皮损与瘙痒有良好的协同作用。因此，有效的抗病毒治疗可使 PPE 明显好转。而 PPE 的复发提示患者 CD4$^+$ 细胞计数下降、病毒载量升高、抗病毒治疗失败，也表明 HSV 与 HIV 可能有狼狈为奸之嫌。有报道应用肿瘤坏死因子 α（TNF-α）的抑制剂己酮可可碱治疗 11 例 PPE 患者，其中 10 例患者瘙痒症状明显改善，但这些患者同时接受抗病毒治疗，其有效性需大样本的研究进一步证实。

2. HIV-EPF 的治疗 HIV-EPF 常反复发作，治疗棘手，预后不理想，UVB 光疗和异维A 酸治疗对部分患者有效，内服和外用糖皮质激素、免疫调节剂疗效不满意。HIV-EPF 需给予 HAART 有效治疗，以重建免疫。目前认为窄谱中波紫外线（NB-UVB）治疗可短期缓解 HIV-EPF 瘙痒和皮损，且效果满意。也有 HIV-EPF 患者在 HAART 治疗期间病情加重，也有在多种治疗无效的情况下多次反复应用 NB-UVB 治疗有效的个案报道。

国外学者认为，对嗜酸性毛囊炎的起始治疗包括外用类固醇制剂和抗组胺药物。若无效可用 UVB 光疗或 PUVA 治疗，或用伊曲康唑 200mg 每日 2 次，可能有效。对某些患者应用扑灭司林隔晚一次，共 6 周，可能有益，此药是针对蠕形螨的，因其可作为抗原触发此病。异维A 酸 0.15～1mg/（kg·d）治疗数月后，也可能有效。可考虑用伊维菌素治疗结痂性疥疮，以沙利度胺治疗结节性痒疹和光感性皮炎。也可根据诊断，采用与无 HIV 感染的患者相同的方法治疗。

（四）综合治疗

HIV/AIDS 相关瘙痒主要原因有 HIV 对患者免疫系统的破坏导致免疫低下和免疫紊乱、非感染性皮肤病和感染性皮肤病等。其核心是进行性免疫低下和免疫紊乱。临床工作中应力争早诊断、早治疗、保护幸存的免疫功能。早诊断就是提高对 HIV/AIDS 相关瘙痒的认识，尽可能减少漏诊误诊。早治疗就是一旦发现 HIV 感染者，应及时治疗；越早治疗，患者 HIV 病毒库储量越低，疾病发展越缓慢，健康生存期越长，出现并发症越晚。治疗措施包括 HAART 和 cART 疗法，这是 HIV/AIDS 和其相关并发症治疗的基础和关键。在此基础上，才能实现对其他并发症的有效治疗。保护幸存免疫功能就是在上述治疗过程中，避免因治疗对幸存免疫功能带来进一步损害。如糖皮质激素、沙利度胺、细胞毒药物、UVB 光疗等对细胞免疫和（或）体液免疫均有不同程度的抑制作用，应权衡利弊，慎重选用。其中糖皮质激素类药物即使是外用，长期使用也会产生免疫抑制作用，还很有可能会发生涂药部位皮肤异常，如继发感染、毛囊炎、毛细血管扩张、激素性皮炎、皮肤萎缩、色素沉着等不良反应，女性还可能出现毛发增多等严重反应。另外，还容易产生依赖性或耐药性，而且还可能导致过敏，造成患处皮肤出现干燥、粗糙、脱屑，甚至有浅细的裂纹。

（五）中医药治疗

有鉴于西药治疗的局限性和不良反应，综述艾滋病相关性痒疹的中医药研究进展，中医药在 HIV/AIDS 相关皮疹及瘙痒的治疗中起到积极作用。

因 HIV/AIDS 皮肤瘙痒症临床辨证分型等尚处于不断探讨之中，因而临床实践过程中各家观点不一，治疗方法各异。主要的辨证治疗有以下几种。

1. **扶正活血祛风法** 方用党参、黄芪、当归补气养血活血，使血活气旺而通，配生地黄、白芍滋阴养血润燥，牡丹皮、酸枣仁、远志以凉血安神、活血化瘀，黄柏、蝉蜕清热除湿止痒，防风祛风，甘草调和诸药而解百毒。诸药合用，达到增强机体免疫力，益气养血、祛风止痒、渗湿利水之目的。

2. **化痰凉血祛风法** 方中清半夏、竹茹、生薏苡仁清热化痰散结，健脾祛湿除浊；丹参、赤白芍凉血活血、化瘀通络以散结，配当归以养血活血祛风止痒，以达治风先治血、血行风自灭的目的；白鲜皮清热燥湿止痒；全蝎、僵蚕、木瓜、皂角刺、刺蒺藜、威灵仙祛风通络止痒，破血消结。全方共奏清热化痰、凉血活血、祛风止痒之效，对治疗无症状期感染者痒疹样皮疹有良好效果。

3. **养血活血、清热除湿法** 方中以当归、川芎、熟地黄养血活血；蛇床子祛风燥湿；地肤子、苦参、黄柏清热燥湿；苍耳子、牛蒡子、防风、荆芥祛风解表；牡丹皮、生地黄清热凉血；甘草解毒、调和诸药。全方标本同治，表里兼顾，扶正祛邪并举，不仅减轻了皮疹及瘙痒带来的痛苦、而且在整体上调整阴阳平衡，增强了抗病能力。

4. **健脾利湿、清热止痒安神法** 以龙胆草、炒白术、黄芩、白鲜皮、薏苡仁、珍珠母、茯苓、刺蒺藜、浮萍、牛蒡子、牡丹皮、陈皮和甘草组成方药。方中薏苡仁、白术、茯苓、陈皮健脾和胃，使脾气得升，胃气得降，使气血充足，运行通畅，达到扶正祛邪的目的。

5. **外洗法** 中药煎液外洗或湿敷对湿疹皮炎类常见皮肤病有很好的治疗作用，对HIV/AIDS 相关皮肤瘙痒症也不例外。方药由黄连、黄柏、苍术、苦参、玄参、麦冬、沙参、生地黄等组成，煎液进行湿敷或外洗治疗艾滋病相关性皮肤病瘙痒症的各型皮损均有良好的治疗作用。

临床实践表明，中药能提高和增强机体免疫功能，阻断病情继续发展，对改善患者症状、减轻其痛苦、提高生存质量和依从性起到积极作用。

第三部分　内科疾病与肿瘤相关慢性瘙痒

第 17 章　尿毒症瘙痒

尿毒症瘙痒（uremic pruritus，UP）是终末期肾病患者最常见的皮肤并发症，15%～49%的透析前患者即出现该症状，50%～90% 的血液透析和腹膜透析患者有皮肤瘙痒。它不仅严重影响患者的生活质量，部分患者甚至出现焦虑、抑郁、睡眠障碍及自杀倾向。由于其发病机制不明确、治疗效果不满意，尿毒症瘙痒已成为皮肤与肾脏病专科医师面临的一个难题。因此，本书单列一章重点介绍近年来尿毒症瘙痒的发病机制和可能有效的治疗措施。

一、病因与发病机制

尿毒症瘙痒的形成是一个复杂的病理生理过程，具体的发病机制尚未明确，可能的机制包括非尿毒症因素与尿毒症因素。非尿毒症因素主要涉及干燥症、透析相关因素和生活习惯等；尿毒症因素包括高钙高磷、高水平维生素 A、周围神经病变、继发性甲状旁腺功能亢进症等。免疫炎症假说和阿片类物质假说是近几年提出的发病机制。

（一）皮肤干燥症

皮肤干燥是尿毒症患者皮肤病变最常见的表现之一，患者皮脂腺和汗腺的萎缩、外分泌功能障碍、皮肤角质层的 pH 升高以及表皮中维生素 A 浓度升高等都是相关诱因，慢性肾病患者存在高维生素 A 血症，可引起皮肤干燥和瘙痒。研究证实，尿毒症血液透析患者的皮肤干燥患病率高于正常人，且干燥范围和程度比正常人严重，而伴有瘙痒的尿毒症血液透析患者的皮肤干燥则更加突出。但透析患者表皮的视黄醇浓度与瘙痒严重程度无关，说明透析患者的皮肤干燥与瘙痒的主要原因不是表皮的视黄醇浓度。

（二）血浆组胺水平升高

肥大细胞脱颗粒释放的组胺是最早发现的瘙痒介质之一。组胺具有强烈的血管与神经活性，可以引起皮肤和黏膜毛细血管扩张、血管通透性增加、平滑肌收缩、腺体分泌活动增强等效应，同时，组胺还可以刺激神经末梢导致瘙痒和疼痛。在正常情况下组胺通过肾排泄，尿毒症患者体内则出现组胺积聚。另外，在正常机体，血浆中组胺很快在微血管内皮细胞中失活，而尿毒症患者由于微血管受损导致组胺失活发生障碍，从而造成血浆组胺浓度进一步升高，引起皮肤瘙痒，但是患者皮肤瘙痒的严重程度与血浆中组胺水平的高低并无一定的关系，5-羟色胺（5-HT$_3$）受体拮抗药在一定程度上能起到抑制瘙痒的作用，其作用地位仍未明确。

（三）高血磷和高血钙

在慢性肾病患者，血磷水平从慢性肾病 3 期即呈逐渐上升趋势，4 期开始显著增高。在我国，50%以上的透析患者血磷明显增高。国外的研究发现，高血磷和高血钙与尿毒症瘙痒的发生直接相关，并且血钙、血磷和钙磷乘积越高，尿毒症皮肤瘙痒发生的频率也越高、程度越重。有研究认为，钙磷乘积＞70 者比＜70 者发生瘙痒的危险性高 6.63 倍。因此，对尿毒症患者要特别重视高血磷和高血钙的防治，包括及时使用磷结合剂，进行有效和充分的透析治疗，并注意对此类患者进行钙、磷和甲状旁腺素等指标的监测。

（四）与透析相关尿毒症瘙痒

透析与尿毒症瘙痒的关系一直存在争论。一方面透析是引起尿毒症瘙痒的原因，血液透析溶质的清除方式以弥散为主，对中、大分子毒素清除率较低，长期透析患者的中、大分子毒素更易在体内蓄积从而导致或加重维持性血液透析患者的瘙痒。同时透析还增加了患者与致瘙痒物质接触，如血液透析时抗凝用的肝素、软化透析管路的增塑剂、消毒用的碘、高锰酸钾、环氧树脂、赛璐玢（胶粘剂、橡皮膏）、福尔马林、环氧乙烷及甲醛、穿刺针中含有的镍等。消毒透析器和管路所使用的环氧乙烷等均可刺激肥大细胞增殖及脱颗粒，使血中组胺浓度进一步增加，提高了瘙痒症的发生概率。可引起致敏反应的物质还包括透析期间补体激活的产物（C3a、C4a、C5a）可导致柱状细胞和嗜碱细胞释放组胺。不同类型的透析膜可引起不同程度的补体激活，另一方面，临床实践提示，利用有效的透析模式并通过充分透析增加中、大分子毒素的清除水平能够明显缓解尿毒症瘙痒。

（五）血中阿片类物质增加

阿片类物质是一种中枢神经系统的神经递质，是免疫系统中重要的调节因子，尿毒症瘙痒与患者机体皮肤细胞和淋巴细胞的阿片类 μ-受体过度表达有关，这是内源性阿片系统的紊乱引起的。尿毒症患者血清中β-内啡肽/强啡肽比值的升高可导致μ-受体的过度激活，同时伴随κ-受体的下调。临床研究发现，κ-受体激动药纳呋拉啡和μ-受体拮抗药纳曲酮可改善血液透析患者的瘙痒症状，这也进一步证实阿片类物质在瘙痒症的发生中可能发挥了作用。

（六）尿毒症瘙痒患者周围神经病变

周围神经病变也是尿毒症瘙痒的发病机制之一。合并皮肤瘙痒的尿毒症患者中约 63.8%患有周围神经病变，如深浅感觉障碍、下肢不宁综合征、肌力减退等，明显高于无瘙痒的患者。病理改变主要为周围神经轴突变性伴随阶段性脱髓鞘。临床上常导致感觉和运动障碍。感觉障碍多呈对称性手套袜子样分布，下肢重于上肢，远端重于近端，可表现为难以形容的蚁走感、深部发痒或刺痛感。其原因与尿毒症代谢紊乱所致的中小分子毒性物质潴留、电解质异常、铝中毒等有关。已证实尿毒症瘙痒患者有异常的交感神经反应，表明体细胞和自主神经功能障碍可能与尿毒症瘙痒有关。

（七）免疫炎症学说

认为尿毒症皮肤瘙痒是一种系统性炎症反应，而非局部皮肤疾病。研究表明，尿毒症瘙痒患者 CD4[+]Th1 淋巴细胞过度活化导致 C 反应蛋白、肿瘤坏死因子、γ-干扰素等水平均高于无瘙痒症的尿毒症患者。C 反应蛋白是人体重要的急性时相蛋白，主要由肝细胞合成和分泌，其血浆浓度在急性炎症的早期可急剧升高 10 余倍至上百倍，并且慢性炎症时也明显上升，是判断炎症反应敏感的指标，因此，尿毒症瘙痒与炎症反应之间有着密切的关联。最近的研究发现，瘙痒症的血液透析患者血浆白细胞介素-2（IL-2）水平显著高于无瘙痒症的患者，而两组间 IL-4（Th2 细胞因子）水平却没有差异。该研究第一次指出了 IL-2 在尿毒症瘙痒中的重要作用，应用沙利度胺和他克莫司等来抑制免疫反应进行治疗，可以明显改善瘙痒症状，也进一步支持尿毒症瘙痒 Th1 细胞过度活化导致的免疫炎症的观点。

二、临床表现

尿毒症皮肤瘙痒主要表现为全身或局部不同程度的瘙痒，以额部、项背部和前臂手掌部为典型的发生部位，瘙痒呈阵发性发作，持续时间不等，常可自行缓解。白天和夜间瘙痒程度无明显差异，并且瘙痒程度与患者年龄、性别、所患肾脏病变类型无明显相关。但在夏季，由于皮肤对于瘙痒感的阈值降低，因此症状可能更为严重。患者皮肤可以正常，也可以出现抓痕、血痂、色素沉着、湿疹和皮肤肥厚等继发性损害，如单纯性苔藓、结节痒疹，甚至获得性穿通性皮病（APD）。由于瘙痒是患者的主观感觉，有明显的个体差异。因此，目前最常用的评价瘙痒程度的方法是可视模拟评分法，即使用一条长约 10cm 的游动标尺，一面标有 10 个刻度，两段分别为"0 分"端和"10 分"端，"0 分"表示无痒，"10 分"表示难以忍受的瘙痒，评测时将有刻度的一侧背向患者，患者根据自己的感受，0～10 分标出自己的瘙痒程度，0～2 分为优，3～5 分为良，6～8 分为中，＞8 分为差。

三、诊断

目前，国际上对尿毒症瘙痒没有统一的诊断标准。国内大多数人认为尿毒症期如果存在皮肤瘙痒即可以诊断为尿毒症瘙痒，它包含以下两层含义：①尿毒症诊断明确；②伴有皮肤瘙痒。国际上采用的尿毒症瘙痒诊断标准如下：①尿毒症期患者排除其他疾病所致的皮肤瘙痒；② 2 周内至少有 3 天出现瘙痒，并且每天瘙痒数次，每次持续数分钟，影响了患者生活；③以一种特定模式出现的皮肤瘙痒，持续 6 个月以上。可见，国际上采用的诊断标准似乎更为复杂和严格。

四、治疗

尿毒症瘙痒由多种因素引起，确切的病因尚不十分清楚，因而治疗方法亦多种多样。除了肾移植有明确治疗效果外，其他所有治疗的效果只是部分缓解患者的症状，提高生活质量。物理治疗方法包括光疗法，窄谱 UVB 紫外线照射疗法等，基本上没有不良反应，可以作为尿毒症瘙痒特别是药物治疗后无效者的选择。甲状旁腺次全切除术是否可作为尿毒症瘙痒的一种治疗方法争议已久，尽管临床研究证实甲状旁腺次全切除术能明显改善尿毒症患者的瘙痒，但由于甲状旁腺素与瘙痒症之间缺乏直接相关的证据，甲状旁腺次全切除术并未作为尿毒症皮肤瘙痒的常规治疗方法。主要的治疗有以下几个方面。

（一）改善透析技术

尽管有专家认为微炎症状态可能是透析患者皮肤瘙痒的发病机制之一，透析可能加重患者体内的微炎症状态，但是在过去的几十年中，尿毒症瘙痒的发生率却在逐渐下降，这可能还是与透析技术不断提高以及生物相容性膜的使用有关。因此，改善尿毒症瘙痒的第一步仍然是提高透析治疗的有效性、使用生物相容性好的透析膜、提高患者营养状态。研究证明，使用聚甲基丙烯酸甲酯（PMMA）膜的透析器能够有效缓解尿毒症患者瘙痒的程度，因为与其他高通量透析膜相比，PMMA 膜的强大吸附功能可以清除更多的细胞因子。

（二）局部外用药物

目前治疗尿毒症瘙痒的局部外用药物主要包括皮肤润滑剂、辣椒辣素乳膏、他克莫司软膏和普莫卡因洗液等，其中皮肤润滑剂为最常用药物。由于皮肤干燥与尿毒症瘙痒发生存在显著相关性，因此很多研究认为润滑剂应该作为治疗尿毒症瘙痒的一线药物。皮肤润滑剂不仅具有再水化和阻止水分蒸发的作用，而且可以通过降低皮肤内神经末梢对冷、热或烧灼感的敏感性来减轻瘙痒症状。外用辣椒素乳膏（0.025%）能耗竭和防止来自局部 C 型感觉神经末梢 P 物质的再积累而显著减轻瘙痒，并且无严重不良反应。他克莫司软膏（0.1%，0.03%），抑制 Th1 淋巴细胞，是一种安全和高效的重症患者的短期治疗选择。尿毒症瘙痒患者应使用低酸性或碱性沐浴皂，避免过度沐浴，消除羊毛或刺激性织物，这是不可忽视的重要注意事项。

（三）系统性药物治疗

1. **抗组胺药**　抗组胺类药物是临床上应用较广泛的治疗尿毒症瘙痒的口服药物，如氯苯那敏、酮替芬、西替利嗪等，但其止痒作用有限，对顽固性瘙痒的治疗效果并不明显。

2. **加巴喷丁**　加巴喷丁是一种 γ-氨基丁酸类似物，具有抗惊厥作用，它在治疗神经痛尤其是糖尿病神经病变中的作用得到肯定。由于神经痛和尿毒症瘙痒的神经病理机制相同，因此，有学者在治疗顽固性尿毒症瘙痒时使用了加巴喷丁。Gunal 等首先注意到在尿毒症瘙痒患者治疗神经痛时使用加巴喷丁，不仅神经痛得到了缓解，而且尿毒症患者的瘙痒亦得到了明显缓解。于是他们做了一项双盲使用安慰剂的随机对照研究，结果令人欣喜，参与加巴喷丁治疗的尿毒症患者瘙痒症状明显缓解，并且没有一例患者由于药物不良反应退出治疗。需要注意的是，加巴喷丁主要通过肾排泄，因此在尿毒症透析患者中的半衰期延长，使用时剂量必须调整。临床上，患者可在每次透析治疗后口服 100～300mg（起始剂量 100mg）的加巴喷丁，可以有效减轻瘙痒症状。其不良反应主要表现在神经毒性方面，包括头晕、嗜睡、有时也有疲劳和恶心等不良反应。同类药物普瑞巴林尚未见应用报道。

3. **阿片受体靶向治疗**　阿片类μ-受体拮抗药纳曲酮用于透析患者瘙痒症的治疗起源于一例病案报道，Anderson 等报道一例尿毒症患者使用纳曲酮后成功治疗了顽固性尿毒症瘙痒，但此后鲜有纳曲酮治疗尿毒症瘙痒的报道。后来，Legroux-Crespel 等用纳曲酮和氯雷他定做了一项比较研究，结果证明纳曲酮的治疗效果与耐受性均不佳，因此建议纳曲酮仅能作为二线药物来使用。与μ-受体拮抗药作用机制不同，阿片类κ-受体激动药纳呋拉啡（nalfurafine）可通过激活κ-受体抑制周围和中枢μ-受体的活性，从而抑制 P 物质诱导产生的瘙痒。一项 Meta 分析发现，在 2 项随机安慰剂对照临床研究中，纳呋拉啡的应用能够明显减轻瘙痒程度、搔抓及睡眠障碍，具有较高的安全性，结果令人鼓舞。目前，纳呋拉啡可以经静脉给药，在患者血液透析后使用，但可能会造成中枢神经系统如眩晕、失眠、头痛、困倦、恶心等不良反应。

4. **烟酰胺**　烟酰胺是维生素 B 复合物的成分之一，烟酰胺治疗尿毒症瘙痒有效与以下机制有关：通过抑制主要组织相容性复合体-Ⅱ（MHC-Ⅱ）的表达和 IL-12、γ-干扰素、IL-1 的合成抑制炎症反应；抑制环一磷酸腺苷（c-AMP）磷酸二酯酶，稳定肥大细胞和白细胞从而阻止组胺的释放；促进角蛋白细胞神经酰胺类物质的生物合成，缓解皮肤干燥。因此，烟酰胺被认为是治疗尿毒症瘙痒最有潜力的新药，但需要进一步的循证医学证据来支持。

5. **昂丹司琼**　一种选择性血清素拮抗剂，已用于尿毒症腹膜透析患者中重度瘙痒的治疗。剂量为 4mg，每日 2 次，平均 3 个月为 1 个疗程，该药物能明显减轻严重瘙痒，且治疗耐受性良好。

6. **沙利度胺**　一种选择性α-肿瘤坏死因子抑制药，有报道患者接受为期 1 周 100mg/d 的治疗，发现瘙痒强度降低 50% 以上。

7. 促红细胞生成素 疗程 5 周（36U/kg，每周 3 次），8/10 例严重瘙痒患者瘙痒评分平均降低 80%，但症状在停止治疗后 1 周内复发。治疗前检查发现这些严重瘙痒的患者血浆组胺浓度升高 5 倍，促红细胞生成素治疗后显著降低，这些发现尚未得到进一步证实。因此，促红细胞生成素可能是治疗尿毒症瘙痒的有潜力的药物，其作用可能是血浆组胺水平减低所致，但需要进一步研究。

8. 非铝非钙磷结合剂 司维拉姆是目前常用的降血磷药，用于血磷增高引起的瘙痒，推荐起始剂量为每次 0.8～1.6g，每日 3 次，随餐服用，可根据症状缓解情况和血磷水平调整剂量。除司维拉姆外还有碳酸镧、烟酸、考来替兰。

（四）物理疗法

光疗、针灸和桑拿是用于控制尿毒症瘙痒的 3 种物理疗法。

光疗的作用已通过双盲试验进行评估，尽管各家报道不一，使用 UV-B 通常显示具有治疗作用。尽管使用 UV-A 比 UV-B 更安全，但没有展示 UV-A 有任何疗效。UV-B 的止痒作用还不能完全肯定。设想的光疗治疗机制包括循环性致痒物质的灭活、减轻瘙痒的光效应物的形成、改变皮肤中二价离子含量，促进皮肤末梢神经退化。考虑患者进行这类治疗之前，必须仔细权衡紫外线辐射的潜在致癌的影响。

关于针灸，有临床应用报道，甚至让患者自行针灸治疗，方法为针刺足三里、血海、曲池、三阴交等穴，针刺可以通过腧穴作用于经络脏腑，发挥疏风清热、养血润燥等作用而起到止痒作用，但很少有严格的研究提供这一模式减少实验诱发瘙痒的证据。

干蒸桑拿浴刺激汗腺大量出汗，显示出有止痒效果，也许是通过增加潜在的致痒原排泄而起效。这种治疗有可能由于严重脱水而导致液体平衡失调的并发症。

（五）中药药浴治疗

中药药浴可"疏导腠理，通调血脉"，即"开鬼门"以使腠理疏泄，促进汗液的排泄，促进毒素自汗而出。

处方：荆芥、地肤子、白鲜皮、当归、土茯苓、川芎各 100g，紫苏叶、蝉蜕、积雪草各50g，苦参 60g。

方法：将上述药物加水 3000ml 煎煮，40 分钟后取药液约 1500 ml，然后加入适量热水，患者药浴 30 分钟，体弱患者则视情况缩短药浴时间。每天洗浴 1 次，2 周为 1 个疗程。

有学者研究显示，在透析治疗的基础上采用疏风祛湿止痒药浴法治疗尿毒症瘙痒效果良好。

（六）甲状旁腺手术治疗

甲状旁腺切除术不是尿毒症瘙痒的常规措施，但当有相关的高钙血症和甲状旁腺功能亢进时，可考虑行部分甲状旁腺切除术。

第18章 胆汁淤积性瘙痒

瘙痒是各种肝胆疾病患者的常见症状之一，常为中重度瘙痒，瘙痒的存在本身无预后价值，并不反映疾病内在的严重程度，轻度瘙痒多可忍受，重度瘙痒则显著影响患者的生活，导致严重失眠进而引发疲倦、劳累、抑郁等严重后果。对少数患者而言，即便尚未出现肝衰竭，顽固性瘙痒也可能成为肝移植的首要指征。然而，其确切的病理生理机制仍不清楚，导致对其治疗缺乏特异性的有效治疗。

由于肝胆疾病的特点是肝细胞损伤和胆管树中胆汁排泄障碍，许多胆道和胆汁淤积性疾病包括：①单纯肝细胞分泌胆汁障碍，如妊娠期肝内胆汁淤积症（ICP）、良性复发性肝内胆汁淤积、家族遗传性胆汁淤积、药物性肝内胆汁淤积和乙型病毒性肝炎、丙型肝炎病毒感染性胆汁淤积；②肝内胆管损害和二次肝内细胞分泌障碍，如原发性胆汁性肝硬化（PBC）、原发性硬化性胆管炎（PSC）、儿童胆汁淤积综合征如先天性肝内胆管发育不良征（AGS）等；③肝外阻塞性胆汁淤积，如胆道结石、胆道良性狭窄、胆道闭锁、肝门淋巴结肿大及肿瘤（胆管癌、胰腺癌）等都伴有皮肤瘙痒。据报道，高达69%的PBC患者出现瘙痒，其中75%的患者在PBC诊断之前即有瘙痒。这提示瘙痒可以作为PBS早期诊断的一个临床症状指标。PSC患者在病程中也常伴有瘙痒，但与PBC有所不同，许多PSC患者在诊断时并无瘙痒，因此其皮肤瘙痒的发生率难以评估。为提高对胆汁淤积性肝病相关皮肤瘙痒的认识和疗效，本章节对该病的发病机制、程度评价和治疗措施进行较详细讨论。

一、发生机制

胆汁淤积性瘙痒的发病机制尚不清楚，Bergasa等提出胆汁淤积瘙痒-搔抓环路假设：肝胆疾病引起胆汁淤积或分泌受损，引起血浆中的瘙痒原含量增加。血浆中积聚的瘙痒原可进入大脑，并通过神经网络向大脑传递炎症信号，改变神经传递。大脑向脊髓发出"搔抓"指令，进而引发搔抓反射。同时，瘙痒原刺激皮肤神经纤维瘙痒受体，直接发送瘙痒刺激至脊髓，引发搔抓。Imam等提出胆汁淤积性瘙痒可能的发病机制：胆汁淤积患者肝脏产生的内源性阿片肽增多，传递信号经脊髓到大脑，从而使大脑产生神经冲动使瘙痒反应增加。同时肝脏产生瘙痒原诱发皮肤神经末梢刺激脊髓，传至大脑，进而使瘙痒反应增加。并且肝脏产生类固醇代谢物、胆汁酸的增加及外周血循环中组胺的增加，可直接诱发瘙痒反应的增加。溶血磷脂酰胆碱（LPC）裂解成溶血磷脂酸（LPA）刺激无髓鞘神经末梢进而刺激大脑，产生神经冲动使瘙痒反应增加。

绝大多数学者认为，瘙痒可能与血清自分泌运动因子（ATX）活性增加和LPA形成有关。此外，胆汁酸盐、内源性阿片肽、5-羟色胺、感觉神经元的过度兴奋、雌激素和孕激素、肝肠瘙痒原改变、遗传因素（如ICP）等也可能与瘙痒相关。

（一）LPA、自分泌运动因子（ATX）与瘙痒

胆汁淤积性瘙痒症患者的血清LPA水平升高，且LPA的升高水平与瘙痒的严重程度

密切相关。此外，LPC 的去胆碱化可导致 ATX 活化，同时在胆汁淤积性瘙痒患者血清中可检测到 ATX 水平升高，其升高程度与瘙痒的严重程度直接相关，证明溶血磷脂酶 D 酶化物——ATX 活化是导致 LPA 升高的原因。

仅在胆汁淤积导致的瘙痒症中发现患者 ATX 水平升高，在其他原因导致的瘙痒症中并不能检测到这一现象。提示血清 ATX 水平增高是胆汁淤积的特有现象。而且胆汁淤积性瘙痒患者无论使用何种治疗方案，包括传统的治疗方案，如胆汁酸螯合剂、利福平和物理干预治疗如分子吸附循环系统（MARS）和鼻胆管引流，其治疗瘙痒的疗效都与血清 ATX 水平下降直接相关。可见，ATX 及其产物 LPA 在胆汁淤积性瘙痒中起着关键作用。由上可知，是胆汁淤积的生物学效应导致 ATX 水平增高和活化，继而导致 LPA 水平增高，最终导致瘙痒症发病。

（二）胆汁酸盐的作用

在胆汁淤积性瘙痒患者中，胆汁酸盐、胆红素等潴留在肝，并且在患者血液和组织中蓄积。经体外胆道引流或鼻胆管引流术清除体内胆汁可快速、显著缓解严重的胆汁淤积性肝病继发瘙痒。瘙痒可先于黄疸出现，可见胆红素并非唯一致痒原因，而胆盐则可能为致痒的首要因素。胆汁淤积性肝病患者服用胆盐后瘙痒加重，阴离子交换树脂通过结合肠道内胆盐可改善瘙痒症状。然而，瘙痒出现的频次及强度与胆汁淤积的严重程度无关，且无法证明血液、尿及皮肤中自然存在的胆盐的浓度与瘙痒程度有关。

急性黄疸型肝炎、重型肝炎等肝细胞病变严重时，皮肤瘙痒是常见症状之一，常与高胆红素血症相关。因肝细胞病变，对胆红素摄取、结合和排泄功能发生障碍，以致有相当量的非结合胆红素潴留于血中，同时因肝细胞损害和（或）肝小叶结构破坏，致结合胆红素不能正常地排入细小胆管，而是反流入肝淋巴液及血液中，导致黄疸及皮肤瘙痒。

（三）阿片类物质

慢性肝病患者中阿片类物质的浓度增加，胆汁淤积患者中阿片类神经递质的增加介导了瘙痒发生。实验动物模型表明，肝可能是内源性阿片类物质的来源，即脑啡肽原衍生的阿片类物质。这些阿片类药物在浓度较高时会诱发瘙痒。然而，也有研究结果与之存在矛盾。ICP 患者中 μ-受体活性与对照组相似。此外，PBC 患者中伴有瘙痒者和不伴有瘙痒者，两组阿片类物质的浓度也类似。原发性胆汁性肝硬化患者只有在晚期（3～4 期），阿片类物质的浓度才会升高，但是通常其临床症状如皮肤瘙痒反而有所改善。总之，阿片类物质是否参与胆汁淤积性瘙痒的发病机制仍存在争议，需要进一步研究。

（四）组胺的致痒作用

组胺是变态反应的主要介质，也被认为参与了胆汁淤积性瘙痒的发病。研究发现，PBC 和 PSC 伴有瘙痒的患者，其组胺水平升高。慢性胆汁淤积性肝病伴有瘙痒的患者，其组胺水平也显著高于无瘙痒者。仍然有几个方面不支持组胺是胆汁淤积性瘙痒的瘙痒介质。胆汁淤积性瘙痒的患者对皮肤用药的治疗反应并不像组胺水平升高的其他皮肤病瘙痒的患者，抗组胺药物对其疗效甚微。胰蛋白酶是肥大细胞活化的标志，一项研究发现胆汁淤积性疾病患者无论有无瘙痒症，其胰蛋白酶水平无差异。这表示肥大细胞脱颗粒可能并不参与胆汁淤积性瘙痒的病理生理。

（五）孕酮的代谢产物

类固醇硫酸盐和二硫酸酯，是孕酮的主要代谢产物，在 ICP 患者中浓度增加。孕妇体内的雌激素均处于高水平状态，提示 ICP 的发生可能与妊娠后半期胎盘分泌大量雌、孕激素干扰了某些孕妇肝细胞对胆盐的摄入、转运和排泄，导致肝内胆汁淤积。ICP 的主要特点是瘙痒和胆汁酸水平升高，血清胆汁酸≥40μmol/L，ICP 的发病率是 1.5%，胎儿并发症也相应增多。熊去氧胆酸（UDCA）治疗不仅可降低胆汁酸水平，也可降低类固醇二硫酸酯的水平，同时改善皮肤瘙痒。可能的机制是其促进了肝胆系统对孕酮代谢产物的排泌。

（六）血清素失衡

有研究表明，通过皮内注射生物胺血清素可诱发小鼠的搔抓行为及人类瘙痒。选择性 5-羟色胺再摄取抑制药舍曲林和帕罗西汀已较为成功地用于治疗胆汁淤积性肝病继发皮肤瘙痒。而应用 5-羟色胺拮抗药昂丹司琼改善瘙痒程度的临床研究却得到了与之相矛盾的结论。将血清素对周围神经系统和中枢神经系统的效应分为 2 种不同的作用或可以解释该现象。

（七）其他原因

其他原因尚有肝肠瘙痒原改变和遗传因素等也与瘙痒的发生有关。目前大部分文献是关于胆汁淤积性肝病引起的瘙痒的研究报道，然而非胆汁淤积性肝病也与皮肤瘙痒有关。皮肤瘙痒在慢性病毒性肝炎亦常见到，在有黄疸患者及无黄疸患者均可见到，部分患者在黄疸消退时皮肤瘙痒明显，其可能的机制包括：①胆汁刺激；②皮肤粗糙干燥、脱屑、增厚；③药物反应如使用退黄药物治疗过程中，皮肤可出现瘙痒，停药后好转；④病毒因素，Bonacini 通过一项前瞻性临床研究发现，310 例患者包括丙型病毒性肝炎（HCV）、人类免疫缺陷病病毒（HIV）、乙型病毒性肝炎（HBV）感染者（119HCV，91HCV+HIV，51HIV，31HBV+HIV，18HBV），20% HCV，8%HBV 患者出现瘙痒症状。慢性病毒性肝炎和其他非胆汁淤积性肝病引起的瘙痒与胆汁淤积性肝病引起的瘙痒可能不同，机制仍不明确，但治疗方法两者一致。

总之，目前对瘙痒发病机制有以上假设，虽然并不能清晰解释其病理生理，但是却为临床不同的治疗方式提供了一些可能的作用靶点。

二、临床表现

肝胆源性皮肤瘙痒症尤其以春秋季节多见，主要表现为全身或局限性皮肤瘙痒，以下肢及腰背部常见，无原发性皮损，反复搔抓后，可引起继发皮损，如抓痕、血痂、色素沉着等。胆汁淤积性肝病患者中 69% 出现皮肤瘙痒，同时 75%的患者在诊断胆汁淤积性肝病前都以皮肤瘙痒为首发症状。其瘙痒特点表现为强烈的瘙痒，晚间为著，常影响患者的生活质量，导致严重失眠引发各种不适，甚至抑郁、自杀。胆汁淤积性肝病并发的皮肤瘙痒症一旦出现，除非积极有效的治疗，一般不会自发缓解，且搔抓后不能缓解。

瘙痒评估：现存瘙痒评估系统包括视觉模拟量表（VAS）、瘙痒严重程度量表（ISS）和半定量评估瘙痒法。

（一）VAS

瘙痒的严重性可按皮肤抓痕分为抓痕、斑块、结节和（或）瘢痕，是在无瘙痒和最严重的瘙痒两点之间连线，患者根据自己的主观症状在这条线上标注一点以表明瘙痒的严重程度。总评分范围从 0 分（无瘙痒）到 10 分（严重瘙痒）。

（二）ISS

ISS 包括频率、对睡眠的影响、对心情的影响、对性欲望的影响、对性功能的影响、李克特量表（Likert scale）评估瘙痒强度、瘙痒涉及的身体表面共 7 项，总评分范围可以从 0 分（无瘙痒）到 21 分（最严重的瘙痒）。

（三）半定量评估瘙痒

半定量评估瘙痒根据瘙痒频率分为 4 个阶段，分别为偶尔瘙痒、无临床症状的每天间断性瘙痒、出现临床症状的每天间断性瘙痒、持续性瘙痒。

三、治疗

现存多个药物可以单独或联合应用于治疗胆汁淤积性肝病，包括考来烯胺、UDCA、抗组胺药、肝药酶诱导药、阿片受体拮抗药、5-羟色胺受体拮抗药，其具体治疗仍无明确的理论基础。此外，近年来，紫外线照射、血浆置换和体外白蛋白透析、鼻胆管引流也用于改善胆汁淤积性瘙痒，并获得较好的疗效。肝移植可应用于药物和其他方法疗效不佳的胆汁淤积性肝病。

（一）熊去氧胆酸（UDCA）

UDCA 是亲水性二羟基胆酸，最早是从中国黑熊胆汁中分离提纯而来的。UDCA 是目前治疗急慢性胆汁淤积的主要药物。UDCA 在胃内酸性环境下不溶解，至小肠碱性环境下慢慢溶解，吸收量的 60% 以上被肝脏摄取，与肝内的甘氨酸和牛磺酸结合，形成可溶性甘氨熊胆酸和牛磺去氧胆酸而分泌入胆管，并进入肠肝循环回到肝。UDCA 治疗肝胆淤积的可能机制是 UDCA 可以促进胆酸排泄，改变胆汁酸的组成，增加亲水性胆汁酸的比例，保护肝细胞核胆管细胞免受有毒胆酸的毒害，从而显著改善肝细胞学特征。

尽管 UDCA 是 PBC 治疗中最为常用一个药物，可以改善 PBC 患者的组织学和生化指标，但对瘙痒却没有可靠的疗效。但是 UDCA 可用于治疗 ICP，每天总剂量为 750 mg 的治疗可以降低大部分生化指标，包括天冬氨酸转氨酶、谷丙转氨酶和胆汁酸，并且可改善 ICP 患者的瘙痒。有研究评价了 UDCA［15～20mg/（kg·d）］对肝内胆汁淤积性疾病儿童患者的疗效，24 例患儿（7 例新生儿肝炎，7 例拜勒病，10 例特发性肝内胆汁淤积），年龄 1.5 个月至 15 岁，疗程为 12 个月。结果显示所有患者的瘙痒均得到改善，16.7% 的患者瘙痒彻底缓解。一个开放交叉研究纳入了 13 例患儿，平均年龄（12 ±2.1）岁，接受 UDCA 治疗肝内胆汁淤积症［15～20mg/（kg·d）］，有 6 例（46%）患儿瘙痒明显好转。因此，UDCA 治疗只能缓解部分慢性胆汁淤积性疾病患者的瘙痒（ICP 除外）。多数学者建议只对 ICP 患者应用 UDCA 治疗。

（二）阴离子交换树脂（考来烯胺和考来替泊）

考来烯胺和考来替泊是一种具有降低血清胆固醇水平作用的不吸收性阴离子交换树脂，可阻断胆汁酸的肠肝循环，从而降低血清胆汁酸水平，是临床上治疗胆汁淤积性瘙痒常用的药物。考来烯胺的结合能力是非特异性的，其他许多药物也能与其结合，因此服用考来烯胺后至少间隔 2～4 小时才能服用其他药物。然而，考来烯胺有异味，并可引起消化道症状，如便秘、腹胀等，因而耐受性较差。尽管从理论上来讲考来烯胺对治疗瘙痒有效，但在临床实际中应用不多。

考来烯胺和考来替泊初始计量为 4g，每日 1～2 次，并逐渐增加到 4g，每日 4 次，饭前饭后 1 小时服用。

（三）抗组胺药

抗组胺药如苯海拉明和异丙嗪等可用来治疗各种皮肤病等病症引起的瘙痒。抗组胺药可分为有镇静作用、轻度镇静作用和无镇静作用。对于胆汁淤积患者，镇静作用可能是抗组胺药物发挥治疗胆汁淤积性瘙痒作用的原因。抗组胺类药物并非胆汁淤积性瘙痒的特异性药物，但可有效缓解夜间瘙痒，可作为夜间瘙痒患者的辅助用药。

（四）阿片受体拮抗药（纳洛酮、纳美芬、纳曲酮）

目前临床试验报道阿片受体拮抗药可减少 PBC 患者的搔抓行为。纳洛酮可用于治疗顽固性瘙痒的急性期，纳美芬、纳曲酮常用于顽固性瘙痒的长期治疗。临床试验表明，纳洛酮静脉给药，首剂量 0.4mg，0.2μg/（kg·min）连续输液，纳曲酮口服剂量 25～50mg/d，纳美芬口服剂量为 60～120mg/d 可明显缓解胆汁淤积性患者的瘙痒症状。但值得注意的是阿片受体拮抗药可出现戒断症状，因此，应用阿片受体拮抗药应从小剂量开始。短期应用纳美芬和纳曲酮可改善戒断症状，提高预后。

（五）5-羟色胺拮抗药和选择性 5-羟色胺再摄取抑制药

选择性 5-羟色胺受体拮抗药昂丹司琼可有效缓解胆汁淤积性瘙痒。据报道，给予胆汁淤积性肝病患者昂丹司琼 4～8mg 静脉推注，30～60 分钟后瘙痒症状显著减轻，持续时间达 2～6 小时，选择 8mg 昂丹司琼口服，1 周后见效。应用 5-HT$_3$ 受体拮抗药对胆汁淤积性肝病并发皮肤瘙痒的疗效还存在争议。

选择性血清素再摄取抑制剂舍曲林、帕罗西汀可能改善胆汁淤积性肝脏疾病（包括 PBC、PSC、慢性丙型肝炎和坏死性肝硬化）导致的慢性瘙痒，其作用取决于 5-羟色胺在胆汁淤积性瘙痒发病机制中所起的作用。舍曲林的最佳治疗剂量为 75～100mg/d。我国近期的一项临床研究也证实，舍曲林治疗 PBC 患者皮肤瘙痒症状有一定的疗效且所有患者耐受性良好。舍曲林主要经肝脏代谢，因此肝功能不全的患者应减少剂量或用药次数。但是，它不受肾功能或透析的影响。舍曲林禁忌证包括：在过去 2 周内服用单胺氧化酶抑制药（MOA），或同时服用匹莫齐特。罕见的不良反应有恶心、头晕、腹泻、幻视、疲劳。

（六）肝药酶诱导药

肝药酶诱导药苯巴比妥和利福平也可改善瘙痒。有研究表明，利福平 300～450mg/d 或 10mg/（kg·d），可在 7 天内使瘙痒缓解，6 周内使 50%患者的瘙痒消失。其确切机制尚未阐明，但有研究表明，用利福平治疗美沙酮（一种镇痛药）成瘾患者时可引起阿片戒断反应，因此利福平可能存在阿片拮抗作用，进而缓解胆汁淤积性瘙痒。另一种酶诱导剂苯巴比妥（每次 60mg，每日 3 次）可增加胆汁酸非依赖性胆汁流，诱导细胞色素 P450，增加胆汁酸羟化，对瘙痒有改善作用。

值得注意的是，使用利福平后患者尿色变红，还可出现中毒性肾损害，偶有溶血发生。治疗瘙痒剂量范围内的利福平可有肝脏毒性，所以用药期间必须随访肝功能。另外，利福平可通过干扰维生素 D 的吸收而加重骨质软化；通过超敏反应引发胆汁淤积性肝炎，甚至发生胆汁淤积性瘙痒等并发症。事实上，由于利福平潜在的不良作用，对于其在 PBC 患者的应用仍持保留态度。

（七）NB-UVB 光疗

药物治疗无效或不耐受的情况下采取或药物联合 NB-UVB 光疗，临床应用证明有一定疗效。

（八）血浆置换和体外白蛋白透析

虽然迄今为止没有血浆置换和体外白蛋白透析相关的研究报道，但是有不少病例分析表明，血浆置换和 MARS 可有效治疗胆汁淤积性肝病及缓解瘙痒症状。

（九）肝移植手术

经上述治疗无效的顽固性瘙痒患者，如已严重影响患者生活质量，可考虑进行肝移植手术。

　　欧洲肝脏研究学会（EASL）提出的关于治疗胆汁淤积性瘙痒的指南如下：胆汁淤积性肝病患者，如有胆管阻塞，则进行特殊治疗充分引流胆汁，如无胆管阻塞，则需要正确管理和控制胆汁淤积情况，可首次进行考来烯胺 4～16mg/d 治疗，如能有效控制症状，则持续治疗，同时监测脂溶性维生素水平；如无效或产生耐受，可将考来烯胺换成利福平 150mg/d 治疗，治疗的同时需要监控肝功能，如仍无效则增至 600mg/d，若仍无效或产生耐受，则换成舍曲林 25～50mg/d，效果不佳者增至 75～100 mg/d，若仍无效或产生耐受，则应进行实验室干预如紫外光照射法、体外白蛋白透析、鼻胆管引流等；如不能有效改善病情，则可选择进行血浆置换和 MARS 治疗，若以上方法均无效，则应进行肝移植。

第19章 糖尿病瘙痒

皮肤瘙痒是糖尿病很常见的皮肤并发症，对患者的生活质量产生了很大的影响，尤其是对老年患者，其影响更为明显。皮肤瘙痒有时也是早期诊断糖尿病的线索之一。糖尿病皮肤病变占糖尿病患者并发症的30%左右，其中皮肤瘙痒症的发病率始终居高不下，有学者的研究结果表明皮肤瘙痒症居糖尿病皮肤病变的首位，从整体上来看，糖尿病患者皮肤瘙痒症的发病率是正常人群的 2～3 倍。认识糖尿病并发皮肤瘙痒的发病机制、临床表现特点，对于指导其预防和治疗很有必要。

一、病因与发病机制

（一）皮肤干燥

糖尿病患者外周血管受损，导致局部皮肤血供不良而引起皮肤屏障功能下降，水分由表皮深部向角质层扩散增加。因此，环境湿度越低，如秋冬季节、空调环境等，皮肤干燥越明显。糖尿病患者外周神经损伤，会导致汗液排出异常及皮肤角质层含水量减少。糖尿病患者脂类代谢异常，微循环调节机制受损，结构和功能亦受损，导致皮肤微循环障碍，加重皮肤干燥。随着年龄的增长，导致皮肤中所含的脂质成分降低及皮肤的屏障功能下降。研究显示，干燥皮肤中肥大细胞和组胺数量增加，而组胺是产生皮肤瘙痒的重要神经递质之一。

（二）微血管和周围神经病变

微血管病变是糖尿病的主要并发症。绝大多数中晚期糖尿病患者，周围小动脉粥样硬化或狭窄，引起循环障碍，皮肤组织血流量减少，导致皮肤组织变性和坏死，继发感染，引起瘙痒。微血管病变导致神经病变，包括自主神经、感觉神经和运动神经。周围神经病变引起皮肤结构或功能障碍，汗液分泌减少，皮肤容易瘙痒并发生皲裂，微生物入侵。研究结果证实周围神经病变患者瘙痒症发生概率明显增加。而且，临床上通过抗凝、活血化瘀等治疗，可降低糖尿病皮肤瘙痒症患者瘙痒面积和瘙痒持续时间，从而提示微血管病变与糖尿病皮肤瘙痒相关。

（三）皮肤感染与免疫性炎症

糖尿病患者由于外周血管受损，导致皮肤血供不良而引起皮肤生理及免疫屏障破坏，从而易继发细菌、真菌及病毒感染，加重皮肤损伤，引起皮肤瘙痒。一些学者研究发现，糖尿病患者皮肤上的细菌数量不增反降，一些常居菌数量减少十分明显，糖尿病患者皮肤菌群的正常平衡被打破，致病菌尤其是金黄色葡萄球菌、真菌感染增加，释放抗原模式分子，通过表皮郎格罕细胞及炎症性树突状表皮细胞，激活细胞免疫及体液免疫而产生变态反应。

糖尿病皮肤瘙痒症与免疫功能之间的关系目前还不是很清楚。但是前面的研究已经证实 T 淋巴细胞表型及功能在瘙痒症患者中发生明显变化。提示 T 淋巴细胞亚群变化的糖尿病患者可能伴随着细胞免疫功能缺陷。临床上用西替利嗪等具有抗炎作用的药物治疗糖尿病皮肤瘙痒症患者取得了良好效果。西替利嗪为第二代抗组胺药物，同时也能够抑制除组胺以外其他炎症反应，减少多种炎症介质的大量释放，具有良好的止痒效果。因而，糖尿病皮肤瘙痒症患者可能存在免疫功能异常。

（四）药物过敏

口服降糖药或注射胰岛素引起药物过敏造成皮肤瘙痒。

（五）综合影响

糖尿病患者皮肤屏障功能及保湿功能下降，皮肤逐渐干燥引起全身或局部瘙痒，继而引发搔抓，搔抓有可能造成皮肤屏障进一步受损而加重瘙痒，长期瘙痒-搔抓还可能导致中枢和外周神经敏化，轻微刺激容易引发瘙痒。此外，年龄、糖尿病病程、血糖水平、吸烟、糖尿病并发症及血脂异常可能为糖尿病合并瘙痒症的危险因素。年龄越大，患者的皮肤干燥程度越大，瘙痒症就可能越重。糖尿病出现的多尿使皮肤失水加重，皮肤变得更加干燥。干燥的同时，患者因瘙痒所致的搔抓刺激可使角质层屏障进一步受损，甚至发生炎症反应，从而产生瘙痒-搔抓-刺激-瘙痒的恶性循环模式。血糖越高，使患者皮肤水分脱失更加严重，从而导致瘙痒更明显。糖尿病较高的尿糖可以直接刺激皮肤黏膜，引起瘙痒。

二、临床表现

（一）主要症状

早期主要表现为全身或局部皮肤瘙痒，呈游走性、阵发性，以夜间发作为重，而无任何原发性皮肤损害，病久或严重者可出现抓痕、红斑、丘疹、色素沉着、皮肤干燥脱屑、血痂和皮肤肥厚皲裂等继发性损害。全身性皮肤瘙痒症多见于老年糖尿病患者，其发病时间、程度和部位均不相同，常由一处开始逐渐扩延，甚至可遍布全身，局部瘙痒常见于外阴和肛门部位，其次是腰背及小腿。

（二）相关症状

糖尿病皮肤瘙痒常给患者带来极大困扰，可出现烦躁、焦虑、忧郁、失眠、食欲缺乏等心理和神经精神障碍。皮肤瘙痒导致搔抓，反复的搔抓会刺激皮肤增厚、湿疹化，严重时可导致皮肤感染，甚至淋巴管炎等。以上病症又可加重糖尿病皮肤瘙痒症状，形成恶性循环。

三、治疗与预防

（一）基础治疗

在内分泌科医师指导下积极控制血糖，调节血脂及治疗并发症。

（二）一般性治疗

1. 保护皮肤屏障　加强皮肤清洁、保湿润肤护理，有助于提高皮肤屏障功能，减少瘙痒发生及减轻瘙痒程度。切忌搔抓，搔抓可使瘙痒蔓延，一旦抓起来很难控制。身体某处瘙痒时，可涂擦止痒药物，冷水湿敷或轻轻拍打痒处止痒。洗澡频率适度，秋冬季可根据自身皮肤的干燥程度不同，一般以一周 1～3 次为宜；水温要适宜，控制在 37～40℃ 为好，不要用过热的水烫洗；不要过度用毛巾搓洗皮肤；宜用中性或偏弱酸性沐浴液或浴皂，而且使用频率宜适当减少。外用保湿润肤霜，如含甘油、凡士林等成分的传统润肤剂以及含多元醇类、酰胺类、乳酸和乳酸钠、吡哆烷酮羟酸钠等新型润肤剂，加强皮肤保湿润肤。

2. 减少对皮肤的刺激　如内衣穿柔软纯棉衣物，避免化纤、皮毛衣物的刺激。饮食宜清淡，尽量避免饮酒、吃辛辣食物等。

（三）局部止痒治疗

外用冷却剂和局部麻醉药，包括薄荷脑、樟脑、石碳酸，这些物质刺激神经末梢传递冷感掩盖痒感，局麻药利多卡因和丙胺卡因的混合物恩纳（EM-LA）也有抗瘙痒作用。

（四）全身止痒治疗

如瘙痒明显者可给予第二代 H_1 抗组胺药口服治疗，如氯雷他定 10mg，每日 1 次；西替利嗪 10mg，每日 1 次；咪唑斯汀 10mg，每日 1 次；条件允许的情况下，可考虑第三代抗组胺药左西替利嗪、地氯雷他定、非索非那定和卢帕他定治疗，非组胺抗炎活性比上述药物强，镇静作用小，与第一代抗组胺药相比作用持续时间较长。严重影响睡眠者睡前可给予第一代抗组胺药，如氯苯那敏 4mg，每日 1～3 次；赛庚啶 2～4mg，每晚 1 次。对更严重、顽固的糖尿病全身性瘙痒患者，可给予沙利度胺（反应停）或抗抑郁药物，如三环类抗抑郁药多塞平，对于合并有胆汁性瘙痒及尿毒症性瘙痒的患者可给予阿片受体拮抗药，如纳洛酮，有良好的短暂性止痒作用。抗癫痫药物加巴喷丁因可阻断瘙痒的神经传导，也可达到止痒的目的。

（五）改善微血管和周围神经病变

1. 改善微血管血液循环　可使用血管活性药物。

2. 抗组织氧化应激反应　硫辛酸具有强效抗氧化应激作用，它属于维生素 B 类化合物，在多种酶复合体中作为辅酶起作用，可直接清除羟基自由基、过氧化氢、单线态氧、一氧化氮自由基、过氧化亚硝基和次氯酸。硫辛酸还可以使细胞黏附分子 ICAM-1 和 VCAM-1 表达下调，改善内皮功能紊乱，并促进 NO 的产生，抑制 MCP-1 的生成，改善糖尿病患者由 NO 介导的血管舒张功能。

3. 促进周围神经病变修复　近十几年来，鼠神经生长因子（mNGF）在国内糖尿病微血管和周围神经病变等并发症中的应用效果得到了验证，显示出其重要的临床价值。患者使用鼠神经生长因子治疗安全、效果显著，可提高患者生活质量，快速改善症状及体征，改善患者远期预后，与其他营养神经、改善血液循环的药物联合使用疗效更为显著。

4. 其他辅助治疗　维生素 B_1、维生素 B_{12}、维生素 C、钙剂。

（六）继发湿疹的治疗

有时某种刺激因素导致剧烈瘙痒，皮损受刺激后产生湿疹样变，可表现为皮肤表面出现丘疹、丘疱疹、水疱，甚至可有糜烂、渗出、抓痕、结痂及苔藓样变。此时，可外用糖皮质激素控制炎症和瘙痒症状，同时加强皮肤保湿润肤护理。因糖尿病患者皮肤屏障功能下降，对细菌等抵抗力差，极易造成微生物感染或定植而加重湿疹的发生和发展，需及时处理，以利于及早控制，避免进一步恶化。必要时，可使用复方甘草酸铵或苦参碱滴注以控制炎症反应，可同时口服抗组胺药止痒，并有针对性地减少皮肤表面有害微生物载量。

（七）控制皮肤细菌、病毒及真菌感染

继发细菌感染时，外用抗生素，如莫匹罗星软膏，必要时系统应用抗生素，如头孢类、大环内酯类口服；病毒感染时一般外用抗病毒治疗效果有限，必要时应根据病毒类型系统用药；真菌感染时外用抗真菌药物，如硝酸咪康唑乳膏、酮康唑乳膏等，必要时系统用药，如伊曲康唑 0.2g，每日 1 次，疗程 7～14 天。

（八）中医药治疗

中医药治疗糖尿病皮肤瘙痒症有其独特优势，合理的应用对此类患者可能带来可喜的疗效。中医药治疗糖尿病皮肤瘙痒症须辨证分型，不同医家面对不同的患者和病情，辨证各有不同。通常将本病分为 3 型。①血虚生风、肌肤失养型：方选熟地黄、何首乌、蒺藜、白鲜皮各 15g，白芍 12g，川芎、当归、防风、蛇床子各 10g，蝉蜕 7g。②阴虚火旺、热郁肌肤型：药用生地黄、白鲜皮各 20g，赤芍、丹参、蒺藜各 15g，知母 12g，蝉蜕 7g，牡丹皮、防风、地肤子各 10g。③脾虚失运、温蕴肌肤型：药用茯苓 15g，白术、陈皮、地肤子、当归、苦参、防风、蒺藜各 10g，蝉蜕 7g，白鲜皮 20g。各型如久治不愈者，加全蝎 6g，乌梢蛇 15g。各方总有效率为 91.2%。

中医药外治法也很值得重视，采用中药（荆芥、防风、苦参、白鲜皮、蛇床子、当归各 30g）外洗治疗，如血糖能控制在理想范围，有效率可达 90% 以上。

（九）窄谱 UV-B 治疗

有杀菌、消炎、促进皮肤屏障修复的作用，适用于糖尿病皮肤瘙痒的治疗。

（十）预防

糖尿病皮肤瘙痒症患者平时预防应注意以下几点：①定期监测血糖，通过药物、合理的膳食、运动、良好的生活习惯控制血糖，减少瘙痒症的发生。②糖尿病瘙痒症患者除利用药物控制外，还应注意洗澡次数和方法，老年人每周洗澡次数不要超过 2 次。要保证皮肤角质层及皮脂膜的完整。洗澡时，不要用热水浸泡及搓洗，否则会导致正常角质细胞过多脱落、皮脂膜变薄、皮肤屏障受损而致皮肤瘙痒症的发生。③根据季节、气候及个人的皮肤状况进行调整。夏季皮肤新陈代谢旺盛，皮脂及汗液分泌较多，可以适当增加洗澡的次数，可使用清洁作用较强的沐浴露。入秋以后，就要减少洗浴次数，每周洗 1～2 次即可。洗澡时间不要过长，水温应在 40℃ 以下。另外，冬季沐浴应使用含滋润成分的沐浴露，浴后全身涂抹润肤剂。④穿着宽松纯棉的贴身衣服，衣服上不要残留洗涤液等化学成分。⑤冬季室内采暖温度不宜过高，可用加湿器或种植花草等方法来保持适宜的湿度，以减少皮肤水分的蒸发，减少瘙痒症的发生。

第20章 甲状腺功能亢进相关瘙痒

甲状腺功能亢进症（甲亢）相关瘙痒症发病率相对较低，约10%的瘙痒症患者与甲亢有关，约7%的甲亢患者并发皮肤瘙痒。

甲状腺功能亢进症是一种多病因的综合征，人群发病率在1%～2%，男女发病率比值为1：5～1：10。其中以毒性弥漫性甲状腺肿伴甲状腺功能亢进（Graves病，GD）最为常见，GD占甲亢的90%以上，高发年龄为20～50岁。一般情况下所谓甲亢虽不能与GD画等号，但实际上指的就是GD。甲亢综合征的主要症候群，特别是高代谢症候群主要系高甲状腺素血症所致。此外，与高甲状腺素血症相关的交感神经活性，尤其β活性增高亦有关系。由于甲亢瘙痒有几种不同类型，包括甲亢性瘙痒症、甲亢性荨麻疹、胫前黏液性水肿，其发病机制尚不明确，有必要首先对甲亢进行分类，然后分别简述其发病机制、临床特征及其处理。

根据甲状腺吸 ^{131}I 率（RAIU）的不同，可将甲亢分为两大类。①RAIU增高的甲亢：GD甲亢最多，次为单个或多个结节性毒性甲状腺肿及甲状腺腺瘤。②低RAIU甲亢：主要有各类甲状腺炎伴甲状腺素释放入血增多时（一过性甲亢）、碘甲亢、外源甲状腺服用过多、水泡状胎块及甲状腺癌等。

一、发病机制

GD的发病机制涉及遗传因素、环境因素及自身免疫因素3个方面，一般认为GD以遗传易感因素为背景，在感染、精神等因素作用下，诱发体内的自身免疫功能紊乱。近年来的研究发现炎症反应和氧化应激产物在GD的发病及病理进展中起重要作用，与多种免疫细胞及因子共同参与了GD发病，并互为因果。在自身免疫疾病过程中，T淋巴细胞及其相关因子发挥了至关重要的作用。T淋巴细胞可分为CD4$^+$T细胞和CD8$^+$T细胞两大群，习惯上将CD4$^+$T细胞按细胞分化和功能特征分为辅助性T细胞（Th）和调节性T细胞（Treg）。

（一）Th1及其相关因子的作用

Th1为初始CD4$^+$T（Th0）细胞在白细胞介素-12（IL-12）等细胞因子作用下分化而成，主要分泌IL-2、γ-干扰素（IFN-γ）、肿瘤坏死因子-α（TNF-α）等。大量研究提出Th1细胞在GD早期起主要作用，其可能与IFN-γ诱导刺激甲状腺上皮细胞分泌CXC趋化因子配体10（CXCL10）有关，后者又名干扰素诱导蛋白10（IP-10），是一类可趋化淋巴细胞的蛋白质，主要靶细胞为活化的T淋巴细胞，介导Th1型炎症反应。研究证实，GD患者血清CXCL10水平显著增高，尤其是初发GD患者；且CXCL10在甲状腺滤泡细胞及Graves眼病（GO）的眼肌纤维细胞、眼眶前脂肪细胞中有较高的表达。治疗GD的主要药物是甲巯咪唑，具有免疫调节的作用，主要原因为抑制CXCL10、IFN-γ及TNF-α的产生，从而抑制Th1介导的免疫反应，促进Th1向Th2转化。

（二）Th2及其相关因子的作用

Th2为Th0在IL-4等细胞因子作用下分化而成，主要分泌IL-4、IL-5、IL-6、IL-13等细胞因子，辅助 B 细胞增殖分化，介导体液免疫应答。目前普遍认为 Th2 在 GD 晚期起主要作用，Th2 主要协助 B 细胞产生大量 TSHR 抗体。研究发现，GD 患者外周血产生 IL-4 的淋巴细胞数目显著增多，GD 患者血清中 Th2 分泌的 IL-4、IL-5 升高，故认为 Th2 对 GD 的发病起至关重要的作用，并提出 GD 是一种体液免疫为主的自身免疫性疾病。许多学者提出 Th1/Th2 细胞失衡导致 GD 发生，治疗 GD 的药物可通过重建 Th1/Th2 平衡达到治疗目的。研究证明过氧化物酶体增殖物激活受体α（PPARα）激活剂通过抑制 Th1 和 Th2 从而抑制 CXCL10 和 CCL2 在甲状腺组织中的分泌而起到调节免疫反应的作用，为治疗 GD 提供新思路。

（三）Th17 及其因子的作用

Th17 为 Th0 在转化生长因子（TGF）、IL-6、IL-23 等细胞因子作用下分化而成，可分泌 IL-17A、IL-17F、IL-2 和 IL-22。IL-6 与 TNF-γ协同下可诱导 Th17 细胞的分化，加强甲状腺组织局部的免疫反应。研究证实，Th17 与 GD 的发生、发展及疾病的严重程度有一定的关联。

（四）Treg 细胞及其因子的作用

Treg 细胞按起源可分为天然 Treg 细胞和诱导 Treg 细胞。叉状头转录因子 P3（Fox P3）是 Treg 的特征性转录因子，也是参与其分化、发育的关键分子。$CD4^+ CD25^+$ Treg 细胞是维持机体免疫平衡的关键调节因素，对免疫应答进行精细的调节。实验表明，通过剔除小鼠 Treg 细胞，可使 TRAb 产生的敏感性增强，诱导 GD 发生。GD 患者外周血单核细胞 TregFox P3 mRNA 水平低于正常，且 GD 组 Treg（$CD4^+CD25^+$Tcell）功能下降，在甲状软骨内注射地塞米松 72 小时后再采用流式细胞仪检测到 Treg 功能得到改善，较好地诠释了临床应用地塞米松治疗 GD 的机制，提出了在难治性 GD 中地塞米松可能成为简单可行的治疗方案。

（五）Th22 细胞亚群

Duhen 等于 2009 年分别报道一群分泌 IL-22、不分泌 IL-17 和 IFN-γ的 $CD4^+$ Th 功能亚群，可下调芳香烃受体和 RORC 表达，该类细胞命名为 Th22。目前实验研究发现 Th22 在正常情况下，与其他细胞亚群互相调控，使机体处于平衡状态。主要效应因子 IL-22 除感染性疾病以外，在自身免疫性疾病（如银屑病、Crohn 病、溃疡性结肠炎、类风湿关节炎等）中表达有所上升。目前，Th22 及其相关因子与 GD 的关系尚未清楚，探究 Th22 生物学功能及效应因子与 GD 的关系，将可能为其治疗开辟新方法。

（六）甲状腺自身抗体

迄今为止，研究发现 GD 患者体内存在 10 多种甲状腺自身抗体，其中抗甲状腺过氧化物酶抗体（TPOAb）、甲状腺球蛋白抗体（TGAb）、促甲状腺素受体抗体（TRAb）等自身抗体在 GD 发病中的作用已基本明确，并且是临床常规检测指标，但部分临床医师对其认识并不充分。

1. 甲状腺过氧化物酶抗体（TPOAb） 甲状腺过氧化物酶（TPO）是一种含有血色素辅基的膜结合糖蛋白，也是催化甲状腺激素合成的关键酶，具有特殊的免疫学活性。TPO 的免疫优势区存在于 TPO 分子的胞外区，是刺激免疫系统生成 TPO 抗体的有效表位。甲状腺过氧化物酶抗体（TPOAb）是一组针对 TPO 不同抗原决定簇的多克隆抗体，它通过参与辅助 T 淋巴细胞（$CD4^+$ T 细胞）的活化、抗体依赖的细胞毒作用（ADCC）、补体依赖的细胞毒作用（CDC）、抑制 TPO 酶活性等方式导致甲状腺滤泡细胞破坏。TPOAb IgG 根据重链结构的不同分为 4 个亚型，即 IgG_1、IgG_2、IgG_3、IgG_4。GD 患者的 TPOAb 主要以 IgG_2 亚型为主。TPOAb 抗体滴度越高表明免疫性炎症越活跃，组织破坏越严重。

2. 甲状腺球蛋白抗体（TGAb）　甲状腺球蛋白（TG）是由甲状腺滤泡上皮细胞合成和分泌的可溶性的碘化糖蛋白，主要以胶体形式储存于甲状腺滤泡腔中。病理状态下，由甲状腺分泌或溢漏入血，是甲状腺破坏的标志。甲状腺球蛋白抗体（TGAb）与甲状腺球蛋白结合后，可通过 Fc 受体与结合的抗体相互作用激活 NK 细胞，攻击靶细胞，导致甲状腺细胞破坏。TGAb 还影响 TG 抗原的摄取、加工、催化 TG 水解，导致自身免疫性甲状腺疾病的进展。TGAb 也包括 IgG_1、IgG_2、IgG_3、IgG_4 4 个亚类，其中 IgG_1 和 IgG_4 占优势，但 IgG_2 功能活性最高。GD 患者主要以 IgG_4 为主。

3. 抗 TPO/TG 天然双特异性抗体（TGPOAb）　TGPOAb 是既能结合 TG 也能结合 TPO 的双特异性抗体，主要存在于有高滴度 TGAb 及 TPOAb 的患者体内。它的产生可能是由于 TPO 与 TG 具有同源性的抗原决定簇。目前认为这种抗体可能对机体具有保护作用，一方面，它能降低单特异性 TPOAb、TGAb 的含量，减弱单特异性抗体直接的致病作用；另一方面，与甲状腺抗原结合后占据了 TPO 或 TG 的抗体结合表位，能起到保护性的封闭作用，阻止了单特异性抗体与抗原的结合，从而避免了免疫应答的激活。

4. 促甲状腺素受体抗体（TRAb）　TRAb 是由甲状腺 B 淋巴细胞产生的，针对甲状腺滤泡细胞表面 TSH 受体（TSHR）的自身抗体，是一类具有异质性的多克隆抗体。目前认为 TRAb 主要有以下几种。

（1）甲状腺刺激性抗体（TSAb）：又称甲状腺刺激免疫球蛋白（TSI），与甲状腺滤泡膜上的 TSH 受体结合，刺激甲状腺滤泡生长并使其功能亢进，是导致 GD 的主要原因。

（2）甲状腺刺激阻断抗体（TSBAb）：对 TSH 受体具有一定的亲和力，可占据 TSHR 并阻断 TSH 与 TSHR 结合，从而导致甲减，也是部分自身免疫性甲状腺炎患者发生甲减的致病因素。

（3）甲状腺生长刺激免疫球蛋白（TGI）：为中和性抗体，部分 GD 患者可检测到此抗体，其与 TSH 受体结合后仅刺激甲状腺细胞增生，不引起甲状腺功能改变，可能与 GD 甲状腺外症状和突眼、胫前水肿等有关。由于目前检测 TSAb 与 TSBAb 有困难，故普遍采用检测 TRAb 代替。临床上 TRAb 主要用于 GD 的诊断、鉴别诊断及疗效预测。

（七）GD 的氧化应激及炎症反应

甲状腺激素合成和代谢过程都伴随自由基产生。生理状态下，在甲状腺激素的合成过程中需要过氧化氢，产生大量超氧物质。甲状腺具有完备的抗氧化酶系，如甲状腺过氧化物酶、谷胱甘肽过氧化物酶、硫氧还原蛋白、过氧化还原蛋白-5 及过氧化氢酶等，它们共同构成抗氧化屏障，保护甲状腺免受超氧自由基的损害。然而，在 GD 患者体内由于 TR-Ab 持续刺激 TSH 受体分泌大量甲状腺激素，高水平的甲状腺激素参与了自由基的大量产生，同时产生大量超氧物质（ROS），超出机体抗氧化系统清除能力，可引起脂质膜的氧化损伤。

很显然，这种受损的活性氧代谢与 GD 初期的免疫反应密切相关，研究结果发现，氧化应激可以激活 GD 患者淋巴细胞 NF-κB 信号通路，增加患者血清免疫球蛋白水平，氧化应激的产生又能刺激体内趋化因子及炎症因子如白细胞介素 IL-12、TNF-α 等的表达，并激活 Th 细胞，提示氧化应激与 GD 患者体内的炎症反应密切相关。

（八）GD 皮肤瘙痒机制

到目前为止，GD 皮肤瘙痒的机制不明，可查到的研究资料很少。根据 GD 的发病机制和瘙痒的发生机制可以做如下解释。

（1）已明确 GD 是一种自身免疫性疾病，其发病涉及 Th1/Th2、Th17/Treg 细胞和 IL-17A、IL-17F、IL-2、IL-22 和 CXCL10、IFN-γ、TNF-α等多种细胞及细胞因子的免疫调节紊乱；因此，与 GD 相关的皮肤瘙痒也应与这种免疫调节紊乱有关。

（2）GD 可并发多种自身免疫性疾病，除胫前黏液性水肿、瘙痒症外，还包括神经节段型白癜风、斑秃、银屑病、硬皮病、糖尿病、类风湿关节炎、炎性肠病等，以胫前黏液性水肿为例，其发病机制可能与 GD 患者血清中促甲状腺激素受体抗体识别皮损部位成纤维细胞上促甲状腺激素受体蛋白，引发自身免疫损害，大量黏蛋白合成并沉积于真皮引起局部黏液性水肿。而成纤维细胞广泛存在于皮肤组织中，因此，由 GD 患者血清中促甲状腺激素受体抗体识别成纤维细胞上促甲状腺激素受体蛋白的免疫反应也应广泛存在。

（3）与 GD 相关慢性荨麻疹瘙痒，可能与 Th2 调节 B 细胞产生大量 IgE 抗体有关，有研究测得 GD 患者与组胺释放活性相关的高亲和力 IgE 受体、自身抗体和抗 IgE 的自身抗体，以及甲状腺自身抗体升高，IgE 与其自身抗原或其他抗原性物质发生结合反应即可产生活性物质，或产生 IL-4、IL-5、IL-13 等细胞因子直接或间接引起变态反应，在皮肤上出现风团和人工划痕症等变态反应性皮损。

（4）氧化应激在 GD 合并白癜风和斑秃中与免疫紊乱形成的恶性循环可能也与存在于 GD 相关的皮肤瘙痒。

（5）GD 相关皮肤瘙痒可能存在遗传易感性。

（6）GD 相关瘙痒症常规治疗不能缓解病情，而随着 GD 病情的控制瘙痒也随之缓解，理论上支持上述对甲亢相关瘙痒发病机制的解释。

二、临床表现

（一）甲亢相关瘙痒的特点

（1）甲亢相关瘙痒症可表现为不明原因全身瘙痒如蚁行感，甚至阵发性奇痒，夜间加重影响睡眠，皮肤无原发性特征性皮疹。可因反复搔抓而继发躯干多处表皮剥脱、条索状抓痕、四肢片状慢性湿疹样皮损，覆盖有血痂，周围红晕、苔藓化及色素沉着。

（2）甲亢相关慢性荨麻疹明确诊断时病情通常已持续半年以上，发作时为大小不等的风团，风团持续时间一般较长，有的可持续 24 小时以上，多数患者呈持续性（每天）发作，瘙痒较剧烈并可能伴有灼热感，搔抓时难以缓解。

（3）胫前黏液性水肿的瘙痒为皮损部位局限性阵发性瘙痒，程度一般较轻。经常搔抓可在原有黏液性水肿橘皮样皮损的基础上，出现表皮增厚、苔藓化、色素沉着。

（二）伴随表现

甲亢相关瘙痒症和荨麻疹严重影响睡眠，患者常感头晕、乏力、面部潮红、心悸、多汗、易怒。甚至出现不明原因腹泻、消瘦。

皮肤的变化：甲亢瘙痒患者起初皮肤细嫩，柔软如"天鹅绒样"，犹如婴儿皮肤。同时皮肤潮湿、多汗，尤以掌心及足底为甚、皮温增高，此与自主神经功能失调的多汗及焦虑状态的多汗迥异；后者皮温不增高。皮肤虽湿润，但少油腻，原有痤疮可获改善。常伴有手掌红斑和面部、颈、前胸潮红。瘙痒日久，可出现皮肤干燥、粗糙、抓痕、脱屑。

三、诊断与鉴别诊断

（一）诊断

甲亢相关瘙痒症的诊断并不只是"甲亢患者的瘙痒，排除其他原因就是甲亢瘙痒症"。特别是皮肤科门诊，伴随甲亢的瘙痒患者就诊时，并不会一开始就告诉你他是甲亢患者或他的瘙痒是由甲亢所致，他有可能更不知道他是甲亢患者或他的瘙痒是由甲亢引起。因此，当我们面对"久治不愈"的慢性瘙痒时，思维不能只停留在"过敏""皮肤病"的层面，而要树立起整体思维习惯，全面分析瘙痒的病因。

1. 详细询问病史　如瘙痒的时间节律、什么情况下加重，什么因素可缓解，有什么伴随症状。如瘙痒时伴有头晕、乏力、面部潮红、心悸、多汗、易怒等就应进行甲亢相关的检查。

2. 实验室检查　对怀疑有甲状腺功能异常患者进行下列检查。

（1）甲状腺功能检测：TSH、T_3 与 T_4 联合检测，必要时检测 FT_3、FT_4。

甲状腺抗体检测：主要包括 TRAb、TGAb 与 TPOAb。临床上 TPOAb 和 TGAb 的测定对于桥本甲状腺炎（HT）的诊断及鉴别诊断具有重要意义，TRAb 主要用于 GD 的诊断、鉴别诊断及疗效预测。

（2）自体血清皮肤试验（ASST 试验）：是收集患者的自体血清，在其正常皮肤做皮试，观察皮试是否引起风团、红晕。ASST 试验被认为是筛选 GD 伴荨麻疹/瘙痒患者是否存在自身抗体的特异性和敏感性方法之一。ASST 试验阳性并非具有临床意义，一般需要通过嗜碱性细胞组胺释放试验证实。

3. 彩色多普勒超声检查　可观察到甲亢患者甲状腺动脉的最高流速、平均流速及管径均显著高于正常。

上述检查证实瘙痒患者存在甲亢，并排除其他原因，这时我们可以说"甲亢患者的瘙痒，排除其他原因即可诊断为甲亢瘙痒症"。

（二）鉴别诊断

并不能主观地说"甲亢患者的瘙痒，就是甲亢瘙痒症"，还需仔细辨别：① GD 存在环境、感染、精神等因素作用；② GD 及其并发症的治疗过程中的药物反应；③ GD 并发糖尿病、炎症性肠病后再并发瘙痒症；④ GD 患者发生皮肤病的瘙痒。

四、治疗

临床实践证明，甲亢瘙痒症对常规治疗难以奏效。控制甲亢可以缓解瘙痒。因此，对于甲亢瘙痒的治疗，首先治疗甲亢，一般在皮肤科门诊选择转内分泌科治疗。

（一）甲亢瘙痒症患者甲亢的治疗

1. 常用的药物为硫脲类和咪唑类　硫脲类包括甲基硫氧嘧啶（MTU）和丙基硫氧嘧啶（PTU），其作用机制包括抑制甲状腺组织的甲状腺激素合成、抑制外周组织 T_4 转化为 T_3、减弱β受体介导的糖代谢和免疫抑制作用。治疗剂量：MTU 和 PTU，开始剂量 $300\sim600$mg/d，分 $3\sim4$ 次服用，维持剂量 $25\sim100$mg/d，分 $1\sim2$ 次服用，需要 $3\sim4$ 周，待体内原有甲状腺激素浓度降低后方可显效；咪唑类主要有甲巯咪唑（MMI），开始剂量 $20\sim60$mg/d，分 3 次服用，维持量 $5\sim10$mg/d，服药时间不能少于 1 年；MMI 在治疗 Graves 病时从治疗效果、依从性、不良反应等多方面较其他药物均有明显的优势。

2. **碘和碘化合物** 碘及碘化合物包含复方碘溶液（即卢戈液，含碘 5%，碘化钾 10%）、碘酸钾、碘油制剂、碘化钾、碘化钠。其作用机制主要通过抑制甲状腺球蛋白的水解过程来抑制甲状腺激素的释放（大剂量碘抑制甲状腺球蛋白水解所需的谷胱甘肽还原酶活性）而具有抗甲亢作用。碘化物临床应用主要包括甲亢患者的术前准备及对甲状腺危象的治疗。与硫脲类药物相比较，碘和碘化合物不良反应较少，并且多发生于停药后，临床主要有发热、皮炎、皮疹、咽喉不适、唾液分泌增多、眼结膜炎等。长期或者过量服用碘剂可以诱发甲状腺功能紊乱，引发甲状腺功能减退和甲状腺肿。

3. **放射性碘** ^{131}I 通过放射线辐射损伤患者甲状腺组织，起到类似于手术切除患者部分甲状腺组织以达到减少过多的甲状腺激素从而治疗甲亢的作用，适用于不宜手术患者或者其他药物治疗效果不理想或者无效者，但一般在用药 1 个月左右显效，用药 3~4 个月甲状腺功能能够恢复正常状态。由于具有辐射损伤，故其剂量应该严格掌控。

4. **β受体阻滞药** 代表药物为普萘洛尔、美托洛尔、阿替洛尔等，通过阻滞β受体而改善甲亢导致的心率过快、心功能亢进等症状。临床常作为甲亢的辅助药物治疗，静脉注射可帮助患者度过甲状腺危象，通常与硫脲类药物合用作为甲亢外科手术前的准备。与其他抗甲状腺药物相比，不良反应少见，但由于β受体广泛存在于气管平滑肌和心血管系统中，故该类药物可引发β受体阻滞效应，临床应用时要充分注意，特别是有心血管系统疾病者。

抗甲状腺药物主要以硫脲类药为主，疗效显著但该类药物具有肝、肾损伤作用，不良反应较多，甚至发生致死性不良反应，并且停药后复发率较高。^{131}I 因为其独特的治疗原理而具有独特的优势，但由于其本身的放射性，不少患者对其安全性心有忧虑，因为合理把握适应证及 ^{131}I 的治疗剂量确实是一个不小的问题。β受体阻滞药、碘和碘化合物常作为临床治疗甲亢的辅助用药或者甲状腺外科手术前的准备。甲状腺药物治疗需要长期用药，并且在相关血清指标达到正常时仍然需要坚持用药一段时间，过早停药复发率较高。总的来说，对于甲亢瘙痒症患者甲亢的治疗，皮肤科医师需要考虑多个因素，及时转科治疗不失为明智选择。

（二）甲亢瘙痒症患者瘙痒的治疗

（1）由于甲亢瘙痒症患者存在自身免疫、氧化应激反应、交感神经功能亢进等机制，相应地选择调节免疫反应、清除氧自由基、抑制交感神经兴奋性等治疗。甲巯咪唑具有免疫调节的作用，主要原因为抑制 CXCL10、IFN-γ及 TNF-α的产生，从而抑制 Th1 介导的免疫反应，是甲亢瘙痒症患者最好的治疗选择。可以维生素 C、维生素 E 等辅助清除氧自由基，β受体阻滞药配合抑制交感神经兴奋性。还可以使用镇静药或有镇静作用的抗组胺药。

对于甲亢合并荨麻疹的患者，甲巯咪唑、左西替利嗪、维生素 C 联合治疗，可获得较好的疗效。必要时可采用糖皮质激素加甲氨蝶呤，或环磷酰胺，或硫唑嘌呤等免疫抑制药联合疗法。

（2）长期瘙痒，产生继发性皮损，皮肤屏障受损，则按皮炎湿疹的治疗原则采取外用药物治疗，主要是消除继发性炎症反应和重建皮肤屏障。

（3）甲亢胫前黏液性水肿瘙痒的治疗：在抗甲亢治疗的基础上，早期外用糖皮质激素类药物封包治疗，中晚期糖皮质激素类药物局部封包或局部封闭注射治疗。

第21章 真性红细胞增多症瘙痒

骨髓增生性疾病（MPDs），是一组造血干细胞肿瘤增生性疾病（MPN），包括真性红细胞增多症（PV）、原发性血小板增多症（ET）和原发性骨髓纤维化症（PMF），本系列疾病发生是由多功能造血干细胞（HSC）转化增殖造成的。通常在骨髓细胞普遍增生的基础上其中一个系列细胞增生尤其突出，呈持续不断的过度增殖。临床上 PV 以红细胞系增生为主；ET 以巨核细胞系增生为主；PMF 以纤维细胞增生为主。其中 PV 的主要症状之一是瘙痒，因而是我们本章讨论的重点。

真性红细胞增多症（PV）的年发病率为 0.4/10 万～2.8/10 万。多发生于中老年男性，外周血表现为红细胞增多，但生存时间短于正常人，骨髓显示红系增生活跃，临床常表现为皮肤瘙痒、多血质面容、血液高黏滞状态所致组织缺氧、50%患者合并高血压、肝脾大、血栓形成等。血钾浓度与红细胞的破坏程度呈一定的正相关性。以瘙痒为主要表现的患者，常首先求诊于皮肤科，或以头晕伴瘙痒的患者求诊于内科，各科如对 PV 的临床特征缺乏全面了解，容易造成漏诊或误诊。

一、病因与发病机制

（一）PV 红细胞增多机制

在正常生理条件下，红细胞生成、分化、成熟受红细胞生成素（EPO）的调控，EPO 与红系祖细胞上的红细胞生成素受体（EPO-R）结合后，受体亚单位发生偶联重组，可激活细胞内激酶，进行信号传导，调节核内 DNA 的转录和翻译，促进红系祖细胞的增殖和分化。

PV 虽是红细胞绝对值增多的疾病，但大量临床研究表明，PV 患者血清 EPO 水平并不增高，甚至低于正常。即使在 EPO 水平低的情况下，PV 患者的红系爆式集落形成单位（BFU-E）及红系集落形成单位（CFU-E）也与正常人水平相差不大，甚至更高些。体外培养显示，PV 患者红系祖细胞、粒单系和巨核祖细胞对包括 EPO 在内的多种造血生长因子表现出高度敏感性。如 PV 患者 BFU-E 对重组人 EPO 的敏感性比正常人增加 4.3 倍，对重组白细胞介素-3（rIL-3）的敏感性增加 38～100 倍，对粒单核细胞集落刺激因子（GM-CSF）的敏感性增加 48 倍，对胰岛素样生长因子（IGF-I）敏感性增加 100 倍以上。PV 患者的骨髓和外周血的 BFU-E 或 CFU-E 的生成不依赖外源性的血清 EPO 水平，这种现象称为"内源性红细胞集落（EEC）生成"。以上证明 PV 患者的红系祖细胞在体内和体外均可在低 EPO 水平下进行大量增殖，从而产生体内红细胞增多及体外 EEC 形成的现象。

上述发现让研究者关注于 EPO-R，考虑 PV 发病可能与造血细胞 EPO/EPO-R 信号系统的改变有关，尤其是 EPO-R 的改变。但 Hess 等通过单链构象多态性分析技术（SSCP）和聚合酶链反应（PCR）等对 PV 患者的 EPO-R cDNA 进行分析，未发现 EPO-R mRNA 结构改变。通过反转录-单链构象多态性分析技术（RT-SSCP）对整个编码 EPO-R 基因区域的 PCR 产物测序，也证实了 EPO-R 基因的结构无改变。周道斌等应用 Northern Blot 技术分析发现正常人和 PV 患者的 ERO-R 表达无明显差异，也进一步证实 PV 患者 *EPO-R* 基因无异常。Broudy 等检测 PV 患者和正常人 CFU-E、EPO-R mRNA 的大小及数目无显著差异。

由于 PV 患者 EPO-R 基因并未测得突变，其数目与配体结合能力同正常红系祖细胞相比亦无明显区别，提示疾病发生可能来自 EPO 信号传导途径的下游分子，如胞内酪氨酸激酶（PKD）、蛋白磷酸酯酶等。下游分子中 JAK2 作为多种细胞因子转导的枢纽，成为研究 PV 发病机制的最有意义的候选基因之一。

2005 年 4 个研究组几乎同时在 PV、ET、MF 患者中均发现了 *JAK2* 基因 14 号外显子 *V617F* 的突变，认为 MPN 可能具有共同的分子致病机制。约 96% 的 PV 患者可检测到 *JAK2 V617F* 突变；此外，2%~3% 的 PV 患者中可检出 *JAK2* 基因 12 号外显子突变。*JAK2* 基因定位于染色体 9p24，属胞内蛋白酪氨酸激酶家族的一员，介导 EPOR、TPOR、G-CSFR 等多种细胞因子的信号转导，促进或调节髓细胞生成。正常未受到刺激情况下，JAK2 保持非活化状态。一旦特异性配体与相应受体结合，JAK2 信号活化，级联反应激活包括 MAPK、PI3K、STAT 在内的下游蛋白。JAK2 分子结构上包括 7 个高度保守的同源结构域（JH1~JH7），JH1（具有激酶活性）可通过自身磷酸化使 JAK2 活化，JH2（假激酶区，既往认为无激酶活性，具有调节抑制功能）阻断 JH1，从而抑制 JAK2 的激酶活性。V617F 突变位于 JH2 结构域 N 端上方，当第 617 位缬氨酸被分子量较大的苯丙氨酸替代后，JH2 空间结构不稳定，与 JH1 活化环相互接近，造成 JAK2 激酶的持续活化。2011 年 Ungureanu 等发现 JH2 具有双重激酶活性，通过磷酸化 JH2 中负性调节位点 Ser523 和 Tyr570 使 JAK2 的磷酸化维持在低水平状态，从而抑制下游信号激活。导致 MPN 表型的 *JAK2* 基因突变（*JAK2 V617F* 突变、第 12 号外显子突变 K539L 及第 16 号外显子突变 R683S）能够导致 Ser523 和 Tyr570 磷酸化水平降低，抑制 JH2 的功能从而导致 JAK2 持续激活，促进红系祖细胞等髓细胞增生。

（二）PV 瘙痒机制

瘙痒是 PV 中严重的临床问题。许多患者为洗浴后尤其热水浴后瘙痒，其机制尚不清楚，可能与肥大细胞脱颗粒以及前列腺素和血小板聚集有关。研究人员发现，一些物质例如前列腺素 E_2（PGE_2）和 5-羟色胺可以诱发瘙痒。PV 患者皮肤组织嗜碱性粒细胞也增多，嗜碱颗粒富含组胺，大量释放可刺激皮肤引起明显瘙痒。PV 的临床病理基础是血容量增多，血液黏滞度增高，导致全身各脏器血流缓慢及组织缺氧、组织氧化应激反应增强，出现多种细胞因子和炎症介质调节紊乱，刺激瘙痒传入神经表皮内的无髓 C 神经纤维（"瘙痒受体"）而致瘙痒。

某些 PV 患者尽管红细胞容量已减少，其瘙痒难以常用的抗痒方法治疗。有学者报道 6 例这样以瘙痒为主要症状的 PV 患者，发现有缺铁，血清铁含量为 3~10μmol/L（正常 7~27μmol/L），铁传递蛋白为 3.5~5.1g/L（正常 2.1~3.6g/L），铁蛋白为 9~12μg/L（正常 20~200μg/L），骨髓铁粒未见。经单独口服铁剂后瘙痒完全消失，提示严重的缺铁可引起某些 PV 患者的瘙痒症状。

JAK2V617F 和 *MplW515L/K* 基因突变也发生在 PV 患者肥大细胞祖细胞，导致肥大细胞祖细胞增殖增加和（或）肥大细胞的细胞凋亡减少；患者的肥大细胞对 SCF 或 IL-8 的趋化反应特异性的增强，致肥大细胞迁移至真皮的能力增强，这可能导致肥大细胞高密度分布在"瘙痒受体"的周围，使表皮下真皮中的瘙痒介质，如组胺和白三烯含量明显升高而致瘙痒；与此同时，抗瘙痒因子前列腺素 D_2（PGD_2）的释放，特别在温度提高的情况下却下降了，这可以解释为什么患者热水浴后瘙痒加重。另外，JAK2 抑制剂 erlotinib，抑制了肥大细胞

集落的形成后，患者的瘙痒得以缓解。这些数据表明，异常的肥大细胞可能对 PV 患者瘙痒形成起到重要的作用。

二、临床表现

临床表现主要有多血质面容、皮肤瘙痒、血液高黏滞状态所致组织缺氧、血栓形成、肝脾大等。

多血质面容表现为皮肤、黏膜弥漫性红紫，结膜充血等，尤以面颊、唇部、舌部、耳部、鼻部、颈部、四肢末端为甚。约 40%以上的 PV 患者伴发皮肤瘙痒。瘙痒是 PV 中严重的临床问题。多数患者瘙痒发生在血液高黏滞状态后，常与多血质面容、全身皮肤红紫并存，始发于面颈部和四肢，尤其是鼻尖、耳郭和四肢末端，继而可发展为全身瘙痒。可为指端麻木刺痒到全身剧痒。许多患者为洗浴后瘙痒。

血液高黏滞状态所致组织缺氧常表为头晕、头痛、乏力、视物模糊、肢端麻木等。严重者可并发偏头痛、短暂性脑缺血发作、红斑性肢痛（表现为四肢末端烧灼样疼痛、发白或发绀，但动脉搏动正常）、血栓形成（包括动脉血栓形成和静脉血栓形成）、出血、高尿酸血症等，其中血栓性疾病为其最常见并发症，而血栓形成并发症中又以脑血管疾病发病率最高，是影响 PV 患者生存和生活质量的主要危险因素。PV 作为脑血管疾病的少见病因，由于其发病初期常无明显临床症状，未能引起患者的重视，导致多数患者发生脑血管疾病后才发现自己患有 PV，往往错过了预防干预的最佳时机。相比于血栓形成，PV 患者出血的发生率相对较低，主要表现为皮肤、黏膜的自发性出血，少数可表现为消化道出血、脑出血等，亦可危及生命。临床工作中对 PV 的关注重点往往在其引起的血栓栓塞性疾病上，通常会应用抗血小板、抗凝、改善循环的药物治疗，这会增加出血的风险，因此把握上述药物应用的指征和时机尤为重要。

肝脾大是髓外造血的表现。脾大是 PMF 最突出的体征，常表现为脾在腹部脐以下或者跨过腹部正中线的巨脾。当巨脾出现脾梗死或者脾周围炎症时可出现左上腹痛，一些患者可以伴有肝大或有腹水、上消化道出血、门静脉血栓等。PV 患者也可以出现肝脾大，但其程度不如 PMF 显著。然而 PV 患者脾大可以降低血栓栓塞的风险；无脾大的 PV 患者发生血栓栓塞的风险是有脾大患者的 7.5 倍。

除以上常见症状外，PV 患者还可能出现疲劳、早饱、腹痛与腹部不适、注意力不集中、性功能障碍、骨痛、发热等症状，症状严重时会极大影响患者的生活质量。

三、诊断

随着对 PV 的认识水平的不断提高，临床诊断标准也随之不断演变。由于不同的临床医师所处的条件不同，因此列出我国较早前执行多年的诊断标准和当前世界卫生组织（WHO）推荐的最新诊断标准，以供参考。

（一）诊断标准

1.多血症表现　①皮肤、黏膜里绛红色，尤以两颊、口唇、眼结合膜、手掌等处为著；②脾大；③高血压，或病程中有过血栓形成。

2. 实验室检查　①血红蛋白测定及红细胞计数明显增加；未治前多次血红蛋白≥180g/L（男性），或≥170g/L（女性），红细胞计数≥6.5×10^{12}/L（男）或≥6.0×10^{12}/L（女）。②红细胞容量绝对值增加：按 ^{51}Cr 标记红细胞法或 ^{99}Tc 标记红细胞法，示红细胞容量绝对值增加

（超过本单位正常值+2 个标准差），例如某医院 ^{51}Cr 标记红细胞容量正常值男性为（31.6±3.5）ml/kg，女性为（23.7±1.6）ml/kg，因而男性＞39ml/kg、女性＞27ml/kg，为红细胞容量绝对值增加。③血细胞比容增高：男性≥0.54，女性≥0.50。④无感染及其他原因引起白细胞计数＞11.0×10^9/L（多次检查）。⑤血小板计数多次大于 300×10^9/L。⑥外周血中性粒细胞碱性磷酸酶（NAP）积分＞100。⑦骨髓象示增生明显活跃或活跃，粒、红与巨核细胞系均增生，尤以红系细胞为显著。

3. 能除外 SP 如高原性红细胞增多症　慢性肺病引起的红细胞增多，包括阿耶萨综合征；先天性心脏病，特别是法洛四联症；肺换气不良综合征；异常血红蛋白病（包括遗传性及获得性，后者因大量吸烟，使含氧血红蛋白浓度达到 4.0%～6.8%时可以产生绝对性红细胞增多）；某些肿瘤、囊肿和血管异常引起红细胞增多如肾上腺样瘤、肝细胞癌、小脑成血管细胞瘤、肾囊肿、子宫平滑肌肉瘤、肾盂积水、肾动脉狭窄、肾移植后等，药物如雄激素等，以及家族性和良性红细胞增多。

4. 能除外相对性红细胞增多症　如因大量出汗、严重呕吐、腹泻、休克等原因引起的暂时性红细胞增多；慢性相对性红细胞增多，如盖斯伯克综合征。

A 法：具有上述第 1 条中任何 2 项；加第 2 条中第①及第②项；再加第 3 条即可诊断本病。

B 法：具有上述第 1 条中第①及第②项加第 2 条中第①项（标准改为男性多次血红蛋白≥200 g/L，女性≥190g/L）。此外，尚需具备第③项至第⑦项中任何 4 项；再加上第 3 条及第 4 条方可诊断本病。以上诊断 PV 的 2 种方法，最好采用 A 法，确无条件测红细胞容量时，则采用 B 法。

（二）最新的诊断标准

前述诊断标准在临床上的应用仍受限制，直至最近发现了 *JAK2V617F* 突变，其在 PV 患者中发现率高（平均 76%），应用等位基因特异 PCR 等技术阳性率最高可达 97%，且有体外及动物实验充分证实该突变与 EEC 等密切相关，所以 *JAK2* 突变对 PV 有重要的诊断价值，由此提出了最新的诊断标准，详细如下。

1. WHO（2008）标准

主要标准：①男性 Hb＞185g/L，女性 Hb＞165g/L，或其他红细胞容积增高的证据即 Hb 或血细胞比容（HCT）大于按年龄、性别和居住地海拔高度测定方法特异参考范围百分度的第 99 位，或如果血红蛋白比在无缺铁情况下的基础值肯定且持续增高至少 20g/L 的前提下男性 Hb＞170g/L，女性 Hb＞150g/L。②有 *JAK2V617F* 突变或其他功能相似的突变（如 JAK2 第 12 外显子突变）。

次要标准：①骨髓活检：按患者年龄来说为高度增生，以红系、粒系和巨核细胞增生为主。②血清 EPO 水平低于正常参考值水平。③骨髓细胞体外培养有内源性红系集落形成。

符合 2 条主要标准和 1 条次要标准或第 1 条主要标准和 2 条次要标准则可诊断 PV。

2. 在世界卫生组织（WHO，2008）诊断标准的基础上，2016 年世界卫生组织（WHO）髓系肿瘤和急性白血病分类指南更新了 PV 的诊断标准。

主要标准为 3 条：①男性血红蛋白（Hb）＞165g/L、女性＞160g/L，或男性血细胞比容（HCT）＞49%、女性 HCT＞48%，或红细胞容积升高。②骨髓活检示三系高度增生伴多形性巨核细胞。③检出 JAK2 V617F 突变或 12 号外显子突变。

次要标准：血清 EPO 水平低于正常参考值。PV 诊断需符合 3 条主要标准或第 1、2 条

主要标准 + 次要标准。

四、治疗

根据 PV 诊断与治疗中国专家共识（2016 年版），PV 的治疗目标是避免初发或复发的血栓形成、控制疾病相关症状、预防 post-PV MF 和（或）急性白血病转化。多血症期治疗目标是控制 HCT<45%。控制 PV 皮肤瘙痒是临床医师另一重要目标。

（一）一线治疗选择

1. 对症止痒处理　一般情况下，皮肤瘙痒的患者可在抑制骨髓和抗组胺药物治疗后减轻，也有部分患者无效，需加用阿司匹林和赛庚啶有一定疗效；使用干扰素-α作为肿瘤细胞杀灭剂，可以有效地控制瘙痒；JAK2 抑制剂可有效抑制 JAK2V617F+ PV CD34+细胞形成肥大细胞克隆的数量，而抑制肥大细胞克隆，很明显是治疗 PV 患者皮肤瘙痒的有效潜在的药物；白三烯受体拮抗药如孟鲁司特、前列腺素 D_2 拮抗药，也是治疗 PV 所引起的皮肤瘙痒的潜在药物。由于用热水洗澡可使之加重，应告诫患者减少洗澡次数或避免用过热的水洗澡。但单用抗组胺药物无效。

在治疗过程中，缺铁可能是引起 PV 患者瘙痒的原因，这种情况铁剂（如富血铁 150mg 每日 3 次或硫酸亚铁每日 300mg，或葡萄糖酸亚铁 300mg 每日 3 次）治疗有效。但由于长期的铁剂治疗可引起红细胞容量不断增加，因此不应给所有伴瘙痒的 PV 患者不加选择地应用铁剂，只有那些有严重瘙痒并有缺铁证据的 PV 患者，铁剂是有效的，在症状减退后只需继续治疗 2~3 周。

2. 血栓预防　由于栓塞是 PV 患者的主要死亡原因，因此，确诊患者均应进行血栓预防。首选口服低剂量阿司匹林（100mg/d），不能耐受的患者可选用口服双嘧达莫。

3. 静脉放血　一般来说，开始阶段每 2~4 天静脉放血 400~500ml，HCT 降至正常或稍高于正常值后延长放血间隔时间，维持红细胞数正常（HCT<45%）。HCT>64%的患者初期放血间隔期应更短，体重低于 50kg 的患者每次放血量应减少，合并心血管疾病的患者应采用少量多次放血的原则。静脉放血可使头痛等症状得到改善，但不能降低血小板和白细胞计数，对皮肤瘙痒和痛风等症状亦无效。年龄<50 岁且无栓塞病史患者可首选此种治疗方法。红细胞单采术可在短时间内快速降低 HCT，在必要时可以采用此治疗。反复静脉放血治疗可出现铁缺乏的相关症状和体征，但一般不进行补铁治疗。

4. 降细胞治疗　高危患者应接受降细胞治疗。对静脉放血不能耐受或需频繁放血、有症状或进行性脾大、有严重的疾病相关症状、PLT>1500×10⁹/L 以及进行性白细胞增高亦为降细胞治疗指征。

羟基脲或α-干扰素（IFN-α）为任何年龄 PV 患者降细胞治疗的一线药物。年龄<40 岁的患者，羟基脲应慎用。年长患者（>70 岁）可考虑间断口服白消安。

羟基脲起始剂量为 30mg/（kg·d），口服，1 周后改为 5~20mg/（kg·d），需维持给药并调整用药剂量，联合静脉放血治疗（必要时采用红细胞单采术）可降低栓塞并发症。

IFN-α用药量为每周 9~25×10⁶ U（分 3 次皮下注射）。用药 6~12 个月后，70%患者的 HCT 可获控制，20%的患者可获部分缓解，10%无效。此外，还可使血小板计数、皮肤瘙痒和脾大得到显著改善。近年来，聚乙二醇化干扰素治疗 PV 取得了良好的疗效。法国的 II 期临床研究显示，聚乙二醇化干扰素-α-2α治疗 1 年的完全血液学缓解率（CHR）达 95%，90%的患者 JAK2 突变负荷下降。MD 安德森癌症中心研究显示，聚乙二醇化干扰素治疗组 PV

患者中位随访 42 个月，76%的患者达到完全缓解，18%的患者获得完全分子学反应。

（二）二线治疗选择

约 25%的患者对羟基脲耐药或不耐受，20%～30%的患者对干扰素不耐受，这些患者可采用二线治疗。

1. ^{32}P　静脉给予 ^{32}P 2～4 mCi 治疗 1 次常可使疾病得到很好的控制，间隔 6～8 周后可依首剂疗效再次给予。^{32}P 治疗最大的不良反应是远期发生治疗相关性白血病或骨髓增生异常综合征（MDS）及肿瘤。^{32}P 治疗后 10 年的白血病/MDS 风险率为 10%，肿瘤风险率为 15%。20 年时白血病或 MDS 发生风险率可增高至 30%。

2. 白消安　2～4mg/d，口服，几周后常可同时使血小板和白细胞计数下降至正常，停药后血细胞计数维持正常几个月至几年不等。一项大系列研究显示白消安治疗患者的中位首次缓解期为 4 年。白消安可致严重骨髓抑制，用量不宜超过 4mg/d。

3. 芦可替尼　芦可替尼是用于 PV 治疗的 JAK2 抑制剂，在 MF 的治疗中已显示出良好疗效。一项国际多中心III期 RESPONSE 临床试验中，222 例依赖放血且伴有脾大的 PV 患者随机接受芦可替尼或标准治疗，32 周时芦可替尼治疗组在 HCT 控制率、脾脏容积减少 35% 的比例、CHR 和症状指数下降 50% 的比例等方面均显著优于标准治疗组。最近报道的国际多中心III期 RESPONSE-2 临床试验中，149 例脾不大、羟基脲疗效不佳的 PV 随机接受芦可替尼或最佳现有治疗 28 周时 HCT 控制比例和 CHR 均显著优于对照组。2014 年 12 月芦可替尼被 FDA 批准用于治疗羟基脲疗效不佳或不耐受的 PV 患者。推荐起始剂量为 20mg/d，在开始治疗的前 4 周不进行剂量调整，每次剂量调整间隔不应少于 2 周，最大剂量不超过 50mg/d。

芦可替尼最常见的血液学不良反应为 3/4 级的贫血、血小板减少及中性粒细胞减少，但极少导致治疗中断。治疗过程中外周血 PLT$<50×10^9$/L 或中性粒细胞绝对值$<0.5×10^9$/L、Hb$<$ 80g/L 应停药。停药应在 7～10 天逐渐减停，应避免突然停药，停药过程中推荐加用泼尼松（20～30mg/d）。

（三）疗效判断标准

根据欧洲白血病网和骨髓增殖性肿瘤研究和治疗国际工作组 2013 年修订的 PV 疗效评价标准，主要包括临床血液学及骨髓组织学评价两方面。分子生物学疗效对于评价完全缓解（CR）或部分缓解（PR）不是必需的。完全分子生物学缓解（CRm）定义为：原先存在的异常完全消失。部分分子生物学缓解仅用于基线的等位基因突变负荷≥20%且等位基因突变负荷下降≥50%的患者。

第 22 章 恶性肿瘤相关瘙痒

恶性肿瘤相关性瘙痒的定义为：①恶性肿瘤自然过程中早期、甚至先于肿瘤临床表现而发生的瘙痒；②它不是由肿瘤组织的浸润或压迫引起的；③肿瘤切除后即消失。淋巴瘤瘙痒是肿瘤性瘙痒最常见、最典型的表现，可以先于其他临床症状数周或数月出现。虽然全身特发性瘙痒经常被联想到内脏恶性肿瘤，但很少有研究探讨恶性肿瘤瘙痒的发生率。与恶性肿瘤有关的瘙痒其程度可以从轻微到重度不等，常呈持续慢性瘙痒状态，因其原因无法消除或处理，故在现有的医疗条件下，几乎没有能缓解或治愈的有效措施。

一、流行病学

众所周知，霍奇金病患者发生慢性瘙痒最为常见，其发病率十几年前报道约为 30%。另有一项小规模的研究表明，约 15% 的非霍奇金病患者有全身皮肤瘙痒。根据最近由安德森癌症中心（MD Anderson）进行的一项回顾性研究，称霍奇金病患者瘙痒的发生率约为 19%。

患有恶性肿瘤的老年人，瘙痒症发病的危险比无恶性肿瘤的老年人显著增加。引起老年人全身瘙痒的恶性肿瘤通常是肺癌、胃癌、结肠癌、前列腺癌、乳腺癌和胰腺癌。

有研究显示，脑肿瘤患者皮肤瘙痒症发生率为 16.8%（13/77 例）。

多数报道认为瘙痒是多发性骨髓瘤患者的前驱症状，然而无患病率数据佐证。一些小规模研究探讨了特发性瘙痒患者的病因，发现恶性肿瘤作为瘙痒的一个原因在所有瘙痒的病因中其比例小于 10%。淋巴瘤和白血病是最常见的可伴有瘙痒的恶性肿瘤。

瘙痒作为不同类型的实体肿瘤的副肿瘤性标志，被人们认识已久。在 68 例非小细胞肺癌的患者中，伴有副肿瘤综合征的 9 例患者发现 1 例有瘙痒。肝外胆汁淤积患者，瘙痒可能由胰头梗阻性肿瘤和原发性硬化性胆管炎引起。顽固性瘙痒也可能为胰岛素瘤的前期征象。

虽然瘙痒可能偶尔会在肿瘤能检测到之前提前几年出现，因此而对实体肿瘤的全面筛查可能是不必要的，除非其他皮肤表现或临床表现进一步提示恶性肿瘤的存在。

二、病理生理学机制

与恶性肿瘤相关瘙痒的病理生理学机制仍然知之甚少。为了理解恶性肿瘤相关瘙痒的原理和治疗选择的需要，我们从以下几个方面加以初步讨论。

1. 有学者认为恶性肿瘤瘙痒可能是肿瘤细胞或细胞碎屑引起的一种变态反应，也可能是肿瘤引起的自身免疫功能降低导致身体其他部位细胞溶解、释放致痒物质。有些癌组织可产生多种生物活性物质，包括组胺、酶、激素、抗原及癌胚蛋白等，其分泌的多肽物质会直接刺激瘙痒感受器而引起全身顽固性皮肤瘙痒。脑部肿瘤引起瘙痒则可能是因为瘙痒中枢去抑制所致。

2. 瘙痒神经通路、受体和介质及新发现的治疗策略，可能在恶性肿瘤不能去除的情况下，通过阻断相关瘙痒的神经通路而发挥止痒作用。

（1）痒的选择性和特定的神经通路：很久以前就已提出非组胺源性通路可能在慢性瘙痒的传输过程中发挥作用。近几年，在猴脊髓以及人类脊髓中明确了几种能够传递非组胺瘙痒的不同的神经纤维。这些纤维响应油麻藤（藜豆）致痒原刺激，这种植物几十年前由 Shelley 报道，可引起无皮肤红斑反应的瘙痒，它含有一种被命名为 Mucunanin 的蛋白酶。Mucunanin 通过激活 C 神经纤维引起瘙痒，不响应组胺而响应机械刺激。这种新发现的痒通路在慢性瘙痒中的作用已经阐明。最近在小鼠脊髓中发现了一个瘙痒特定基因，编码 G 蛋白（GRPR，胃泌素释放肽受体），仅介导瘙痒而对疼痛刺激不起反应。*GRPR* 基因是蛙皮素家族的一员，蛙皮素是一种两栖类动物蛋白，广泛分布于胃肠道和中枢神经系统。它富含于人类胃癌和肺癌等恶性肿瘤。然而，这些癌症通常在人类无相关瘙痒。*GRPR* 在人类慢性瘙痒发病中的作用仍有待确定。

（2）内源性阿片肽与慢性瘙痒：全身广泛的剧烈瘙痒是外源性μ-阿片类药物如吗啡镇痛治疗中最常见的不良反应。内源性阿片肽类是自发性瘙痒及全身性疾病相关瘙痒的重要物质。据此，慢性全身性瘙痒与μ和κ-阿片类受体之间的不平衡调节有关。

内源性阿片系统在淋巴瘤皮肤瘙痒症的发病机制中的作用还没有得到研究。然而，布托啡诺（一种κ-阿片受体激动药和μ-阿片受体拮抗药）在治疗非霍奇金淋巴瘤皮肤瘙痒患者的疗效表明阿片类药物可能参与了这种类型瘙痒的调节。

（3）细胞因子和慢性瘙痒：细胞因子如 IL-6 和 IL-8 在慢性肾病相关瘙痒和特应性皮炎的皮损组织中都是增加的，与淋巴瘤的病理生理密切相关。它们在淋巴瘤瘙痒的发病机制中的作用值得进一步研究。IL-31（一种 Th2 细胞源性细胞因子）能够引起瘙痒，在特应性皮炎、结节性痒疹皮损中 IL-31 水平提高，表明这种细胞因子在慢性瘙痒调节中的潜在作用。一种 IL-31 抗体能有效降低特应性皮炎样小鼠模型临床发病过程中的皮肤表现和搔抓行为，提示 IL-31 抗体在慢性瘙痒的潜在治疗作用。

最近在家族性苔藓样淀粉样变性（有严重的局限性瘙痒）患者中发现一种 *OSMR* 突变基因，编码β-抑瘤素 M 受体（β-OSMR）、IL-6 家族的细胞因子受体。因此评估 IL-31 和 IL-6 在淋巴增生性疾病相关瘙痒中的作用是一个热门话题。

三、临床表现

恶性肿瘤的皮肤表现可分为两类，即肿瘤的直接效应和间接效应，前者主要是皮肤转移瘤，后者即副肿瘤性皮肤病，又称伴肿瘤皮肤病。一般具有以下特点：①某种皮损的发生与肿瘤有密切关联，即皮损出现在肿瘤被诊断的同时、之前或之后；②皮损与肿瘤有平行关系，即肿瘤切除后皮损自动好转，当肿瘤复发时皮损或瘙痒再发，肿瘤没有复发，皮损或瘙痒也不会出现。

在霍奇金病，瘙痒继发于四肢鱼鳞病样皮肤改变或作为湿疹样皮损开始的诱因。淋巴瘤患者可发生严重的顽固性瘙痒。一些最严重的淋巴瘤瘙痒病例，常见夜间瘙痒及各种形式的慢性瘙痒。副肿瘤性瘙痒患者经常遭受严重的顽固性瘙痒，由于反复剧烈搔抓而继发皮肤抓痕、色素沉着或色素减退、苔藓样变、痒疹样结节和瘢痕。

水源性瘙痒是与任何温度的水接触后几分钟内发生的无可见皮疹或荨麻疹样风团的瘙痒。这在之前讨论过的真性红细胞增多症患者中最常见，但是一些报道表明也见于其他淋巴增生性疾病。水源性瘙痒症可先于 T 细胞淋巴瘤或骨髓增生症异常表现的几年前发生。

副肿瘤性皮肤瘙痒可以是与恶性肿瘤相关的表皮和真皮疾病的早期表现之一。据报道 2

例伴有严重瘙痒的播散性环状肉芽肿其实为慢性粒-单核细胞白血病的原始表现。已经明确，播散性环状肉芽肿与淋巴瘤和白血病有关。瘙痒是皮肌炎的一种常见表现，平均 18%～32% 的皮肌炎患者已经存在或将要发生恶性肿瘤（表 22-1）。

表 22-1 皮肤副肿瘤性瘙痒相关恶性肿瘤

副肿瘤综合征	相关恶性肿瘤
红斑	淋巴瘤，白血病
发疹性脂溢性角化病瘙痒（Lesser Trelat sign）	肠道腺癌，造血系统恶性肿瘤
播散型环状肉芽肿	淋巴瘤，白血病
短暂性棘层松解性皮病（格罗弗病）	造血系统恶性肿瘤
皮肌炎	结肠癌、女性癌肿、鼻咽癌
副肿瘤性肢端角化症（Bazex 综合征）	上呼吸道和消化道癌（咽、喉、食管）
恶性黑棘皮病（MAN）	肠腺癌高度相关

短暂性棘层松解性皮病（Grovers disease，格罗弗病）是一种极为瘙痒的丘疹水疱病，主要发生在成年男性的躯干。红皮病是另一个常见与血液系统恶性肿瘤相关的剧烈瘙痒的副肿瘤性皮肤表现。最近也有副肿瘤性天疱疮表现为严重的红皮病样瘙痒性皮疹的报道。

一个多世纪以来，认为发疹性脂溢性角化病瘙痒（Lesser Trelat sign，勒赛尔崔雷特征）是与肠道腺癌和造血系统恶性肿瘤相关的皮肤表现，然而这一观点至今仍存在争论。

与肠腺癌高度相关的恶性黑棘皮病（MAN），41%的患者有全身瘙痒。

Bazex 综合征（副肿瘤性肢端角化症）是一种罕见的四肢红斑丘疹鳞屑性皮损的角化性皮肤病，可引起瘙痒。它主要发生在男性，与头颈部和消化道的鳞状细胞癌有关。

四、诊断

对任何疑似副肿瘤瘙痒的患者，详细的病史采集和全面的体格检查包括淋巴结检查是评价瘙痒的中心工作。诊断由临床评价作指导。实验室检查包括全血细胞计数（CBC）、LDH 和肝功能试验。放射学检查包括胸部和腹部 CT，用于排除淋巴瘤。详细的病史有助于指导进一步调查。例如，患者主诉骨疼痛应做血液和尿液检查以排除多发性骨髓瘤。如上面提到的，水源性瘙痒可以先于 T 细胞淋巴瘤或骨髓增生异常的前几年发生。因此，建议任何患有水源性瘙痒症的患者应进行全血细胞计数（CBC）及胸部 X 线检查，其次是每年进行血液检查和胸部 X 线检查。

值得注意的是，并不是每个恶性肿瘤患者的瘙痒都是由肿瘤所致，其瘙痒可能是肿瘤以外的原因所致或肿瘤治疗药物所致，需加以鉴别。

五、治疗

（一）药物的治疗

纳呋拉啡（Nalfurafine，TRK-820）是一种κ-受体激动药，已在日本推出，作为第一个口服非组胺止痒药，用于治疗严重的终末期肾病相关的瘙痒。在一个成功消除与胆汁淤积相关皮肤瘙痒的动物模型中也得到了证明。然而，TRK-820 在日本之外的国家尚未获准商业应用。

布托啡诺是一个商业上可用的镇痛药；作为μ-受体拮抗药和κ-受体激动药，在与淋巴瘤和其他全身性疾病相关的顽固性瘙痒的治疗中证明有效。

阿瑞吡坦是一种神经激肽-1 受体拮抗药，作为化疗过程中的止吐药广泛使用，最近有报道，在 3 例合并严重瘙痒的 Sezary 综合征的治疗中证明是一种有效止痒药。推荐的剂量是每天 80mg。要澄清这种昂贵的药物对淋巴瘤是否有止痒作用还需做进一步对照试验。

目前主要的治疗策略是减轻瘙痒的强度和通过外周与中枢神经机制阻断传入神经对瘙痒信号的传输。现有针对恶性肿瘤瘙痒药物疗效的有限研究，大部分数据是基于个案或小规模研究。本章的总结与恶性肿瘤特别是淋巴组织增生性疾病有关瘙痒的合理和系统的治疗途径（表 22-2）。

表 22-2　副肿瘤性瘙痒的系统治疗方法

药　名	止痒机制	推荐剂量
羟　嗪	H_1-受体拮抗，镇静	50～100mg/d
多塞平	H_1-受体拮抗，三环类抗抑郁	25～75mg/d
纳曲酮	μ-受体拮抗药	25～50mg/d
布托啡诺	μ-受体拮抗药和κ-受体激动药	1～4mg/d，喷鼻
加吧喷丁	外周和中枢瘙痒通路阻滞药	300～3200mg/d，滴定
普瑞巴林	外周和中枢瘙痒通路阻滞药	150～300mg/d，滴定
米氮平	选择性去甲肾上腺素能-$α_2$ 受体抑制药	每晚 15mg
帕罗西汀	选择性 5-羟色胺再摄取抑制药	20～60mg/d，分次口服
沙利度胺	外周中枢瘙痒通路阻断，抗血管增生，抗 TNF-α，	100～200mg/d
阿瑞吡坦	神经激肽-1 受体拮抗药	每日每次 80mg

1. 用于止痒的抗抑郁药　①选择性 5-羟色胺再摄取抑制药（SSRIs）。SSRIs 如舍曲林和帕罗西汀等，通过抑制 5-羟色胺选择性再摄取而起作用。其疗效大概是通过改变中枢神经系统内神经递质的浓度而实现。一项针对副肿瘤性瘙痒的随机对照研究表明，帕罗西汀能显著减少瘙痒。最近一项开放研究显示，帕罗西汀、氟伏沙明治疗不同类型的慢性瘙痒包括系统性淋巴瘤和实体癌相关瘙痒有效，从治疗开始到出现止痒效果需要 2～3 周。②5-羟色胺去甲肾上腺素再摄取抑制药（SNRI）。SNRI 可能是通过减低中枢对瘙痒的敏感性而缓解瘙痒，因为它们对 5-羟色胺和去甲肾上腺素能-$α_2$ 受体都有影响，就像它们治疗神经性疼痛一样。大家知道米氮平治疗夜间瘙痒特别有效。据报道，米氮平可有效治疗淋巴瘤相关瘙痒。新的 SNRI 药物如文拉法辛和度洛西汀在有限的临床经验中似乎没有明显的止痒效果。

2. 神经松弛剂　加巴喷丁和普瑞巴林是神经递质γ-氨基丁酸（GABA）的结构类似物，其确切的止痒机制尚不清楚。可能通过抑制中枢痒通路而生效，如同它们在治疗神经性疼痛的作用一样。

3. 镇静类抗组胺药　具有镇静作用的抗组胺药在治疗瘙痒时还有一个有益的镇静作用，尤其是对夜间瘙痒。大剂量具有镇静作用的抗组胺药如羟嗪等通常用于治疗全身瘙痒的患者，可能通过催眠作用发挥有利的影响。三环抗抑郁药多塞平，有与 SSRI 类似的作用，也用于治疗夜间瘙痒，可能由于其强大的抗组胺 H_1 受体功能。

4. 沙利度胺　沙利度胺用于止痒治疗已有 10 多年的历史了，可能通过包括抑制肿瘤坏死因子-α过度产生以及外周和中枢神经抑制等几种机制发挥其效果。瘙痒一般在 2～3 周消失。主要的副作用是周围神经病变和高致畸作用，在女性生育期需要强制性监管。近几年来，沙利度胺成为包括骨髓瘤在内的恶性血液病、淋巴瘤和实体肿瘤化疗的重要组成部分。有趣的是，最近批准的神经毒性较轻的沙利度胺的衍生物来那度胺（lenalidomide）据报道会引起瘙痒。来那度胺具有抗肿瘤、免疫调节和抗血管生成等多重作用，与地塞米松合用，治疗曾接受过至少一种疗法的多发性骨髓瘤的成年患者。

（二）紫外线（UV）治疗

UVB 可以减轻系统性疾病特别是慢性肾疾病的瘙痒。紫外线疗法的作用包括窄谱 UVB 和补骨脂素加紫外线（PUVA），是公认的皮肤 T 细胞淋巴瘤的治疗方法，但是就我们所知，还没有对全身性淋巴瘤和其他恶性肿瘤相关瘙痒治疗有效的报道。

淋巴瘤瘙痒的治疗：最近的一个系列报道称，米氮平低剂量（晚上 7.5～15mg）和加巴喷丁（晚睡前 300 mg 开始直到 900～2400 mg/d）结合治疗皮肤 T 细胞淋巴瘤瘙痒是有效的。布托啡诺过去常用 3～4 mg/d 的剂量治疗淋巴瘤顽固性瘙痒。另一个有助于缓解棘手的淋巴瘤瘙痒的选择是口服泼尼松 40 mg/d，3 周后逐渐减量。沙利度胺可以考虑作为二线止痒药，也可以作为化疗方案的一部分。

第四部分　神经与精神心理性瘙痒

第 23 章　神经性瘙痒

神经性瘙痒是在没有致痒原刺激下相关的神经功能障碍或神经结构病变引起的异常痒觉。神经性瘙痒属于神经病理性感觉异常。在瘙痒研究国际论坛（IFSI）定义的瘙痒症分类中属于第Ⅲ类，它又分为以下两类：①神经源性瘙痒（neurogenic pruritus）起源于中枢，是指没有神经损伤而在神经系统中产生的痒感，如在胆汁淤积性瘙痒中，由于阿片样肽作用于L-阿片肽受体引起的瘙痒。②神经病理性瘙痒（neuropathic pruritus）局限于某一局部，是由于感觉神经从外周到中枢传入通路中发生病理改变，局部神经纤维受压、炎症，局部/系统神经纤维变性造成的周围/中枢神经结构的改变而引起的瘙痒。在慢性瘙痒患者中，约有 8% 可能与神经性起源有关。其发病率至今没有确切的数据可查。

神经性瘙痒在临床上很难界定，一些内科疾病、精神心理因素导致的瘙痒和一些特发性瘙痒都没有特定的致痒源刺激和明显的神经损伤。本章主要讨论神经病理性瘙痒，分中枢神经病变［脑和（或）脊髓］和外周神经病变（臂桡侧瘙痒、感觉异常性背痛）两个部分。涉及其他因素的神经源性瘙痒如带状疱疹后遗神经性瘙痒、胆汁淤积性瘙痒、慢性肾病性瘙痒、特发性瘙痒等可参阅本书相关章节。在一些文献和著作中将上述两类神经性瘙痒统称为神经源性瘙痒。

第一节　脑、脊髓异常引起的神经性瘙痒

神经系统病变引起的瘙痒是比较罕见的。引起神经源性瘙痒的脊髓病变主要是髓内肿瘤，而引起神经源性瘙痒的脑部病变则主要是脑血管意外（CVA）。

一、病因和临床特点

根据原发病变部位引起神经性瘙痒常见的原因分为中枢、外周和末梢神经病变。中枢神经系统疾病包括肿瘤、脓肿、动脉瘤、脑血管事件、克-雅病、多发性硬化症、脊髓空洞症、横贯性脊髓炎、脊髓半切综合征等；外周神经病变包括疱疹后神经痛、肱桡侧瘙痒、自主神经节病。这种类型的瘙痒症的显著特点是瘙痒部位的局限性、恒定性，这是与中枢神经系统损害部位相联系的。当脊髓病变时，瘙痒位于病变部位的同侧，而当脑部病变时，瘙痒出现在中枢神经系统损伤的对侧。末梢神经病变包括敏感皮肤、烧伤后瘙痒瘢痕、结节性痒疹等。

神经性瘙痒的临床特征，通常表现为强烈瘙痒感，难以抑制地搔抓，从而导致皮肤增厚、苔藓化、严重者可导致抓破、糜烂，甚至溃疡。症状表现为阵发性或持续性，每次发作 2～5 分钟，每天发作次数不定，可持续数天、数周甚至经年累月。通常伴随感觉异常、痛觉过敏、麻木或疼痛，可自发出现，亦可经触碰刺激或运动诱发。神经性瘙痒可为中枢神经病变的首发症状，在视神经脊髓炎中多见。脑部病变引起的瘙痒，通常是单侧的局部瘙痒，有时为阵发性瘙痒，这种瘙痒症也是脑部病变的证据之一。伴随症状是神经性瘙痒的显著特征，当瘙痒伴随其他感觉异常时，应马上意识到神经系统病变特别是脑和脊髓的病变，并且按神经科检查方法进行体检，初步判断病变部位（表 23-1）。

表 23-1　脑和脊髓的病变神经性瘙痒的临床特征

病变部位和性质	瘙痒特征	伴随症状
脊髓肿瘤	局限性/节段性瘙痒	感觉减退或感觉过敏
室管膜瘤	肱桡侧瘙痒，瘙痒部位出现无汗	可为颅内高压症状；行为异常；锥体束征阳性；感觉迟钝
脊髓空洞症	涉及一侧或双侧瘙痒，局限于一侧的上肢和肩膀，有时延伸到一侧的胸部及整个上肢 慢性苔藓样皮疹	痉挛性截瘫及双上肢、颈部、胸部的症状；肌肉萎缩；痛觉丧失，触觉保留；营养障碍
脊髓肿瘤合并神经纤维瘤	局限性节段性剧烈瘙痒	可能伴随皮肤纤维瘤和咖啡斑，也可能有潜在髓内和脑部的肿瘤，纤维瘤阻塞壶腹可引起胆汁淤积
脊髓脓肿	其瘙痒发生部位与脊髓病变部位一致	与肿瘤压迫有相似表现，并有相应炎症表现。起病急剧，如果是肿瘤，这种肿瘤往往是恶性的
横断性脊髓炎（包括视神经脊髓炎）	以头颈部、躯干及双上肢皮肤瘙痒起病或复发的患者，且两侧对称区域有节段性皮肤瘙痒	相应部位伴随有麻木、疼痛，明显的感觉过敏和触觉异常，而肌电图检查是正常的
多发性硬化症	多见于女性，瘙痒部位多位于头颈部，持续时间短，反复发作	伴有瘙痒部位其他感觉障碍如三叉神经痛、面部感觉过敏、头颈麻木、头面部疼痛、感觉减退等
基底动脉瘤	单侧和局部瘙痒	可伴头痛头晕及疲劳，焦虑失眠
脑血管意外（CVA）	多于 CVA 后数天甚至数周发生阵发性局限性瘙痒，部位多变，瘙痒部位位于脑损伤部位对侧	伴偏头痛，偏侧感觉及运动功能障碍或语言、精神失常等

二、病理生理学机制

神经源性瘙痒的病理生理学机制至今尚未完全阐明。以往的研究表明中脑导水管周围灰质跟痒觉有很强的相关性。瘙痒和疼痛广泛重叠于同一个激活的脑区。但瘙痒和疼痛之间的激活模式存在细微的差别。与疼痛相比，瘙痒的特征似乎是在顶盖区，无二级体感皮质激活以及无左半球优势。只有当疼痛和瘙痒刺激同时存在时，中脑导水管周围灰质才被激活。中脑导水管周围灰质的激活伴随前扣带回、背外侧前额叶皮质和顶叶皮质的活性降低，提示可能由于疼痛使中脑导水管周围灰质参与了中枢痒觉的抑制作用。因而，搔抓的止痒机制可能与此有着天然的联系。

孙衍刚研究组通过利用在体胞外电生理记录、在体光纤记录、药理遗传及光遗传操控等技术手段，发现在中脑导水管周围灰质中存在一群表达速激肽的神经元，这群神经元通过下行环路调控脊髓水平痒觉信息处理，促进抓挠行为的产生。该研究揭示了痒觉下行调控的细胞以及神经环路机制，为发展治疗慢性瘙痒的方法提供了新的思路。

研究人员探究了中脑导水管周围灰质神经元在痒觉引起的抓挠行为中的活动变化，发现该脑区神经元的电活动与痒觉引起的抓挠行为有着很强的相关性。进一步的研究证实中脑导水管周围灰质中存在一类表达速激肽的兴奋性神经元，破坏或抑制这群速激肽神经元能显著减少痒觉诱发的抓挠行为。相反，激活中脑导水管周围灰质速激肽神经元可以在没有外周致痒刺激的状态下诱发强烈的抓挠行为。此外，速激肽神经元促进痒觉的作用是通过调控脊髓中痒觉特异的胃泌素释放肽受体阳性神经元产生的。该神经元在 2007 年由 Chen 等在脊髓背角中发现，并证明胃泌素释放肽受体（GRPR）对痒觉信息的传递有非常重要的作用，是首个在中枢神经系统里发现的痒基因。

孙衍刚研究组揭示了中脑导水管周围灰质通过下行正反馈形式调控痒觉信息处理的机制，发现该脑区的速激肽神经元对于瘙痒过程中"瘙痒-搔抓"这种恶性循环的产生至关重要。而脑部各功能区与中脑导水管周围灰质有着广泛的联系，多脑区参与瘙痒特别是慢性瘙痒的中枢处理，脑部病变或损伤直接影响中脑导水管周围灰质的功能状态。因此，大脑中的这群速激肽神经元是遏制"瘙痒-搔抓"的恶性循环以及治疗慢性痒的潜在靶标。

此外，中枢敏化是中枢神经病变/损伤致神经性瘙痒的另一重要机制。中枢敏化是指脊髓及脊髓以上痒觉相关神经元的兴奋性异常升高或者突触传递增强，包括神经元的自发性放电活动增多、感受域扩大、对外界刺激阈值降低、对阈上刺激的反应增强等病理改变，结果放大痒觉信号的传递。近年来的研究表明痒觉信号在脊髓中枢主要通过上行途径兴奋脊髓背角神经元包括伤害性感受特异性神经元、广域（wide dynamic range，WDR）神经元及机械不敏感神经元，分泌相关神经肽或递质传递痒觉，其中最著名的是胃泌素释放肽（GRP）和 B 型利钠肽（NPPB）及 P 物质，它们是脊髓中枢传导痒觉的递质。其中 GRP 通过 GRPR 阳性中枢神经元特异性传导痒觉，NPPB 通过 Npra 受体传导瘙痒，而 P 物质通过 NK1 受体不但传递痒觉信号，同时可使对机械刺激反应的次级神经元敏化（如产生触觉痒中枢敏化现象）。此外，传导痛觉的脊髓中枢兴奋性氨基酸递质谷氨酸也参与痒觉中枢敏化机制，因此，对一些慢性瘙痒特别是神经病理性瘙痒，通过作用于电压门控钙离子通道α2δ亚单位药物如加巴喷丁和普瑞巴林，减少神经末梢钙离子内流引起的去极化，降低神经传导兴奋性，同时调节突触前神经递质如谷氨酸的释放，从而调节神经活性，显著控制慢性瘙痒特别是神经病理性瘙痒症状。最近使用 P 物质受体（NKR1）抑制剂阿瑞吡坦阻断 P 物质的作用治疗遗传过敏性皮炎和结节性痒疹患者的难治性慢性瘙痒有效。

中枢敏化的另一个机制是抑制性神经元功能降低或缺陷。脊髓中枢存在多种亚型抑制性中间神经元，如表达 Bhlhb5 转录因子的抑制性神经元，正常条件下可抑制化学性物质诱导的瘙痒，但基因敲除后小鼠可产生自发性瘙痒。这些抑制性中间神经元属紧张性（tonic）激活，大多数由 A-δ 纤维和（或）C 纤维（如表达 TRPV1 的 C 纤维）支配，这意味着伤害性刺激可以激活这些抑制性神经元，调节瘙痒的脊髓传递。临床上瘙痒可被搔抓、疼痛、热或冷刺激抑制,其机制与这些抑制性中间神经元优势兴奋激活有关,这些抑制性神经元释放抑制性神经递质如 γ-氨基丁酸、氨基己酸、强啡肽,从而抑制或减弱痒信号传递。如果中间抑制性神经元功能失调,则有助于脊髓中枢痒觉神经敏化导致慢性瘙痒状态如自发性瘙痒-搔抓和痒觉异常的发生。最近又发现脊髓中枢存在 NPY:Cre 抑制性神经元,这种类型神经元可被低阈值机械敏感传入纤维特异性激活而抑制机械性刺激诱发的瘙痒。此外,通过下行通路可调节痒的传导。研究表明,正常搔抓可通过激活脊髓上神经元经中脑导水管周围灰质(PAG)下行通路激活抑制性中间神经元释放快速抑制性神经递质,如 γ-氨基丁酸和(或)氨基己酸缓解急性瘙痒。另一下行通路是经蓝斑核的去甲肾上腺素能投射神经元,这个下行去甲肾上腺素能神经元可抑制脊髓痒觉信号传导。因此,这些下行调节通路异常与慢性瘙痒的发生密切关联。这与临床上应用靶向调节下行通路的 5-羟色胺肾上腺素再摄取抑制药及其他抗抑郁药物治疗慢性瘙痒有效一致。

三、诊断

面对疑似神经性瘙痒的患者,需要先行评估,包括以下 4 点:完整的病史采集、体格检查、实验室检查、辅助检查。排除合并其他系统性疾病包括皮炎等原因导致瘙痒者。

(一)病史采集

1. 瘙痒的起源,如 CVA 数天甚至数周后发生阵发性局限性瘙痒,感染性疾病或脑/脊髓损伤后或无故出现的单侧或节段性瘙痒而无其他皮肤致痒原因可查,带状疱疹后出现或糖尿病多年后出现的瘙痒等。

2. 瘙痒的特征(是阵发性还是持续性,是否伴发麻木、疼痛、感觉异常等)、累及范围(是否按皮节分布,是脑神经还是脊髓神经分布区)。

3. 既往药物的使用等。

(二)体格检查

完善的皮肤科查体是判断是否为炎性皮肤病的重要依据。同时应进行神经系统相关检查,包括感觉、平衡觉、肌力、病理性神经反射等。必要时检查有无感知障碍、记忆障碍、情感障碍和智能障碍,或请相关神经科会诊。

(三)实验室检查

血细胞分析、红细胞沉降率、生化、糖化血红蛋白、甲状腺功能等。

(四)辅助检查

1. 神经结构性检查　CT 或 MRI,而 MRI 可用于中枢系统病变及脊神经根病变的检测。

2. 神经电生理学检查　肌电图,可用于记录外周神经损伤。

四、治疗

基于上述引起神经源性瘙痒的病因进行病因学治疗,是神经源性瘙痒症的根本性治疗,病因去则瘙痒除。在病因难以去除的情况下,瘙痒的治疗就成为对症治疗。治疗方法包括局部用药、口服用药、侵入性治疗及非药物治疗,治疗前根据瘙痒程度来制订治疗方案,瘙痒程度根据瘙痒数字评分量表(NRS)评定,评定方法也类似于疼痛评分(表 23-2)。

表 23-2 根据瘙痒程度的治疗方案选择

瘙痒程度		治疗方案
轻 度	局部用药	辣椒素，KeAmLi 组合
中 度	局 部	局部：KeAmLi 组合
	+口 服	口服：加巴喷丁，普瑞巴林，米氮平
重 度	局部	局部：浓度为 8% 的辣椒素
	+口 服	口服：加巴喷丁，普瑞巴林，米氮平，卡马西平
	+侵入治疗	侵入治疗：肉毒毒素 A，局部神经阻滞

（一）局部用药

1. 辣椒素 为常用的局部止痒药，可快速激活受 C 纤维亚家族 V-1 受体的阳离子通道，使局部神经纤维的持久脱敏并改善瘙痒症状。较低浓度辣椒素和低频次的应用会使快速耐受延迟出现，但可能会有更好的合规性。不同研究中使用的辣椒素浓度不同，但 0.025% 辣椒素大多数患者耐受良好。如果不能获得以该浓度为标准的辣椒素药剂，可用亲脂性的基质配制；辣椒素也易溶于乙醇。神经性瘙痒需要局部高浓度使用，才能获得理想效果，不良反应多为局部灼伤感，可配合表面麻醉药使用。

2. 表面麻醉剂 常用 5% 利多卡因，其有效性因人而异。研究显示：局部用 5%～10% 氯胺酮、5% 阿米替林、5% 利多卡因（KeAmLi）的组合可以改善各种瘙痒症状，包括神经性瘙痒症；5% 利多卡因或 2.5% 利多卡因、2.5% 丙胺卡因、1% 普莫卡因（pramoxine）与 3% 聚多卡醇的共晶混合物，是另一个组合剂。

3. 钙调磷酸酶抑制剂 如他克莫司，目前在肛门瘙痒症等周围神经瘙痒症有效。类似于辣椒素，刚开始使用也会有灼伤感。

4. 其他药物 如外用阿司匹林等数据较少，但也被报道有效。

（二）口服用药

多数用于治疗神经痛的药物也可用于慢性瘙痒，但治疗剂量通常比较大，多为常规剂量的 2～3 倍，同时要考虑到患者的耐受性和个体差异性。

加巴喷丁、普瑞巴林、奥卡西平、卡马西平、米氮平等，均可以用于治疗神经性瘙痒症，氟伏沙明和度洛西汀曾被报道有效。

当用于治疗神经性瘙痒时，有效剂量达到治疗水平非常重要，应从小剂量开始，3～5 天滴定至有效剂量并维持治疗，应嘱咐患者不要擅自停药，会出现停药反应。如果一种药物无效，可联合不同机制的药物同时治疗。

加巴喷丁、普瑞巴林这类抗惊厥类药物的主要不良反应是头晕和嗜睡。同时服用阿片类药物可使不良反应增加，出现认知功能障碍，而这类患者往往是服用多重用药的，因此应予以注意。

（三）侵入性治疗

1. 肉毒杆菌毒素 A 少数病例系显示有效，但样本量过小。肉毒杆菌毒素可通过降低胆碱能传递或沿瘙痒途径释放 P 物质来减少瘙痒。

2. 介入治疗 如靶向神经阻滞，为难治性神经性瘙痒患者提供了替代治疗策略。

3. 神经电刺激 已证实经皮神经电刺激可以部分缓解局部性神经痛、灼热瘙痒。未来潜在治疗可能包括经颅直流电刺激，重复经颅磁刺激或硬膜外运动皮质刺激等。

第二节　臂桡侧瘙痒

臂桡侧瘙痒（brachioradial pruritus，BRP）是一种局部性神经性瘙痒，通常发生在上臂和前臂背外侧。20 年来，直到神经病性起源的病因被确定之前，人们还一直认为它是一种光敏性皮肤病。BRP 也可能累及肩膀、颈部和胸部，并可能延伸到上背部。在有记录的案例中，BRP 在皮肤白皙的人和年龄在 30～70 岁的人中更为普遍。现在已认为它是一种神经性瘙痒，紫外线照射可使其恶化，但可以通过冰袋冷敷而改善。瘙痒可能是自发的，白天或晚上的任何时候都有强烈的瘙痒并可伴有烧灼、刺痛或胀痛感，可以是单侧的或双侧的、偶发的或连续的。尽管 BRP 症状可能很严重，但皮肤病理检查证明瘙痒局部是良性的。通常对常规皮肤病治疗的方法对 BRP 难以奏效。BRP 是一种少见的疾病，到目前为止尚无具体的流行病学资料。

一、病因与临床特征

由于病因不明确，最初，BRP 只是一个描述部位性瘙痒的诊断，实际上，它是由不同原因引起的臂桡侧瘙痒综合征。综合现有资料，发现多种原因可致臂桡侧瘙痒。

（一）病因

1. 颈椎退行性改变　Goodkin 等在 1993—2000 年通过 X 线检查在 22 例 BRP 患者中发现 11 例有颈椎疾病。并且大多数普遍存于在颈 3 至颈 7 椎骨之间。由脊椎病、椎间孔狭窄、棘突、椎间盘间隙狭窄等导致颈神经根受压而触发 BRP。Heyl 报道 14 名患者中有 4 人证实在颈 4 和颈 7 椎骨之间存在退行性改变和骨关节炎。除此之外，颈肋（第颈 7 颈椎上生发的肋骨，是一种先天性畸形）和颈 7 肥厚性横突也可产生同样的压迫作用。

2. 日光损伤或日光性皮炎　1968 年，Waisman 首次报道了 BRP，称其为"日光性瘙痒"或"夏季肘部瘙痒"，描述了佛罗里达州因手臂背外侧皮肤局部瘙痒而出现 BRP 的患者。1984 年，南非报道 14 例患者，以及两个早期的报道描述了 110 例慢性间歇性瘙痒的夏威夷患者。所有之前报道的患者都生活在热带或亚热带地区，因此有学者认为，BRP 是一种在易感个体中由日光辐射损伤神经末梢导致瘙痒和感觉异常的光线性神经性疾病。

3. 颈段脊髓肿瘤　由脊柱或脊髓肿瘤引起的 BRP 是罕见的。在一些研究中，所有 BRP 患者通过 MRI 检查都得到了证实。Fisher 提出 BRP 主要不是由日光引起的，而是与颈神经根卡压有关，涉及颈 5～8 颈神经根节段，并通过个案报道描述了一个患者，其 BRP 是由颈 4 至颈 7 脊髓肿瘤压迫脊髓而引起的。还有学者报道一位 58 岁的女性患者，表现为头颈肩上背部瘙痒，沿上臂外侧延伸到小指，伴烧灼感、麻木感，数年来一直存在这些症状，在就诊前一周恶化。神经系统检查，两上肢感觉减退，右颈 6～8 皮节区感觉减退更严重，右肱二头肌的肌力降低。以往颈椎磁共振成像（MRI）扫描显示有颈 4 至胸 1 硬脑膜髓内损伤。由于间歇性颈部刺激和疼痛加重，再次进行颈部 MRI 检查显示室管膜瘤。

4. 颈神经炎症和外伤　常见于颈神经区带状疱疹后瘙痒（已在皮肤病相关瘙痒章节中做了较详细介绍）。颈神经拉伤（如投掷者伤和车祸中屈曲纵向暴力伤）后瘙痒。

（二）临床特征

BRP 通常表现为上臂外侧皮肤瘙痒，最常见于近端肱桡肌表面皮肤，可以扩展至肩、颈部和胸部，并可能延伸到上背部或前臂甚至手外侧。其瘙痒症状可以是自发性瘙痒，白天或晚上的任何时候都有强烈的瘙痒，可以是单侧的或双侧的、偶发的或连续的。早期可以是无皮损的瘙痒，日久可出现局部片状或条索状红斑、抓痕、苔藓化。大多数情况下，神经性瘙痒伴随有烧灼、刺痛或疼痛感及感觉障碍（如感觉异常、感觉过敏或感觉减退）。这种特征有助于临床诊断。

由于 BRP 的病因不同，其临床表现是有差别的。由颈椎退行性改变引起者，因颈神经根受压可伴随有一侧或双侧上肢酸胀、麻木、肌力及感觉减退等症状，这种症状可能在劳累紧张或姿势不良时加重，放松时减轻。由日光因素为主引起者，两侧受累较多，局部一般都有轻重不等的红斑。伴随症状主要是感觉过敏，感觉减退少见，一般无肌力下降。由脊髓肿瘤引起者，伴随的感觉减退和（或）肌力障碍可能很明显，并呈进行性加重趋势。迁延不愈的BRP 可能还伴有程度不同的焦虑、抑郁症状。因为除了难以忍受的瘙痒之外，有些患者伴随的"上肢酸胀、麻木及感觉异常"只是病历上的描述性用语，实际上患者的体验是"好像是有麻胀、酸楚感"等不可名状的感觉，这种"难以描述、难以触及源头、肌力减退会否导致瘫痪"的感觉常使患者心生恐惧和焦虑。

二、发病机制

（一）颈神经根受压和炎症反应学说

由于颈椎退行性改变，下颈椎椎间盘，椎间关节、韧带等结构继之发生退变，尤其是髓核的突出或脱出，后方小关节的骨质增生或创伤性关节炎，钩椎关节的骨刺形成，以及相邻的 3 个关节（椎体间关节、钩椎关节及后方小关节）的松动与移位等均可对脊神经根造成刺激与压迫。根管的狭窄、根袖处的粘连性蛛网膜炎和周围部位的炎症与肿瘤等亦可引起对脊神经根的刺激与压迫。神经根与周围神经相比更容易受到颈椎退行性变的机械因素的影响，主要与神经根的解剖学特点有关。典型神经根内的神经纤维是平行排列的，其间无致密的结缔组织，神经根的外层无神经外膜保护，故对牵拉更敏感。机械压迫所引起神经根和背根神经节受累的主要病理改变为缺血和神经内水肿。血液循环的病理变化主要是与神经根性痛以及炎性刺激有关，如神经根内及其周围血管通透性增加，血管内皮细胞激活导致血管内径变窄等。机械性压迫与炎性刺激对神经根的共同作用会造成神经根更严重的损伤。此外，这些退变也造成颈脊髓和相邻血管等重要结构损害。

颈椎退变的炎症反应可导致颈神经根神经炎。彭宝淦等通过颈前路手术切除的颈椎减压标本的组织学表现发现，50%以上患者的颈椎间盘后缘存在血管炎症反应，以巨噬细胞为主的炎症细胞大量浸润，同时伴有少量淋巴细胞。如此大量的炎症细胞浸润，必然会分泌大量的细胞因子和炎症介质等化学物质，这些化学物质很自然地从颈椎间盘局部弥漫至颈脊髓和颈神经根内，导致颈脊髓和颈神经根的受累损伤，继而导致颈神经根神经炎的发生。

王小云等认为神经根神经炎发生后，机体内多种细胞信号转导通路、细胞因子以及受体蛋白被激活，从而介导炎症而诱导促炎症因子如 IL-1、IL-6、IL-18 和 TNF-α 等的分泌，多种细胞因子以及促炎症因子反过来作用于炎症产生的各个途径而加重炎症，形成炎症恶性循环。并且实验证实 IL-1、IL-6、IL-18 和 TNF-α 等炎症因子含量的高低与神经根型颈椎病患者的神经根性疼痛程度之间存在一定的正相关性；神经根性颈椎病患者外周血中 IL-1、IL-6、IL-18 和 TNF-α 炎性因子含量越高，则患者的神经根性疼痛的症状越严重。杜伟等的实验结果也证实了 IL-1、IL-6、TNF-α 与颈椎间盘退变和神经功能损伤的相关性。Goupille 等报道，在神经损伤部位及突出的椎间盘周围存在多种炎症递质，如白三烯、一氧化氮、磷脂酶 A_2、TNF-α、环氧化酶-2、丝裂原活化蛋白激酶等。其中，磷脂酶 A_2 在引起根性痛中起着重要的作用。它是前列腺素 E_2 和白三烯等合成的关键酶。通过选择性抑制环氧化酶，前列腺素 E_2 的合成也明显减少，说明环氧化酶和相关细胞因子可能通过调节前列腺素 E_2 的合成引发神经根性痛。有实验也证实，对小鼠使用环氧化酶抑制剂可缓解根性痛。

IL-1 通过调节前列腺素的表达而发挥促炎作用。高表达的 IL-1 可通过调控磷脂酶 A_2 和前列腺素 E_2 而调控炎症。IL-6 作为促炎症因子的另一位成员，研究表明，IL-6 可被疼痛抑制剂显著抑制而改善神经根性疼痛大鼠的疼痛程度，提示 IL-6 与神经根性疼痛之间关系十分密切。IL-18 则可被多种反应激活而具有促炎效应及参与多条信号通路反应而介导炎症。同样，TNF-α 作为促炎症因子家族的成员，被发现异常高表达于退变椎间盘组织中，参与调控疼痛的发生。有研究表明，如果 TNF-α 作用在人的神经末梢伤害性感受器则可能会导致瘙痒的出现。因此，抑制 TNF-α 的生成和作用是治疗 BRP 的重要措施。

综上所述，神经根性疼痛与促炎症因子之间有密切关系。遗憾的是我们尚未挖掘到与 BRP 相关的炎症介质的实验研究报道。近十几年来对瘙痒机制的研究主要借鉴对疼痛的研究，颈椎退变的颈神经根和背根神经节的炎症反应不但可导致神经根性疼痛，也无法撇清对 BRP 的影响。

（二）紫外线暴露学说

该学说认为长期暴露于紫外线可引起皮肤感觉神经纤维的局部敏感性增强。而这是由于皮肤光老化损伤导致局部神经纤维的损伤和修复不全引起的。据估计，暴露皮肤的损伤约 90% 是由紫外线（UV）辐射引起的，而且长期暴露在 UV 照射下，会引起皮肤粗糙、红肿热痛、色素沉着、毛细血管扩张、皱纹加深加粗等现象，从而引发一系列皮肤病变，如日光性皮炎、日光性角化病、日光性弹性纤维变性、胶样粟丘疹等，这些病理变化连带造成皮肤末梢神经损伤。UV 引起的皮肤光老化损伤机制有如下几个方面。

1. 氧化应激　正常情况下，氧原子结合来源于线粒体呼吸链的 4 个电子，但个别氧原子会携带一个电子逃逸，形成超氧根离子即 ROS，但会迅速被皮肤中的抗氧化防御系统所消灭。研究表明，UV 辐射可以诱导 ROS 包括超氧阴离子、过氧化氢、羟自由基和单态氧等的大量产生。细胞内的非酶抗氧化系统（维生素 C，维生素 E，谷胱甘肽，微量元素铜、锌、硒等）和酶抗氧化系统（超氧化物歧化酶、过氧化氢酶、谷胱甘肽过氧化物酶等）被过量的 ROS 消耗，打破了体内氧化与抗氧化系统之间的动态平衡，使机体对 ROS 的清除能力下降，从而导致 ROS 在体内不断累积。大量的 ROS 会对细胞内生物大分子（如核酸、脂质及蛋白质等）产生氧化损伤，引起细胞外调节蛋白激酶 1/2 和核因子κB 等信号通路的异常激活，还会对线粒体膜电位造成影响，诱导线粒体 DNA 的损伤和细胞凋亡的发生。

2. DNA 损伤　UV 辐射可直接或间接对 DNA 造成损伤。角质形成细胞中的 DNA 会直接吸收 UVB 能量，引起 DNA 的多种损伤，如 DNA 双链结构破坏、DNA 链断裂、碱基或碱基对被切除或替换等。UVA 则通过诱导皮肤产生大量的 ROS，对 DNA 产生继发性氧化损伤，使单链 DNA 片段断裂、DNA 蛋白交联，DNA 空间结构发生变化，阻碍 DNA 复制、转录，从而影响蛋白质的生物功能。

3. 细胞凋亡　UV 辐射及其引起的氧化损伤、DNA 损伤等均可导致线粒体功能障碍，诱导和促进细胞凋亡的发生。

4. 基质金属蛋白酶（MMPs）的作用　MMPs 是一组锌离子依赖性内肽酶，在皮肤光损伤中起非常重要的作用。UV 辐射可上调 MMPs 的活性，诱导正常人表皮 MMP-1、MMP-3 和 MMP-9 等的高表达，从而特异性降解几乎所有的细胞外基质，使皮肤胶原修复能力下降，并使胶原纤维和弹性纤维减少、胶原合成降低、异常弹性纤维沉积、细胞外基质消失，导致皮肤粗糙、松弛、下垂、萎缩和皱纹增多等老化症状的出现。

5. 炎症反应　UV 辐射会激活神经内分泌系统释放神经内分泌介质，导致皮肤细胞的多种促炎症介质如组胺、5-羟色胺、激肽的合成与释放增加。促炎症介质的释放增加了细胞毛细血管的通透性，导致中性粒细胞和其他吞噬细胞浸润和激活，同时还可引起真皮层炎性细胞增加，引发皮肤的炎症损伤，加速皮肤老化。UV 辐射可引起角质层释放促炎性因子 IL-1β 从而引发皮肤的炎症反应。UV 辐射还可以刺激角质形成细胞合成和释放 TNF-α 进入血流，通过表皮细胞因子介导产生炎症反应。UV 辐射同时还可诱导 COX-2 和脂氧合酶的表达，导致促炎症介质如前列腺素和血栓素的合成增加。

（三）综合影响学说

有颈椎病致颈神经根受压的患者，外周神经敏感性增高，容易受 UV 的刺激而激发瘙痒。单纯长期暴露于紫外线造成的皮肤损伤和炎症反应，可引起皮肤感觉神经纤维的局部敏感性增强而致慢性瘙痒；而长期瘙痒又可致外周和中枢敏化，形成恶性循环。这也许可以解释为什么不把 BRP 归入颈神经根型颈椎病的一个症状，而和"阳光""季节""沙滩"联系在一起的原因吧。

三、诊断

患者如果主诉单侧或双侧肩背或上肢皮肤瘙痒而怀疑为 BRP 时，应详细询问病史，了解瘙痒的部位、性质、频率、严重程度、是否有长期日光暴露史，特别是有没有伴随颈肩和上肢疼痛、麻木、感觉异常。同时还需询问系统性疾病史如糖尿病、肝肾疾病等以及长期用药史。实验室检查和相关影像学检查对明确诊断是很有必要的。

1. 影像学检查　X 线及 CT 检查提示由于颈椎退行性改变而形成神经根周围的骨质增生或骨赘，或椎间孔狭窄表现；MRI 检查提示神经根受压。必要时行肌电图检查。

2. 实验室检查　可以明确是否糖尿病、肝肾疾病、血液系统疾病对瘙痒的影响。

3. 皮肤病理检查　可排除某些皮肤病所致的瘙痒，可了解是否存在光损伤性炎症情况。

四、治疗

根据前面讨论的病因与发病机制可知 BRP 的核心病理因素为"卡""瘀""炎""痒""皮"五大因素。因此，治疗原则主要围绕着五大因素来制定，包括松解神经根卡压、疏通局部血液循环、消除关节局部炎症、缓解神经性瘙痒、修复皮肤屏障功能。只要颈神经根压迫解除，炎症消失，皮肤屏障修复，则瘙痒可自然缓解。

（一）松解神经根卡压

主要用于有颈神经根压迫的 BRP 患者。包括手术治疗与非手术治疗，由于手术治疗的效果并不理想，而多数 BRP 患者神经压迫不很严重，故应首先采用非手术治疗。

1. 自主疗法　内容包括工作中定时改变头颈部体位，调整桌面或工作台的高度或倾斜度。睡眠时，维持头颈段本身的生理曲线。充足的睡眠可缓解因颈肌肉痉挛所致的疼痛，减少突出的椎间盘或骨赘对脊髓、神经根及血管的刺激，延缓退变。坚持锻炼颈肩背部肌肉，增加颈椎生物力学结构的稳定性，促进血液淋巴的循环，有利于颈椎病的恢复。

2. 物理治疗 理疗是治疗颈背痛的传统方法，其原理是增强局部的血液循环，缓解肌肉痉挛，从而使局部的瘙痒和不适得以缓解。

3. 牵引治疗 椎间隙或椎间孔纵径变窄者，适用于牵引治疗。主要作用为缓解患者瘙痒或疼痛和减轻神经根压迫。

4. 颈椎制动 在急性发作期可持续使用颈围固定，如症状缓解或消失则停止使用，防止肌肉失用性萎缩，如配合牵引治疗，则效果更佳。

5. 手术治疗 目的是使受压神经根彻底减压，恢复颈椎生理曲度，以及重建病变节段的稳定性。

（二）疏通局部血液循环

一般来说，局部减压后血液循环会得到改善，但上述减压措施可能很难取得满意效果。因此尚需血管活性药物补充治疗。值得一提的是具有活血化瘀、祛风止痒的中医药方剂在临床应用中可获得比较好的效果。局部血液循环的改善也是消除局部炎症的前提。

（三）消除颈椎关节局部炎症

1. 口服非甾体抗炎药 如塞来昔布、莫比克等，该类药物能选择性抑制环氧化酶-2，调节前列腺素 E_2 和白三烯的合成而有助于局部炎症的消除。

2. 局部药物封闭治疗 神经根管封闭术是将生理盐水、激素类抗炎药、利多卡因直接注射到病变区域，具有创伤小、起效快、安全可靠、操作简便、疗效确切的特点，治疗费用低，经过长时间临床应用效果良好。

（四）缓解神经性瘙痒

1. 口服用药：于治疗神经痛的抗惊厥药和抗抑郁药物也可用于 BRP 的治疗，包括阿米替林、加巴喷丁、普瑞巴林、奥卡西平、卡马西平、奥氮平等，不同患者对该类药物的反应有明显不同，因此要考虑到患者的耐受性和个体差异性。为安全起见，一般应从小剂量开始。通常有效剂量为：阿米替林 25mg/d，加巴喷丁 900～1800mg/d，普瑞巴林 300～450mg/d，奥氮平 5～20mg/d。

2. 外用药物：外用药物包括外用辣椒素、表面麻醉药、钙调磷酸酶抑制药、阿司匹林软膏等，一般情况下，对颈神经根性 BRP 患者无满意效果，但对因长期瘙痒导致外周神经末梢敏化以及因长期搔抓导致皮肤屏障功能失调的患者有效。对以长期暴露于紫外线为病因的 BRP 患者，外用治疗可获得比较满意的效果。以长期暴露于紫外线为病因的 BRP 患者，如局部炎症性红斑明显，还可以短期外用糖皮质激素类药物，或与钙调磷酸酶抑制剂合用有协同作用。

3. 阵发性剧痒可用冰袋冷敷止痒。

（五）修复皮肤屏障

1. 避免较长时间在日光下暴晒，以防急性日光损伤。避免长期紫外线暴露，防治慢性日光损伤。有损伤史者更应注意防护。良好的防护有助于皮肤屏障损伤的自然修复。

2. 瘙痒局部有皮肤炎症反应者，应首先消炎处理。一般可局部外用糖皮质激素类药物、非甾体类、钙调磷酸酶抑制剂、0.05%全反式维 A 酸或他扎罗汀润肤霜用治疗。必要时，可以口服有抗炎作用的抗组胺药以及维生素 C、维生素 E 等抗氧化剂，急性日光损伤时，可短期内用糖皮质激素、羟基氯喹。

3. 外用有表皮生长作用的细胞因子、某些天然保湿剂和抗敏剂。

4. 红蓝光：具有一定的消炎和屏障修复功能，特别是其中的弱蓝光有 DNA 修复作用。

总之，对于 BRP 的治疗，首先应了解其病因与发病机制，并且判别每一个患者以何种病因为主，针对其病因与发病机制，采取综合性的治疗措施，方有可能达到有效治疗的目的。

第三节　感觉异常性背痛

感觉异常性背痛（notalgia paraesthetica，NP），是指背部两侧肩胛骨内侧皮肤区域出现瘙痒和（或）感觉改变的疾病。"notalgia"是指背部疼痛，"paraesthetica"是指灼痛、刺痛或瘙痒等异常感觉。也称为胸背皮神经夹闭综合征。感觉异性背痛常可以影响任何年龄、任何种族和任何性别的人。本病中老年人最常见。女性似乎比男性更容易受累。

一、病因与发病机制

支配上背部的皮肤感觉神经从脊髓（第 2 至第 6 胸段）中出来，穿过背部的厚肌肉向上走行较长一段距离。在到达皮肤之前，经过一个直角转弯，因此，该神经似乎容易受到压迫或牵引。一定程度的压迫或损伤会导致相应的症状。除此之外，上述神经初始损伤的原因可能还包括背部外伤、椎间盘突出或"滑脱"、带状疱疹、晒伤、脊髓病变、末梢神经炎等。

二、临床特征

感觉异常性背痛常由于一段时间的激烈运动或静止不动后，导致肌肉僵硬，而产生特定伤害。其特征是一侧或两侧肩胛骨的内侧（即肩胛骨之间）出现剧烈瘙痒。这种瘙痒可以是间歇性的，也可以是持续性的。尽管搔抓和摩擦可能是令人愉快的，但搔抓不能解痒。

受累区域可能会扩展到肩胛骨，甚至扩展到背部和肩部更广泛的区域。多数患者没有明显的皮损。倘若有可见的变化，通常是由于在受影响的区域摩擦和搔抓而引起。包括抓痕、色素沉着、色素减退（白色斑点）、单纯性苔藓（湿疹的一种角化过度类型）和瘢痕，当用针刺、棉毛或冷热测试时，受影响区域可能会有感觉异常，还可能会有出汗减少或无汗。

三、诊断

一般根据病史和临床特征可做出诊断。X 线、CT 扫描或 MRI 等影像学检查可显示皮肤瘙痒区域的神经穿行通路有脊椎椎骨退行性变或椎间盘突出。但在许多情况下并没有异常发现。在诊断确定前，注意排除糖尿病外周神经病变所致瘙痒和多发性内分泌肿瘤所致的瘙痒。

鉴别诊断：多年来，人们将感觉异常性背痛视为皮肤淀粉样变性的临床变种之一，即与"背侧淀粉样变性性苔藓"相混淆，然而，据观察，感觉异常性背痛局部淀粉样物质的沉积不是瘙痒的原因，而是瘙痒的后果，以瘙痒和色素沉着过多为特征，通常在肩胛部。症状出现在胸 2 到胸 6 节段的皮肤部位，50 岁以上的女性更易受到影响。病理生理学包括脊髓神经的解剖路径，以及周围神经系统中神经纤维释放的神经肽。一些文献将其与脊柱的变化（压迫、疝气和创伤）联系起来。确诊需要临床上的辅助检查，如 CT 和 MRI。

四、治疗

感觉异常性背痛没有特异的治疗方法，其治疗并不总是必要的，也不一定总是成功的。

必须治疗时则需要多学科综合治疗。皮肤干燥是引起局部瘙痒的常见诱因，因此每天至少两次在瘙痒部位涂抹保湿霜是有帮助的。如果润肤霜不起作用，则需进行以下治疗。

1. 局部治疗

（1）必要的冷乳液或冷霜（樟脑和薄荷醇）。

（2）相关单纯性苔藓可局部使用类固醇治疗。

（3）辣椒素乳膏：通过耗尽神经末梢的化学递质而起作用，可能不会立即得到缓解，故需要频繁反复应用，一般可能需要 6 周才能完全发挥作用。停止使用后症状可能会复发。可造成令人不快的局部副作用。局部应用含辣椒素的乳膏（0.025%～0.1%）已被描述为对 NP（和 BRP）有效，但仅能暂时缓解症状。进一步的治疗选择，如抗组胺药、抗精神病药或抗抑郁药，往往无效，或与系统性不良反应有关。据报道，大剂量辣椒素的应用可能为 NP 患者提供治疗突破，因为 8%的辣椒素贴片具有迅速减少瘙痒和疼痛的潜力，几乎没有不良反应和持久作用。

（4）局部麻醉药膏可以暂时缓解症状。

2. 口服药物治疗

（1）阿米替林或其他口服三环类药物在夜间有助于睡眠和消除神经病变症状。

（2）加巴喷丁、普瑞巴林或其他抗惊厥药。

3. 肉毒杆菌毒素　临床上已有使用，但一项双盲试验表明它并无明显效果。

4. 经皮神经电刺激（TENS）　可有暂时止痒的效果。

5. 局部神经封闭阻滞　在受压神经穿行脊柱处附近注射局部麻醉药（椎旁阻滞）。

6. 脊椎减压手术治疗　解除神经受压。

7. 主动或被动物理运动减压疗法　据报道，重复运动和上背部伸展运动的物理疗法是有效的。方法是：①取端坐位时，交叉双臂，向前弯曲伸展上背部。②手臂放在两侧，抬起肩膀，前后摆动。③手臂伸直，向前 360°和向后 360°旋转。④左右转动上半身，直到感觉到拉伸并保持住。⑤按摩受累部位脊柱旁的肌肉。以上步骤可反复进行练习，以放松为目的，不可过度运动，以免因劳损而适得其反。

8. 心理干预治疗　可以尝试习惯逆转训练（HRT）。

第24章 精神心理性瘙痒概述

据报道，有瘙痒但无皮疹的患者 70%有精神心理性疾病。而住院精神病患者 32%～42%会出现瘙痒，其中 12%的精神病患者，皮肤瘙痒是其主要症状。而一些伴有瘙痒的皮肤病或系统性疾病的患者许多都伴有精神心理表现。可以说精神心理异常可诱发或加重瘙痒，而持久和剧烈的瘙痒可诱发或加重心理异常。某些神经系统疾病亦可并发精神异常和瘙痒。

第一节 精神/心理疾病

人类正常的心理活动具有三大功能：①能保障人作为生物体顺利地适应环境，健康地生存发展；②能保障人作为社会实体正常地进行人际交往，在家庭、社会团体、机构中正常地肩负责任，使社会组织正常运行；③能使人正常地、正确地反映、认识客观世界的本质及其规律性，创造性地改造世界，创造更适合人类生存的环境条件。

人类正常精神活动是有机的、协调的、统一的。从接受外界刺激，一直到做出反应，是一系列相互联系不可分割的活动。精神活动包括感觉、知觉、记忆、思维、情绪、注意、意志、智能、人格、意识等，其中任何一方面的变化均可表现为精神活动障碍，即精神活动的各个方面互不协调或精神活动与环境不协调，均可表现为精神异常。

一、精神/心理异常的分类

通常根据病因、病理生理学分类和症状学分类的原则进行分类，但实际上只有 10%左右的精神心理障碍病例的病因、病理改变相对明确，而 90%左右的病例病因不明。因此，目前国际上主要按照症状学分类原则，兼顾可能的病因学、病理生理学特征进行分类。

病因、病理生理学分类有利于病因治疗，如酒精所致精神障碍、散发型病毒性脑炎所致精神障碍等。

症状学分类是根据共同症状或综合征建立诊断，症状或综合征发生改变时，临床诊断随之做出改变。同一症状或综合征可有不同病因，病因不同但症状相同时，可得出相同诊断，此种分类有利于对症治疗。

精神/心理异常的表现是多种多样的，精神心理学一般将其分为以下几类。

1. 精神病（严重的精神或心理障碍） 是一类具有诊断意义的精神异常，特征为认知、情绪、行为等方面的改变，可伴有痛苦体验和（或）功能损害。最常见的精神活动障碍为焦虑、恐怖、幻觉、妄想、兴奋、抑郁、智力低下，品行障碍及不能适应社会环境等。最典型的精神病包括精神分裂症、躁狂抑郁性精神病、偏执性精神病、反应性精神病、丧偶综合征、病态人格和性变态。

2. 心理异常（轻度的心理障碍） 是指个体的心理过程和心理特征发生异常改变，大脑的结构或功能失调；或是指人对客观现实反映的紊乱和歪曲。其既反映为个人自我概念和某些功能的异常，也反映为社会人际关系和个人生活上的适应障碍。包括神经衰弱、癔症、焦虑症、强迫症、恐惧症、疑病症、抑郁症、躯体形式障碍等神经官能症（神经症）。其中躯体形式障碍是一种生理心理疾病，包括躯体化障碍、疑病性神经症（疑病症）、心脏神经症、胃肠神经症、肥胖症、神经性厌食症、经前综合征等。

不同年龄阶段心理异常的表现有显著不同，因此，根据年龄不同，心理异常又可分为：①儿童常见心理疾病，包括拔毛癖、多动症、习惯性尿裤、自闭症、言语技能发育障碍、儿童抽动症、儿童选择性缄默、偏食、咬指甲、异食癖，以及儿童性别偏差、儿童精神分裂症、儿童恐惧症、儿童情绪障碍（如焦虑症、抑郁症）等。②青少年常见心理疾病，如考试综合征、严格管束引发的反抗性焦虑症、恐惧症、学习逃避症、癔症、强迫性神经症、恋爱挫折综合征、大学生常见的心理障碍、网络综合征等。③成年人常见心理问题。工作适应疾病如过度成就压力、物质金钱关系不当（如致富后的空虚症、吝啬癖等）。职业性心理疾病如教师的精神障碍、单调作业产生的心理障碍、噪声和心理疾病、夜班和心理问题、高温作业的神经心理影响。性心理疾病如花痴（色情狂）、露阴癖、窥阴癖、窥淫癖、异装癖、自恋癖、性厌恶、恋物癖、阳痿、早泄、过度手淫等。④中老年心理问题。更年期精神病、更年期综合征、痴呆、阿尔茨海默病、老年期谵妄、退离休综合征。

3. 心身障碍（心身疾病）　指躯体疾病伴发精神障碍，包括肝、肺、心、肾、血液等内脏疾病，内分泌疾病，胶原性疾病，代谢营养病，产后精神障碍和周期性精神病。各种典型心身疾病（如高血压、冠心病、溃疡病、支气管哮喘、银屑病、神经性皮炎、瘙痒症、斑秃、湿疹等）所引起的心理异常。

4. 大脑疾病和躯体缺陷时的心理异常　包括中毒、感染、脑器质性病变、颅内感染、颅内肿瘤、脑血管病、颅脑损伤、癫痫、锥体外系统疾病和脱髓鞘疾病等所伴发的精神障碍；还有老年性精神病、精神发育不全、聋、哑、盲、跛等躯体缺陷时的心理异常。

5. 特殊条件下的心理异常　如某些药物、致幻剂引起的心理异常；特殊环境（航天、航海、潜水、高山等）下引起的心理异常；催眠状态或某些特殊意识状态下的心理异常等。

6. 心因性心理（精神）障碍　如适应性障碍、反应性精神病、感应性精神病、气功所致精神障碍（气功偏差）、迷信引起的精神障碍、忧郁症、病态怀旧心理。

二、精神/心理异常的表现

（一）精神病患者表现

精神病患者由于大脑功能活动发生紊乱，导致认识、情感、行为和意志等精神活动不同程度障碍。发病率较低。多表现为思维破裂（前言不搭后语，颠三倒四，有头无尾，缺乏条理）、幻觉妄想、被害妄想、错觉、情感障碍（对亲人疏远、冷淡，甚至敌对）、哭笑无常、自言自语、行为怪异、意志减退，绝大多数患者缺乏自知力，不承认自己有病，不主动寻求医师的帮助。

（二）心理障碍患者表现

依据引起心理异常的诱因不同，心理障碍患者表现多种多样。心理障碍几乎人人都可能遇到，如失恋、落榜、人际关系冲突造成的情绪波动、失调，一段时间内不良心境造成的兴趣减退、生活规律紊乱甚至行为异常、性格偏离等，这些由于现实问题所引起的情绪障碍，称为心理障碍。像这些问题大多数人往往自我调节或求助父母、亲朋、老师等帮助来调节，假如通过这些调节方法仍无效果时，患者可能主动或在亲友陪同下找心理医师咨询并进行心理干预。

当遇到突发应激事件和持久精神刺激时，当事者会产生应激反应和适应不良反应而出现心理异常甚至精神障碍。

（三）心身疾病的表现

心身疾病也称为心身障碍，是指由心理社会因素诱发的躯体功能紊乱或器质性损害。发病时既有躯体的异常，也有心理和行为的异常。如原发性高血压、冠心病心律失常、消化性溃疡并气管哮喘、糖尿病，月经失调、阳痿、神经性皮炎、类风湿关节炎等。反之，这些疾病也可以引起心理异常，使之成为相互因果关系。

（四）大脑疾病及躯体缺陷所致心理异常的表现

其有 3 种不同类型：①大脑功能发育不全时所表现的心理异常，如智力落后、智力迟滞等。②大脑器质性病变时出现的心理异常，如脑震荡、脑挫伤、脑动脉硬化、中毒或毒菌、病毒感染都可能造成脑器质性损害，从而产生智力障碍，遗忘症、人格异常等表现。③盲、聋、哑、跛等躯体缺陷时所发生的心理异常。

（五）心理障碍与精神病的区别

心理障碍几乎是人人都可能遇到，是由于现实问题所引起的情绪障碍。大多数人往往通过自我调节或求助父母、亲朋、老师等帮助来调节而恢复到正常状态，假如通过这些调节方法仍无效果时，可进一步通过心理咨询来恢复健康心理。通常，包括强迫症、焦虑症、恐惧症、疑病症、神经衰弱及人格问题等神经症，需要通过心理咨询解决问题。心理生理障碍（即心身疾病）、神经系统器质性疾病引起的心理障碍、儿童情绪障碍、学习障碍、各种智力发育异常等可以通过心理咨询和心理干预来辅助治疗。

精神病患者多数有先天遗传因素，且有明显的个性特征、体质因素和器质因素，社会性环境因素容易触发等。心理咨询和心理干预一般不起作用。

三、精神心理障碍发生的相关因素

精神心理障碍发生的原因包括生物学因素（遗传、躯体因素、环境因素）与心理、社会因素。这些也称为病因或易感因素。

（一）精神障碍的生物学因素

1. **遗传与环境因素**　研究者通过对所谓"功能性精神障碍"患者家族聚集性现象的研究，包括其遗传方式、遗传度、基因扫描等，证实这些疾病具有遗传性，是基因将疾病的易感性一代传给下一代。单基因遗传病的典型代表如亨廷顿病，其突变的基因使疾病代代相传。但目前绝大多数被称为复杂疾病的精神心理障碍都不能用单基因遗传来解释，已知大概有 100 多个遗传位点与精神分裂症有关，但目前仍未能找到所谓的"致病基因"。因此认为，这些疾病是在多个基因，甚至微效基因相互作用的基础上，加上环境因素的参与而引发了疾病。单个基因的致病作用有限，也难以发现，而发现与疾病的发生密切相关的环境因素似乎较容易。因此，查找和改变导致疾病的环境因素，将会是预防和治疗精神心理相关问题的重点。

2. **神经发育异常学说**　该学说认为神经发育障碍患者的大脑从一开始就未能有正常的发育。遗传因素以及早期环境因素干扰了神经系统的正常发育，导致神经元增殖、分发异常。突触过度修剪或异常联系等。共同表现为脑结构和功能可塑性改变，包括额叶、颞叶内侧及海马等脑区的灰质和白质减少和体积缩小等。早期表现可能仅为轻度异常，如轻度认知功能损害，青春期后可能表现较为严重的异常。

3. 感染　早在 20 世纪早期就已知感染因素能影响中枢神经系统，产生精神障碍。如通过性传播的梅毒螺旋体首先引起生殖器皮肤黏膜感染，然后侵入血液和深部组织，可在多年的潜伏后进入脑内，导致神经性梅毒。神经性梅毒主要表现为神经系统的退行性变，临床表现为痴呆、精神病症状及麻痹。人类免疫缺陷病毒（HIV）也能进入脑内，产生进行性认知行为损害，早期表现为记忆损害、注意力不集中及情绪淡漠等，随着时间的推移，出现更为广泛的损害，如缄默症、大小便失禁、截瘫等。15%～44% 的 HIV 感染者出现痴呆样表现。HIV 实际上并不能感染大脑神经元，但却可以感染脑组织内的巨噬细胞和小神经胶质细胞，这些细胞的炎症反应释放的神经毒素及自由基，最终损伤大脑神经元，即所谓的艾滋病脑炎，严重者可造成痴呆。

引起精神障碍的感染因素还包括弓形虫感染、单纯疱疹性脑炎、麻疹性脑脊髓炎、慢性脑膜炎、亚急性硬化性全脑炎等。近年来还发现，有些儿童在链球菌性咽炎后突然出现强迫症的表现。目前认为，这些细菌、病毒或寄生虫感染，不论发生在子宫内还是儿童或成年以后，都有可能透过血脑屏障，进入大脑，可能直接影响大脑，也可能产生免疫反应，甚至误导自身免疫系统攻击大脑细胞、干扰大脑正常发育、产生一系列精神神经症状。

（二）精神障碍的心理社会因素

应激性生活事件、情绪状态、人格特征、性别、父母的养育方式、社会阶层、社会经济状况、种族、文化宗教背景、人际关系等均构成影响疾病的心理、社会因素。

1. 应激与精神障碍　可以把应激理解为压力或刺激。当人受到应激作用时，就会产生相应的生理、心理反应，并在新的情况下逐渐适应。如果人不能适应这种刺激，就可能在生理上或心理上产生异常，甚至可能发生疾病。根据应激的突发性和持续性，可分为急性应激反应和延迟性应激反应。

（1）急性应激反应：应激事件或应激原是指对一般人来说都是相当危险或十分严重的事情，如亲人死亡、考试失败、家人分离、遭受挫折、意外打击、罹患不治之症、受辱、被盗、失火、天灾人祸、战争情境等皆为应激性事件。这些突如其来的事件出现在每个人面前时，会引起人们心理和躯体上的一系列反应——应激反应，出现心理和行为异常。轻者表现为情绪紧张、感觉过敏、惊惶失措、疲劳无力等；重者为抑郁、恐惧、焦虑、木僵、遗忘，以及自主神经功能紊乱（如心悸、多汗、厌食、恶心、尿急、颤抖等）；更重者出现肢体麻痹、失明，甚至导致休克或死亡。

（2）延迟性应激反应（适应不良反应）：由各种精神刺激所引起，持续时间较长。其作用的性质和强度因人而异。在同样的情景刺激下，有的人很快能适应，有的人需慢慢适应，有的人根本不能适应，造成适应不良。不同的人适应不良的表现也有差异，有的表现为抑郁、悲痛、烦恼、焦虑、恐惧、事后反复回忆和梦中重新体验到精神创伤的情景等情绪障碍；有的表现为以攻击性和反社会的行为为主的行为障碍。

引发应激反应的刺激因素又称应激源。应激源是指能引起全身性适应综合征（非特异的应激反应所导致的各种各样的机体损害和疾病的综合表现）或局限性适应综合征［局部性生理紊乱和（或）病理损伤的综合表现］的各种因素的总称。根据来源不同，将其分为三类：

（1）外部物质环境：包括自然的和人为的两类因素。属于自然环境变化的有寒冷、酷热、潮湿、强光、雷电、气压等，可以引起冻伤、中暑等反应。属于人为因素的有大气、水、食物及射线、噪声等方面的污染等，严重时可引起疾病甚至致残。

（2）个体的内环境：内、外环境的区分是人为的。内环境的许多问题常来自于外环境，如营养缺乏、感觉剥夺、刺激过量等。机体内部各种必要物质的产生和平衡失调，如内分泌激素增加，酶和血液成分的改变，既可以是应激源，也可以是应激反应的一部分。

（3）心理社会环境：大量证据表明，心理社会因素具有应激性，可以引起全身性适应综合征。尤其亲人的病故或意外事故常是重大的应激源，因为在悲伤过程中往往会伴有明显的躯体症状。研究表明，在配偶死亡的一年中，丧偶者的死亡率比同年龄其他人要高出很多。引起非特异应激反应的心理社会环境主要有：①超负荷的工作压力；②感情与家庭的变故；③对网络的依赖心理；④生活贫困加重心理压力；⑤学习任务过于繁重；⑥在溺爱中成长的独生子女；⑦无法承受挫折与失败；⑧老年人缺乏精神关爱；⑨慢性疾病的折磨等。

此外，应激事件的刺激常作为许多严重精神障碍的诱因出现。除外部生活事件外，内部需要得不到满足、动机行为在实施过程中受挫，也会产生应激反应；长时间的应激会导致焦虑、抑郁状态、心身疾病等。

2. 人格特征与精神障碍　人格可以定义为个体在日常生活中所表现出的总的情绪和行为特征，此特征相对稳定并可预测。性格是在气质（一个人出生时固有的、独特的、稳定的心理特性）的基础上，由个体活动与社会环境相互作用而形成的。一个具有开朗、乐观性格的人，对人也坦率、亲热，思想、感情容易交流，乐于助人，也容易得到别人的帮助，愿意理解别人也容易被人理解，在人际关系中误会与矛盾较少，即使有也容易获得解决；这种人外向，追求刺激与挑战，在心理应激过程中对挫折表现出较强的耐受性。与此相反，一个比较拘谨、性格抑郁的人，与他人保持一定距离，含蓄隐秘，对人心存疑虑戒备，不太关心别人，别人对他也就比较疏远和冷淡，在人际关系中误会与隔阂较多；他们内向、懦弱、回避刺激，在困难面前显得无能为力，容易悲观丧气，对心理应激的耐受能力较差，易患神经症、心身疾病、酒精与药物滥用等。

有些人的性格自幼就明显偏离正常、适应不良，达到了害人害己的程度，我们称之为人格障碍。有些人格障碍与精神障碍关系十分密切，如具有表演型性格的人容易罹患癔症、具有强迫性格的人容易罹患强迫症、分裂样人格障碍者则患精神分裂症的可能性较大。

（三）关于精神障碍病因学的整体观念

在讨论精神障碍的原因时，我们必须区分关联（correlation）、危险因素（risk factor）、疾病的结果（consequence）和病因（cause）。一般认为，精神刺激是导致抑郁的原因，但实际上，精神刺激与抑郁之间可能是因果关系，可能是某种形式的关联，也可能是果因关系。如果应激性生活事件与抑郁症有关，只能说明他们之间有某种联系，到底是应激导致了抑郁还是抑郁导致了应激？即使是应激事件发生在抑郁之前，我们仍不能确定应激与抑郁一定是因果关系，因为应激很可能是抑郁的危险因素（先于疾病存在的生物、心理、社会因素，能增加疾病发生的可能性）。精神障碍的危险因素多种多样，相互交织，有些危险因素起的作用可能更大些，有些则可能是附加的或派生的。

疾病结果发生在疾病之后，例如某人体检时被确诊为恶性肿瘤，当患者大脑接收这种信息后，导致明显的心身反应，如心搏加快、血压升高、焦虑、抑郁（躯体疾病的结果），焦虑、抑郁使患者行为变化，如社会性退缩，甚至自伤、自杀观念或行为（心理反应的结果），这些问题不仅严重影响、干扰了对肿瘤的躯体治疗，也导致患者的免疫功能减退，加速了病情的发展（躯体、心理问题互为因果）。因此，从整体医学角度看，对于某些疾病来说，各种因素与疾病的关系纠缠不清，互为因果，都应该引起重视，对于精神疾病来说更是如此。

由于精神现象的复杂性，认识的局限性和方法的问题，我们很难确定导致常见精神障碍的确切病因。建立疾病的动物模型是了解疾病原因的重要手段之一，我们已有许多较好地反映精神疾病的动物模型，如焦虑、恐惧动物模型、药物滥用的动物自我给药模型。但由于人类精神活动的特殊性，多数精神疾病，如人类特有的疾病，精神分裂症的动物模型不可能很好地模拟人类的疾病特点。由于存在伦理等问题，我们又不能在人身上重复动物实验的结果。也很难进行病因学的随机对照研究，而回顾性的相关研究结果仅能作为进一步研究的参考。总之，目前对许多精神障碍的病因研究仍无重大突破，但新技术、新方法的利用（如脑功能影像学），将有可能加速这方面的进展。

纵观上述对精神疾病病因学探讨，生物学因素（内在因素）和心理社会因素（外在因素）在精神障碍发生、发展过程中均起着重要作用。实际上，生物因素与环境因素不能截然分开，它们相互作用、相互影响，共同影响人类的行为。双生子研究发现，人们的行为特征以及精神疾病具有遗传性，但即使是有高度遗传性的疾病，同卵双生子也并非一定共病。那么是什么环境因素保护了他们未罹患疾病？遗传和环境如何相互作用？这是目前研究的热点与难点。

之所以说精神疾病病因学是目前研究的热点与难点，正如李凌江教授所总结的：①精神疾病是最具有挑战性的科学前沿问题，如疾病发生的病理生理机制、客观生物学标记物，遗传和环境与精神障碍发生、发展的相互作用以及疾病的治疗等仍未得到较好的解决。②这些关键问题没能很好解决的原因主要是因为以症状学为基轴的分类与诊断标准不可能分类出真正的独立疾病单元；盲人摸象式的研究方式，不可能从整体上去研究如此复杂的精神现象；有限的人类认识自身能力与无限的人类精神世界的复杂性使我们仅仅了解了"精神障碍本质的皮毛"。只有从整体上看待生物体，借助多学科的力量，如生物物理、非线性计算、混沌理论，才有可能解决人类精神现象部分的问题。

第二节　慢性瘙痒与精神/心理疾病关系

不管是单纯的慢性瘙痒，还是各种疾病（包括皮肤病与系统疾病）引起的慢性瘙痒，一般认为，患者均不同程度地存在心理异常，如抑郁、焦虑甚至强迫等情绪障碍。瘙痒是导致心理异常的原因，抑或瘙痒是心理异常的结果？这个问题很难回答。根据上一节关于精神障碍病因学的整体观念来思考，慢性瘙痒与精神/心理异常之间可能是因果关系，可能是某种形式的关联，也可能是果因关系。慢性瘙痒对患者生活质量和社会交往的影响，尤其是对睡眠的影响，对患者来说，就是一种应激性生活事件（应激源）。如果这种应激性生活事件（瘙痒）与精神/心理异常有关，暂且只能说明它们之间有某种联系，需要回答的问题是，到底是应激导致了心理异常还是心理异常导致应激？即使是慢性瘙痒发生在心理异常之前，我们仍不能确定瘙痒与心理异常一定是因果关系，因为瘙痒很可能是心理异常的危险因素（先于疾病存在的生物、心理、社会因素，能增加疾病发生的可能性）。精神/心理异常的危险因素多种多样，相互交织，除慢性瘙痒之外，有些危险因素起的作用可能还更大些，有些则可能是附加的或派生的。这在慢性瘙痒合并精神/心理异常的防治过程中，需要从整体出发，综合思考。

（一）应激或压力与瘙痒

应激或压力（stress）可以导致瘙痒，可以诱发瘙痒性皮肤病或加重已有的瘙痒性疾病的瘙痒症状。

生活中经常可以突遇"措手不及""一时不知所措"等"较低"强度的应激事件，而表现"抓耳挠腮""抓手背"的举动。这些不经意的一过性行为实际上反映了瘙痒反射弧的全过程。

瘙痒还可以像打哈欠一样"传染"，在集体活动的人群中，如课堂、会议、家庭叙话等场合，往往一人抓痒，会引起他人的搔抓反应。在情绪不稳定时，视觉（看到毛毛虫）、听觉（听到谈论瘙痒或听到抓痒的声音），也可能引起瘙痒。在情绪紧张时，如果触发了以往的瘙痒记忆也可能诱导出瘙痒。

"较高"强度的应激事件，如夫妻吵架后，出现 "失眠和抓痒"的行为；学生受到家长或老师的批评而感到十分委屈后的"失眠和抓痒"行为；老年人遇到不肖子孙感到悲伤和无助而引发的全身瘙痒等。

"高"强度的应激事件，包括来自身体内外环境与心理、社会环境的强烈而持久的刺激，造成患者急慢性应激反应而又不能及时调节到正常状态时，一部分患者会表现出严重慢性瘙痒。

应激源刺激性的高低是相对的，这与人们的耐受能力和调节能力有关。这种调节能力又与其遗传背景、情绪状态、人格特征、性别、父母的养育方式、社会阶层、社会经济状况、种族、文化宗教背景、人际关系等构成的心理、社会因素有关。耐受或调节能力弱的人，即便是"小事一件"，也可能引发强烈的心理反应而出现瘙痒。

瘙痒一旦出现，如不及时处理，可能越来越严重或长时间持续而变成慢性瘙痒，进而诱发其他皮肤病或系统性疾病如银屑病、高血压等。

有这样一个典型病例：一名老护士长，兢兢业业工作了几十年，盼着一两年退休后去过自己的幸福生活。但没有料到单位要动员其当年转业，这突如其来的心理压力，使这名护士长不堪重负，很快出现失眠、情绪低落、食不甘味，继而出现全身瘙痒，全身皮肤迅速出现红斑、丘疹、脱屑。伴随出现血压升高，头发花白。患者既往身体健康，性格开朗，工作积极。但有银屑病家族史，患者被诊断为银屑病，发病过程仅半个月。很显然，其发病与心理压力有关。按银屑病常规治疗无明显效果。根据患者的病情和患者一贯的工作表现，单位决定其继续工作到退休。临床治疗也改为生物反馈等心理干预治疗，同样不到半个月，所有症状迅速好转直至痊愈。

国外 Verhoeven 和 Edwards 等的观察研究也证明了压力是引发瘙痒的因素之一。Guptadeng 分别研究了心理、社会因素对瘙痒的影响，发现无论较大还是较小的生活事件，都会伴随产生严重的瘙痒症状。并指出高压力人群（瘙痒程度与压力高度相关的患者）比低压力人群瘙痒症状更加严重，且搔抓频率更高。说明在不同的患者群，外部压力对瘙痒症状有不同的影响。

（二）瘙痒对心身的影响

瘙痒可不同程度地影响患者的生活质量。瘙痒对生活质量的影响主要比现在患者的精神状态上。患者常表现为烦躁、易怒、抑郁、焦虑，注意力不集中、记忆力减退、思维迟钝，还有可能表现为缺乏热情、情感淡漠。瘙痒对患者生活质量的影响还表现在睡眠质量上。瘙痒常常严重干扰患者的睡眠，长期睡眠障碍不但摧毁患者的精神防线甚至使患者精神崩溃，还会导致患者一系列内分泌、免疫、代谢等生理功能紊乱，进而导致严重后果。对于一些心身性疾病易感者，尤可起因于瘙痒而毁于继发性疾病。

Schneider 等研究表明，慢性瘙痒患者中有 70%合并有多种精神心理障碍。Van Os-Medendorp 等使用问卷调查了 4000 多例皮肤病患者，发现 30%的瘙痒性皮肤病患者存在精神方面的症状。

瘙痒的严重程度可以通过瘙痒严重程度评分量表（ISS）进行评估。它包括 4 个与瘙痒临床特点相关的问题，3 个与瘙痒患者的情绪、睡眠和性生活方面的影响有关。评分结果与患者的生活质量密切相关。

总之，瘙痒通过以下几个方面影响人的精神心理：①瘙痒症状带来的不适。对于严重的瘙痒，患者常表述为宁愿疼痛也不愿忍受瘙痒。持续严重的瘙痒可致患者生理、心理衰竭。②睡眠障碍。睡眠障碍是患者心身健康的中介因素，睡眠障碍的严重程度与患者心身健康受影响程度相关。③瘙痒-搔抓-瘙痒的恶性循环，不但使病情进一步恶化，也使患者精神心理更加紧张。④认知水平和处理能力，包括患者和医者在内，高水平的认知和应对能力，能及时消解瘙痒（如启动会诊-联络精神病学机制），反之则引起恶性循环。

（三）瘙痒预示神经系统病变

瘙痒是神经系统病变的一个症状。但是，当瘙痒出现在神经系统病变的其他征象（包括生理和心理表现）之前时，则难以判断瘙痒的性质，给医师处理瘙痒带来困难。此时，不能轻易排除神经系统病变而应进行追踪处理，或请会诊处理。

瘙痒也可能共病精神异常，或者说精神心理异常的患者可能共病皮肤瘙痒，此种瘙痒并非精神心理异常所致，而是皮肤病或系统性疾病（如糖尿病）所致。

以上区分在于能够准确地把握病情，以便制定行之有效的诊治措施。

（四）心身性皮肤病的精神心理改变

心理、社会与环境因素或内在心理需求因素造成的压力，导致患者发生瘙痒性皮肤病（具有瘙痒症状的心身性皮肤病），而瘙痒又成为患者精神心理的影响因素，进而加重病情。除此之外，遗传因素、躯体因素、环境因素与心理、社会因素均构成对心身性皮肤病发生、发展的影响。在这种纷繁复杂的背景下，我们应该洞察其始发因素、主要矛盾（心理压力、瘙痒症状或病理变化哪一个为主）和间接影响，只要抓住了主要矛盾，消除始发因素，控制间接影响，问题就可能迎刃而解。

（五）不明原因的瘙痒是精神心理异常的表现

在完成各种检查后没有发现潜在原因的慢性瘙痒称为"原因待定的瘙痒"或"原因不明的瘙痒"（PUO）。PUO 不是没有原因，而是其原因是潜在的，只是暂时没有发现，或暂时没有明确。PUO 潜在的原因可能有环境中的物理化学因素、生物因素、感染因素、饮食因素、药物因素等，还有一个重要因素就是精神心理因素。在考虑精神心理因素时，哪怕暂时"排除"了其他因素引起的生理病理改变，也不能忽视这些因素的存在，而应持续关注。同时运用各种心理量表测量患者的心理特征。最后可以暂时得出"精神性瘙痒"诊断。

（六）会诊-联络精神病学

会诊-联络精神病学（Consultation Liaison Psychiatry，CLP）是指精神科医师在综合医院开展精神科医疗、教学和科研工作，就综合医院心理卫生与社会因素、躯体疾病、精神疾病之间关系进行重点研究，加强精神科与其他临床各科之间的联合和协作，从心理、社会和生物因素多维度为患者提供医疗和康复服务。

1. CLP 工作范畴　会诊（Consulation）和联络（Liaison）。联络可视为会诊-联络的简便形式，另一种理解是指联络精神科医师和其他临床科室或特殊部门的医务人员进行定期接触，精神科医师为治疗小组成员；会诊则不然，精神科医师只是应邀对某些问题提出建议或意见，并不被视为治疗小组成员，从狭义上看，联络的目的是帮助或指导非精神科医务人员识别和处理在治疗过程中患者所发生的心理社会问题和精神医学问题，同时也是患者和医务人员的联系途径。

2. CLP 工作内容 ①以患者为中心的会诊，主要对患者人格、症状和对疾病反应进行精神动力学检查；②以危机为中心的治疗性会诊，会诊者对患者的状况进行迅速检查和临床心理治疗；③以请求会诊者为中心的会诊，其主要目标是对一个特定患者的问题同请求会诊者进行讨论和磋商；④以情境为中心的会诊，着重于解决患者和治疗小组之间的相互作用；⑤扩大的精神病学会诊，不仅治疗患者，也研究治疗小组和患者的家庭。

3. CLP 组织形式 Greenhill 描述了联络服务的几种方式，会诊形式和联络形式。前者指根据其他临床科室医师的要求提供精神病学会诊，但不对其他临床科医师进行任何系统教学，后者由一位或几位精神科联络医师、护士加入一个特定病房或部门从事会诊、检查和教学。联络医师定期和他所属的治疗小组接触，有时甚至每天会见。不仅要对患者进行会诊，也对小组内部和小组成员与患者之间的相互作用提供建议。支持这种形式的人强调它在教学、解决矛盾和早期发现病例从而预防精神病方面的价值。这种形式包含了 3 种基本的会诊方式即以患者、会诊请求者和情境为中心的会诊。虽然联络形式得到了更多的支持，但仍有很大的分歧存在。这可能与人力、时间和财力投入太多有关。

4. 开展及研究现状与意义 有研究显示，在对某地区一所具有代表性的综合性中心医院的内科门诊患者调查中显示，该医院就诊患者中，存在心理障碍的疾病患者数量分布较高，基本达到每四例患者中存在一名心理问题患者的比例，要比一般群体的比例分布高出很多，并且该数据中还不包含亚临床心理障碍情况患者。此外，去医院就诊患者中，其心理问题表现以抑郁症最为显著，约为 10%，其次为广泛性神经焦虑和神经衰弱、酒精滥用、躯体障碍等，并且医院非精神科临床医师对上述精神疾病及心理障碍的识别率相对较低，对已经识别确认的心理障碍或精神疾病患者主要以药物治疗为主，其余患者则进行非药物处理的效果并不十分理想。

针对上述研究调查结果可以看出，随着综合医院精神疾病及心理障碍患者数量增加，其对人类健康危害日益严重，而另一方面综合医院非精神科专业临床医师对该领域患者疾病识别判断以及治疗处理知识经验不足，使得综合医院开展会诊-联络精神病学的必要性及重要作用意义越来越显著。同时，针对申请会诊-联络的综合医院科室分布情况调查显示，其中以内科、神经科、外科、急诊科等有关科室，对医院会诊-联络学科制度的需求表现比较强烈，其所对应的原发疾病类型分别为消化系统疾病与肾脏疾病、心血管系统疾病、精神疾病、脑血管疾病、躯体恶性肿瘤等，并且在实施会诊后进行患者精神障碍诊断结果表现比较突出的分别为躯体疾病引起的精神障碍以及脑器质性精神障碍、神经症、抑郁症、精神分裂症等，而在开展会诊后的综合医院对精神疾病及心理障碍患者临床治疗中，除采用药物治疗外，分别实施了心理治疗和观察等多种手段，其治疗方式与非精神病专科相比更为全面，对精神疾病及其影响在治疗过程中重视程度也更高等。

5. 在慢性瘙痒诊治中的重要性和展望 虽然很少有关于皮肤瘙痒的 CLP 研究报道，但前面已提到慢性瘙痒患者中有 70%合并有多种精神心理障碍。而心身性皮肤病中有代表性的银屑病、异位性皮炎、慢性湿疹、神经性皮炎等均有瘙痒合并不同程度精神心理障碍。无论是精神性瘙痒还是心身性皮肤病瘙痒，都非常适合按照 CLP 模式进行处理。而有学者认为，心身医学基本上等同于会诊-联络精神病学，在心身性皮肤病的临床诊断和治疗过程中全面考虑到生物学因素、社会学因素和心理学因素的综合作用，因而理应取得理想的效果。从 Billings 等报道来看，CLP 在提高医疗质量、缩短治疗时间、减少治疗用药的同时，还大大降低了医疗成本，可见会诊-精神病学在慢性瘙痒诊治中的重要性。

第 25 章　精神性瘙痒

　　精神性瘙痒一直被一些皮肤病学家所争论，但是大多数认为精神性瘙痒可作为一个独立的疾病，同时这一观点也被大多数有关瘙痒的综述所引用。为了避免误诊，制定明确的定义是非常重要的。目前皮肤学界公认法国精神性皮肤病学组织（FPDG）给精神性瘙痒所下的定义，即"精神性瘙痒是以瘙痒为主要症状，并且精神心理因素在引起、加剧或持续瘙痒中起重要作用的一种瘙痒性疾病"。此组织建议称之为"功能性瘙痒性疾病（FID）"。

　　关于"精神性瘙痒"这一术语，FPDG 也考虑了其他名称如"非器质性瘙痒""身心性瘙痒""躯体形式瘙痒""与心理因素相关的瘙痒性疾病"。FPDG 认为"功能性瘙痒性疾病"似乎是最好的，因为它包含功能性疾病中的精神性瘙痒，可以避免对"精神性"的放大解释。第十次修订版国际疾病分类（ICD-10）对"躯体形式瘙痒"的定义也许在皮肤学会之外更易被接受。因为"躯体形式疾病"暗示着一种精神病学的定义，而目前的共识是功能性瘙痒性疾病没有躯体性或精神性的区别，尽管存在内在的精神心理冲突。此外，功能性疾病含有这样一种观点：如果找不到躯体性原因就可能与精神性疾病相关。在对功能性瘙痒性疾病做出诊断之前不一定发现与精神心理冲突相关的症状或精神性疾病，但在后来可以被发现。

　　IFSI（国际瘙痒研究论坛）使用"躯体形式瘙痒"。欧洲关于瘙痒指南更倾向于用"躯体形式瘙痒"，因为它方便国际使用，同时也可以避免"精神性"这一词汇。

　　然而，ICD-11 重新定义了一个新的分类名称——躯体忧虑障碍（bodily distress disorder BDD），它不仅包括 ICD-10 中的躯体形式障碍（somatoform disorder），还包括内科医师常使用的纤维肌痛症（fibromyalgia）、慢性疲劳综合征（chronic fatigue syndrome）、过度换气综合征（hyperventilation syndrome）、肠易激惹综合征（irritable bowel syndrome）、非心脏性胸痛（noncardiac chest pain）、疼痛综合征（pain syndrome）等。这些疾病常被称为功能性躯体综合征（functional somatic syndrome），或医学无法解释的躯体症状（medically unexplained somatic syndrome，MUPS）。FPDG 认为的"功能性瘙痒性疾病" 与这个新分类似乎不谋而合，其发病机制也有明显相似之处。

一、发病机制

（一）生理病理学机制

　　瘙痒的选择性通路已被证实。当瘙痒发生时，大脑中的感觉、运动、情感区域被激活，因此瘙痒是"伴随着对侧大脑皮质浅层的激活与占主导的同侧辅助运动区域和顶下小叶被激活的一种感觉，通常伴有搔抓"，这说明痒觉源于脑而不是皮肤。大脑在瘙痒发病机制中的重要性证实，所有瘙痒的发生都存在精神心理因素，甚至特殊的精神性瘙痒。瘙痒能被精神性物质诱发，例如阿片和其他神经递质如乙酰胆碱，它们也可能参与瘙痒的发生。

　　为什么 FID 的患者会越抓越痒？因为搔抓可诱导皮肤神经增殖和更多的瘙痒，即便搔抓能短暂性止痒，但随后引起外周和中枢敏化。通过搔抓释放的炎症介质使瘙痒受体致敏（外周致敏），然而这种慢性炎症激发了脊髓和大脑的瘙痒过程，从而引发中枢性瘙痒（中枢致敏）。瘙痒的中枢致敏完善了我们对 FID 的理解。

功能性瘙痒性疾病可有家族聚集性。在一些研究中，约 20% 的躯体忧虑障碍患者的女性其一级亲属也符合躯体忧虑障碍的诊断，在其躯体忧虑障碍的次级诊断中多表现为瘙痒或合并有瘙痒。功能性躯体综合征的家族聚集性可以受到遗传、环境因素或两者共同的影响。有研究认为，躯体忧虑障碍的患者可能存在脑干网状结构滤过功能失调。脑干网状结构维持意识状态，保持正常的注意力由外转向身体内部，加之情绪焦虑紧张时体内各种生理变化加剧（如神经内分泌、血液生化等改变），这些生理变化信息不断上传并被感受，就可能被患者感知为躯体不适或症状。皮肤是维持脑干网状结构意识状态的最警觉的感觉器官，其传入的信息如因脑干网状结构滤过功能失调而被过度感知则成为瘙痒（尤其是夜间瘙痒）。

（二）精神病理学机制

从精神病理学的角度看，自我-皮肤（moi-peau）和躯体精神分裂的概念对 FID 的理解是非常有意义的。moi-peau 指的是一种幻想的现状：儿童在早期阶段基于身体表面的经历表述自己为"我"，并且这种情形持续终生。孩子在母亲的照顾下，幻想一个皮肤与母亲分享：一方是母亲（幻想现状的外层），另一方是孩子（幻想现状内层）。如果孩子想获得自己的本我-皮肤，这两个层面必须隔离。但是，本我依然部分由皮肤确定。这一理论有助于我们理解为什么精神心理矛盾可以被转化为皮肤症状。在 DSM-IV 中，"分裂"是对环境的感觉、记忆、同一性或知觉的整体功能的破坏。精神和躯体症状的分裂是相关联的。瘙痒在躯体分裂的发生中起重要作用，即使是轻度的分裂。

（三）心理社会因素

幼时受到父母过度的照顾或忽略，儿童期的患病经历、创伤、长期与慢性疾病患者共同生活，生活中存在的现实冲突等因素，就可能通过皮肤表达而转换成瘙痒。继发性获益可能是维持瘙痒迁延不愈的重要因素，患者因病而回避社会责任，并获得更多的关心、保护和照顾。部分患者属医源性起病，如误诊、错诊、错误的治疗等。躯体症状在不同的社会文化背景中，可以有多重象征意义。由于环境、人口、医疗设备的限制，患者在繁忙拥挤的医疗机构中常常隐藏情绪症状，而以一些直接的、易被接受的躯体症状为主诉，这类主诉除了瘙痒之外还有可能表现为其他系统的自主神经功能性症状甚至同时多系统功能紊乱。由于我们社会文化所决定的行为准则鼓励躯体症状的表达，这种表达可以寻求别人的注意和同情，可以操纵人际关系，免除某种责任和义务。躯体化于是成为患者对待心理、社会各方面困难处境的一种心理防御机制和应对方式。

许多研究发现，躯体忧虑障碍患者多具有"神经质"的个性，其特点为敏感、多疑、固执，过度关注躯体不适的症状和自身的健康状况。由于过分关注自身的感受和健康，导致感觉阈值降低，躯体感觉的敏感性增加。因而，他们更容易感觉到各种躯体症状。

二、临床表现

（一）一般特点

1. 所述瘙痒症状无病因特异性，每次陈述都变化不定，不能找到明确的器质性依据。
2. 反复检查和治疗、疗效不好，医患关系不佳。
3. 获得的诊断名称含糊、多样，强化患者的疾病感。

（二）可伴随其他各系统表现

主要表现在受自主神经支配的器官系统（心血管、呼吸、胃肠道、肌肉骨骼、泌尿生殖等系统）的各种症状主诉。通常有两个特点：一是以自主神经兴奋的客观体征为基础，如心悸、出汗、面红、震颤；二是非特异性症状，如部位不定的疼痛、烧灼感、沉重感、紧束感、肿胀感等。患者的疾病体验、表达，对疾病的解释、归因、求助动机，对医师的期望等心理活动却更具个体特异性和主观性。但任何一种类型的症状都无法找到有关器官和系统存在器质性病变的证据。

（三）精神性瘙痒的继发性表现

慢性瘙痒可使患者处于应激状态，产生一系列内分泌、免疫紊乱，加上频繁剧烈地搔抓，可产生继发性皮损而出现湿疹样变。

（四）对生活质量的影响

就像疼痛一样，FID 引起相当大的躯体和精神上的痛苦，尽管搔抓能短暂的减轻瘙痒，但瘙痒-搔抓-瘙痒会形成一种恶性循环，严重影响患者的睡眠，从而影响生活质量和加重心理异常。严重者影响其社会功能（如人际关系紧张，学业或职业效率低下，放弃一系列社会与休闲活动）。

FID 显然是令人讨厌的。不仅影响患者的生活质量，有时甚至影响家人或其他一起共同生活的人的生活。最近一份关于瘙痒的讲座显示，瘙痒和搔抓仅通过视觉的刺激就可引起。因此，瘙痒不仅发生在患者身上，他周围的人也会被传染。

三、诊断与鉴别诊断

（一）诊断要点

1. 瘙痒涉及全身或多个不同部位，可能伴有多系统功能性躯体忧虑障碍，如过度换气、肠易激惹或疼痛、疲劳等，且随着时间的变化而不断变化。

2. 患者对瘙痒症状过分关注或者不成比例地过分关注，坚信瘙痒给健康带来影响，或将带来严重后果，到处反复就医。即便恰当的医学检查及医师的保证也不能缓解患者对躯体症状的过分关注。

3. 瘙痒症状在一段较长时间（如至少 3 个月）的大部分时间均持续存在。

4. 瘙痒症状导致个人、家庭、社会、教育、职业或其他重要功能方面不同程度的损害。

为了避免误诊，可根据 FPDG 提出的诊断标准对 FID 做出进一步的诊断（表 25-1）。此外，如果他们被告知瘙痒是由精神因素引起的，一些患者会感到羞耻和遗憾。为了避免此事，对首次就诊的没有皮肤疾病的瘙痒患者，有必要告诉他们这个可能的诊断。对患者进行查体、生物学、放射性检查及问诊后，可以更好地了解他们，也就更容易准确地做出诊断。向患者解释他们不必为瘙痒自责，为精神性瘙痒的患者做出正确的诊断和个体化治疗方案是很重要的。需要告知患者并让他们感觉到他们的痛苦已被真实地理解了。

表 25-1 精神性瘙痒的诊断标准

主要条件
无原发皮损的局限性或泛发性瘙痒
慢性瘙痒（>6 周）
无躯体（器质性）原因

次要条件	
	可能诱发精神影响的 1 个或多个与瘙痒有时序性的生活事件
	瘙痒程度与精神压力（stress）相关
	夜间变异（nocturnal variations）
	瘙痒主要发生于休息或不活动时
	伴随有精神性疾病
	精神性药物可能改善瘙痒
	心理治疗可能改善瘙痒
满足 3 个主要条件和 7 个次要条件中的 3 个即可诊断	

（二）分类

1. 轻度　患者过度关注瘙痒症状及其后果，但并没有因此被过度困扰（每天投入到对瘙痒的关注不超过 1 小时）。虽然患者对瘙痒症状表示担心，并且对其生活产生一些影响（如人际关系紧张，学业或职业效率低下，放弃休闲活动），但对于个人及其家庭、社会、学业、职业或其他重要的功能没有实质性的损害。

2. 中度　患者过度关注瘙痒症状及其后果（每天投入超过 1 小时的时间关注瘙痒及其后果），典型表现为与之相关的频繁就医。患者将自身大部分精力投入在对症状的关注上，造成个人、家庭、社会、学业、职业或其他重要的功能领域中等程度的损害（如人际关系紧张，学业或职业效率低下，放弃一系列社会与休闲活动）。

3. 重度　对瘙痒症状持续的关注可能成为患者生活的焦点，反复多次在医疗保健机构频繁就医。对症状及其后果的过度关注会导致个人、家庭、社会、学业、职业或其他重要的功能领域的严重损害（无法工作，疏远朋友，放弃几乎所有的社会与休闲活动）。个人兴趣可能变得狭窄，以至于几乎只关注自身的躯体症状及其消极后果。

（三）鉴别诊断

首先要与躯体器质性疾病相鉴别，继发性皮损要与炎性皮肤病相鉴别。其次要与疑病障碍、抑郁症、焦虑障碍、分离性运动和感觉障碍、精神分裂症、物质依赖等精神心理障碍相鉴别。

四、治疗

1. 治疗时应注意的问题
（1）重视医患关系，避免医源性影响。
（2）重视连续的医学评估，必要时适当调整诊断与治疗。
（3）重视心理和社会因素评估，以提供诊断和治疗依据。
（4）适当控制患者的要求和处理措施，以避免继发性获益对疾病带来的负面影响。

2. 治疗目标及治疗原则
（1）治疗目标：①减少或减轻症状；②减少心理社会应激；③减少或减轻日常功能损害；④减少不合理医疗资源的使用。
（2）治疗原则：治疗过程中对躯体疾病和精神障碍的诊断和治疗保持谨慎的判断和处置。对共病进行适当的治疗。治疗任务分阶段制定。以症状导向的二步重归因整体医学理念为原则是当前 FID 临床处置的发展方向。

3. 治疗方法

（1）心理治疗：心理治疗目的在于让患者逐渐了解所患疾病的性质，改变其偏离正常的观念，解除或减轻精神因素的影响，使患者对自己的身体情况与健康状态有一个相对正确的评估，逐渐建立对躯体不适的合理性解释。医师对医学检查结果合理的解释，适当地做出承诺和必要的保证也具有一定的治疗作用。目前常用的心理治疗方法有认知疗法、认知行为治疗、精神分析、支持性心理治疗等，临床根据实际情况选用或组合使用。

（2）系统药物治疗

1）抗组胺药：第一代抗组胺药物（尤其是羟嗪）大多是由于其镇静作用而用于精神性瘙痒的治疗，经常用作一线药物治疗。临床上第二代抗组胺药物很少有效。羟嗪是第一代 H_1 抗组胺药物，其他包括氯苯那敏、苯海拉明、异丙嗪和赛庚啶等。

2）抗抑郁药（TCA）：多塞平是一种经典的三环类抗抑郁药，主要拮抗 H_1、H_2 受体，对 5-羟色胺 2（$5-HT_2$）、α_1-肾上腺素能和抗胆碱能受体也有很强的拮抗作用，同时对 5-羟色胺 1（$5-HT_1$）受体作用有中等强度拮抗。它与 H_1 受体的亲和力是羟嗪的 56 倍、苯海拉明的 775 倍。多塞平具有明显的止痒、抗焦虑、镇静、催眠和抗抑郁作用。经验表明，即使低剂量的多塞平（每日 25mg）对于瘙痒患者也是有益的，其不良反应类似于第一代抗组胺药。室性心律失常和低血压是最常见的三环类抗抑郁药物相关死亡原因。阿米替林和三甲丙咪嗪也是强有力的 H_1 和 H_2 受体拮抗药并且有抗胆碱能作用。三甲丙咪嗪在夜间瘙痒的功效也可能是与它的镇静效果相关。使用这些药物治疗瘙痒的剂量通常比它们作为抗抑郁药物剂量低。

米氮平是四环抗抑郁药，其作用机制复杂，具有拮抗 α-肾上腺素能、$5-HT_2$ 和 $5-HT_3$ 受体作用，并可增加去甲肾上腺素的释放。同时 $5-HT_{1A}$ 受体介导的神经传导也会增加。米氮平几乎没有抗胆碱作用，不会对心血管系统产生不良影响。米氮平还可阻断 $5-HT_2$ 和 $5-HT_3$ 受体，从而改善患者焦虑症状，并提高其睡眠质量。吸收后平均生物利用度约为 50%，其半衰期具有年龄和性别依赖性，在 20～40 小时变动。对于瘙痒患者通常剂量为 7.5～15mg，晚上使用。米氮平已被证明能有效治疗肾衰竭、肝衰竭、胆汁淤积和恶性肿瘤相关的瘙痒。其常见不良反应包括口干、食欲改变、嗜睡、过度镇静、疲乏、便秘和体重增加。

选择性 5-羟色胺再摄取抑制药（SSRI）高度选择性地抑制或延缓 5-HT 再摄取进入突触末梢，增加触突间隙内 5-HT 水平，因而可加强 5-HT 能神经的传递。包括氟伏沙明（fluvoxamine）、氟西汀（fluoxetine）、帕罗西汀（paroxetine）、舍曲林等。只有舍曲林在治疗剂量内，不抑制自身代谢，剂量与浓度呈线性关系，不良反应少，而且轻微。其余几种为非线性动力学，增加剂量可导致药物浓度的不成比例地增加。SSRI 的临床治疗效果一般始于 2～3 周后，治疗 4～6 周后才能取得最大疗效。帕罗西汀已被证明在相关尿毒症患者的止痒治疗是有效的。值得注意的是，SSRI 也有报道可引起瘙痒。

3）抗精神病药：匹莫齐特（pimozide，哌迷清）是一种强效多巴胺受体拮抗药，选择性阻滞中枢神经系统中的 D_2 受体。几个研究组报道匹莫齐特治疗寄生虫妄想是有效的，可以显著减轻患者的瘙痒。匹莫齐特在许多国家未被注册使用，因此，具有妄想性寄生虫症的患者也可使用较新的抗精神病药物如利培酮（1～3mg/d）或奥氮平（2.5～10mg/d）成功地进行治疗。匹莫齐特的潜在不良反应包括锥体外系反应、失眠、厌食、恶心、腹痛、腹泻、便秘、低血压、镇静、嗜睡、失眠、焦虑、激动、兴奋、幻觉和口干。大剂量匹莫齐特还可致心脏毒性，引起心电图改变如 Q-T 间期延长、T 波改变及 U 波的出现。奥氮平是一个非典型抗精神病药物，通过拮抗 5-HT$_2$、5-HT$_3$、5-HT$_6$ 和多巴胺受体起作用。奥氮平能阻断组胺 H$_1$ 受体而达到止痒作用。Garnis-Jones 等报道，3 例非精神病患者的心因性抓挠在所有其他方式治疗失败后，包括抗抑郁药和抗精神病药物，使用奥氮平治疗成功。

4）其他：阿普唑仑，苯二氮䓬类（BZD）是属于配体门控氯离子通道的γ-氨基丁酸 A（GABA A）受体的正性变构调节剂。GABA 作为中枢神经系统中的抑制性分子，可降低神经元的兴奋性。阿普唑仑是作用于中枢神经系统的苯二氮䓬受体，加强中枢抑制性神经递质γ-氨基丁酸（GABA）与 GABA 受体的结合，促进氯通道开放，使细胞超极化，增强 GABA 能神经元所介导的突触抑制，使神经元的兴奋性降低。就精神性皮肤病而言，对于伴有明显焦虑症状的精神性瘙痒或神经官能性表皮剥脱，阿普唑仑 0.25～0.5mg 口服，每日 3 次是值得尝试的治疗方法。托吡酯（topiramate）是一种硫代单糖，它通过多种机制发挥抗癫痫作用，如阻断电压敏感的钠离子通道、增加 GABA 受体介导的氯离子电流、降低谷氨酸介导的神经传递、增加钾电导、抑制碳酸酐酶同工酶以及与蛋白激酶磷酸化位点相互作用等。有几篇文章报道托吡酯摄入后可激发瘙痒。但有意义的是 Calabrò 等发现托吡酯每日 150 mg 成功治疗了 1 例顽固性的精神性瘙痒症患者。

（3）有搔抓性皮损和痒疹者：外用皮质类固醇或钙调神经磷酸酶抑制剂及抗瘙痒软膏（包括辣椒碱、多塞平、利多卡因、薄荷醇、对羟苯甘氨酸、内源性大麻素、棉籽糖等）治疗。

（4）物理治疗：PUVA 和 UVB 有时疗效显著。此外，频谱治疗、按摩治疗有一定的辅助治疗效果。

第 26 章 心身疾病瘙痒

无论是系统性疾病引起的瘙痒还是皮肤病引起的瘙痒，70%的瘙痒患者存在不同程度的精神心理异常。单一的生物医学评估体系对瘙痒只做生物学意义的理解，存在着严重不足，从生物医学角度讲，"治愈"器质性疾病，但从临床医学的实际来讲，治愈器质性疾病本身不具有全部实际意义，因为许多引起瘙痒的基础疾病目前还无法完全治愈，如糖尿病、肝肾疾病等内科疾病以及银屑病、特应性皮炎等瘙痒性皮肤病，而患者的求诊不会停止，这不仅仅是因为瘙痒与躯体疾病有着纠缠不清的因果/果因关系，还有着非常复杂的心理学意义，包括患者过度或者错误解读后的负面象征意义。

一、心身医学与心身疾病

（一）心身医学

心身医学的原始概念在我国传统医学中早就存在，从古代医学开始，就讲"天人合一""心身合一"了，后来还总结出"相由心生"的道理。为现代心身医学思想奠定了原始朴素的哲学基础。现代生物医学的传入，使得传统医学一下子失去了优势。然而，随着生物科学技术崇拜走向深入，其在医学上的弊端也愈来愈显见，医学又被科学技术带向了另外一个极端，在现代医学实践中，由于纯生物医学模式的局限而导致的治疗不足、治疗过度和治疗错误愈来愈多，而且还有很多的人类健康问题还无法用科学技术解决。但借助还没有被科学证明的宏观医学思维，又解决了很多生物医学技术还无法解决或无法圆满解释的临床问题，西方医学界开始了反思。1818 年，德国医生 Heinorth 在讨论失眠时创造了一个词 psychisch-somatischl，表达灵魂与躯体的共同体，由此演变到英语的 psychosomatic。1922 年，Felix Deutsch 医师提出了 "psychosomatic medicine" 一词，于是有了心身医学。心身医学概念发展和推广的主力最早是一些信奉精神分析的精神科医师。Cannon 的应激理论和 Dunbar 的性格与特定疾病的关联是早期的重要理论支柱。Cannon 写过有名的《痛、饥饿、恐惧和愤怒时的身体变化》，是比较系统的心身医学理论之一。20 世纪 70 年代，德国有了心身医学学科和心身医学医师，其心身医学科独立而与精神科并存。而在美国，心身医学主要由精神科医师来完成，早期主要是联络-会诊精神医学。2003 年，心身医学在美国正式被批准成为亚专业学科。20 世纪 80 年代起，心身医学越来越趋向讨论综合医院非精神科的社会心理问题。临床内、外科，以及肿瘤科、妇产科、皮肤科都存在着大量的心身层面的问题。

西方心身医学的发展历经多个重要历史事件、产生许多重要期刊和文献，并建立了一系列心身医学学术组织。如国际心身医学学会（ICPM），其会刊是 *Journal of Psychosomatic Research* 和 *Psychotherapy and Psychosomatics*。又如美国心身医学会（APS），会刊是 *Psychosomatic Medicine*。以上两个学术组织及其学术思想在世界心身医学领域有着重要的影响。

对世界范围内的心身医学发展、心身医学的多样性定义、心身医学如何走向临床的了解，有助于推动我国心身医学特别是心身皮肤病学的发展，有助于建立解决心身性瘙痒的临床理论和方法。

1. 心身医学的定义多样性与学派　德国和美国的心身医学的不同起源，到目前为止，心身医学其实没有统一的定义。曹建新学者总结心身医学大体上存在这几种定义：①心身医学是精神医学的一个特殊领域或亚专科，基本等同于会诊-联络精神病学（CLP），其从业者主要是精神科医师，目的是在复杂的非精神科疾病患者中识别诊断和治疗并发或共病的精神障碍及相关疾病；②心身医学是医学的分支，是与精神科内外科相互独立的一级学科，主要在德语国家使用；心身医学是处置患者的整体医学方式或手段。该定义指的是在诊断和治疗过程中全面考虑生物、心理和社会因素的共同作用，适用于包括精神医学在内的所有临床医学专科。也正是由于对心身医学的内涵有着不同的理解，出现了不同的心身医学临床流派。目前的心身医学大体上有三大主要临床流派：一是生物医学倾向的心身医学，用科学手段研究大脑和躯体器官的关系，实际上这个学派已经是"脑-身"医学（brain body），严格意义上讲它不是心身医学（mind-body），因为脑本身也是身体的一部分；二是整体医学倾向的心身医学，即把心身医学作为一个方法或手段用于包括精神科在内的临床各科，在诊断和治疗过程中全面考虑生物学因素、社会学因素和心理学因素的综合作用；三是精神医学倾向的心身医学，认为心身医学是精神科的亚专科，基本上等同于会诊-联络精神病学，其本质仍然是狭义的精神病学，从业者是精神科医师。实践心身医学和在综合医院广泛开设精神科或心理科不完全是一回事，包括精神科医师在内的所有医生都可以通过短期系统培训而从事心身医学工作，更主张非精神科的各专科医师经过医学心理学，精神病学等相关知识的短期培训，用整体心身医学模式解决各自本专业内的心身医学问题。

2. 心身医学的临床实践　心身整体理念从哲学认识走向临床实践是一个艰难的过程，涉及临床各个专科。首先是观念的转变，对多样性的心身医学概念或定义如何理解是关键。生物医学倾向的心身医学对准确发现心身医学现象的科学基础是不可缺少的，纯生物医学的观念限制了临床使用。医师面对很多生物医学无法解释的临床问题，只能按照已有的生物医学成就，回答不是什么病，至于很多临床症状究竟是什么却无法回答或干脆就不回答。精神医学倾向的心身医学概念其本质上没有走出西方的心身二元论思想，把精神和躯体完全分离，面对临床上用生物医学无法解释的症状，要么作无病归因，要么作精神疾病归因，从一个极端又走向另一个极端。只有整体医学倾向的心身医学才是符合心身一元论的，也就是把心身医学作为指导临床工作的医学思维模式和方法，作为现代医学除了药物和手术的第三种手段，整体医学倾向的心身医学观念才能真正实现心身医学从哲学向临床的转换。20 世纪 60 年代初，Engel 对疾病的单一生物医学模式和传统的区分功能和器质性问题的二元分裂观念提出了批评，并于 1977 年在《科学》杂志发表了著名的《需要一种新的医学模式——生物医学的挑战》，标志着社会-心理-生物整体医学模式的正式提出，为整体医学倾向的心身医学走向临床提供了理论基础。

然而，心身医学要全面走向临床各科，除了转变观念，随之而来的就必然是很多实际问题，特别是临床心身医学的评估和治疗模式的规范化和可重复性等面临重大挑战。心理测量是一直被公认并广泛使用于心理学、精神病学以及相关医学研究中评估社会、心理等非生物学变量的评估工具。但近年来有学者认为并不适合非精神科临床医学，甚至被视为影响心身医学走向临床的一个障碍。临床计量学，是由 Feinstein 等引入的一个概念，被视为对非生物学变量评估工具的实质性修订，也是把同时存在的多种症状作关联考虑的整体宏观思想的基础。Emmelkamp 的心身医学评估中的双阶功能分析——宏观分析和微观分析法，是另一个非常重要的创新。该模式既宏观系统性考虑多种共存症状的关联，以及确定哪个病症需要优先治疗，又微观仔细分析症状所有的细节。该模式在疾病的序贯治疗中特别有用，其中，残余症状和药物治疗之后的损害是治疗的主要考虑，此外临床计量学还为一些在目前的临床分类学中找不到命名的临床现象（如精神性瘙痒）提供了归属，包括疾病归类，严重程度和症状序列，疾病分期，整体的不健康状况。我国学者从临床实践摸索出的"症状导向的二步再归因模式"，是对无法用疾病来解释的躯体症状进行有效的规范化处置所做的探索和创新，促进了心身医学向临床应用的实质性转换。

（二）心身疾病

1. 心身疾病（pschosomatic disease）　又称心理生理疾病（psychophysiological disease），是指心理-社会因素在疾病的发生、发展及转归等全过程中起主导作用的一类躯体疾病。这类疾病与上一节所讲的精神性瘙痒（功能性瘙痒性疾病，FID）不同，它们有明确的病理基础、器官出现了形态学改变或组织学改变。近年来，出现了一些描述心身性疾病的其他名字，如心身反应、心身障碍等，它们各自说明心身性疾病的某个层面，对心身性疾病的解读有积极价值，但不能等同于心身性疾病。

2. 心身反应（psychophysiological response）　又称心理生理反应，是指由心理（情绪）活动引起或伴发的生理反应，是应激反应的一种。如愤怒时的心率加快、血压升高；恐惧时的皮肤温度下降、儿茶酚胺分泌增多等生理变化；闹情绪时的瘙痒-搔抓反应。心身反应大多是一过性的，一旦心理刺激消除，反应便随之消失。心理刺激若过于强烈，也有可能造成严重后果。

3. 心身障碍（pschosomatic disorders）　又称心理生理障碍，是心身反应的进一步发展，是在不良心理因素的长期作用下，引起的相对持续时间较长的一种障碍。此阶段所发生的，只是量的变化，是可逆性的，而非质的变化，并无实质性的、组织性的损害。

（三）心身性疾病的分类

我国目前使用的是根据美国心理生理障碍学会制定的分类法，按照器官系统将心身疾病分为以下几类。

1. 皮肤系统的心身疾病　神经性皮炎、瘙痒症、银屑病、特应性皮炎、慢性荨麻疹、慢性湿疹、斑秃、白癜风等。

2. 骨骼肌肉系统的心身疾病　类风湿关节炎、腰背痛、肌肉疼痛、痉挛性斜颈、书写痉挛。

3. 呼吸系统的心身疾病　支气管哮喘、过度换气综合征、神经性咳嗽。

4. 心血管系统的心身疾病　冠状动脉硬化性心脏病、阵发性心动过速、心律失常、原发性高血压或低血压、偏头痛、雷诺病。

5. 消化系统的心身疾病　胃、十二指肠溃疡，神经性呕吐，神经性压食，溃疡性结肠炎，幽门痉挛，过敏性结肠炎。

6. 泌尿生殖系统的心身疾病　月经紊乱、经前期紧张症、功能性子宫出血、性功能障碍、原发性痛经、功能性不孕症。

7. 内分泌系统的心身疾病　甲状腺功能亢进症、糖尿病、低血糖、艾迪生病。

8. 神经系统的心身疾病　痉挛性疾病、紧张性头痛、睡眠障碍、自主神经功能失调症。

9. 耳鼻喉科的心身疾病　梅尼埃综合征、喉部异物感。

10. **眼科的心身疾病** 原发性青光眼、眼睑痉挛、弱视等。

11. **口腔科的心身疾病** 特发性舌痛症、口腔溃疡、咀嚼肌痉挛等。

12. **其他心身疾病** 癌症和肥胖症等。

二、发病机制

心身性疾病的发病机制尚无肯定的理论，目前的研究主要包括心理学机制、生物学机制以及二者并存的综合作用机制。

（一）心理学机制

1. **心理动力学理论** 这一理论重视潜意识心理冲突在各种心身疾病发生中的作用。代表者 Alexander F 认为未解决的潜意识的冲突、躯体器官的脆弱易感性、自主神经的过度活动性是导致心身疾病的主要原因。例如，哮喘的喘息发作和咳嗽症状被认为是"被压抑的哭喊"，目的在于得到他人的帮助；生活环境中对爱情的强烈而矛盾的渴望，可伴随胃的过度活动，具易患素质者就可能引起胃溃疡。因而心理动力学理论主张对心身疾病，只要查明并解决所谓致病的潜意识心理冲突即可明确其发病机制。

心理动力学理论发病机制的不足是片面夸大了潜意识的作用，把躯体疾病的许多症状都解释为潜意识中情绪反应的象征，影响了对其他病因的研究和全面治疗。

2. **心理行为学理论** 心理行为学或行为学习理论认为某些社会环境刺激引发个体习得性心理和生理反应，表现为情绪紧张、呼吸加快、血压升高等，由于个体素质的问题，或特殊环境因素的强化，或通过泛化作用，导致这些习得性心理和生理反应可被固定下来，最终演变为症状和疾病。

心身障碍有一部分属于条件反射性学习，也可能是儿童模仿学习的行为结果。例如，哮喘儿童可因哮喘发作会获得父母的额外照顾而被强化，这与社会学习理论中的观察学习和模仿有关。人类的某些具有方向性改变的疾病可以通过学习而获得。例如，血压的升高或降低、腺体分泌的增强或减弱、肌肉的收缩与舒缓等。

被广泛地应用于心身疾病治疗的生物反馈疗法以及其他行为治疗技术均是基于此原理而提出的。

3. **心理认知理论** 认知是指个体通过感觉器官对外部信息的接受、传导、编码储存、提取，以及不断加工、反复利用，形成经验的过程。认知理论认为，事物本身的意义在于个体对它的认知和评价。认知不仅与行为关系密切，同时也是情绪产生的必要条件。如"述情障碍"常用于难以体验和表达情感的患者，"述情障碍"指的是幻想和象征性思维能力的缺乏，难以识别和描述情感，以及难以区分情感和躯体感觉。"述情障碍"的产生与心理社会因素密切相关，主要包括童年时的不良经历和负性体验、家庭环境、社会文化因素等。

4. **情绪反应理论** 情绪反应是指主观或客观上的不适应引起的精神紧张和心理反应。它发生在特定的情境中，可表现为激动、兴奋、愤怒、恐惧、悲伤、失望、惊慌，甚至焦虑、抑郁等。心理反应性质上分为两类：一类是积极的、有利于应付应激源的，是一种适度的情绪唤起，有利于应激期间心理平衡和有效的应对环境；另一类是消极的、妨碍应付应激源的，是一种过度的情绪反应，如焦虑、愤怒、忧郁、认知功能障碍和自我评价下降等，往往引起心理失衡，不但不能有效地应对环境，甚至可能造成生理功能失调，引起神经、内分泌、免疫功能紊乱甚至内脏器官病变，从而导致心身疾病。

一个人在心理应激下产生何种心理反应及反应的强度，受遗传、成长经历、社会背景灯许多因素的影响。即便是同一个应激源作用于不同的人，其心理反应的方式和强度也有巨大的差别。

（二）生物学机制

心身疾病的生物学机制目前仍不清楚。目前认为心理应激因素主要通过中枢神经系统影响自主神经系统、内分泌系统和免疫系统等中介机制，继而影响微观内脏器官而导致身心疾病。

1. 神经生理学机制　大脑皮质和边沿系统：心理活动依赖于大脑，是脑功能及外部世界的反映。心理应激作为一种信息，经过人体相应的感受器的传入神经到达大脑，在大脑加工和存储形成高级心理功能认知和评价，并产生一定的情绪反应和生理变化。情绪反应和生理变化相互作用，通过反馈又可以作为新的刺激，进一步使中枢神经活动发生变化。

大脑皮质联合区的信息加工：大脑皮质联合区将输入信息通过与边沿系统的联系，转化为带有情绪色彩的内脏活动，通过与运动区的联系构成随意行为传出。传出信息过程中触发应激系统（"扳机"作用）而引起生理反应而致心身疾病的发生。

神经递质：大脑内神经环路的调节和传导通过神经递质实现。神经冲动使突触前膜释放递质，进入突触间隙，与突触后膜相应位点结合，将冲动从一个神经元传递到另一个神经元。重要的中枢神经递质有去甲肾上腺素（NE）、乙酰胆碱（Ach）、5-羟色胺（5-HT）、γ-氨基丁酸（GABA）、多巴胺（DA）和儿茶酚胺、肽类等。

自主神经系统：一是交感神经兴奋，可出现血压升高、心排血量增加，皮肤和内脏动脉血管收缩或痉挛，瞳孔散大，立毛肌收缩，手足出汗，血糖升高，胃肠蠕动减慢，消化液分泌减少；二是副交感神经兴奋，出现胃肠蠕动加快，黏膜血管扩张充血，消化液分泌增加等消化道症状。正常情况下，交感和副交感神经处于相互平衡和制约状态，共同协调和控制身体的生理活动。若应激反应过强，自主神经功能发生紊乱，这种紊乱现象若持续时间较长，或反复发生，则导致内脏器官和组织的损害，出现定位的心身疾病，如高血压、消化性溃疡等。

2. 神经内分泌机制　心理社会紧张性刺激通过神经-内分泌机制作用于靶器官，影响靶器官的生理功能。Mason 等研究发现，血中的许多激素如肾上腺素、去甲肾上腺素、肾上腺皮质激素、甲状腺素、胰岛素、生长激素等的水平，常随情绪反应而有特异性波动。现已证实，神经内分泌轴的关键环节是下丘脑，它把神经系统的活动和内分泌系统的活动连接在一起，通过边缘系统-下丘脑-垂体-靶腺轴调节着机体的生理过程和情绪反应。

下丘脑的某些神经细胞，既有典型神经细胞的作用，又有内分泌细胞的功能。它们根据大脑传来的不同信息，产生并分泌相应的肽类激素。目前已证实有 9 种丘脑肽类激素，即生长激素释放因子、催乳素释放因子、催乳素释放抑制因子、促肾上腺皮质激素释放因子、促甲状腺激素释放激素、促性腺激素释放激素、促黑素细胞激素释放因子和促黑素细胞激素释放抑制因子。这些肽类激素经垂体门脉系统到达腺垂体，作用于垂体的特定细胞，促进或抑制某种促靶腺激素的分泌。例如，促甲状腺激素、促肾上腺皮质激素、促性腺激素等。假如下丘脑分泌了促肾上腺皮质激素释放因子，便会指令垂体释放促肾上腺皮质激素。该激素随血液循环到达靶器官-肾上腺皮质，使肾上腺皮质激素分泌增加，机体就表现出与肾上腺皮质激素增高相关的一系列症状。

神经内分泌系统是一个非常复杂的系统，靶腺的功能受垂体分泌的促激素的调节和控制，垂体的分泌又受下丘脑释放激素的控制，下丘脑又受大脑皮质的制约。这不仅上下层之间有控制性制约，而且在下丘脑-垂体-靶腺轴系统还存在反馈调节，以保持机体的内稳态。

3. 神经免疫学机制　心理社会紧张性刺激通过神经-内分泌-免疫系统这一途径影响到免疫系统功能的增强或减弱，从而影响靶器官的生理功能，引起与免疫功能有关的疾病。Friedman 发现，在小鼠实验中单独紧张刺激或单独接种柯萨奇 B2 病毒均不引起疾病，但两种因素同时存在时却可使病毒感染成功。

研究表明，心理应激可损害下丘脑功能，造成皮质激素的过多分泌，从而抑制了免疫功能。此时可看到胸腺和淋巴组织退化或萎缩、抗体反应抑制、巨噬细胞活动能力下降等。这些都揭示了中枢神经系统通过内分泌系统对免疫效应器的影响。免疫系统从易感素质和发病诱因两个方面对多种疾病（包括癌症）的发生起者中介作用。有学者提出中枢神经-内分泌-免疫网络学说。该学说认为，神经系统通过神经递质（如去甲肾上腺素、5-羟色胺）对免疫器官产生作用。通过胸腺、淋巴结、骨髓和脾等传递，使信息最终传到白细胞上的神经递质受体，而神经递质受体恰恰分布在免疫细胞上，这种信息传递的强弱决定着免疫细胞的活性。

总之，中枢神经系统、内分泌系统和免疫系统是相互影响相互作用的，在心理社会因素导致心身疾病的过程中共同起着中介作用。

三、诊断原则

按照生物-心理-社会医学模式，心身疾病的诊断和防治都应该兼顾个体的心理、生理及社会 3 个方面。

1. 诊断原则　①心身性疾病的发生包括心理社会因素，其与躯体症状有明确的时间关系；②躯体症状有明确的器质性病理改变，或存在已知的病理生理学变化；③排除精神、心理障碍。

2. 诊断程序　心身疾病的诊断程序包括躯体诊断和心理诊断，躯体诊断的方法、原则与诊断学相同，心理诊断主要有如下步骤。

（1）病史采集：对疑有心身疾病的患者，在采集病史的同时，应特别留意收集个体心理社会方面的有关资料，包括个人发展史、个性或行为特质、社会生活事件、人际关系状况、家庭或社会支持资源、个体的认知评价模式等，并分析这些心理社会因素与心身疾病发生发展的相互关系。

（2）体格检查：与临床体格检查相同，但需要适当关注检查时患者的心理行为反应方式，有时可以观察患者对待体格检查和治疗的特殊反应方式，恰当判断患者心理特质上的某些特点，例如是否过于敏感、神经质等，以及不遵医嘱或强烈的情绪反应。

（3）心理行为检查：对于初步怀疑为心身疾病者，应结合病史资料，采取晤谈、行为观察、心理测量或必要的心理生理学检查方法，所选的心理测验应着重测评患者的情绪障碍如焦虑、抑郁等。还可以采取适当方式评估其心理应激源、应对能力、社会支持等。评估结果有助于对患者进行较为系统的医学心理学检查，确定心理社会因素的性质、内容，评价它们在疾病发生、发展以及转归中的作用。

3. 综合分析　根据以上程序所收集的资料，结合心身疾病的基本理论，对是否是心身疾病、何种疾病、有哪些心理社会因素及其主要作用和可能的作用机制等问题做出恰当的总体评估。此外，在诊疗过程中，需要随时观察新的问题的出现，根据变化过程，及时调整并重新评估和采取新的干预措施。

四、防治原则

（一）治疗原则

心身性疾病的治疗包括心理干预治疗和躯体症状治疗。实施心理干预应围绕消除社会刺激因素、消除心理学病因和消除生物学症状为主要目标。主要原则是心、身同治，但对于具体病例应侧重于解决主要矛盾。

1. 对于急性发病而躯体症状严重的患者，应以躯体对症治疗为主，辅以心理治疗。如心理应激诱发的皮损广泛而严重的银屑病，在行之有效的综合性生物性措施前提下，设法消除心理刺激因素并辅以心理干预治疗。

2. 对于以心理症状为主，辅以躯体症状的疾病患者，或虽然以躯体症状为主但已呈现慢性化的心身疾病，则可在实施常规躯体治疗的同时，重点进行心理治疗，如糖尿病瘙痒、慢性肾病瘙痒、神经性瘙痒等。

（二）诊治特点

1. 通常我们将精神心理因素引起的瘙痒，定义为无原发皮损、无系统性原因的单纯性瘙痒。但这类瘙痒往往短暂存在，心理刺激因素移除，瘙痒即消失。如果瘙痒持续 6 周甚至更长时间，并出现继发性抓痕，此时，需整体思考，应排除系统性疾病和某些皮肤病的瘙痒，这是鉴别精神性瘙痒与心身疾病瘙痒的方法。有时心理异常与瘙痒性皮肤病为共病关系，如浅部真菌病并心理异常，这种情况下，它们相互之间的影响可能很小，故不应夸大它们之间的影响，避免出现暗示作用。

2. 慢性瘙痒除不同程度继发性搔抓皮损外无其他皮肤病原因和系统疾病原因可查，不能立即否定躯体疾病，在止痒和心理干预治疗的同时，须持续随访观察。如慢性肿瘤性瘙痒、某些药物性瘙痒等。

3. 有些心因性瘙痒患者到皮肤科门诊就诊，由于对精神心理疾病的"病耻"感而隐瞒或否定精神心理表现，而过度强调或夸张表述瘙痒症状，或伴随焦虑、抑郁症状，这类患者在进行皮肤科检查时，观察期皮损形态，一般均具有人工皮炎或自伤式皮肤剥脱特征，因此，应仔细观察其心理特征，建立起互信的医患关系后鼓励其表述心理压力因素。必要时访问其社会与家庭背景。

4. 暂时查不到明确原因的慢性瘙痒，往往容易出现"寄生虫妄想"，也可能出现 EKbom 综合征（下肢不宁综合征）。

5. 某些系统性疾病和皮肤病导致的长期剧烈瘙痒，可致患者先于原发病而衰竭，如肾病性瘙痒。因此，应尽早介入心理治疗。

6. 心身性皮肤病瘙痒可合并心身性内科疾病，如银屑病合并代谢障碍或炎症性肠病，荨麻疹合并甲状腺功能亢进等。这些情况是在心身疾病内环境紊乱的背景下，不同器官系统的临床表现，还是相互之间是因果关系，目前尚无定论。但它们之间的相关性已不可否认。

7. 严重瘙痒可因心理障碍失去部分或全部社会功能而致残。一种情况是，患者因不适应环境或不能/不愿承担责任而出现瘙痒，因而反复四处就诊，因其患病的目的性而总是"难以见效"，故而不同程度地失去社会功能；另一种情况是，严重的瘙痒，不但摧毁患者的皮肤，还摧毁患者的睡眠，进一步摧毁患者的生活质量和健康水平，最后摧毁患者的精神，使患者痛苦不堪而失去大部分或全部功能，如严重的水源性瘙痒、严重的特应性皮炎等。

8. 特殊人群的瘙痒在诊疗过程中也需要考虑到各种各样的心理因素。

9. 心身疾病瘙痒的治疗原则包括心理干预治疗和躯体症状治疗，心理干预治疗见第 5 章第二节，躯体治疗见相关章节。

10. 心身疾病瘙痒的止痒治疗，参见第 25 章精神性瘙痒的系统性药物治疗。

（三）预防

心身疾病是心理因素和生物因素共同作用的结果，心理社会因素大多需要较长时间的作用才会引起心身疾病，因此，心身疾病预防也应兼顾心身两个方面，且心理干预应尽早进行。具体措施包括个人和社会两个方面。

1. 个人方面　应加强个人科学文化修养和个人品格修养，提高对客观事物的认知能力，养成从不同角度观察和分析问题的习惯，培养健全的人格，树立正确的世界观和价值观；有目的地完善个人的生活经历，学会正确面对和缓解心理压力的方法，提高个体的社会适应能力；建立积极的人际关系；和谐的人际关系对于社会支持的获得、改善个体认知能力以及宣泄负性情绪方面具有重要的意义。提高个人应对挫折的能力，学会运用成熟的心理防御机制，及时消除较强应激带来的情绪反应尽早恢复心理平衡。

2. 社会预防　是通过社会力量，为个体创造一个良好的工作、学习和生活环境，提高个体的社会认同感和价值感，从而形成良好的社会氛围，减少社会应激因素的产生。此外，在心身疾病的处理中也应注意识别心身疾病的易感因素，如明显存在心理素质弱、行为有明显问题者，持续处于应激源或出现情绪危机的个体以及存在心身疾病遗传倾向（如高血压家族史）或出现心身疾病先兆征象（如血压增高）的个体，则更应该注意加强心理预防工作。

第 27 章　神经性皮炎

神经性皮炎是一种常见的慢性皮肤神经功能障碍性皮肤病，以阵发性剧痒及皮肤苔藓样变为特征的慢性炎症性皮肤病，也是一种典型的心身性皮肤病。本病青壮年多发，人群发病率约为 12%。临床上通常将本病分为局限性神经性皮炎和泛发性神经性皮炎两型。局限性神经性皮炎以皮肤局限性瘙痒和苔藓样变为主要特征，又名慢性单纯性苔藓；以全身皮肤泛发明显损害者，称之为泛发性神经性皮炎，常因其剧烈瘙痒搔抓而导致湿疹样变。此病的病因虽还不十分清楚，但与神经精神因素有明显的关系，在治疗上具有反复性及难治性。随着社会发展和医学模式的改变，心理社会因素在本病治疗中起着很重要的作用。

一、病因与发病机制

（一）病因

目前认为精神因素是诱发本病的主要因素。胃肠道功能障碍、内分泌系统功能异常、体内慢性病灶感染而致敏，也可能成为致病因素。局部刺激如摩擦、化学物质刺激、阳光照射、搔抓等，均可诱导本病的发生。有研究提示一些神经递质的改变，如β-内啡肽与神经性皮炎发病有关。神经性皮炎患者多为 A 型性格，属于易发生抑郁焦虑的性格特征。泛发性神经性皮炎患者的脑电图可见异常，提示与大脑皮质和神经功能紊乱有关。该病具有反复性的特点，易复发，与神经精神因素关系密切，有不少患者因抑郁焦虑情绪、睡眠障碍困扰而求助于神经科和精神科。据资料显示，神经性皮炎患者的焦虑抑郁情绪突出，明显高于中国常模，尤其是焦虑表现。

（二）发病机制

1. 精神因素　不良情绪（如焦虑、抑郁情绪）作为神经性皮炎发病的重要因素已被广泛认同。应用汉密顿焦虑量表（HAMA）、汉密顿抑郁量表（HDMA）以及状态-特质量表能准确找出泛发性神经性皮炎焦虑患者。其发病机制与神经免疫调节相关，心理因素可以通过神经-内分泌-免疫网络对该病的发生发展起作用。人的情绪可直接影响免疫系统，不稳定的心理状况会直接导致病情的不稳定，亦直接影响治疗效果，而差的治疗效果又可导致更差的心理状况，一旦形成恶性循环，则身心均很难治愈。

不良情绪是生活中的应激事件或压力导致的，是引发瘙痒的主要因素之一。Guptadeng 分别研究了心理、社会因素对瘙痒的影响，发现无论较大还是较小的生活事件，都会伴随产生严重的瘙痒症状。并指出高压力人群（瘙痒程度与压力高度相关的患者）比低压力人群瘙痒症状更加严重，且搔抓频率更高。说明在不同的患者群，外部压力对瘙痒症状有不同的影响。情绪紧张异常时大脑皮质可发生紊乱，进而诱发神经内分泌失调，体内儿茶酚胺、乙酰胆碱、组胺等被释放，作用于皮肤引起瘙痒。

当瘙痒发生时，大脑中的感觉、运动、情感区域被激活，并伴随着强烈的搔抓欲望。这说明某种程度上，神经性皮炎的痒觉源于脑而不是皮肤，这一点与精神性瘙痒非常类似。

　　为什么神经性皮炎特别是泛发性神经性皮炎的患者越抓越痒甚至抓到流血？因为长期搔抓可诱导皮肤神经增殖和更多的瘙痒，即便搔抓能短暂性止痒，但随后引起外周和中枢敏化。通过搔抓释放的炎症介质使瘙痒受体致敏（外周致敏），然而这种慢性炎症激发了脊髓和大脑的瘙痒过程，从而引发中枢性瘙痒（中枢致敏）。瘙痒的外周和中枢致敏完善了我们对神经性皮炎和精神性瘙痒的理解。

　　一旦中枢敏化，神经肽 P 物质（SP）和降钙素基因相关肽（CGRP）等神经介质在外源性或内源性触发因素（如心理压力）刺激下被释放（逆向）到外周神经末梢，通过激肽——"MC 连接"，一方面能促使 MCs 释放组胺，起到瘙痒原的作用；另一方面又可以提高外周传入神经末梢的敏感性，最终导致"搔抓－瘙痒－搔抓"恶性循环。

　　2. 局部炎症反应　　如上所述，生活中的应激事件或压力导致不良情绪进而引发瘙痒。如果仅此而已，那就是精神性瘙痒，但神经性皮炎除此之外还存在明显的皮肤炎症反应。其机制有以下几点。

　　（1）神经源性炎症：在神经性皮炎瘙痒介质的研究中，神经末梢瘙痒介质 5 -羟色胺为强效致痒因子，致痒机制主要为刺激肥大细胞释放组胺，兴奋 C 神经纤维，将瘙痒信号传输至脊髓。而 SP 在神经性皮炎致痒中起着更重要的作用，释放到外周神经末梢的 SP 把瘙痒从外周神经传入脊髓神经和高级中枢神经。由于皮肤神经与肥大细胞（MCs）的解剖关系，SP 和 MCs 相互作用释放的产物在神经性瘙痒的病理生理方面发挥了重要的作用而导致神经源性炎症反应。此外，SP 提高皮内一氧化氮的浓度，可能会增强 SP 引起的瘙痒。特异性 SP 神经激肽-1 受体对 MCs 的影响包括 TNF-α 表达上调，反过来又可以提高外周传入神经末梢的敏感性。神经营养因子，如神经生长因子和神经营养因子-4，也涉及瘙痒的病理生理。神经生长因子由角质形成细胞、MCs 和成纤维细胞释放。它在感觉神经上的高亲和力受体（Trk A）的激活，导致神经的增生和敏化。同样，发现神经营养因子-4 的水平在泛发性神经性皮炎中也是增加的，并且脑源神经营养因子（BDNF）能诱导这些患者的嗜酸性粒细胞趋化。

　　因此，神经性皮炎的瘙痒一旦启动，可通过从各种靶细胞如 MCs（组胺、类胰蛋白酶、α-糜蛋白酶）、内皮细胞（激肽，内皮素）、角质形成细胞（前列腺素，NGF）和免疫细胞（细胞因子）触发各种瘙痒原的释放，从而对感觉神经产生各种不同的刺激，形成神经源性炎症。

　　（2）免疫源性炎症：不良情绪引发瘙痒-搔抓-更痒的恶性循环。反复搔抓导致皮肤屏障功能破坏而继发各种感染或皮肤菌群失调而诱发/加重炎症反应。这是因为角质形成细胞除了作为物理屏障外，还能接受外界"危险信号"刺激并将预警信号传递给皮肤内免疫细胞。角质形成细胞通过 Toll 样受体识别进化保守的病原微生物成分即病原体相关的模式分子（PAMPs）。角质形成细胞表达的 Toll 样受体被激活后促进产生以 Th1 为主的免疫反应和产生 I 型干扰素。除 Toll 样受体外，角质形成细胞还能通过胞质内的炎症复合体识别 PAMPs 和内源性危险模式分子（DAMPs）。炎症复合体组装后能激活半胱氨酸天冬氨酸蛋白酶-1（caspase-1），后者能剪切预先储存的前白介素-1β（pro-IL-1β）和前白介素-18（pro-IL-18）产生具有促炎性的细胞因子白介素-1β（IL-1β）和白介素-18（IL-18 ）。除了 IL-1β 和 IL-18，角质形成细胞受到刺激后还能产生肿瘤坏死因子 TNF-α、IL-1α、IL-6、IL-10、IL-31 和趋化因子 CX-CL8、CXCL9、CXCL10、CXCL11、CCL20，促进树突状细胞诱导以 Th2 为主的免疫性炎症，进一步加重瘙痒。

3. **胃肠道功能障碍与内分泌系统功能异常**　胃肠功能障碍或胃肠功能紊乱又称胃肠神经官能症。不良情绪是引起胃肠神经官能症的重要原因，这一点和神经性皮炎相同。因此，胃肠道功能障碍可能与神经性皮炎共病而非病因。但是当胃肠功能障碍时，会出现以下几种情况：①加重患者的焦虑情绪继而诱发或加重神经性皮炎；②各种原因导致肠道菌群失调与胃肠黏膜屏障功能障碍时，间接诱发/加重神经性皮炎的免疫性炎症；③胃肠黏膜屏障功能障碍时，还会引起消化吸收异常而导致食物不耐受，大分子物质吸收，导致由 IgG 介导的免疫性炎症而加重神经性皮炎的瘙痒。

最初人们认为，肠道中的寄生菌对人体的有利作用仅仅体现在控制病原菌数量和降解消化食物上。近几年的研究表明，肠道菌群参与了人类的许多生理过程，如调节代谢、调控免疫、促进大脑发育、影响情绪反应等。肠道菌群失调可能引起肥胖、过敏、自身免疫性疾病、肠易激综合征（IBS）、焦虑抑郁情绪等；肠道菌群可能是情绪、认知、疼痛、饮食习惯、睡眠等的关键调节者，并且可能参与了从情感性疾病到神经系统疾病的发生发展。这对重新认识神经精神相关疾病的发生发展、优化治疗措施至关重要。那么，肠道菌群如何影响人类生理病理状况目前还不十分清楚。越来越多的研究表明，人体内存在的肠道菌群-肠-脑轴（MGBA）可能是大脑与胃肠道之间的关键调控通路，而肠道菌群是这条通路的重要参与者。大脑通过免疫系统、神经系统、内分泌系统调控胃肠道功能，而肠道菌群可能通过迷走神经、神经递质（如 5-羟色胺、多巴胺）、神经营养因子（如脑源性神经营养因子）等影响大脑功能。肠道菌群失调可产生情感障碍，诱发和加重神经性皮炎。

4. **体内慢性感染肿瘤等病灶**　体内慢性感染肿瘤等病灶通过两种途径诱发或加重神经性皮炎。一是通过激活免疫系统产生多种免疫性炎症介质刺激外周瘙痒受体或致中枢敏化；二是病灶的不良刺激使位于脑干的上行网状激活系统兴奋性增高而使瘙痒阈值减低、瘙痒中枢易敏化。同时影响睡眠而加重患者的不良情绪。

5. **局部刺激**　摩擦、化学物质刺激、阳光照射、搔抓等主要引起局限性神经性皮炎，也可使局限性神经性皮炎播散变成泛发性神经性皮炎。

总之，在面对神经性皮炎通过神经元和非神经细胞密切相互作用而产生的潜在瘙痒介质的病理变化，须进一步明确 4 个主要问题：第一，分析在具体神经性皮炎患者体内哪个是关键的瘙痒介质，它是如何调节/抑制瘙痒的；第二，炎症过程中刺激瘙痒介质释放的原因是什么，这些介质为什么敏化瘙痒受体而不是产生其他生物学效应；第三，调节外周、脊髓和中枢神经系统中神经性瘙痒过程的是哪种机制，洞察由中枢成像所提供的解剖和生理结构有助于识别相关中枢区域功能；第四，除不良情绪因素外，是否还存在如肠道菌群失调、体内炎性病灶等因素，它们的影响有几何。

二、分类及临床表现

由于每个患者的病因有很大的不同，对同一病因的反应也不同，因此临床表现差别较大。通常将神经性皮炎分为局限性和泛发性两类。

（一）局限性神经性皮炎

局限性神经性皮炎又称单纯性苔藓，患者虽然也可能存在生活紧张、心理压力和不良情绪等致病因素，但主要致病因素为摩擦、化学物质刺激、日光照射、搔抓等局部刺激引起。因此，皮损主要限制在受刺激的局部皮肤。一般发生在颈部两侧、项部、躯干和四肢身侧，也见于眼睑、腰骶部。皮疹初起时仅有瘙痒而无原发皮损。由于搔抓摩擦逐渐出现淡红色或肤色扁平小丘疹，搔抓日久则密集成片，视部位不同形态各异。可为圆形或不规则形，严重时可逐渐转化为肥厚性苔藓样斑块，表面干燥、纵横纹路，无明显脱屑，边界清楚，可有抓痕甚至血痂。休息时或夜间瘙痒明显，情绪不佳时可持续瘙痒。忙碌时可能忘了瘙痒。治愈后很容易复发，病情反复。一般成良性经过，只有及少数患者可能泛发全身。

（二）泛发性神经性皮炎

泛发性神经性皮炎往往伴有比较严重的不良情绪或应激压力事件，患者精神紧张、心理压力大。在这种情况下，全身性瘙痒发作，伴随强烈搔抓而瘙痒不止。短时间内全身皮肤可被抓得遍体鳞伤。皮损处除抓痕、血痂外，可有明显的皮肤炎性反应。久之则全身皮肤出现弥漫性慢性炎症，头皮也不例外。皮肤肤质灰暗粗糙，色素沉着、苔藓化、久暂不一的抓痕。少数情况可见抓破继发感染。因久治不愈，患者可表现出焦虑、抑郁症状。

有的患者可能伴随相关疾病如肠功能紊乱、糖尿病、高血压、慢性感染灶等。

三、诊断与鉴别诊断

（一）诊断

根据病史、特征性临床表现，神经性皮炎不难诊断。但面对具体患者时，要明确以下几个问题：①该患者的主要病因是什么？②该患者瘙痒严重程度和皮损范围如何？③该患者皮损的炎症性质和炎症程度如何？④该患者的焦虑情绪和睡眠障碍情况如何？⑤该患者有何共病和并发症。明确这些问题有利于制订合理的诊治计划。

（二）鉴别诊断

1. 局限性神经性皮炎需与钱币状湿疹、体癣、摩擦性苔藓、成人局限性特应性皮炎等相鉴别。

2. 泛发性神经性皮炎需与急慢性泛发性湿疹、精神性瘙痒相鉴别。

（1）泛发性神经性皮炎与急、慢性泛发性湿疹在急性发作期不易鉴别，鉴别要点是：①神经性皮炎不良情绪在先，瘙痒与皮损在后，而湿疹的皮损与瘙痒在先，不良情绪在后。②神经性皮炎瘙痒在先、皮损在后，而湿疹的皮损在先、瘙痒在后。③神经性皮炎主要分布在身体的伸侧，而湿疹的皮损主要分布在身体的屈侧。④神经性皮炎皮损以点片状糜烂渗出为主，边界清楚，渗出不多，为表皮抓破缺损所致。而湿疹可出现大面积糜烂、边界不清、渗出量多，为表皮炎症破坏所致。

（2）泛发性神经性皮炎与精神性瘙痒的鉴别要点是：①二者均存在精神心理问题，但精神性瘙痒的更典型，其瘙痒可能是精神疾病的一个症状。②二者的皮损均由搔抓所致，但神经性皮炎的皮损皮肤炎症明显，甚至波及正常皮肤；而精神性瘙痒的皮损通常是在正常皮肤上的抓破缺损。皮肤炎症轻微或无明显炎性表现。③精神性瘙痒除患者本人不承认的精神因素外无病因特异性，每次陈述都变化不定，不能找到明确的器质性依据；而神经性瘙痒与不良情绪等因素由比较明确的因果关系，还可能伴有其他功能性疾病。④精神性反复检查和治疗、疗效不好，医患关系不佳；而神经性瘙痒疗效较好，甚至可治愈，但遇刺激可复发，医患信任关系较好。

四、治疗

神经性皮炎的治疗必须基于患者的病因、诱因和病情制定个体化的治疗措施。

（一）治疗目标及治疗原则

1. 治疗目标　①减少心理社会应激的刺激，缓解焦虑等不良情绪；②消除或减轻瘙痒症状；③消除或减轻皮肤炎症性损害；④修复皮肤屏障功能。

2. 治疗原则　①控制瘙痒和治疗皮肤炎症同等重要，同步进行；②针对病因和病理分阶段制订治疗方案；③对胃肠功能紊乱和体内感染病灶等共病进行适当的治疗。

（二）治疗措施

1. 心理干预治疗　心理干预治疗对于神经性皮炎患者是行之有效的治疗方法，患者虽然有不同程度的心理压力，也存在一定的不良情绪，但患者能较好地听从医师的指引，在有效的药物治疗下，逐渐改变其不良情绪，解除或减轻心理压力带来的影响。医师对病情合理的解释，对治疗效果做出合理的保证可促使患者建立战胜疾病的信心。常用的心理干预方法有认知疗法、认知行为转换治疗、支持性心理治疗（心理疏导）、生活节奏与生活内容调节、环境适应等，临床根据实际情况选用或组合使用。

2. 对症止痒治疗

（1）抗组胺药：第一代抗组胺药物（如羟嗪）大多是由于其镇静作用而经常用作神经性皮炎的一线药物治疗。临床上第二代抗组胺药物很少有效。羟嗪是第一代 H_1 抗组胺药物，其该类药物还有氯苯那敏、苯海拉明、异丙嗪和赛庚啶等。

（2）抗抑郁药：抗抑郁药（TCA）通常用于泛发性神经性皮炎瘙痒严重且顽固者。

多塞平是一种经典的三环类抗抑郁药，主要拮抗 H_1、H_2 受体，对 5-羟色胺 2（5-HT_2）、α_1-肾上腺素能和抗胆碱能受体也有很强的拮抗作用，同时对 5-羟色胺 1（5-HT_1）受体作用有中等强度拮抗。多塞平具有明显的止痒、抗焦虑、镇静、催眠和抗抑郁作用。经验表明，多塞平（每日 25mg）很适合于神经性皮炎患者的治疗，对于中老年患者要注意其室性心律失常和低血压的不良反应，严重者可导致死亡。

阿米替林和三甲丙咪嗪也是强有力的 H_1 和 H_2 受体拮抗药并且有抗胆碱能作用。三甲丙咪嗪在夜间瘙痒的功效也可能是与它的镇静效果相关，这恰恰成为其治疗神经性皮炎的优点。使用这些药物治疗神经性皮炎瘙痒的剂量可以低于作为抗抑郁药物剂量。

米氮平是四环抗抑郁药，具有拮抗α-肾上腺素能、5-HT_2 和 5-HT_3 受体作用，几乎没有抗胆碱作用，不会对心血管系统产生不良影响。米氮平还可阻断 5-HT_2 和 5-HT_3 受体，从而改善患者焦虑症状，并提高其睡眠质量。对于神经性皮炎患者通常剂量为 7.5～15mg，晚上使用。其常见不良反应包括口干、食欲改变、嗜睡、过度镇静、疲乏、便秘和体重增加。

5-羟色胺再摄取抑制药（SSRI）帕罗西汀（20mg/d）可用于有明显焦虑症状的神经性皮炎瘙痒的治疗。相关治疗研究报告显示其有显著的止痒作用。帕罗西汀的止痒作用在 2～3 周后才开始，最大作用通常出现在治疗开始后 4～6 周。

（3）普鲁卡因静脉封闭：普鲁卡因可作用于外周神经，阻滞神经冲动的产生和传递。普鲁卡因封闭疗法能阻断恶性刺激，保护神经系统，使其恢复正常功能。从而使患者瘙痒减轻或消失。此外普鲁卡因封闭疗法还能抑制血小板凝聚，改善局部血液循环，调节细胞代谢，阻止局部皮肤神经纤维和表皮的肥厚增生，从而减轻皮肤炎症反应。一般使用 0.9%氯化钠注射液 250ml+2%普鲁卡因 20ml，静脉滴注，每日 1 次，14 天为 1 个疗程。

3. 炎性皮损的治疗

（1）外用药物治疗：对于局限性神经性皮炎，通常选择外用药物治疗即可。

1）外用糖皮质激素制剂：外用糖皮质激素为首选外用治疗药物，使用方便，疗效肯定。

外用糖皮质激素最好使用作用效果中等到超强制剂，并且每日 1～2 次维持 1～3 周的短程治疗。长期使用应注意其皮肤萎缩、并发真菌感染的不良反应。配伍钙调神经磷酸酶抑制如他克莫司或吡美莫司使用可提供疗效减少不良反应。肥厚及苔藓化的皮损如外用治疗效果不理想，可采用糖皮质激素局部封闭治疗。

2）局部麻醉药：有些局部剧烈瘙痒的患者可使用局部麻醉药止痒治疗，无局部消炎作用。可用的有 5% 利多卡因，2.5% 利多卡因、2.5%丙胺卡因、1% 普莫卡因与 3% 聚多卡醇的共晶混合物。

3）辣椒素乳膏：通过耗尽神经末梢的化学递质而起作用，需要频繁反复应用，一般可能需要 6 周才能完全发挥作用。8%的辣椒素贴片具有迅速减少局部瘙痒和疼痛的潜力，几乎没有不良反应和持久作用。

（2）系统性药物治疗：神经性皮炎皮损的病理改变与湿疹类似，皮损轻度而局限者，外用治疗即可。皮损广泛而严重者，须系统性用药才能有效控制。对于其他一些变应性炎性皮肤病，在急性期可以酌情短期系统使用糖皮质激素治疗，以快速控制病情。但对于泛发性神经性皮炎急性期的处理，应特别慎用糖皮质激素，因神经性皮炎患者常伴有自主神经功能紊乱，迷走神经功能亢进，合并消化性溃疡、炎症性肠病的概率大。胃肠道对糖皮质激素反应敏感，极易导致应激性溃疡胃穿孔。顽固性呃逆更是常见。因此，必须采用其他药物替代治疗。

常用且有效的药物有复方甘草酸铵、苦参碱等。

复方甘草酸苷作为非激素类抗炎药物，起到非特异的抗炎和抗变态反应的作用，能够阻断神经性皮炎的炎症-瘙痒-搔抓-炎症的恶性循环，对自主神经功能也有一定的调节作用。可以说注射用复方甘草酸苷是治疗神经性皮炎理想的药物。

苦参生物碱具有免疫调节作用，主要是免疫抑制作用。研究表明，苦参碱对 Ⅰ～Ⅳ型变态反应均有不同程度的抑制作用，因此，苦参碱具有较好的抗炎作用，对神经性皮炎、湿疹、荨麻疹等具有显著疗效。此外，苦参生物碱还具有镇静、解热、消肿利尿等作用。

4. 物理治疗　PUVA 和 UVB 对神经性皮炎有显著疗效。NB-UVB 对皮肤微生态有显著的调节作用，不仅能抑制体表马拉色菌、丙酸杆菌、某些革兰阳性球菌等病原微生物，还可通过抑制郎格罕细胞数量和功能，减少微生物抗原的处理与提呈，减少 CD4 细胞的数量并降低 Th1 细胞的活性而抑制 T 淋巴细胞的生成，抑制真皮肥大细胞释放组胺，使角质形成细胞产生多种细胞因子（如 IL-10、TNF-α等），并且抑制外周神经末梢的增生和减低其敏感性，从而抑制皮损炎症而减轻瘙痒。

5. 中医药治疗　对于有慢性苔藓化、肥厚性皮肤损害的神经性皮炎，中医泰斗赵炳南提出"顽湿"说。他认为湿有内湿、外湿，湿为重浊有质之邪，其性黏腻。湿邪蕴久可以化热生虫，湿热凝固聚结于肌肤腠理之间，则皮肤粗糙肥厚，明显瘙痒。此类病以内湿为主，而且非常顽固，可谓之"顽湿"。湿性黏腻故反复发作缠绵不愈，所以不能单纯根据有无渗出液而辨湿，应当根据其发病的机制和临床特点综合来看，这个认识揭示了疾病本质，对临床很有价值。当急性或亚急性发作期有糜烂渗出时，则转化为"湿滞"为主，治疗以除湿为要。而针对以慢性干燥脱屑性皮损为主的神经性皮炎患者，又提出了"血燥"说，以养血润燥法治疗，每获良效。这些见解和学说有一定的代表性和指导意义。其代表方有全虫方、秦艽丸、除湿胃苓汤、丹栀逍遥丸、柴胡疏肝散等。

6. 共病的处理　神经性皮炎常伴有其他共病性心身性疾病如功能性胃肠病、高血压、糖尿病等。

7. 预防　应避免皮肤干燥、局部刺激和搔抓。忌过多的清洗、热水浴、空气湿度低、热和辛辣的食物和饮料、酒精、羊毛类衣物。注意保湿，经常使用保湿霜、润肤霜等可以修复皮肤屏障，减轻瘙痒。局部外用尿素、鞣酸和湿润敷料可以暂时缓解瘙痒，及时阻断"瘙痒－搔抓－瘙痒"的恶性循环。

第五部分　特定人群的慢性瘙痒

第 28 章　老年慢性瘙痒

一般将 60 岁以上老年人无原发皮疹的瘙痒定义为老年瘙痒。"老年瘙痒"一词基本上等同于老年人无明确原因的慢性瘙痒。然而，尽管老年瘙痒的发病率很高，但到目前为止对老年瘙痒确切的研究资料还很少。目前尚不清楚老年瘙痒是否可以作为一个独立的疾病，或只是慢性瘙痒的一个不恰当的诊断术语。

老年瘙痒患者就诊时还经常主诉许多并发症，医师在确定瘙痒的原因和制订治疗方案时常常感到很棘手。老年瘙痒患者生理上的反应和精神心理上的认知差异，可能使医师对瘙痒严重程度的正确评估复杂化，并使患者对复杂的止痒疗法的依从性产生负面影响。考虑到瘙痒原因的异质性，每位老年瘙痒患者的诊断程序和止痒治疗，必须采取个体化处理。

一、流行病学

老年人慢性瘙痒的患病率尚未明确界定。只有少数具有显著选择偏差的小样本研究结果可用。德国的研究表明，约 60% 的老年人（≥65 岁）每周可能经受从中度到严重的瘙痒。据土耳其一项对 4000 多例 65 岁以上的患者进行回顾性评估的研究发现，因瘙痒而入院的住院率为 11.5%，是第三大最常见的住院原因；在年龄最大的一组（≥85 岁组），以慢性瘙痒为主的皮肤病发生率占 19.5%；然而，该研究中有许多患有与瘙痒有关的其他皮肤病的患者，如湿疹性皮炎，因此，真正瘙痒发生率在研究的病例中很难确定。瘙痒导致的高入院率表明这种症状在老年人中的重要性。在另一项 1556 名养老院患者的研究中，约 2/3 的人发现瘙痒或相关疾病。一项国内的研究发现，疗养院中 1286 名 60 岁及 60 岁以上老年人中老年性瘙痒高达 42%。在一项对 68 名年龄在 50～91 岁的患者进行的研究中，瘙痒是皮肤最常见的症状，占所有症状的 29%，皮肤瘙痒主诉中 2/3 为严重瘙痒。

二、病因与发病机制

老年瘙痒的发生是一个复杂的、多因素作用的结果，其具体机制并不清楚。包括生理性和病理性皮肤老化的原因。皮肤老化是年龄和环境影响的综合结果，它涉及自然老化因素如体质、激素、生物和遗传因素，以及外部有害刺激因素，如紫外线（UV）辐射、污染或尼古丁的长期积累。上述内外因素主要导致老年人皮肤 3 种生理病理变化：①表皮屏障修复减弱；②老年人免疫系统缺陷——免疫衰老；③神经退行性疾病导致的瘙痒中枢或外周神经敏化。

这些生理病理变化的结果是与年龄相关的瘙痒性炎症性皮肤疾病在老年人中的高患病率。

（一）老化与表皮屏障

随着年龄的增长，表皮细胞发生显著的变化。大约从 55 岁开始，表皮表面 pH 酸性越来越弱，而处理组成表皮液性屏障的脂质所需的酶需要一种酸性 pH 环境。表皮 pH 酸性减弱表明皮肤屏障修复率降低。因此，经常观察到在年轻人中能很好地耐受的洗浴用品对老年人却可产生刺激和瘙痒。在 70 岁左右，脂质屏障的前体物质产生减少，导致脂质不足，无法维持屏障功能。酸性和中性交感神经酶（神经鞘脂）、神经酰胺合成酶和酸性神经酰胺酶等所有合成与表皮屏障结构功能相关的神经酰胺所需的酶，在老年人的表皮层内是降低的。水通道蛋白-3 是甘油和水的膜通道，它是通过允许充足的角质层甘油浓度来维持皮肤水化的关键。水通道蛋白的表达与丝聚蛋白降解有关。水通道蛋白-3 基因的表达在 60 岁以上的人是降低的。所有这些缺陷都是表皮屏障功能和水化的关键步骤，其结果是皮肤干燥，因此而成为老年人的主要问题。受损屏障的后果有两个：①屏障失效或不足可能与发生接触性皮炎的风险增加有关，因为受损的屏障可能无法防御潜在抗原渗入表皮；②当屏障失效时，诱导屏障修复所释放的细胞因子是促炎的，其结果是导致皮炎。丝聚蛋白突变与特应性皮炎之间的关系很好地说明了屏障缺陷和炎性皮肤病之间的关系。

（二）免疫系统老化

免疫系统随年龄发生的变化被称为"免疫衰老"。老年人的免疫系统有两个基本特征：①具有促炎性；② T 细胞和 B 细胞功能发生明显的偏差。患者表现为容易"过敏"的现象或明显的 Th2 优势。造成促炎状态和 Th2 优势明显的原因是幼稚 T 细胞的丢失，从而使 Th1 细胞的数量减少。Th1 细胞与自身免疫反应及免疫介导病变有关，如银屑病；而 Th2 细胞主要产生细胞因子 IL-4 和 IL-13，与过敏及变态反应性疾病关系紧密，如哮喘与特应性皮炎；新近发现的 Th17 细胞在银屑病与特应性皮炎发病中均起作用，介导皮肤对抗多种细菌、真菌感染的防御反应。而 Th17 细胞活性在免疫老化的过程中保持良好。由于老年人皮肤屏障功能减退，对皮肤表面细菌、真菌感染的防御中，因免疫调节功能失衡，而在抗感染作用减弱的情况下却导致皮肤的变态反应性炎症反应。

（三）老年性神经病变

老年性神经病变引起的瘙痒大致有以下两种情况。①骨骼和神经退行性疾病：老年患者经常罹患脊椎退行性疾病。脊椎退行性疾病会导致感觉神经从脊髓穿出时受压。肱桡侧瘙痒和感觉异常性背痛（怀旧痛）就伴有这种明显的病理变化。此外，少数中枢神经系统神经退行性疾病患者可能产生瘙痒。糖尿病患者躯干瘙痒可能是糖尿病多发性外周神经病变的一种症状。②神经疾病与损伤：各种疾病（如炎症与肿瘤）、损伤（外伤、劳损）使神经受侵犯可引起受损神经区域的局限性瘙痒症，尤其以肛门生殖器部位为常见。在患有肛门生殖器瘙痒症的患者中，绝大多数均可检查出腰骶神经根病变，表现为 腰 4 至骶 2 节段的神经或神经根受压；肌电图显示瘙痒发生的部位常与神经病变的部位相关，而使用曲安奈德及利多卡因混合物对腰 5 至骶 1 节段进行椎旁神经阻滞后 2～4 周，患者的瘙痒症状即可获得明显缓解。由此可进一步证实"特发性"肛门生殖器瘙痒可能是由于腰骶神经根病变所引发。

（四）其他原因所致老年慢性瘙痒

老年瘙痒症的发病原因多种多样，除了上述老年患者所特有的病理生理改变，如屏障功能受损导致的皮肤干燥、免疫系统老化、与老化有关的神经病变等，还存在着一些可引起各年龄层发生瘙痒症的共性因素，如药物源性瘙痒、系统性疾病瘙痒、精神心理原因瘙痒等。

三、临床表现

根据老年瘙痒的定义，老年人无原发皮疹的瘙痒即为老年慢性瘙痒或老年瘙痒。怎样理解"无原发皮疹"是我们讨论老年瘙痒临床表现的重点。

（一）老年瘙痒患者皮肤基本特征

老年人皮肤老化，各种腺体功能减退，角质层水合能力下降，皮肤干燥，保护性降低，容易受外界刺激，老年人皮肤的表皮与真皮萎缩变薄，呈蜡纸样质感，黑素细胞和朗格汉斯细胞减少或消失，黑色素细胞凋亡，出现散在性、孤立性圆点状色素减退斑，随年龄的增长，色素减退斑的数目逐渐增多，多见于四肢等暴露部位。皮肤附属器的结构改变和功能减退，致使表皮更替速率、修复速率变慢以及对损伤的反应、屏障防御功能、清除化学物质速率、感觉功能、血管反应性、体温调节能力均有所下降。同时，皮肤又是与外界接触最广泛、最密切的器官，非常容易受到外界各种物理性和化学性因素的影响。老年人皮肤的这些生理变化导致老年人皮肤干燥、粗糙，易患敏感性和炎性皮肤瘙痒，搔抓又产生继发性皮损甚至抓破感染、溃疡。所以老年瘙痒发病特点有多发性、反复性、进展性、病程缠绵、更易引起继发性皮肤，严重者可引发其他系统性疾病或加重原有基础疾病，而停留在无皮损的单纯性瘙痒则很少见。

（二）无原发性皮损的瘙痒

1. "视而不见"的皮肤病　一些老年瘙痒患者在仓促检查的情况下，观察不到明显的病变，或只有诱导性皮疹，显得非常微妙。不管怎样，仔细检查可能会发现下列问题。

（1）皮肤干燥：是最常见的情况。皮肤干燥易受到各种理化和生物因素影响而诱发瘙痒，搔抓往往能够止痒，这种情况，除在皮肤角质层表面留有白色条纹状抓痕外，很少有湿疹化的表现，这在冬季最容易观察到。

（2）药物源性瘙痒（没有明显的药疹）：据报道，100多种药物通过不同的机制可能会引起瘙痒。例如，一些药物诱发肝胆疾病，其他（如血管紧张素转化酶抑制药）可诱发荨麻疹。阿片类药物越来越多地用于老年人的疼痛治疗，可能通过与肥大细胞和瘙痒感觉神经元直接的相互作用而导致瘙痒。回顾患者的用药史，寻找瘙痒发作和开始新药应用之间的时间相关性很关键；但是，在瘙痒开始之前，药物可能早已经开始使用，而在相关药物停用数月后，瘙痒可能还会持续很久。用于心脏手术的羟乙基淀粉可以触发严重的瘙痒，持续时间长，无明显可见皮损。

（3）皮肤病如蕈样肉芽肿型皮肤 T 细胞淋巴瘤、疱疹性皮炎、荨麻疹、扁平苔藓、玻璃纤维性皮炎、昆虫叮咬和罕见大疱性类天疱疮也可能有严重的瘙痒而临床表现有限。

（4）"视而不见"的疥疮：在"视而不见"的皮肤病中，应特别注意疥疮。疥疮是老年人常见的问题，因为他们经常长期在养老场所或在此类场所接受朋友或家人探望。在这些群集场所里经常有接连不断或"输入性"的疥疮流行。在这种疫情中，有35%～50%的居住者成为感染者。这种场所可能不会向患者通报疫情，因此不可明确其接触史。老年患者可能有"茂盛"的、甚至是角化过度性感染，可以一目了然；或者表现为另一极端，感染证据非常微妙、难以捉摸。怀疑疥疮时，病史中最有用的线索是：①上述潜在流行病学风险；②突发性瘙痒（患者可确定其开始发病以来的周数）；③瘙痒严重程度高（即大多数患者经历严重的瘙痒）；④尽管其他地方严重瘙痒，但头皮无瘙痒或只有轻微的瘙痒。

不管何种瘙痒，其症状倾向于晚上更严重，所以区别夜间症状的恶化程度几乎没有什么价值。老年人疥疮已不再遵循"好发部位"的常规。手指缝可能完全幸免，而面部可能有皮疹。在患有"隐形"疥疮的患者中，皮疹的数量可能非常有限，最重要的是要仔细观察患者的手指缝、生殖器、肚脐、女性乳房下、腋窝和足底。根据经验，老年人手掌、足底可能是皮疹特别"丰富"的区域，可以用来搜寻丘疹、"隧道"。老年患者的足底可能常常被忽略，如果伴有神经病变，老年患者可能感觉不到这个区域的瘙痒。应考虑口服伊维菌素治疗。在角化性疥疮和红皮病型疥疮，可能需要数周的治疗，通常结合局部和口服治疗。

2. 无皮疹的瘙痒　对于皮损轻微或只有抓痕的瘙痒患者，可能是系统原因所致的瘙痒，首先寻找瘙痒的代谢原因。大多数患有肾或肝病性瘙痒的患者都有相应系统疾病的病史记录，因此，查阅其实验室检查结果通常会发现这些系统疾病的问题。如果丙型肝炎血清学、血清钙、血清铁和铁蛋白检查是正常的，则应进一步进行完整的血细胞计数（CBC）、红细胞沉降率和甲状腺功能检测。缺铁时应及时评估失血原因。如果这些检查都正常，评估应集中于检测潜在的恶性肿瘤。在进行体格检查时，医师应仔细检查是否有肿大的淋巴结。多数情况下，癌症相关性瘙痒是由淋巴细胞恶性肿瘤引起的，尤其是霍奇金病。

偶尔也可发现实体瘤。全血细胞计数发现嗜酸性粒细胞增多可能是潜在的恶性肿瘤、寄生虫感染或嗜酸性粒细胞增多综合征。有时淋巴细胞分布显示 T 细胞或 B 细胞数目异常。如果嗜酸性粒细胞增多的原因不能确定、全血细胞计数异常不能解释、T 细胞和 B 细胞分布异常，尤其是难治性患者，应考虑请肿瘤科专家进行评估。

3. 有皮疹的瘙痒　大多数 60 岁以上主诉瘙痒的患者有明显的皮肤病。加州大学进行过一项由其他皮肤科医师选送的样本、用常规方法治疗失败的病例研究，结果表明，疥疮、大疱性类天疱疮、单纯性干燥症或瘀积性湿疹并不多见，因为在转诊前这些诊断已经做出并由相关转诊医师有效治疗而未被转送。而在转送组中，大多数患者的皮损在形态学上表现为 3 种类型：湿疹斑块、红斑丘疹、苔藓样丘疹（结节性痒疹）和斑块（慢性单纯性苔藓）。患者通常有多种形态的皮损共存。经全面评估，以下 5 项诊断占评估患者的 75%，它们分别是湿疹样皮炎、单纯性痒疹/结节性痒疹、亚急性痒疹、短暂性棘层松解性皮病、神经病理性疾病。

（1）老年患者湿疹样皮炎：湿疹样皮炎是老年瘙痒患者的最常见形态。典型特征是患者脂溢性角化病的炎症和瘙痒加重。消除脂溢性角化的病灶数量和炎症，可以减轻患者的症状。25%湿疹样皮炎的具体原因尚无法确定。接触性皮炎、局限性苔藓样皮炎和光敏性皮炎各占湿疹病例的 15%。特应性皮炎、郁积性皮炎和干燥症各占 10%左右。老年人湿疹样皮炎的高发病率可能与皮肤老化、表皮屏障功能缺陷有关。

表皮屏障缺陷也可能增加发生接触性皮炎的风险。正如镍过敏更常见于那些有中间丝聚蛋白无效突变的人。老年人免疫衰老相关 Th17 活性的维持可能使他们进一步发展为过敏性接触性皮炎。接触性皮炎最常见于老年人的下肢。常由香水、外用药物和羊毛脂等引起。少见有局部皮质类固醇过敏。

尽管湿疹样皮炎不是药疹常见的类型，然而钙通道阻滞剂（CCBS）常可引起湿疹样皮炎。在法国的一项研究中，患有湿疹与没有湿疹的同一年龄的老年人比较，在湿疹组使用CCB者更常见。一些患者在服药 10 年以上才出现湿疹，另一些由 CCB 引起的湿疹患者，停药 1 年后湿疹才消失。

（2）老年人慢性瘙痒继发的抓挠皮损：持续性瘙痒、抓挠，导致苔藓化和瘙痒结节。对这些患者的评估应包括确定瘙痒的潜在原因，通常既可能是慢性湿疹样皮炎，也可能是神经退行性疾病（如肱桡侧瘙痒）。

（3）老年人丘疹性皮炎：上述病例研究中 17% 的老年瘙痒患者，原发性病变为荨麻疹性风团性丘疹，常伴有中央抓痕。活检显示这些病变具有一种"真皮或荨麻疹超敏反应"特征，血管周围淋巴细胞数量从很少到中等，有时是间质嗜酸性粒细胞。"亚急性脓疱性痒疹"是这些皮疹的一个术语。一些皮肤科医师简单地称之为"痒性疖肿"，有时活检会显示嗜酸性粒细胞浸润，主要集中在毛囊。类似于"嗜酸性毛囊炎"的模式。这种丘疹性皮疹的患者中 3% 有潜在淋巴管恶性肿瘤。这些病例可能会确诊为"骨髓增生性嗜酸性粒细胞增多症"。患者通常有慢性淋巴细胞白血病或骨髓增生异常综合征。

（4）短暂性棘层松解性皮肤病（TAD）：约 15% 的患者（其中 80% 是男性）有过短暂性棘层松解性皮肤病的经历。TAD 皮损一般先出现在胸部和背部，然后是其他部位的风团样丘疹。有学者认为 TAD 是"免疫衰老"的结果，导致 Th2 在皮肤中占主导地位。这些以风团样丘疹为表现的老年皮肤病患者与许多伴有瘙痒的 HIV 患者相似。

TAD 伴有丘疹结节和湿疹样皮炎的患者并不少见。除了 TAD 之外，患者还经常出现干性湿疹、接触性皮炎和特应性皮炎。患者可能单独有湿疹斑块或荨麻疹性丘疹，或荨麻疹丘疹合并有轻微表皮变化的红斑，皮肤活组织检查时有一些出现表皮海绵样变。其中一些患者最终出现大疱性类天疱疮。研究发现，有原发性荨麻疹丘疹和斑块的患者很少有过敏性接触性皮炎。

（5）神经退行性疾病：约 8% 的老年瘙痒患者主要原因为神经退行性病变。通常表现为局部继发性苔藓样病变（斑样淀粉样变性、单纯性苔藓或结节性痒疹）。患者经常主诉瘙痒和其他形式的感觉障碍，如烧灼、刺痛或麻木。患者经常抱怨所有局部抗炎药无效，但冰敷治疗能缓解瘙痒。最常见的临床诊断为感觉异常性背痛或肱桡侧瘙痒。有时摩擦和搔抓会使局部发生湿疹样变。感觉异常性背痛的临床特征为"花朵症"——肩背上部布满抓痕，方向与左右手搔抓的方向一致，形成"花瓣"，"花瓣"处并无瘙痒，是因为伸手抓不到瘙痒处而被迫承受搔抓所致；而肩甲间区神经瘙痒处的局限性苔藓样皮损，系借助于搔抓工具摩擦所致，形成"花骨朵"。臂桡侧瘙痒的临床特征为正常皮肤上的抓痕甚至抓破溃疡，而皮炎并不严重，在肩背部、双上肢外侧皮肤生成与搔抓动作一致的抓痕；从侧方向观察患者，有时可观察到其脊柱颈段曲度异常，影像学检查可发现颈椎退行性变。生殖器部位瘙痒的患者更容易受搔抓和摩擦刺激而出现急性湿疹皮炎样发作。

弥漫性瘙痒与广泛性神经病有关。糖尿病神经病变与全身躯干瘙痒有关，这可以解释介于糖尿病和瘙痒之间的关系。在有全身性瘙痒和继发性皮肤抓痕的患者，应该寻找周围或中枢神经系统神经病变的原因。

四、诊断

老年瘙痒症本质上是一种衰老的表现。

评估老年瘙痒症的一个有用的方法是遵循前面讲述的临床特征和评估方法。仔细询问药物暴露非常重要，尤其是 CCB。应寻找潜在的中枢和外周神经疾病。当发现患者主要的问题是皮肤问题时，首先考虑最常见的临床类别（皮肤干燥、湿疹性皮炎、瘙痒-抓挠性皮肤病，丘疹瘙痒性皮肤病），可用"衰老的表现"这个诊断术语进行医学记录。如果原发疹的形态是湿疹，则主要问题是屏障缺损。如果原始形态是丘疹，那么主要有免疫问题——免疫衰老。然而，在大多数患者中，多种类型的皮损共存或相继发生。在男性中，格罗弗病也经常出现在湿疹样皮炎或其他丘疹性皮炎患者中。考虑到这些生理变化问题与年龄有关，我们可以思考并解释为什么患者会发疹，以及是什么因素导致每一种特定的形态学模式。这也解释了为什么患者可能同时出现多种不同形态的皮疹，或者多次连续就诊。相关实验室检查与皮肤病理检查及影像学检查也是必不可少的。

五、治疗

瘙痒的治疗包括一般措施和止痒疗法。在治疗过程中，应指导每位患者必须穿纯棉衣服，避免热水浴、酒精和辛辣的食物，保持房间的湿度，避免接触羊毛和动物毛皮。引起瘙痒的原因不确定，皮肤干燥会加重每种类型的瘙痒。因此，所有患者应定期为皮肤保湿——建议每天使用两次润肤剂。目前有大量的配方可供选择；其中，含有 5%～10% 尿素或能够再生表皮脂质的配方可供选择。患者应能测试几种制剂以选择最佳制剂。使用天然或矿物油的油浴也有助于减少干燥。此外，局部冷湿敷可能会减轻瘙痒。对于严重瘙痒的患者，保持指甲短可以防止抓痕和其他继发性划痕损伤。

（一）局部疗法

1. 清凉剂　有些物质，如薄荷醇，可以通过激活皮肤中的低温受体来引起降温效应，从而降低瘙痒的强度。薄荷醇使用的主要限制是短期疗效，通常持续不到 30 分钟，以及这种化合物的潜在刺激性。目前，一个巨大的希望是对新的药剂，如硅，将对皮肤产生持久的清凉效果。

2. 麻醉剂　以苯甲卡因或利多卡因为基础的制剂在麻醉剂中应用最广泛。它们可用于局部瘙痒，尤其是神经性瘙痒；但是，它们可诱发过敏性接触性皮炎，如果使用频率太高或使用时间过长，可能会引起循环系统不良反应。另一种麻醉作用较弱的化合物是 3% 的聚多卡醇，用于治疗伴随瘙痒的银屑病、特应性皮炎和其他形式的皮炎，以及尿毒症瘙痒。

3. 抗组胺药　多塞平（5%）对特应性和接触性皮炎以及微生物性皮炎有效。该药物最多可用于体表的 10%。每日总剂量不得超过 3g。使用后约 15 分钟观察到止痒作用。其他局部抗组胺制剂效果有限，可能引起接触过敏，因此不可取。

4. 辣椒素　辣椒素由于对感觉神经纤维脱敏而具有止痒作用，从而中断皮肤瘙痒和灼痛的传导。第一天使用辣椒素时会出现烧灼感，为了避免这个问题，最初应使用 0.025% 的辣椒素，然后慢慢地将浓度增加到 0.1%。辣椒素已被证明有效治疗感觉异常性背痛、结节性瘙痒和尿毒症瘙痒。

5. 皮质类固醇　局部皮质类固醇治疗瘙痒的价值有限。它们可能只对炎症性皮肤病有效，可以减轻局部炎症和瘙痒。

6. 钙调磷酸酶抑制药　钙调神经磷酸酶抑制药（吡美莫司，他克莫司）是治疗特应性皮炎的有效止痒药。尽管一些初步报道表明它们对其他瘙痒的价值，但对照研究并没有证实这些观察结果。

7. 大麻素　内源性大麻素，如阿南达胺或 N-棕榈酰乙醇胺，是一种很有前途的新化合物，能激活皮肤中的大麻素受体。初步研究表明，它们治疗特应性皮炎、慢性肾衰竭、结节性炎症和肛门瘙痒有效。

（二）全身性治疗

1. **抗组胺药** 抗组胺药是使用最广泛的止痒药，是治疗组胺依赖性瘙痒的首选药物，如荨麻疹或肥大细胞增多症。新的低亲脂性药物被推荐使用，因为它们对中枢神经系统的渗透性很弱，而且很少产生不良反应。抗组胺药治疗其他类型瘙痒的疗效值得怀疑。如果需要的话，第一代抗组胺药通常是因为它们具有镇静作用而有助于瘙痒患者的症状缓解。

2. **阿片受体拮抗药/激动药** 有关瘙痒发病机制的数据表明 μ 受体激动药参与了瘙痒的中枢调节。这一观察导致 μ 受体拮抗药纳曲酮和纳洛酮用于治疗各种类型的顽固性瘙痒。这些药物成功地用于尿毒症瘙痒、胆汁性瘙痒、结节性瘙痒和阿片类药物引起的瘙痒。治疗可从口服纳曲酮（25～150mg/d）或静脉注射纳曲酮 [0.02μg/（kg·min）] 开始，然后口服纳曲酮。

其他阿片受体，即 κ 受体的活化也可能使瘙痒缓解。纳芙拉芬是一种选择性的 κ 阿片受体激动药，已在日本被批准用于治疗尿毒症瘙痒。目前，该药物也正在接受特应性皮炎等其他适应证的临床测试。

3. **昂丹司琼** 昂丹司琼是一种 5-羟色胺受体-3（5-HT$_3$）拮抗，可能对类阿片诱导的瘙痒有效。一些数据表明其在胆汁淤积性瘙痒中具有潜在优势，但对照研究未能证实其疗效。

4. **考来烯胺（消胆胺）** 可能有助于治疗与胆汁淤积有关的瘙痒。最佳剂量为12g；然而，长期使用这种药物可能导致脂溶性维生素缺乏。也常引起恶心、胀气和便秘，限制了它们的广泛使用。

5. **加巴喷丁和普瑞巴林** 加巴喷丁和普瑞巴林是抗癫痫药物，可减少神经信号传递。两种药物均成功用于神经性瘙痒（带状疱疹后瘙痒、肱桡侧瘙痒）和慢性肾衰竭、胆汁淤积以及烧伤后的严重瘙痒。加巴喷丁的初始剂量为300mg/d，可逐渐（约每3天300mg）增加至最有效剂量（最大为2400mg/d）。普瑞巴林的初始剂量为50～75mg，可增加到300mg/d。

6. **抗抑郁药** 主要有帕罗西汀或氟伏沙明等，是5-羟色胺再摄取抑制药，也有止痒作用。能缓解真性红细胞增多症瘙痒、副肿瘤性瘙痒、胆汁淤积性瘙痒和结节性痒疹的瘙痒。抗抑郁药通常用作二线或三线止痒治疗。

7. **阿瑞匹坦** 阿瑞匹坦是一种口服神经激肽-1受体拮抗药，阻断P物质的作用，被批准用于治疗癌症治疗期间的恶心和呕吐。最近的一份报道表明，阿瑞匹坦可能有助于治疗慢性瘙痒。由于该药非常昂贵，而且缺少对照研究，因此迄今为止不推荐阿瑞匹坦用于慢性瘙痒。

（三）其他疗法

1. **光疗法** UVB光疗是治疗尿毒症瘙痒的首选方法，也有助于治疗胆汁性瘙痒和HIV相关瘙痒。UVB光疗通过减少皮肤中肥大细胞和游离神经末梢的数量而起作用。补骨脂素和紫外线A（PUVA）治疗也同样有用，主要用于瘙痒性皮肤疾病，如银屑病、特应性皮炎、浅部真菌病和扁平苔藓。PUVA对伴真性红细胞增多症的瘙痒和水性瘙痒也有效。但现在多数使用窄谱中波紫外线（NB-UVB）即可达到上述治疗作用。

2. **心理干预治疗** 心理干预治疗有助于治疗心身性瘙痒，老年慢性瘙痒常伴有心理障碍，因此，心理干预治疗在老年瘙痒有很好的辅助治疗作用，对一些难治性老年瘙痒有时可起到关键作用。心理治疗也用于有基础皮肤病如特应性皮炎、银屑病或泛发性神经性皮炎患者。

3. **针灸治疗** 针灸，无论是用传统针灸针还是电针，都可能给瘙痒患者带来一些好处。针刺治疗尿毒症瘙痒的疗效已得到证实。

4. 中医治疗　老年人气血为虚，血虚生风，肝肾阴虚，肌肤失养，故有"治风先治血，血行风自灭"的治疗法则。可采用内服和外治结合治疗。内服方以当归引子为代表，辨证施治，随证加减。外治法可使用外洗和熏蒸治疗。拟方参考：大黄、黄柏、苦参、黄芩、苍术清热燥湿，蛇床子、大枫子、川芎、冰片清热祛风止痒，当归、肉苁蓉活血祛风、温补肾阳。全方有补气活血、养阴润燥、祛风止痒之功效。药物可通过舱式熏蒸治疗仪加热熏蒸，雾化弥散，使血液循环加快，皮肤吸收能力增强，局部药浓度增高，并经皮肤、腧穴等部位，进入经脉血络，输布全身，发挥药效。熏蒸治疗不宜用于高血压、心肺功能不全的患者。

5. 特殊情况下的瘙痒处理　胆汁淤积症和尿毒症患者常出现瘙痒。胆汁淤积性瘙痒和尿毒症瘙痒的治疗可参见内科疾病相关瘙痒章节。

与甲状腺功能减退相关的瘙痒是由于皮肤干燥，因此，除了适当的甲状腺激素替代治疗外，润肤剂对甲状腺功能减退相关瘙痒的治疗也有响应。在甲状腺功能亢进症中，瘙痒通常会随着甲状腺功能的适当矫正而改善。缺铁瘙痒对补铁有反应。低剂量阿司匹林（300mg，每日 1～2 次）可以减少真性红细胞增多症引起的瘙痒，不然可以尝试帕罗西汀。对于实体瘤患者，瘙痒的治疗应从帕罗西汀或米氮平开始，或同时使用这两种药物。

HIV 感染者瘙痒常与并发症有关，应首先进行病因治疗。如果认为瘙痒与 HIV 感染特异性相关，吲哚美辛（25mg/d）可能会对缓解瘙痒有益。在 UVB 光疗或沙利度胺（100mg/d）治疗后也观察到一些益处。局部神经性瘙痒可外用局部麻醉药或辣椒素；在因神经损伤引起的全身性瘙痒中，应首先尝试使用抗精神病药（如加巴喷丁、普瑞巴林、卡马西平）。

第 29 章　妊娠特异性瘙痒

瘙痒是妊娠期女性最常见的主诉，14%～20%的妊娠女性遭受瘙痒困扰。严重的瘙痒影响睡眠、生活质量，甚至导致或加重抑郁。目前认为属于妊娠期特发性皮肤瘙痒的有妊娠期肝内胆汁淤积症（ICP）、妊娠多形疹（PEP）、妊娠痒疹（PP）、妊娠类天疱疮（PG）和妊娠痒疹性毛囊炎（PFP）5 种。其中以 ICP 最为常见，其在全球的发病率为 0.2%～25%，在我国，ICP 是一种常见病，其发病率为 2.3%～6.0%，前次妊娠有 ICP 史，再次妊娠其 ICP 复发率在 40%～60%；PEP 的发病率为 0.33%～0.8%，主要见于初产妇，经产妇罕见，胎儿性别男女比为 2∶1；而 PP 的发病率为 0.33%；PG 的发病率为 1∶（4 万～6 万）；PFP 很罕见。

第一节　妊娠期肝内胆汁淤积症

妊娠期肝内胆汁淤积症（intrahepatic cholestasis of pregnancy，ICP）是妊娠期间特有的肝脏疾病。其确切病因仍不清楚，与遗传、激素、环境等因素相互作用有关。处理 ICP 的主要目的是减轻孕妇瘙痒症状，预防产前和产时出血性并发症，提供密切的母婴监护以避免胎儿并发症（即胎儿窘迫、胎死宫内和早产）。熊去氧胆酸是目前治疗 ICP 最好的药物，可安全有效缓解皮肤瘙痒和恢复血清胆汁酸正常水平和肝功能。皮肤科医师在处理 ICP 瘙痒时应全面了解 ICP 孕产妇与胎儿的结局，以便及时、正确地诊断，并与产科医师一道参与适当的个体化的医疗干预。

一、病因与发病机制

ICP 的病因是多因素的，涉及遗传、激素和环境因素。家族聚集性、种族差异、地区分布性和近年研究发现编码肝胆转运蛋白的基因突变均支持 ICP 遗传易感性。胆汁酸转运蛋白即胆盐输出泵（BSEP/ABCB11）、多重耐药蛋白 3（MDR3/ABCB4）等基因突变，以及这些基因和影响胆汁酸平衡的核受体法尼醇 X 受体（FXR）基因的多态性与 ICP 的遗传易感性相关。本病的发生可能还与表观遗传变异有关，研究发现患者核受体 FXR 和孕烷 X 受体（PXR）的启动子 DNA 发生甲基化改变。ICP 多发生于妊娠晚期、多胎妊娠、既往口服高雌激素含量的避孕药妇女，以上几种情况的孕妇体内的雌激素均处于高水平状态，提示 ICP 的发生可能与妊娠后半期胎盘分泌大量雌、孕激素干扰了某些孕妇肝细胞对胆盐的摄入、转运和排泄，导致肝内胆汁淤积。

ICP 的发生还可能与妊娠期母胎的免疫平衡失调有关，母体对作为同种半异体移植物的胚胎组织产生免疫耐受是维持正常妊娠的必要条件。有研究表明,ICP 患者外周血中 Th1/Th2 细胞因子失衡，与正常孕妇相比，ICP 患者外周血中 IL-18 和 IL-12 均升高。IL-18 在 IL-12 协同作用下可刺激 NK 细胞增殖，上调 NK 细胞的毒性作用，引起肝微循环障碍，可能最终引起 ICP。

地理和气候等环境因素也可增加 ICP 遗传易感性，ICP 发病率冬季更高。这可能与母体维生素 D 水平低或者硒元素摄取不足有关。

ICP 与不良围生儿结局有关，如胎儿窘迫、早产、羊水粪污及不能预测的胎儿突然死亡。胎儿风险的病理生理机制尚未阐明，但母儿胆汁酸流的升高和胎儿通过不成熟胎肝清除胆汁酸的能力降低，除胎盘功能改变外，似乎与 ICP 受损的母胎胆汁酸转运有关。这些现象促使具有肝毒性的疏水性胆汁酸通过胎盘在胎儿体内过度积累，其诱导胎盘氧化应激的同时可损伤胎儿心肌细胞功能，从而导致胎儿心律失常和突然胎死宫内。实验显示，向羊体内输入胆酸可促进胎粪排出，并与随后发生的急性脐静脉收缩有关。研究发现，胆汁酸，特别是胆酸，在体外可诱导人胎盘绒毛膜血管收缩和脐静脉收缩。这些与羊水粪染、血管收缩有关的研究结果或许可解释胎儿缺氧、胎粪吸入，甚至是胎儿死亡的情况。以上数据可能提示胆汁酸在 ICP 突然胎死宫内的直接作用。胎盘缺血或脐部血管收缩继而导致急性胎儿宫内缺氧是由胆汁酸所介导的病理生理现象。ICP 早产儿的发病机制仍有待进一步研究。高胆汁酸还可刺激子宫肌层收缩，并增加缩宫素生物活性，这些均可触发早产。此外，前列腺素分泌和合成的增加可能与分娩发动有关。通过标准胎心监护试验很难预测胎儿预后，因此一旦确认胎肺成熟应及时终止妊娠。

二、临床表现

ICP 临床表现为妊娠 30 周后出现轻到重度瘙痒，多于分娩后 24～48 小时缓解。瘙痒常见于手掌和足掌，且夜间加重。ICP 缺乏原发特征性皮疹。但因瘙痒抓挠皮肤可出现条状抓痕，皮肤活组织检查无异常发现。尽管 ICP 不存在原发皮损，但由于该病的特殊性和对胎儿造成的风险，有学者提出将 ICP 的皮肤表现归属于妊娠期皮肤病的一种，虽未得到公认，由于相关瘙痒的孕产妇常到皮肤科就诊或产科要求会诊，因此，皮肤科医师应熟练掌握 ICP 的诊治。

ICP 黄疸不常见，约 10% 的 ICP 患者在瘙痒出现 2～4 周后可能出现黄疸，发病率较低。少数孕妇可有失眠、疲劳、食欲缺乏、乏力、体重减轻、上腹部不适、脂肪痢等非典型症状。

ICP 瘙痒如不能及时缓解，可能加剧内环境紊乱，而导致恶性循环。

三、生化检查

ICP 与总胆汁酸（total bile acid，TBA）水平升高有关，是正常值的 10～25 倍，这可能是最先或唯一实验室观察到的异常情况。血清胆汁酸谱呈现总胆汁酸增加（＞10μmol/L），胆酸比例增加（＞42%），甘氨酸/牛磺酸胆汁酸比值下降到小于 1 可用于鉴别诊断。在高达 60% 的受试者中可检测到肝酶轻度升高。丙氨酸氨基转移酶（ALT）和天冬氨酸氨基转移酶（AST）水平很少超过正常妊娠上限的 2 倍。在不足 1/3 的受试者中发现 GGT 水平升高，提示肝功能的进一步损害。高胆红素血症很少达到 6mg/dl，可能是实验室的另一个发现，其发生率为 25%。血清碱性磷酸酶（AP）水平可能升高 4 倍，但不影响诊断，因妊娠期 AP 可生理性增加。多项研究表明，孕妇血清 TBA 水平与胎儿预后密切相关，其不仅是诊断和病情分度的指标，同时也可能是预测胎儿预后的指标。

四、诊断

排除引起胆汁淤积的其他疾病，血清 TBA 水平是诊断 ICP 最灵敏和特异性指标，血清 TBA 水平的升高，伴或不伴有肝酶水平升高就足以支持 ICP 的诊断和严重程度的判别。迄今，国内外研究者对 ICP 的分度进行了深入探讨，认为对 ICP 妇女进行分度诊断及处理有助于临床监护和管理，我国 2015 年 7 月中华医学会妇产科学分会产科学组 ICP 指南将 ICP 分为轻度（TBA≥10～40μmol/L）、重度（TBA≥40μmol/L）。根据起病时间又分为早发型（<28 周）和晚发型（≥28 周），和晚发型 ICP 相比，早发型 ICP 有一个更坏的临床结局，如血清 TBA 水平明显升高，早产、胎儿窘迫、新生儿窒息的发生率更高。

鉴别诊断：ICP 的诊断是排除性诊断，需要排除其他可以引起黄疸和皮肤瘙痒的疾病，如病毒性肝炎、自身免疫性肝病、胆囊结石、肝胆管肿瘤和因妊娠引起的肝酶升高（如先兆子痫、HELLP 综合征、急性脂肪肝）。

五、ICP 的治疗

ICP 的主要治疗目的是缓解瘙痒症状，降低血清胆汁酸水平，改善肝功能，延长孕周，改善妊娠结局。

1. **轻型 ICP 的处理** 产妇病程在 37 周以内主要以门诊治疗为主，包括口服药物和加强胎儿监护。

（1）定期监护，加强管理：主要在产科门诊进行。原则上每周进行一次血清生化检查。

（2）药物治疗：药物治疗的目的是减少孕妇的症状和预防胎儿窘迫或胎死宫内。

1）熊去氧胆酸（ursodeoxycholic acid，UDCA）：UDCA 是一种天然的亲水性胆汁酸，为妊娠期 B 级药物，推荐作为 ICP 治疗的一线药物，是目前治疗 ICP 最有效的药物（剂量可按照 15mg/kg/d 的剂量分 3～4 次口服），常规剂量疗效不佳，而又未出现明显不良反应时，可加大剂量（1.5～2.0g/d）。熊去氧胆酸的作用机制是保护胆管不受疏水性胆汁酸的损害，替换有肝毒性的胆汁酸，免疫调节和细胞保护作用，即通过阻碍细胞凋亡，利胆活性，防止肝脏分泌潜在的肝毒性化合物从而抑制有细胞毒性胆汁酸的吸收。熊去氧胆酸通过修复胎盘胆汁酸转运而降低羊水中胆酸和鹅去氧胆酸。同时通过对抗胆汁酸的毒性作用而对胎儿肝细胞和胆管细胞起保护作用，且可保护胎儿心脏。尚无报道使用 UDCA 在治疗 ICP 过程中对母亲或胎儿有不利影响，因此 UDCA 在妊娠晚期可安全使用。

2）S-腺苷-L-蛋氨酸（丁二磺酸腺苷蛋氨酸，简称腺苷蛋氨酸）：作为 ICP 临床二线用药或联合治疗，是主要的谷胱甘肽前体和甲基供体。其参与磷脂酰胆碱的合成，不仅影响肝细胞的组成和膜的流动性，调节 Na^+-K^+-ATP 酶活性，增加膜通透性，也增加了甲基化作用和激素代谢产物的胆汁排泄，避免了雌激素升高造成的胆汁淤积。可用于治疗皮肤瘙痒（1000mg/d），降低黄疸，同时可改善某些妊娠结局，如降低剖宫产率、延长孕周等，但停药后存在反跳。

3）熊去氧胆酸联合腺苷蛋氨酸治疗 ICP：可显著缓解皮肤瘙痒、降低产妇血中转氨酶及胆酸的浓度，同时降低早产率。具体疗法如下：熊去氧胆酸 250mg，每日 4 次；S-腺苷-L-蛋氨酸 1000mg，每日 1 次，口服。

4）大剂量地塞米松（12mg/d）：已证明该药可改善胆汁淤积性症状和实验室检查结果，但也有报道地塞米松对降低胆汁酸和胆红素效果欠佳，且不能缓解瘙痒症状。

5）抗组胺药（如羟嗪、异丙嗪、氯苯那敏和特非那定等）：可通过其镇静作用舒缓皮肤瘙痒症状，特别对夜间瘙痒有效。

（3）终止妊娠：根据产妇病情，轻度 ICP 观察至妊娠足月，在监护下可进行阴道试产。若超过预产期，尚未临产者，可考虑人工助产，若有异常，需及时进行剖宫产，以结束分娩。

2. 重型 ICP 的处理　患者确诊为重型 ICP 后，立即进行住院治疗，同时密切监护，并于 36 周左右行剖宫产术终止妊娠。对于重型 ICP 产妇，一般遵循以下治疗原则。

（1）一般处理：延长产妇孕周的同时，需预防死胎发生，并权衡早产对新生儿的影响。

（2）规范治疗：褪黄和保肝是药物治疗的主要目标；终止妊娠前 3 天，给予维生素 K_1 肌内注射，因为 ICP 患者胆汁中的胆盐分泌量较少，维生素 K_1 吸收降低，导致肝脏合成的凝血因子减少，产妇产后出血增多；重度 ICP 入院时尚未足月，在 34 周前可给予地塞米松，以促进胎儿肺部发育，降低新生儿呼吸窘迫综合征发生率。

（3）终止妊娠：重度 ICP 胎儿对宫缩引起的缺氧环境耐受能力较差，故为防发生意外，在抑制缩宫效果较差时，应及时终止妊娠。孕周达 37 周以后，出现胎儿窘迫、死胎、新生儿窒息及死胎率均显著增加，且围生儿预后无显著改善，因此，若无宫缩且胎儿正常，在 36 周前后行剖宫产术。

（4）血浆置换术可用于治疗严重胆汁淤积，但有报道在少数病例里并无实际效果。

六、ICP 的结局与管理

1. 孕产妇结局与管理　孕产妇的结局通常是良性的，除了对瘙痒症状进行治疗，应适当关注孕产妇的疲劳、焦虑以及对脂肪和脂溶性维生素的吸收不良等因素。由于持续性胆汁淤积引起的吸收不良可能导致维生素 K 不足，从而导致产时及产后出血。因此，推荐在休息、轻度镇静、低脂肪饮食的同时维生素 K 胃肠外管理是必要的。瘙痒通常在分娩后 48 小时内缓解，伴随血清胆汁酸及其他肝酶水平恢复正常。前次妊娠有 ICP 病史，再次妊娠其 ICP 复发率高达 40%～60%，但并不是必然的。如果瘙痒和肝酶升高在分娩后持续超过 1 个月，应考虑慢性原发性胆汁性肝硬化、硬化性胆管炎、慢性肝炎等其他疾病。有 ICP 病史的妇女应进行临床密切随访，因她们今后似乎更容易患胆囊结石、胰腺炎、肝硬化或其他肝胆管疾病。

2. 胎儿结局与管理　ICP 使胎儿风险明显增加，增加围生儿发病率和死亡率，如早产、胎儿窘迫及羊水粪染。孕产妇症状和体征的严重程度和胎儿预后无明确相关性。但胆汁酸水平与胎儿并发症和不良结局有关。血清胆汁酸水平越高可能与胎儿死亡率增加有关。而血清胆汁酸浓度<40μmol/L 时不增加胎儿并发症，建议期待治疗。一般建议 ICP 孕妇的孕周不应超过 37～38 周。目前尚缺乏关于 ICP 的产科管理共识，但临床随机试验支持对 ICP 妇女进行积极管理，即及时终止妊娠，以预防胎儿宫内死亡。由于缺乏循证医学证据，比较了早产风险和胎死宫内发生率后，是否引产应个体化评估。英国皇家医学院不支持对 ICP 妇女进行常规积极管理，建议进行个体化管理。另一方面，美国妇产科学院支持对 ICP 妇女进行积极管理。

第二节　妊娠多形疹

妊娠多形疹（polymorphic eruption of pregnancy，PEP）是发生在妊娠期的一种良性、自限性、发疹性皮肤病，好发于多胎妊娠者。

通常在初产妇妊娠后期发生，双胎或多胎妊娠的孕妇其 PEP 的发病率明显增加，这是本病发生的高危因素。在双胎妊娠组中，PEP 的发病率为 9%～16%，Vaughan 等（1999 年）报道在 44 例 PEP 患者中，有 6 例为双胎妊娠，1 例为 3 胎妊娠，而在 200 例单胎妊娠中仅 1 例（0.5%）发生 PEP。Kroumpouzos 等（2003 年）报道在多胎妊娠孕妇中 PEP 的发生率为 11.7%，其中大多数为 双胎妊娠者（10%）。

PEP 曾先后冠以"妊娠毒血症""妊娠迟发性痒疹""妊娠毒性红斑"等病名，Lawley 等（1979 年）称其为妊娠瘙痒性荨麻疹性丘疹和斑块（pruritic urticarial papules and plaques of pregnancy，PUPPP），最后 Holmes 和 Black（1982—1983 年）提出 PEP 的命名。PEP 包含妊娠期出现的荨麻疹性丘疹、斑块、多环状红斑性风团、水疱、靶形损害等。目前在美国大多数沿用 PUPPP 病名，而 PEP 的病名通用于欧洲，国际上均同意 PEP 和 PUPPP 为同一种皮肤病。

一、病因与发病机制

（一）病因

PEP 相关发病危险因素与孕周、妊娠纹、血糖、直接胆红素、总胆汁酸相关。

（二）发病机制

PEP 的发病机制仍在研究中，目前尚无明确的结论。但已知与妊娠毒血症或特应性无关，与自身免疫、循环免疫复合物及组织相容性抗原（HLA）亦无关，仅个别患者有家族史。

1. 孕妇因素　因本病皮损多局限于腹部妊娠纹处，好发于双胎或多胎妊娠者，且孕妇和胎儿体重超重，故提出妊娠后期孕妇腹部的快速膨隆导致腹部皮肤过度伸展，引起结缔组织损伤，从而继发 PEP 的炎症反应；也有学者认为与妊娠后期胎盘老化，释放的化学物质进入母体血液循环激发成纤维细胞增殖有关。因本病见于妊娠期，故亦考虑性激素在发病中的可能作用。PEP 孕妇的血糖偏高或糖耐量异常，导致胎儿摄取的糖分多、血糖升高而致胎儿超重，孕妇妊娠纹过早过多出现，出现皮疹的概率也增高。不合理饮食习惯如糖分、油腻、海鲜食入过多，导致肝负担过重，影响代谢，导致孕妇的代谢负担重，胆汁升高也与 PEP 有一定的关系。

2. 胎儿因素　胎儿也可能参与 PEP 的发病，在孕妇外周血中存在胎儿细胞，已有报道证明在末次月经后 6 周时，30%的孕妇有循环胎儿 DNA，到妊娠后期增加到 90%以上。最近已证明在 PEP 孕妇中存在"循环胎儿微嵌合体（circulating fetal microchimerism）"，因妊娠时合并有外周血嵌合体，尤其是在妊娠后期，支持胎儿细胞可迁移到母体皮肤而导致炎症反应的观点。

二、临床表现

PEP 常发生在孕妇初次妊娠的最后数周（平均为 35 周），但有少数皮损可发生在妊娠中期和产后的短时间内，一般认为本病在再次妊娠时、月经期或口服避孕药后不会复发，且本病也无特殊的发病年龄段。PEP 病期为 1～16 周，平均 6 周，但严重期一般不超过 1 周，往往在分娩后数天即缓解。

PEP 最常见的症状为瘙痒，常导致睡眠障碍，有少数患者也可有疼痛感。皮损通常开始为直径 1～3 mm 大的红色丘疹，部分融合成荨麻疹样丘疹和斑块，丘疹和斑块周围可见苍白晕。PEP 在整个病期呈多形性，70%的患者发疹类似于药物引起的中毒性红斑样损害，其中 40%的患者发展为妊娠纹上的丘疹，顶端可有水疱，20%的患者存在靶样损害，18%有环状或多环状风团，仅个别患者有小的大疱（水疱融合所致）和无菌性脓疱。在皮损消退期，大多数可出现细小鳞屑和结痂，且可出现湿疹样变。

皮损大多初发于腹部，近 50%发生于腹部膨胀纹（妊娠纹）上（90%的 PEP 患者有妊娠纹），而脐周无损害，其后皮损可扩展至股部、臀部、乳房、背部、手臂和小腿等处，但掌、跖和头部一般无皮损，颜面部受累罕见，毛发、指甲、口腔和生殖器黏膜均不会受累。本病常有同形反应，未发现有系统受累的证据。

Arnson 等（1998 年）根据长期的临床观察，将 PEP 分为 3 种类型。①Ⅰ型：主要为荨麻疹性丘疹和斑块。②Ⅱ型：非荨麻疹性红斑、丘疹和水疱；③Ⅲ型：以上两型的皮损均有。Ⅰ型与Ⅱ、Ⅲ型的区别除了其临床表现外，还有皮损分布区域，前者不累及颜面和掌跖部，而发病时间、产次和免疫荧光检查结果 3 种类型均无区别。

三、皮损组织病理及实验室检查

（一）皮损组织病理

PEP 的组织病理学改变为非特异性，表现为表皮角化过度和角化不全、棘层肥厚、海绵样变，真皮乳头水肿可导致表皮下水疱形成，真皮浅、中层血管周围有嗜酸性粒细胞、淋巴细胞和组织细胞浸润。在真皮下可有散在嗜酸性粒细胞浸润，细胞间有嗜酸性蛋白呈颗粒样沉积。

免疫组化显示，浸润细胞主要为 Th 淋巴细胞，在真皮内活化性 T 淋巴细胞（HLA-DR$^+$，CD25$^+$，LFA-I$^+$）伴有 CDIa$^+$CD54$^+$树突状细胞和 CDIa$^+$表皮郎格罕细胞的增加，这些发现提示本病可能是一种迟发性超敏反应。迄今所做的皮肤直接免疫荧光检查（DIF）绝大多数为阴性；间接免疫荧光（IIF）试验一般也为阴性。

（二）实验室检查

多项实验室检查，包括血、尿常规，红细胞沉降率，肝、肾功能，血清循环免疫复合物及免疫球蛋白等，除非有其他基础疾病，否则均无明显异常变化。

四、诊断与鉴别诊断

（一）诊断

诊断依据可归纳为：①皮损发生于妊娠后期；②主要表现为荨麻疹性丘疹和斑块；③常伴剧痒；④皮损多局限于腹部和大腿内侧；⑤分娩后不久皮损即可消退；⑥孕妇和胎儿均无并发症。

（二）鉴别诊断

1. 妊娠疱疹（PG）　其与 PEP 的鉴别很重要，因出现大疱前的 PG 与 PEP 相似，但预后不同，且 PG 在再次妊娠时往往复发，胎儿有早产的危险。①发病时机：PG 可发生于妊娠的第 1 个月至分娩后，皮损除有红斑、丘疹外，并可见水疱和大疱（PEP 虽也能见到水疱，但直径<3mm）。②皮损好发部位：PG 常累及脐部，而 PEP 常见于脐周的妊娠纹上。③组织病理学：PG 的嗜酸性粒细胞浸润和细胞外嗜酸性颗粒蛋白沉积比 PEP 更广泛。④直接免疫荧光（DIF）与间接免疫荧光（IIF）：PG 皮损 DIF 可见基膜带有 C3 和 IgG 线状沉积，IIF 示 20%以上皮损存在循环 IgG 抗基膜带自身抗体，而在 PEP 皮损，DIF 和 IIF 均为阴性。

2. 妊娠痒疹（PP）　其发病较早，无风团损害，皮损持续整个妊娠期，再次妊娠时偶有复发。

3. PFP　其皮损有毛囊炎样的特征和组织病理学特点（毛囊壁破坏和毛囊腔脓疱形成）可与 PEP 区别。

4. 其他　需与之鉴别的疾病有接触性皮炎、药疹、病毒疹、虫咬皮炎、玫瑰糠疹和多形红斑等。详细的病史、体格检查和最近用药史及其他实验室检查将有助于鉴别诊断。

五、治疗与预后

本病在产后可很快地自行缓解，除了皮损引起的瘙痒等不适外，母体预后好；胎儿平均出生体重、平均出生时间、早产低体重儿发生率及死亡率等与正常妊娠产妇娩出的胎儿无明显差异；PEP 在再次妊娠时一般不复发，即使有复发，其病情较轻，且多在妊娠早、中期发病，在分娩前消失。

考虑本病的自限性和无严重并发症的特点，仅需对症治疗。局部可外用止痒药、润肤剂、中效糖皮质激素，内服小剂量抗组胺药，如氯苯那敏，在妊娠期不推荐用新一代无嗜睡作用的抗组胺药。对伴有顽固性瘙痒或严重的 PEP，短期口服泼尼松（龙）20～30mg/d 安全而有效。有报道对上述治疗无效的严重患者，剖宫产后数小时至数天内皮损可获缓解，个别患者用中波紫外线（NB-UVB）治疗获成功。因本病一般在分娩后 7～10 天皮损可消退，故采用非手术疗法比较合适。

第三节　妊娠痒疹

妊娠痒疹（prurigo of pregnancy，PP）是一种妊娠期良性瘙痒性皮肤病，孕妇发病率约 1∶300，主要发生在妊娠中期（25～30 周），也有学者认为本病可发生于妊娠的任何时期，孕妇与婴儿一般预后良好。但也有报道可导致胎儿窘迫、早产及死胎的发生。

一、病因与发病机制

本病病因不明，可能与孕妇具有异位性的素质或者与妊娠肝内胆汁淤积有关。有报道妊娠痒疹可导致胎儿宫内窘迫、早产及死胎的发生。妊娠痒疹孕妇妊娠期胆汁酸水平升高、转氨酶异常的患者早产率、剖宫产率显著增高。观察研究表明妊娠痒疹伴胆汁酸水平升高的患者中异常产率达 97%，包括剖宫产、早产、死胎，可能与妊娠血期中雌激素水平升高或对雌激素过度敏感有关。雌激素可以通过各种途径导致胆汁淤积，使胆汁沉积在胎盘绒毛膜，使绒毛膜间隙变窄，胎儿胎盘循环受阻，胎儿灌注量不足，导致胎儿慢性缺氧，从而导致剖宫产、早产及死胎的发生。有报道发生死胎的一例孕妇产前 3 天做常规检查，无胎动减少征兆，无宫缩发生。还有 1 例住院患者发生死胎前 24 小时内胎儿监护无异常发现。可见，妊娠痒疹孕妇胎儿死亡常突然发生。这与妊娠期肝内胆汁淤积发生胎儿异常的情况类似，但母体发生皮疹的时间、皮损形态和部位不同可资鉴别。

二、临床表现

皮疹与非妊娠者的结节性痒疹相似，早期为四肢和躯干伸侧的瘙痒性红色丘疹和结节，后期皮损表现具有多形性，可有表皮抓破、结痂和湿疹样改变。

三、实验室与病理检查

为预防胎儿不良结局：①临床工作中一旦发现妊娠中晚期皮肤出现瘙痒性丘疹患者，须常规检查胆汁酸水平、肝功能指标。②一旦发现妊娠痒疹患者胆汁酸水平升高、肝功能指标异常时须高度警惕，定期复查，严密监测羊水、胎心等，监测中发现羊水污染应终止妊娠。③积极治疗，改善胎盘的循环，加速胆酸排泄，促进胎儿肺成熟。

皮损组织病理变化无特异性，表现为真皮上部慢性炎细胞浸润，免疫荧光检查阴性，部分患者血清 IgE 水平升高。

四、诊断与鉴别诊断

本病主要根据临床表现做出诊断。但首先需要与其他妊娠特异性皮肤病如妊娠性多形疹、妊娠特应性皮炎相鉴别，其次要与发生于妊娠期的非妊娠相关的瘙痒性皮肤病如特应性皮炎、疥疮、药物性皮炎、节肢动物叮咬等相鉴别。

五、治疗与预后

局部外用中效皮质类固醇激素和内服抗组胺药可有效控制瘙痒和皮疹，也可外用含有3%～10% 尿素的润肤剂，以及止痒药如薄荷脑和聚乙二醇单十二醚等。

伴有胆汁酸增高的患者，目前常用的药物有熊去氧胆酸、地塞米松等。地塞米松一方面通过胎盘抑制胎儿肾上腺脱氢表雄酮的分泌，减少雌激素的生成，另一方面促进胎儿肺成熟。关于对母儿的影响，已有的研究资料表明地塞米松单疗程使用对母儿无明显的不良影响，但使用时间以不超过 7 天为宜。

患本病的一般预后良好，对母亲一般无不良影响。妊娠痒疹孕妇胆汁酸水平升高、转氨酶异常者威胁胎儿的生长发育，在积极治疗的同时，严密监测羊水、胎心等，适时剖宫产终止妊娠，减少死胎的发生。

第四节　妊娠类天疱疮

妊娠类天疱疮（PG）亦称妊娠疱疹，是一种比较罕见的、自身免疫性、水疱性、妊娠期特异性皮肤病，常伴剧烈瘙痒。其发病与遗传、免疫、内分泌和肿瘤等因素相关。通常发生在妊娠中晚期，临床和病理上类似大疱性类天疱疮。妊娠类天疱疮孕妇所产小于胎龄儿或早产儿的概率增加。妊娠类天疱疮的发病率约为 1∶50 000。尽管妊娠类天疱疮罕见，但是发病时期特殊，且可能对胎儿产生不良影响，因此需要加强对本病的关注。

一、病因与发病机制

（一）病因

妊娠类天疱疮的病因、发病机制仍不完全清楚。目前认为与本病相关的因素包括遗传、免疫、内分泌和肿瘤等。

（二）发病机制

1. 免疫因素　研究显示，61%～80% 妊娠类天疱疮患者单体型 HLA-DR3 阳性，52%～53%单体型 HLA-DR4 阳性，50%患者两者皆阳性。有学者认为口交可避免妊娠类天疱疮的发生。因为口交时，精液中的 HLA 抗原（也在胚胎组织中表达）可诱导口腔的耐受；口交与先兆子痫的发生呈负相关，可能也是基于同样的机制。妊娠类天疱疮的自身抗原主要为BP180（BPAG2，ⅩⅦ型胶原）。BP180 在复层上皮中能促进表皮各层细胞与间质、基底膜的黏附。研究显示，ⅩⅦ型胶原胞外段的第 16 个非胶原合成性片段（NC16A）是抗原 BP180 的免疫活性区域，能与自身抗体结合后诱发补体激活、炎症细胞聚集和中性粒细胞蛋白水解酶释放等反应，从而引起皮肤炎症和表皮下水疱。BP180 抗体主要是 IgG_4，IgG_4 可通过胎盘，因而胎儿逐渐产生针对母体不同 BP180 的免疫反应。同时，胎盘也是主要的免疫靶器官，胎盘抗体交叉反应和皮肤 BP180 的表达是导致 PG 的主要原因。正常情况下，胎盘不表达 MHCⅡ类分子，PG 患者胎盘滋养层细胞异常表达 HLA-DR3 和（或）DR4，当胎盘滋养层绒毛末端轻度损伤时，MHCⅡ类分子与母体免疫系统接触，产生对抗 BP180 分子的异体免疫反应。BP180 是大疱性类天疱疮抗原（BPAG1），也存在于胎盘组织和胎膜。10%的患者自身抗体作用于基底膜结构蛋白 BP230。由此可解释本病常发生在妊娠数月之后、产后消退的现象。妊娠类天疱疮伴发其他自身免疫性疾病也说明自身免疫在本病的发病中起重要作用。同正常女性的 0.4%相比，妊娠类天疱疮患者发生 Graves 病的概率为 10%。少数病例除检测到BP180 抗体外，还可检测到针对 BP230 和 BP290（Ⅶ胶原，EBA 的特异性抗原），这一现象可能属于表位扩展（特定抗原刺激机体后，免疫系统首先针对优势表位产生应答，但往往尚不足以清除该抗原，随着免疫应答过程的持续，机体可相继针对更多抗原表位产生应答）。妊娠类天疱疮抗原特异性 T 细胞表达α/βTCR 和 CD4 记忆 T 细胞表型，分泌 IFN-γ和 IL-2，但不分泌 IL-4 和 IL-6，这说明特异性 T 细胞为 Th1 型淋巴细胞。

2. 内分泌因素　该病具有分娩前减轻、分娩时复发的特点，提示黄体酮可能参与本病的发生，因为黄体酮具有免疫抑制活性，且在妊娠晚期水平增高，分娩时水平下降。不过，其确切机制尚需进一步确定。此外，泌乳素可能也与本病相关。泌乳素可协同抗体的产生，但其整体上对免疫系统起抑制作用，因此哺乳可减轻产后的病情，而哺乳可促进泌乳素的分泌。也有报道认为本病与雌激素相关，雌激素可促进抗体的产生。

3. 副肿瘤反应　除伴发自身免疫性疾病外，妊娠类天疱疮尚可伴发葡萄胎、绒毛膜癌，因此有学者认为，妊娠类天疱疮是绒毛膜癌的副肿瘤表现。

二、临床表现

1. 发病情况　本病可见于初产妇或经产妇；随着妊娠次数的增加呈发病更早、病情更严重的趋势。亦有因卵捐赠所致的妊娠类天疱疮。还有体外受精、单一精子卵质内显微注射后发生妊娠类天疱疮以及与第一任丈夫生育 2 个孩子均健康正常而与第二任丈夫生育孩子后发生妊娠类天疱疮的个案报道。

患者皮损通常发生在妊娠中晚期，约 20%发生在妊娠前 3 个月，20%在产后不久（通常在分娩后数小时内）发病。一般在产后 1～2 个月皮损缓解，再次妊娠后又复发，也有少数病例再次妊娠后并不反复；也有可能发展为经典的大疱性类天疱疮。此外，流产后也可能发生妊娠类天疱疮。月经及口服避孕药物可能诱发或加重本病病情。

2. 皮损分布　绝大多数患者皮损初发部位为脐周，可迅速波及腹部、背部、胸部和四肢等处，而面部、头皮、颈部和黏膜（20%累及口腔黏膜）处偶可累。如果皮损累及面部，则意味着病情较重，病程迁延。

3. 皮损形态　初发皮疹为瘙痒性、多形性、图案状红斑、丘疹、风团和斑块，与妊娠瘙痒性荨麻疹性丘疹及斑块（PUPPP）的皮损类似，数天至数周后发展为大疱性类天疱疮样皮疹，表现为泛发性、张力性、浆液性大疱及糜烂，尼氏征阴性，水疱常排列成环状。但有些病例并不形成水疱。患者自觉瘙痒剧烈，一般无全身症状，部分患者可出现乏力、恶心、头痛和剧烈瘙痒等前驱症状。

4. 对胎儿的影响　早期研究发现，妊娠类天疱疮孕妇所产胎儿的早产和死胎的发生率增高，新近的研究发现，妊娠类天疱疮孕妇所产小于胎龄儿或早产的概率增加，这可能与孕妇应用糖皮质激素及自身抗体导致胎盘功能不足相关。因为 IgG_4 可通过胎盘转移给胎儿，脐血或皮肤免疫病理均证实自身抗体的存在，所以 5%～10%妊娠类天疱疮累及新生儿，临床表现为短暂性水疱，水疱可在出生时即有，也可在出生后 5 天内出现，2～3 个月后水疱自行消退。

三、实验室检查

1. 组织病理　典型的组织病理表现为表皮下疱，真皮浅层到深层血管周围嗜酸性粒细胞浸润。早期皮损病理改变为表皮的海绵形成，角质细胞灶性坏死，真皮浅层水肿，真皮血管周围淋巴细胞、组织细胞及嗜酸性粒细胞浸润。

2. 免疫病理　直接免疫荧光显示，妊娠类天疱疮皮损处皮肤基底膜带处 C3 呈线状沉积，阳性率达 100%，25%～50%患者伴有 IgG 沉积。盐裂间接免疫荧光显示，C3 和 IgG 沉积于表皮侧。BP180 抗体是妊娠类天疱疮的主要致病抗体，且抗体水平与患者病情相一致，因此，BP180 抗体可以用于评估病情，判定疗效。检测 BP180 抗体时，与间接免疫荧光法相比，ELISA 更为敏感，特异性两种方法相似。此外，少部分患者尚可检测到 BP230 抗体和 BP290 抗体。

四、诊断与鉴别诊断

（一）诊断

本病依据患者病史、皮损特征、组织病理、免疫荧光和 BP180 抗体检测，诊断并不难。但诊断妊娠类天疱疮需要和多种疾病相鉴别，如 PUPPP、大疱性类天疱疮、疱疹样皮炎、多形红斑、瘢痕性类天疱疮、线状 IgA 皮病、急性荨麻疹、接触性皮炎和疥疮等，尤其是和 PUPPP、大疱性类天疱疮相鉴别尤为重要。

（二）鉴别诊断

1. 妊娠类天疱疮和 PUPPP 的鉴别　相同之处为两者的初期皮损很相似。两者的不同之处为 PUPPP 主要累及初产妇，皮损常发生在初次妊娠的最后数周，近 50%发生于腹部膨胀纹（妊娠纹）上（90%的 PEP 患者有妊娠纹），而脐周无损害，再次妊娠一般不反复，且一般不影响胎儿。免疫荧光和自身抗体的检测是鉴别二者的重要依据。

2. 妊娠类天疱疮和大疱性类天疱疮的鉴别　相同之处为两者皮损、组织病理相同，皮肤基底膜带处 C3 和 IgG 沉积呈线状沉积，盐裂间接免疫荧光显示，C3 和 IgG 沉积于表皮侧。二者的不同之处为妊娠类天疱疮见于女性，大疱性类天疱疮则好发于老年人，无男女差异；前者与妊娠、滋养细胞疾病和性激素异常相关，而后者无。组织学和电镜均证实妊娠类天疱疮表皮基底层细胞变性更为明显；前者免疫组织病理显示主要是 C3 的沉积，IgG 的线状沉积病例较少，而后者则显示 C3 和 IgG 沉积，且 IgG 的荧光强度高于 C3；前者循环抗体主要是 BPAg2，而后者主要是 BPAg1；前者 IgG 亚型为 IgG_1，而后者主要为 IgG_4；前者与 HLA-B8、DR3 和 DR4 相关，而后者主要与 HLA-DQB1* 0301（DQ7）相关。

其他妊娠期特异性皮肤病直接、间接免疫荧光检查均为阴性。

五、治疗

（一）治疗原则

因为患者是孕妇，所以治疗妊娠类天疱疮时需要格外谨慎，以免治疗对胎儿产生明显的不良反应。需依据病情的轻重、病程的长短，以及产前、产后制订治疗方案和选择药物。轻症者可外用糖皮质激素和润肤剂，口服抗组胺药物；病情较重者，需系统应用糖皮质激素，如效果仍不佳者，可选择静脉注射用免疫球蛋白、免疫抑制剂、血浆置换等，病程迁延、病情严重者可考虑利妥昔单抗。对产前患者相对安全的治疗方法包括小剂量糖皮质激素、静脉注射用免疫球蛋白和血浆置换，其他方法可能对胎儿产生不良反应，故而不推荐使用。

（二）治疗措施

1. 糖皮质激素　目前糖皮质激素仍是妊娠类天疱疮的一线治疗药物，常选择泼尼松，剂量 $0.5 \sim 1mg/(kg \cdot d)$，治疗 3 天后症状无缓解者可增至 $2mg/(kg \cdot d)$，缓解后逐渐减至最低剂量维持。也可采取初始服用泼尼松龙 $20 \sim 40mg/d$，连续 3 天，若无新发皮疹，继续这一剂量口服 $1 \sim 2$ 周后根据病情逐渐减至最低维持剂量或停药。严重病例可适当增加用药剂量。研究显示，75%的患者在分娩时或产后初期病情加重，分娩前可适当增加激素用量防止皮疹加重。分娩后激素用量和使用时间根据病情程度和临床反应而定。孕期系统使用糖皮质激素特别是口服泼尼松相对安全，胎盘酶可使 88% 进入胎盘的激素失活，需注意的是地塞米松和倍他米松可轻易穿过胎盘，因此不建议系统使用这两种激素。长期用药可能使胎儿宫内发育迟滞、胎儿肾上腺抑制的风险增加，孕妇发生高血压的风险也略有增加。泼尼松龙在乳汁中少量分泌，一般认为 40mg 以下的剂量对婴儿是安全的，使用更高剂量激素时需监测婴儿是否出现肾上腺抑制。

2. 静脉注射用免疫球蛋白冲击治疗　本疗法适用于系统应用糖皮质激素出现不良反应，或者担心糖皮质激素不良反应者。安全性远优于糖皮质激素，但是价格昂贵。用法：一周期 $2g/kg$，静脉滴注，每 $2 \sim 4$ 周为 1 个周期。起效迅速，可在治疗 1 天后症状即获改善，1 个周期后大部分皮损消退。

3. 血浆置换　血浆置换后病情常快速缓解，但疗效短暂，停止治疗后较快复发，且价格昂贵。

4. 免疫抑制剂　主要用于产后病程持久的妊娠类天疱疮，产前应用可导致胎儿明显的不良反应。可选择硫唑嘌呤、环磷酰胺和环孢素等。

5. 利妥昔（rituximab）单抗　有报道 1 例严重持久的妊娠类天疱疮。先采用波尼松（100mg/d）、硫唑嘌呤（150mg/d）和氨苯砜（125mg/d）联合治疗 3 个月，仅有轻度缓解。后采用静脉注射用免疫球蛋白冲击治疗，仅获得短暂缓解。最后采用利妥昔单抗（ $375mg/m^2$ ）治疗，1 次/周，连续 4 周，可获得长期缓解。

其他包括米诺环素、四环素、罗红霉素、烟酰胺、γ-干扰素等，常作为产后病例的辅助治疗药物。

第五节 妊娠痒疹性毛囊炎

妊娠痒疹性毛囊炎又称妊娠瘙痒性毛囊炎（pruritic folliculitis of pregnancy，PFP），有学者将其与妊娠痒疹一起统称为妊娠特应性皮疹（atopic eruption of pregnancy，AEP），或妊娠期特应性皮炎。AEP 总的发病率为 1∶3000。而 PFP 临床罕见，主要发生在妊娠中后期。

一、病因与发病机制

本病病因不明，有学者认为可能与母源性雄性激素超敏反应有关。PFP 是否是一独立的疾病及其发病机制如何，还在进一步研究中。

二、临床表现

初发皮损表现为胸背部 3～5mm 大小的红色丘疹，逐渐发展形成全身泛发的毛囊性红丘疹和脓疱，多伴有剧烈瘙痒，也有部分患者无自觉症状。皮损不沿皮纹分布。无水疱及风团样皮损，且与妊娠纹无关。

三、实验室检查

皮损组织病理检查无特异性，一般表现为急性毛囊炎，主要为毛囊内脓疱伴中性粒细胞、淋巴细胞、巨噬细胞、嗜酸性粒细胞浸润，真皮轻中度水肿，血管周围淋巴细胞、组织细胞及嗜酸性粒细胞浸润。革兰染色和 PAS 染色阴性，提示为无菌性脓疱。免疫荧光检查阴性，部分患者雄性激素水平增高。

四、诊断与鉴别诊断

根据起病时间和临床表现做出诊断。

1. 与妊娠性类天疱疮相鉴别　PFP 皮损表现中无水疱性损害、非特异性的组织病理变化以及 DIF 检查阴性。

2. 与 PEP 相鉴别　PFP 患者有妊娠纹和风团样皮疹的少见。

3. 与妊娠痒疹相鉴别　PFP 主要表现为毛囊性红丘疹和脓疱，而妊娠痒疹无毛囊性丘疹，且皮疹好发于四肢。

此外 PFP 还需与寻常痤疮及细菌性毛囊炎相鉴别，PFP 无黑头粉刺，不累及面部，但具有剧烈瘙痒，可借此与痤疮相鉴别，通过特殊染色和培养可以区分 PFP 和细菌性毛囊炎。

五、治疗与预后

可用低效皮质类固醇激素、10%过氧苯甲酰及 NB-UVB 照射治疗。有全身瘙痒且影响睡眠是可服用一代抗组胺药，如氯苯那敏等。本病产后数周可消退，一般预后良好，对母亲或婴儿无不良影响。

第30章 妊娠与哺乳期非特异性瘙痒

妊娠是胎儿在母体内发育成长的过程。妊娠期间，母体在解剖、生理等方面会发生一系列的变化，特别是皮肤的变化。这些变化可以是生理性的改变，也可以是原有的皮肤病发生新的变化或新发的皮肤性疾病，而这些皮肤病大多数为炎性皮肤病并有不同程度的瘙痒，由于妊娠前基本上都经过健康评估，因而由系统性原因引发的瘙痒较少见，但在妊娠过程中可发生能引起瘙痒的系统性疾病或旧病复发。与妊娠有关的瘙痒性皮肤表现一般有以下4类：①生理性变化；②妊娠期非特异性皮肤病；③妊娠特异性皮肤病；④疾病状况受妊娠影响的皮肤病。

妊娠期皮肤所表现的各种生理及病理现象，多与妊娠有密切关系，受孕妇机体激素分泌水平及相关的免疫和代谢等因素影响。这些改变所产生的复杂临床过程，不仅会影响孕妇本身的健康，严重者也危及胎儿。哺乳期妇女由于其生理特点、环境因素以及生活习俗等因素影响，容易患感染性和变态反应性皮肤病，疾病及其治疗用药也可能影响婴儿。

因此，了解妊娠与哺乳期妇女的生理特点与相关皮肤病瘙痒的发病特点和治疗用药的利弊，不仅有助于评估孕妇的疾病和治疗风险，而且有利于优生优育指导、降低出生缺陷和婴儿危害的发生。

一、常见疾病种类及其危害

（一）常见皮肤病种类

1. **炎性皮肤病** 如特应性皮炎、玫瑰糠疹、痤疮、荨麻疹、银屑病、红斑狼疮。
2. **感染性皮肤病** 如病毒感染、细菌感染、真菌感染、疥疮等。
3. **接触性皮炎** 如化妆品接触性皮炎，外用药物接触性皮炎等。
4. **条件性致病** 妊娠期与哺乳期妇女由于内分泌、生理学等方面的变化，有时会加重原发的皮肤病，如单纯疱疹、水痘/带状疱疹、红斑狼疮、系统性硬化病、皮肌炎、天疱疮、嗜酸性肉芽肿、肠病性肢端皮炎等（少数情况下，妊娠有可能缓解原有皮肤病如银屑病、结节病的症状）。

（二）危害

妊娠与哺乳期妇女非特异性瘙痒性皮肤病的表现与普通人群的皮肤病表现无明显差别，其危害视瘙痒的严重程度和处置正确与否而定。瘙痒的严重程度与病情轻重和患者的应对策略有关。及时正确地处理，使病情及时缓解，可避免一系列危害。如未能得到及时正确地处理，使病情及瘙痒加重，可能严重影响妊娠与哺乳期妇女的生活质量，使患者处于应激反应状态，进而使内环境恶化，不利于胎儿的发育和母乳喂养婴儿的成长。如果治疗用药不当，可能会引起医源性损害。

由于妊娠、哺乳期各器官系统生理状况的急剧变化，药物的吸收、分布、代谢、排泄有别于非妊娠、哺乳期，加之涉及胎儿和婴儿的安全，因此，妊娠、哺乳期选择安全、有效的药物至关重要。

二、药物治疗

（一）用药安全

1. 不同孕期的用药安全　人类孕体的发育过程可分为胚胎早期、胚胎期、胎儿期。用药的损害性质与孕体的发育阶段有密切关系。胚胎早期也称为着床前期，指受精后 2 周内，即月经周期的 14～28 天。一般认为，药物在这个时期对孕体的影响是"全或无"的，即要么药物对孕体的发育毒性影响很强，导致孕体死亡引起流产；要么药物未能致使孕体死亡，则孕体继续正常发育。这一时期也称为对药物致畸作用的"早期不易感期"。

（1）胚胎期：也称为胚胎器官形成期，指受精后 14～56 天，即停经后 28～70 天。此时胚胎各器官正处在发育、形成阶段，细胞开始定向发育，受到有害药物作用后，容易引起畸形。这一时期也称为"致畸敏感期"或"致畸高危期"。不同器官的敏感期有不同步性和重叠性。以四环素为例，妊娠早期使用四环素对胎儿的致畸作用不明显，但在妊娠中晚期使用四环素，可在胎儿牙釉质和骨骼发生荧光物质沉积，影响胎儿牙齿和骨骼的发育，引起牙齿黄染和骨骼发育异常。

（2）胎儿期：器官形成结束（以硬腭闭合为标志）后即进入胎儿期，系指从妊娠 56～58 天开始，直至分娩。妊娠 3 个月后，多数器官已基本形成，药物对这些器官一般不会造成重大畸形，但对需长时期才分化、发育完善的器官系统，如免疫系统、生殖系统、中枢神经系统仍可产生影响。以己烯雌酚为例，孕妇服用己烯雌酚，其妇女子代在少女时期容易发生阴道透明细胞腺癌；另外，己烯雌酚对男性和妇女子代的生殖器官都具有某种程度的致畸作用并影响其生育能力。

（3）哺乳期：哺乳期用药须注意药物对母体、乳汁分泌和新生儿的影响。初产妇的血容量、血液黏滞度、药物的代谢和排泄变化很大，药物可影响乳汁的分泌或分泌到乳汁而影响新生儿，而新生儿代谢和排泄药物的功能尚不成熟，此时若从乳汁中吸收药物会产生不良后果。因此哺乳期母亲用药应把握以下原则：①选择疗效好、半衰期短的药物；②尽可能应用最小有效剂量，不要随意加大剂量；③必要时可在哺乳后立即用药，并适当推迟下次哺乳时间以避开血药浓度高峰期；④避免使用哺乳期禁用药物，如必须使用，则应停止哺乳；⑤需使用慎用药物时，应在临床医师的指导下用药，并密切观察乳儿的反应，如有安全风险，应立即停药，或停止哺乳，改用人工喂养。

2. 不同类型的药物危险度分级及安全性　妊娠期用药危险性分级系是评估药物在妊娠期使用危险性的重要工具。全球现有美国食品药品监督管理局（FDA）、澳大利亚药品评估委员会（ADEC）和瑞典药品评估协会（FASS）3 个妊娠期用药危险性分级。FDA 根据动物研究和人类对照研究进行分级；ADEC 与 FASS 类似，根据药物是否广泛使用进行分级。妊娠期用药危险性分级，特别是 FDA 分级，在全球得到广泛使用。FDA 根据危险度将药物分为 5 级。

A 级（安全）：临床研究中未发现本类药物对妊娠早期（3 个月）胎儿有致畸风险，也没有证据表明对 3 个月后胎儿有致畸风险。妊娠期患者可以安全使用。

B 级（相对安全）：动物实验显示，使用本类药物对胚胎无致畸风险，但尚未经临床研究证实；或者动物实验显示本类药物有不良反应（非生育能力的降低），但妊娠早期的临床研究中并未得到证实，也无证据表明在以后的妊娠阶段会出现风险。有明确指征时慎用。

C级（相对危险）：动物实验显示本类药物对胚胎有不良影响，但未开展临床研究；或者动物实验和临床研究均未开展。只有当药物的潜在益处大于潜在风险时，才建议使用本类药物。

D级（危险）：有确切证据证实本类药物对胎儿有不良影响，但当孕妇患有严重疾病需要治疗时，可以考虑使用，如孕妇患有致命性疾病，且无更安全的药物可选用，或更安全的药物治疗无效。

X级（高度危险）：动物实验和（或）临床研究均显示严重威胁胎儿健康，而且危险性超过了可能带来的任何益处，则孕妇或可能怀孕的妇女均应禁用。

另外，从临床使用经验看，新上市或上市使用时间较短的药物，由于临床使用量小，安全性数据有限，一般不推荐用于妊娠期患者；一些临床使用时间较长，在妊娠期患者中有较多应用经验的药物，安全性相对较高。

3. 不同给药途径的用药安全　妊娠与哺乳期瘙痒性皮肤病患者应首选局部用药。局部用药全身吸收少，对胎儿的潜在影响小。另一方面，即使是局部给药，如果长期、大面积、密封使用也可能导致全身吸收度增加，安全风险增加。采用局部抗生素治疗时需要考虑过敏和细菌耐药的发生。静脉注射给药生物利用度最高，发生严重过敏反应的风险也最大。肌内注射给药比口服用药吸收更快、更完全；但比静脉给药为差。对于某些严重的皮肤疾病，可能需要全身给药，应权衡利弊，选择相对安全的药物。

（二）妊娠妇女用药

1. 抗组胺药　抗组胺药有 3 个主要作用。①经典作用：通过阻断 H_1、H_2 受体，反转组胺造成的血管通透性增加、平滑肌收缩、胃酸分泌作用。②阻断组胺关联的某些神经递质作用：参与调节睡眠与觉醒、认知、记忆、能量和内分泌平衡，通过位于中枢和外周神经系统的受体调节某些神经递质的释放。③抗炎作用：对抗瘙痒性皮肤病除组胺以外其他炎症因子和炎症介质（如白三烯）的作用。因此，抗组胺药在妊娠妇女瘙痒性皮肤病治疗中扮演者重要的角色，但须注意其不良反应。例如研究显示，出生时低体重婴儿，在妊娠的最后 2 周使用过抗组胺药，并且药物的使用与晶状体后纤维增生症发生率的增高有关。常用抗组胺药的选择如下。

（1）溴苯那敏（FDA 分类 B 级）：妊娠第一期使用时与先天性缺陷有关。妊娠第二期和第三期使用时无禁忌。

（2）氯苯那敏（B 级）：妊娠的任何时期使用时均无禁忌。

（3）赛庚啶（B 级）：妊娠期可以使用赛庚啶。厂商报告赛庚啶用于妊娠的任何三期没有异常危险性增加。

（4）苯海拉明（B 级）：用于妊娠期有较长的相对安全历史，尽管它在早产儿母亲妊娠的最后 2 周避免使用。许多医师认为它是妊娠期治疗瘙痒症的首选药物。

（5）西替利嗪（B 级）：一项小的前瞻性研究证实，妊娠期使用羟嗪或西替利嗪没有对胎儿增加任何危险性。近来研究把羟嗪列为妊娠期可安全使用的药物。最保守的情况时避免在妊娠的第一期使用。除了在妊娠的最后 2 周出现早产先兆外，妊娠第二期和第三期使用这两个药均无禁忌。

（6）氯雷他定（B 级）：妊娠期的不良反应报道有腭裂、耳郭发育不全、小眼球、耳聋、畸形和膈疝，虽然与药物的关系不明显，它的安全性尚未确定，厂商建议妊娠期非常必需时才用。

（7）特非那定（C级）：大剂量使用时和动物胎儿体重下降以及存活有关，并且可能与多指畸形和人类其他畸形有关，妊娠期应避免使用。

（8）多塞平（C级）：系统使用多塞平与胎儿肠梗阻、心脏问题、胎儿过敏、呼吸窘迫、肌肉痉挛和婴儿癫痫发作有关，应避免使用，尤其是临近分娩时。

（9）非索非那定（C级）：厂商认为此药只在利大于弊时才能使用，还没有在人类妊娠期进行研究。

（10）咪唑斯汀与依巴斯汀（C级）：咪唑斯汀是有代表性的具有抗炎作用的抗组胺药，孕妇使用该药的安全性尚未建立，应慎用或禁用。依巴斯汀动物实验有致畸性。孕妇使用该药的致畸性尚不清楚，慎用或禁用。

（11）西咪替丁（C级）：关于妊娠期使用西咪替丁有很大的争议。西咪替丁是抗雄激素药，尤其是大剂量时，动物妊娠期使用会导致雄激素性组织重量下降，并可能与个别的胎儿短暂性肝损害有关。妊娠期应避免使用，以排除理论上男性胎儿女性化的危险。

（12）阿利马嗪（FDA未分类）：妊娠期不推荐使用。

2. 其他治疗过敏性皮肤病药物　外用皮质类固醇激素是治疗孕妇过敏性皮炎的首选药物。外用他克莫司（C级）和吡美莫司（C类）可作为皮质类固醇的替代药物，未见对孕妇造成不良影响的报道。对于患有难治性过敏性皮炎的孕妇，口服中等剂量的类固醇较为安全，环孢素也是一个选择。如泼尼松、泼尼松龙、地塞米松、氢化可的松、曲安西龙等，妊娠前3个月内应用属于D级，中后期属于C级。霉酚酸酯（D级）可用于治疗中度至重度顽固性过敏性皮炎。妊娠期使用霉酚酸酯会出现一些先天性异常，包括唇裂、肾脏、心脏、食管异常及肢体远端异常，妊娠期以及未采取避孕措施的患者禁止使用。

3. 抗真菌感染药物　浅部真菌病是妊娠期、哺乳期妇女常见皮肤病，常伴有瘙痒。如果真菌感染仅涉及小面积皮肤，局部使用抗真菌药物即可。但如果皮肤感染面积大或感染涉及头发或甲组织，则通常需要一定疗程的全身抗真菌药。制霉菌素（B级）和两性霉素B（B级）是常用的多烯类抗真菌药。局部使用制霉菌素可以有效治疗皮肤或黏膜的念珠菌感染，且不被吸收，在整个妊娠期均可使用，可以作为口腔、肠道、阴道黏膜表面念珠菌感染的药物。大量数据表明，制霉菌素阴道给药不会产生胚胎毒性或致畸作用。两性霉素B局部给药吸收很少，可谨慎使用。孕妇全身使用两性霉素B的安全性资料极少，不建议使用。克霉唑（B级）与咪康唑（C级）属于咪唑类抗真菌药，局部应用效果较制霉菌素更好，复发率更低，是局部抗真菌的首选药物，在整个妊娠期均可使用。咪康唑及克霉唑局部治疗阴道真菌感染，未发现其有胚胎毒性。局部应用其他咪唑类如益康唑（C级）、酮康唑（C级）、舍他康唑（C级）、联苯苄唑等时，未发现有致畸作用。与克霉唑和咪康唑相比，这些咪唑类的相关研究不多，因此是抗真菌治疗的第二选择。口服酮康唑会抑制雄性激素合成，增加了男性胎儿性别不明的风险，还会干扰胎儿着床与早期妊娠，妊娠期禁用。氟康唑（C级）与伊曲康唑（C级）均为三唑类抗真菌药，有证据显示，口服氟康唑具有剂量依赖的致畸效应，妊娠早期长期大剂量（≥400mg/d）使用可能会导致畸形。低剂量（≤150mg/d）氟康唑治疗阴道念珠菌感染，未发现其增加胎儿畸形的风险。妊娠期应用伊曲康唑（C类）的相关资料很少，妊娠早期短期服用未发现致畸风险增加，但应避免前3个月使用。特比萘芬为B类抗真菌药，有口服片剂和外用乳剂，目前缺乏妊娠期应用特比萘芬的安全性资料。数据显示，本品没有致主要畸形的危险性，可用于治疗孕妇皮肤真菌感染，但不建议治疗孕妇甲真菌病。妊娠期禁用阿莫罗芬、萘替芬、环吡酮胺等药物，但若不慎应用，不需要终止妊娠或进行侵入性检查。灰黄霉素（C 级）是一种合成的抗真菌药物，用于治疗头癣、甲癣、股癣和体癣。本品在妊娠期的应用资料很少，不推荐在妊娠期使用。

4. 抗细菌感染药物　对于妊娠期皮肤细菌感染，使用局部抗生素杆菌肽（C 级）、莫匹罗星（C 级）、新霉素、多黏菌素 B 等未显示致畸作用，但缺乏有关研究，目前认为对于孕妇是比较安全的。绝大多数头孢菌素类、青霉素类和大环内酯类属于 B 类，系统性应用治疗妊娠期皮肤细菌感染较为安全。亚胺培南/西司他丁钠和克拉霉素均为 C 级药物，应慎用。氨基糖苷类无致畸作用，但对胎儿可产生耳毒性和肾毒性，孕妇如病情需要有使用指征，应权衡利弊后使用。四环素在妊娠期禁用，其他四环素类一般也不主张使用。氯霉素对骨髓造血有抑制作用，还可导致灰婴综合征，孕妇不宜使用。动物实验未发现喹诺酮类有致畸作用，但可引起未成年动物关节组织中软骨的损伤，在人类中尚未获证实。妊娠期应用喹诺酮类对胎儿的安全性尚不充分，应慎用。磺胺类在大部分妊娠期被列为 B 级药物，但在临产期被归为 D 级药物。在妊娠末期使用磺胺，发生高胆红素血症和核黄疸的风险增加，应避免使用。

5. 抗病毒感染药物　对于妊娠期尖锐湿疣，采用三氯乙酸及物理治疗如液态氮冷冻疗法是安全的。外用咪喹莫特（B 级）全身吸收量很小（0.2%～2.5%），动物及孕妇使用数据较少，现有数据未发现对胎儿有不利的影响。阿昔洛韦、伐昔洛韦、泛昔洛韦等均为 B 级药物，未见对胎儿不利影响的报道，鉴于阿昔洛韦在孕妇中的使用数据较多，一般推荐阿昔洛韦。鬼臼树脂（C 级）和鬼臼毒素（C 级）对胎儿有致畸及致死性，不推荐使用。

6. 抗寄生虫感染药物　对于妊娠期寄生虫感染如疥疮与虱子等，首选外用扑灭司林（B 级），全身吸收少，副作用小。六氯环己烷对神经有毒害作用，应避免在妊娠期使用。口服伊维菌素属于 C 级，研究证明大量使用会对动物胎儿造成畸形，因此应使用外用扑灭司林替代。含硫黄或苯甲酸苄酯类药物治疗疥虫感染疗效较好，可在妊娠期小面积皮肤上使用。

7. 治疗痤疮药物　抗菌药物是治疗痤疮的重要药物。可在整个妊娠期局部使用磺胺醋酰钠（C 级）、红霉素（B 级）、甲硝唑（B 级）及克林霉素（B 级）等。头孢菌素类、青霉素类及阿奇霉素等是安全的口服抗痤疮抗生素。红霉素也属于 B 类药物，妊娠早期使用红霉素存在心血管畸形的风险，治疗孕妇痤疮应首选其他 B 类抗微生物药物。妊娠前几周使用四环素（D 级）无致畸作用，但应避免中晚期使用。维 A 酸类是治疗痤疮的有效药物，主要有 4 种，包括维 A 酸、阿达帕林、他扎罗汀及异维 A 酸。在妊娠前 3 个月外用维 A 酸（C 类）以及阿达帕林（C 类）可能导致胎儿先天畸形，不推荐妊娠期使用。局部他扎罗汀为 X 类，妊娠期禁用。口服异维 A 酸（X 级）和维 A 酸（D 级）都容易致畸，不推荐使用。过氧化苯甲酰（C 级）为非抗生素类的抗痤疮药，具有抗菌活性。目前没有人类妊娠期使用的相关研究，如果临床确实需要，可作为妊娠期痤疮的治疗之选。水杨酸（C 级）是另一种非抗生素的治疗痤疮药，局部使用经皮肤吸收迅速，吸收量 9%～25%，经尿排出缓慢，目前缺乏妊娠期局部使用的相关研究，已知全身使用水杨酸可导致动物胎仔畸形，妊娠期妇女短期、小面积局部应用低浓度（2%～10%）水杨酸较为安全。壬二酸（十九烷酸）为 B 类药物，具有抗炎、抗菌和角质层分离效应，局部使用的全身吸收量较低（4%～8%），对孕妇是安全的，但最好不要在妊娠早期使用。硫黄（C 级）一般以（2%～10%）洗剂、乳膏等形式作为温和的角质层分离剂和抑菌剂，妊娠期小面积使用不大可能有全身影响。

8. 治疗银屑病药物　除使用抗组胺药止痒外，银屑病病情的治疗首选外用药物。外用皮质类固醇激素是治疗银屑病的一线药物。为了避免吸收过量，建议不要涂抹过量或涂抹面积过大。只要给药时间短暂，给药面积适当，可局部使用糖皮质激素。当在大面积皮肤上规律地使用糖皮质激素时，要考虑药物经皮肤吸收并转移给胎儿的可能性。一些研究发现吸收过量有低体重新生儿风险。外用卡泊三醇（C 级）为二线治疗药物，用于替代外用皮质类固醇，防止外用皮质类固醇吸收过量。外用地蒽酚（C 级）及外用他克莫司（C 级）可作为第三、第四线治疗药物。如果外用皮质类固醇与外用卡泊三醇无效，可考虑使用地蒽酚与他克莫司，后两种药物在人类的治疗数据非常有限，且涂抹面积应非常小。对于中度至重度银屑病孕妇而言，需加用口服药物。环孢素（C 级）是一个不错的选择，在孕妇器官移植患者中进行的研究未见引起出生缺陷，但缺乏长期观察数据，对胎儿似乎比较安全。生物制剂如英夫利昔单抗、依那西普及阿达木单抗均属于 B 类，但妊娠期临床数据缺乏，选用时应充分权衡治疗获益与对胎儿的未知风险。阿维 A 属于 X 级，孕妇及准备怀孕的妇女禁用。甲氨蝶呤（X 级）除了可以引起流产外，还可引起畸形、颅缝早闭、发育迟缓等，妊娠期禁用。

9. 治疗结缔组织病药物　结缔组织病通常无明显瘙痒，但有时合并瘙痒性疾病，因此需综合考虑用药安全。系统性红斑狼疮或严重红斑性狼疮孕妇患者可服用羟氯喹，该药物属于 C 级。停药会出现红肿，与先天畸形无关。为防止狼疮复发，如在使用该药期间发现怀孕，建议继续治疗。皮质类固醇在妊娠期的使用经验较多，对于皮肤狼疮孕妇患者，短期口服类固醇联合外用类固醇是一个较好的治疗选择。

（三）哺乳期妇女用药选择

能通过胎盘的药物几乎均能通过乳腺进入乳汁，但由于生理滤过系统的作用，许多药物转移到母乳的比例较低，母乳中的药物浓度一般仅为母血浓度的 0.5%～2%，对婴儿无定量影响，也没有任何临床作用。目前世界上并无药物在哺乳期使用的危险性评估工具。有时我们通过某种渠道得知哺乳用药的"L"分级，但这并未获得任何一国官方药品监管部门的认可，也未曾在药品说明书里出现过。哺乳用药"L"分级中的"L"为 lactation（授乳，哺乳）的首字母大写，"L"分级是美国著名的儿科学教授 Thomas W. Hale 提出的哺乳期药物危险分级系统。Hale 教授通过总结所有有临床应用数据的药物，包括其理化性质、代谢动力学参数，并利用理论婴儿剂量（TID）、相对婴儿剂量（RID）和药物乳汁/血浆比值（M/P）等参数归纳了数千种药物在哺乳期使用的危险等级，将哺乳期用药按其危险性分为 L1～L5 5 个等级。认为 L1 级药物最安全，L2 级药物较安全，L3 级药物中等安全，L4 级药物可能为危险，L5 级药物为禁忌。

哺乳"L"分级可以说是 Hale 教授的一家之言，虽然并未被官方采纳为标准分级方式，但其对哺乳期药物的分类方式在世界范围被广泛接受。此外，美国儿科学学会（AAP）、WHO和美国国家医学图书馆（U.S. NLM）旗下的数据库 LactMed 也提供了各自哺乳期用药的建议。

以上都可以作为我们临床工作或药物咨询中的得力参考。但也要明白，各相关分级系统并未获得药物监管部门的认可，不具备法律效力；而大多数药品生产厂家为了规避责任，其说明书中的妊娠/哺乳相关信息多比较保守。因此，我们在临床实践中涉及哺乳期用药问题时，仍需权衡具体药物的哺乳危险等级，而不是采取消极的方式一味拒绝使用药物或者用药期间粗暴地停止哺乳。同时在利用各种哺乳期药物分级系统时，应注意其应用的局限性，做好患者的知情同意。以下是哺乳期瘙痒患者可能用到的药物的危险性参考。

1. 抗组胺药　授乳期不推荐使用抗组胺药，因为抑制泌乳及影响婴儿。厂商不推荐使用西咪替丁，尽管 WHO 把它列在授乳期安全用药范围。非索非那定的厂商说明该药在人类授乳期没有研究，必须谨慎使用。在哺乳"L"分级中，属于 L1 级的有氯雷他定，L2 级的有苯海拉明、异丙嗪、西替利嗪。氯苯那敏属于 L3 级。

2. **抗病毒药** 厂商建议授乳期禁止使用。阿昔洛韦和万乃洛韦的厂商建议授乳期须谨慎使用，AAP 认为阿昔洛韦在授乳期适合使用。在哺乳"L"分级中，伐昔洛韦属于 L1 级，阿昔洛韦属于 L2 级，金刚烷胺属于 L3 级，利巴韦林属于 L4 级。

3. **常用抗真菌药** 在哺乳"L"分级中，制霉菌素、克霉唑属于 L1 级，米康唑、酮康唑属于 L2 级，两性霉素 B 属于 L3 级。但由于已报道的酮康唑、氟康唑、伊曲康唑在临床的不良反应而禁用于哺乳期。

4. **常用抗生素** 大多数抗生素在乳汁中的浓度很低，短期使用对乳儿的影响很小，但也有例外，如磺胺药、红霉素等，可能还有甲硝唑。在哺乳"L"分级中，多数属于 L1～L2 级，美罗培南、红霉素（新生儿早期）、链霉素、妥布霉素、多西环素、诺氟沙星、环丙沙星属于 L3 级，氯霉素、多西环素（长期使用）、呋喃唑酮（新生儿早期）属于 L4 级。

5. **糖皮质激素** 系统使用糖皮质激素不影响婴儿血液化学或感染率。如果长期应用或激素量超过 20mg/d，泼尼松应换成泼尼松龙。服药后 3～4 小时喂奶则使药物接触婴儿最少，授乳期使用糖皮质激素认为是安全的。外用皮质激素在授乳前不能用于乳房，有报道母亲外用激素于乳头，婴儿出现高血压。在哺乳"L"分级中，泼尼松、地塞米松、布地奈德、局部氢化可的松均属于 L2 级。

总之，妊娠期皮肤病患者的治疗用药原则上与非孕皮肤病妇女无太大差别。医师在为女性皮肤病患者开具药物时，应仔细询问是否采用避孕措施，是否准备怀孕，或者处于妊娠期的哪一阶段，以便选择合适的治疗药物。为降低药物对胎儿可能造成的不良影响，应尽量避免药物暴露，用药应有明确指征，并在医师和药师的指导下用药。妊娠期皮肤病患者首选局部治疗，且应短期、小面积使用。对于严重或顽固性皮肤病孕妇患者，应考虑全身用药。早孕期若只为缓解一般性临床症状的，尽量推迟到妊娠中、晚期再进行药物治疗。应参考国际通用的药品安全性分级标准，选用安全性较高的药物。尽量选用临床使用时间较长的老药，避免选用上市时间不长、安全性数据较少的新药。选用药物时应权衡利弊，在有效治疗皮肤病的同时，将不良影响降至最低。哺乳期瘙痒，应特别留意抗组胺药的使用，避免影响泌乳。此外，合并有感染因素需要用到抗生素时，应避免使用毒性明显的药物，如氨基糖苷类、多黏菌素类、万古霉素等有肾毒性，四环素类影响牙齿发育，喹诺酮类影响骨骼发育。用这些药物时间过长，可能会在新生儿体内蓄积而产生毒性反应。

第31章　儿童慢性瘙痒

第一节　概　述

　　儿童慢性瘙痒的病因、诊断和治疗在临床工作中的处理与成年人慢性瘙痒基本相同，所不同的是儿童的生理特点、对瘙痒的表达方式、继发性损害或并发症、长期瘙痒对患儿及家庭生活质量的影响以及治疗用药等方面与成年人慢性瘙痒有所不同。

　　儿童皮肤病相关慢性瘙痒的治疗策略应该考虑到瘙痒的各个方面，包括儿童瘙痒性皮肤病相关治疗的专科挑战、循证医学证明抗瘙痒治疗的益处以及临床上对患儿/家庭相关生活质量（QOL）影响的处理。为了应对这些问题，德国成立了相关的专家组织，致力于对儿童慢性瘙痒综合治疗的对策研究。在此背景下，《瘙痒管理高级研究项目》（CALM-IT）应运而生，其专责小组包括儿科、皮肤科、心理治疗、瘙痒管理和睡眠方面的专家，CALM-IT最近在德国柏林召开会议，旨在开发一种最新的工具，用于医师管理与皮肤病相关慢性瘙痒的儿科患者。专家会议达成的核心目标是：①讨论以慢性瘙痒为主要临床特征的特应性皮炎（AD）和慢性自发性荨麻疹（CSU）；②认识到瘙痒对儿童患者及其家属生活质量（QOL）的影响；③明确了瘙痒临床治疗中的不足之处；④编写了关于治疗AD和CSU等皮肤疾病相关儿童慢性瘙痒的联合出版物。慢性瘙痒是AD和CSU的主要临床特征，这两种疾病的病理生理学机制不同，强调用现代和个性化的方法来管理儿科患者的慢性瘙痒。新的观点考虑了常见儿童皮肤疾病中瘙痒的多维方面、治疗婴幼儿的独特挑战，以及与瘙痒病理生理学和靶向治疗相关的最新发现，形成了处理儿童慢性瘙痒的共识，即专注于快速减轻瘙痒和维持无症状皮肤的干预措施可以更好地保护儿童及其家庭的生活质量。重点是根据瘙痒严重程度，如何快速控制瘙痒。消除炎症反应的药物应适用于婴儿和儿童（即具有优化的治疗指数），并已证明具有确切的止痒效果，如醋酸泼尼松龙所证明的那样。大量新的临床研究结果不支持使用非镇静口服抗组胺药作为AD的辅助性止痒治疗，但在CSU中，可以使用口服H_1-抗组胺药，这是AD和CSU瘙痒的独特病理生理机制所决定的。全面的生活质量评估应考虑患者和护理者的负担，并应解决儿科患者尚未得到满足的临床需求。未来的研究领域包括综合生活质量评估和多学科治疗方案，以及针对儿童的瘙痒疗法，提供快速的瘙痒控制。这种方法还可以促进定期治疗管理和依从性。在国内当前还没有类似"瘙痒管理高级研究项目"的情况下，我们引入这种观念与认识，以期对我们的临床工作有所帮助。

一、病因

　　幼儿儿童慢性瘙痒常见的病因有皮肤病瘙痒（如特应性皮炎、荨麻疹、湿疹皮炎、银屑病、鱼鳞病、结节性痒疹、虫咬皮炎、疥疮、肥大细胞增生症、外阴与肛周瘙痒症、大疱性类天疱疮、疱疹样皮炎、儿童线状IgA大疱性皮肤病、儿童日光性皮炎等）、系统性疾病引起的瘙痒（如血液学疾病、药物引起的发疹/瘙痒、内分泌疾病、肿瘤性疾病、肝肾疾病瘙痒等），儿童神经精神性瘙痒（如抑郁症、强迫症、精神分裂症和精神病寄生虫病妄想、中枢神经系统肿瘤或脓肿等），由系统性疾病引起的瘙痒很少见，神经精神性瘙痒则更少见。这些大部分已在前面的章节进行过较详细的讨论。本书在后续几章将详细介绍特应性皮炎（AD）、慢性自发性荨麻疹（CSU）和儿童丘疹性荨麻疹。

二、瘙痒对生活质量、睡眠和生长发育的影响

慢性瘙痒尤其是 AD 的瘙痒对患儿和家庭的生活质量都有深远的影响。国际上将 AD 的瘙痒症状确定为 AD 管理的核心目标和卫生服务研究的最重要的目标。最近，在几个不同的流行病学研究中，明确了 AD 与注意力缺陷的多动症有关。患有 AD 和慢性瘙痒的儿童患焦虑、抑郁、无助感、沮丧和自杀念头的风险也增加了。

了解慢性瘙痒患儿的父母和照顾者的疾病相关痛苦程度也很重要。例如，有研究报道表明，AD 患儿的父母比患有糖尿病等其他慢性疾病的儿童的父母压力水平更高。父母的高压力与治疗和照顾有 AD 的患儿有关，并且对儿童症状有显著的无助感。AD 患儿的负担不仅会干扰儿童的娱乐活动和学校教育，还会扰乱家庭和社会关系。照顾患有 AD 的孩子的负担也会对夫妻关系产生负面影响，并干扰对兄弟姐妹和其他亲友应有的关注。

涉及慢性自发性荨麻疹（CSU）对生活质量（QOL）深刻影响的临床研究很少。此前，一份针对 CSU 的 QOL 问卷被用来评估 CSU 对成人的影响；然而，迄今为止，该问卷还没有针对儿童特点进行调整。最近在西班牙进行的一项研究报道，CSU 可能对儿童的教育产生重大影响，因为儿童经常会被认为这种疾病具有传染性或过敏性，并且担心孩子身体不好而错过上学。此外，有一小部分 CSU 儿童的父母不得不从工作中抽出时间来照顾他们的孩子。

慢性瘙痒（瘙痒-搔抓循环的一部分）引发的（有时是无意识的）抓挠反应使大脑频繁唤醒并降低睡眠效率从而使睡眠质量受损，继而导致一整天的疲劳。睡眠障碍是 AD 患者瘙痒的一个重要的负面影响，尤其是儿童和青少年，甚至是 AD 婴儿，并且那些经历过睡眠问题的人在青少年时期的情感和行为发展问题上的风险增加。最终，断断续续的长期睡眠损失会对患儿及其家人的身心健康和社会功能产生有害影响。

慢性瘙痒对生活质量的影响与慢性疼痛综合征相当。由于慢性瘙痒对患者及其家属的生活质量有较大影响，皮肤科医师应更好地结合生活质量测量来告知和改善临床决策，最终积极影响患者的预后。

三、诊断与评估

（一）诊断步骤

现行的成人皮肤病相关慢性瘙痒的诊断和分类指南与针对各种皮肤疾病制定的指南基本一致，可适用于儿童慢性瘙痒的诊断。在可能的情况下，确定瘙痒的临床参数是非常重要的，例如瘙痒的部位、时间进程，发作、持续或刺激模式，症状的加重或减轻，瘙痒日常表现与性质的季节性变化以及触发因素等。对于慢性瘙痒，还应询问患者的其他主观问题，以评估瘙痒导致的生活质量损害。瘙痒的性质也有助于诊断。例如，与 AD 相关的瘙痒通常表现为尖锐、灼热性瘙痒和（或）刺痛性瘙痒，通常在晚上或夜间达到高峰——恶劣情绪导致相应的生活质量受损，日间 30%～90%体表可出现瘙痒。

应将皮肤病相关瘙痒的全身原因（如 AD、银屑病等）与局部原因（如虫咬性皮炎、接

触性皮炎）区分开来。当病因确定后，应采用基于指南的合适的治疗方法。

（二）评估

暂时还没有一个标准化的方法来记录儿童的慢性瘙痒。有关瘙痒的严重程度、持续时间和强度的不同量表可用于年龄较大（＞6 岁）的儿童，如视觉模拟量表（VAS）、数字比率量表（NRS）或言语评分量表。如前所述，持续 6 周以上的瘙痒定义为慢性瘙痒。

大多数慢性瘙痒评估方法都存在问题，因为它们没有考虑一天中瘙痒发作的频率，而且几乎从未评估瘙痒对日常生活功能方面的影响。更适合瘙痒评估的工具包括瘙痒严重程度量表（ISS）、艾本德（Eppendorf）瘙痒问卷、5-维量表、面向湿疹患者的评测量表和欧洲特应性皮炎评分标准（SCORAD）。

儿童瘙痒的评估不仅要关注瘙痒的强度，还要关注患者对症状的感知差异。因此，临床评估和研究都需要一份评估瘙痒严重程度和由此产生的患者负担的实用问卷。最近，国际瘙痒研究论坛（IFSI）的一篇共识论文提出了将上述内容纳入瘙痒问卷，以更好地评估慢性瘙痒并指导治疗。相关专家一致认为，建立标准化瘙痒问卷评估瘙痒的方法是最重要的。

尤其是慢性瘙痒，有必要通过健康相关生活质量评估来考虑儿童和家庭的生活质量，该评估侧重于皮肤病和（或）儿科人群以及那些导致患者和家庭负担水平高的人群。对通过这些问卷获得持续高分的人群应发出警报，并通过瘙痒的集中管理来积极解决。推荐的量表包括 Skindex-16、Skindex Teen、儿童特应性皮炎影响量表、婴儿皮肤病生活质量指数、儿童皮肤病生活质量指数和瘙痒生活质量指数以及测量影响家庭生活质量的量表如皮炎家庭影响问卷。其他瘙痒疾病特异性问卷可用于 AD 以外的疾病，如用于 CSU 的 CU-Q$_2$OL。

四、治疗

适当的治疗应同时针对与瘙痒有关的病理生理和心理情绪两个方面，以缓解儿童病情和维持长期稳定。对患有皮肤病的儿童和婴儿，瘙痒的治疗最好集中在去除病因上，然而，让儿童准确描述瘙痒是相当困难的，因而其病因和诱因很难准确把握。基础治疗的重点是局部辅助治疗和避免特定和非特定的刺激因素。如有可能，应积极识别和消除加重因素，如吸入物、环境接触物、微生物、自身过敏原、食物和心理压力。目前建议治疗慢性瘙痒的方法为梯级、个性化的治疗，包括一般（基础治疗）措施、专科措施和系统治疗。治疗选择必须基于个体症状和皮损类型，调整治疗时需要视个体对治疗的反应和疾病活动度而定。特定的治疗方法包括润肤剂和外用消炎疗法，如外用糖皮质激素（TCSs）和钙调磷酸酶抑制剂（TCIs）。在 AD 的治疗中，钙调磷酸酶抑制剂仍然是主要的治疗手段，例如尽管存在长期的安全问题，他克莫司和匹美莫司在 2 岁以上儿童的某些敏感皮肤部位可能是首选。严重病例可能需要系统治疗包括抗惊厥药、类阿片受体拮抗药或激动药、抗抑郁药和免疫抑制治疗。

（一）口服抗组胺药

全身性抗组胺药，如 H$_1$ 受体拮抗药，已使用了几十年，目的是试图缓解如 AD 这样的疾病的瘙痒。尽管为此目的进行的少数随机对照试验表明，在减轻瘙痒方面效果不大或没有效果，人们依然乐此不疲。因此，最近的 AD 指南得出结论，没有足够的证据支持使用第一或第二代（H$_1$）抗组胺药能有效治疗瘙痒。

口服抗组胺药治疗瘙痒症的相对疗效不佳，部分原因是导致瘙痒存在组胺和非组胺两种不同途径。也就是说，与 AD 相关的瘙痒在病理生理上不同于 CSU 相关的瘙痒。来自实验性攀缘植物藜豆诱导的瘙痒模型的新数据指出，由蛋白酶激活受体（PAR-2）介导的与组胺无关的途径，是 AD 相关慢性瘙痒的主要因素。攀缘植物藜豆刺激的瘙痒纤维与慢性荨麻疹中相关组胺刺激的瘙痒纤维不同。此外，最近的一项研究表明，不同的神经元网络参与了这两种不同类型的瘙痒的处理。因此，用抗组胺药治疗与非组胺相关的瘙痒症没有任何机制上的理由。然而，治疗指南肯定支持在与组胺能性瘙痒相关的 CSU 儿童患者中使用抗组胺药。

（二）局部处理

与儿童和婴儿有关的局部治疗挑战包括：皮肤表面积/体积比率增加，导致药物活性成分皮肤吸收增加。此外，儿童的药物代谢比成人慢，这导致在外用传统的氢化可的松治疗后，血清皮质醇水平明显高于成年患者。最新的 TCSs（AD 疗法中的金标准）的配方，导致具有优化治疗指标的第四代产品的出现，该指标描述了效力和不良事件之间的平衡。在儿科 AD 试验中研究了几种第四代 TCSs，并显示出与传统 TCSs 和 TCIs 相同或更好的效果，而不良事件类似或更少。醋酸甲泼尼松龙是第四代非卤代皮质激素，在急性期和维持治疗中，对轻度、中度和重度 AD 儿童进行了广泛的评价。醋酸甲泼尼松龙（MPA）在儿童和婴儿 AD 患者中能快速有效地缓解症状（2~3 天），局部和全身副作用的发生率较低。

（三）打破瘙痒-搔抓循环

对小儿慢性瘙痒患者来说，快速缓解瘙痒是治疗的优先事项，因为改善 QOL 是患者及其家属一个重要而迫切的临床需求。在典型的 AD 患者中使用局部药物缓解瘙痒，开始起效时间以天和周为单位，儿童的起效时间相较更长。此外，在发作期治疗方案的研究中，止痒效果不是唯一的研究目标，而是总症状评分的一部分。

最近的一项试点研究表明，0.1% MPA 能够在数小时内缓解由镍引起的过敏性接触性湿疹（ACE）的瘙痒。在 10 名志愿者中，有 5 名在治疗后的前 5 小时，MPA 使瘙痒症减少了 30%。这一结果及其止痒作用对 QOL 的相对影响，需要在更大范围 ACE 和（或）AD 患者的研究中证实。然而，这项研究的初步结果突出表明，研究设计限制了对局部药物短期止痒潜力的深入了解，对儿童的发作性瘙痒缓解尚未得到应有的重视。有必要提高快速控制瘙痒对小儿慢性瘙痒的益处的认识，特别是使用适合这一人群的现有药物疗法。研究工作还应包括开发对儿童和婴儿更有针对性的安全的止痒疗法。例如，AD 导致的瘙痒会引起强烈的抓痒反应，并启动"搔抓"循环，由于搔抓，破坏了皮肤屏障功能，反过来又会加重皮肤炎症和瘙痒，加重皮肤病的严重程度，并造成进一步的并发症。由于慢性抓痒也是引起和维持瘙痒循环的一个因素，在治疗 AD 患者方面最重要的步骤是通过有效的局部和（或）系统治疗迅速中止瘙痒。

五、心理干预治疗

（一）心理干预治疗重要性

瘙痒的并发症超出了生理范围，常伴有心理情绪反应。而且，儿科治疗瘙痒有其内在的独特挑战——瘙痒评估的主观性质，对 QOL、睡眠、行为和成长的影响，对整个家庭的影响，能否维持治疗及 AD 患者长期反复发作的风险。

压力和应激可以通过各种机制影响皮肤病的发展过程（即神经介质，增加了的 IgE 产物）。心理压力和症状在一些顽固性瘙痒性疾病如 AD 中似乎形成恶性循环，可导致心理障碍，如污名化、社会孤立和歧视。此外，成人和青少年瘙痒源性的心理痛苦可能导致自杀念头的流行，这种念头随着瘙痒的严重程度的增加而显著增加。慢性瘙痒引起的心理应激触发愤怒和沮丧，导致神经肽的激活。这些分子反过来会引起皮肤神经性炎症和组胺的分泌，最终导致更严重的瘙痒和抓挠，继而产生更强的沮丧和愤怒。因此，心理干预措施在皮肤炎症的严重程度、主观症状的严重程度和对 QOL 的影响方面比一些常规治疗更加有效。

（二）心理干预措施

除了病因和对症治疗外，应该重视避免抓挠的行为疗法，例如，通过加强集中注意力、分散注意力或其他替代抓挠的技巧来有意识地抑制瘙痒反射（如习惯逆转训练）。辅助的心理社会方案对 AD 最有效。健康教育计划，包括打破瘙-痒搔-抓瘙痒循环、放松训练和压力管理技巧以及应对复发的策略，是对瘙痒管理的有益补充。

教育方法：包括健康教育在内对小儿慢性瘙痒患者及其家属进行多方面综合治疗有着巨大临床价值。对患者及其家属进行有效的教育，以提高生活质量标准，降低对皮肤病严重程度的认知，可减少相关愤怒和沮丧，使患者在心理上摆脱先瘙痒和情绪的恶性循环。研究表明，针对有 AD 的儿童及其父母的教育项目已经证明其对疾病的严重程度和受其影响的人的生活质量有积极的影响。国内外有成功的 AD 教学模式，从团体讲座模式（如亚洲，范围广泛，但缺乏个性化的方法）到高度个性化的方法（如加拿大，由于时间的增加，范围更小）。在德国和法国，允许高度互动的交流学习经验的集体方法已经实施，但是和其他许多项目一样，广泛的成功受高后勤和组织期望的限制。德国的一项特应性皮炎干预研究，发现患者教育方案对疾病的严重程度、对治疗和费用的满意程度、儿童的应对行为、父母对疾病的管理水平和住院率有积极影响。

还需要解决以下治疗上的差距：①要更高质量的综合评估标准，同时考虑到儿童和家庭的质量标准；②要改善获得/建立多学科治疗方案的机会，这些方案至少包括儿科医师、皮肤科医师和护理人员，以及可能的其他专业，如儿科心理学家或家庭治疗师；③要利用提供快速控制瘙痒的益处，特别是利用适合儿童的现有药物疗法；④要开发对儿童和婴儿安全的更有针对性的皮肤病瘙痒疗法。

第二节　儿童特应性皮炎

特应性皮炎（atopic dermatitis，AD）临床又称为 "异位性皮炎" "遗传过敏性皮炎" "异位性湿疹"等，是儿童最常见的皮肤病，多于婴幼儿时期发病。常伴发哮喘、过敏性鼻炎，严重影响患儿的生活质量和身心发育，给家庭、社会带来重大的负担，因此 AD 的防治已经成了我们不可忽视的问题。幼儿儿童特应性皮炎也是幼儿儿童慢性瘙痒的主要原因和典型代表。特应性皮炎的特征是瘙痒、湿疹性皮损、干燥、苔藓化，是与 IgE 介导的与吸入性过敏原和食物敏感性密切相关的炎性皮肤病。

一、AD 的流行趋势

AD 主要发生在婴儿期，38%的 AD 病例开始于 3 个月之前，45%发生在出生后的前 6 个月内，60%发生在第 1 年，85%～95%发生在 5 岁之前。我国 1988～1989 年上海地区 7～18 岁中小学生 AD 患病率为 0.46%，1998 年 6～20 岁年龄段 AD 的患病率为 0.69%，2002 年 1～7 岁儿童 AD 的患病率为 2.78%。北京儿童医院皮肤科门诊 2008 年 104 278 例初诊患儿统计分析结果显示，AD 为 1376 例，占初诊患儿的 1.3%。2014 年全国 12 个城市 1～7 岁儿童 AD 患病率达 12.94%。

二、病因与发病机制

AD 发病机制复杂，是遗传、环境、感染、免疫等多种因素相互作用的结果。

（一）遗传因素

人类遗传变异中最常见的一类是单核苷酸多态性（SNP），全基因组关联研究（GWAS）发现 AD 的诱发因素是丝聚合蛋白（FLG）相关基因位点突变，同时确定一个新的易感区域位于染色体 11q13.5。此后，多项研究证实 FLG 相关的基因位点，并发现多个新位点，包括 5q22.1、20q13.33、11q31.1、19p13.2、5q31 及位于染色体 2q12 的 IL-1RL1、IL-18R1、IL-18RAP 位点等。2013 年，Ellinghaus 等确定 4 个新的 AD 易感基因位点，分别是 4q27（IL2/IL21）、11p13（PRR5L）、16p13.13（CLEC16A/DEXI）、17q21.32（ZNF652）。2015 年，Schaarschmidt 等在德国 AD 人群中发现 2 个新的易感基因位点分别是 2q24.3 和 9p21.3。目前为止，AD 相关 GWAS 中最有说服力的是一项国际合作研究。此研究不仅复制之前的 16 个 AD 风险基因位点，同时发现超过 11 个新位点，其中包括 CD207（胰岛蛋白）、PPP2R3C、IL-7R、STAT3 及 ZBTB10 相关候选基因。

遗传因素在 AD 的发病中起关键性作用，但并非发病的唯一决定因素，突变基因的表达调控由 miRNA 介导转录后调节，环境因素可以诱导其表达。研究显示 AD 发展的危险因素是室内外污染，且越来越多的证据表明环境因素通过基因组 DNA 修饰及 miRNA 作用机制调控基因表达。目前国内外的研究结果发现 44 个 miRNAs 具有显性差异，其中 34 个 miRNA 表达下调，10 个 miRNA 表达上调；中国的研究发现儿童 AD 患者皮损区浸润性 T 细胞中 miR-155 的表达显著上调，血清中 miR-203 和 miR-483-5p 表达显著上调；血清中 miR-483-5p 的表达水平与 AD 及其他特应性疾病如鼻炎、哮喘显著相关。AD 皮肤慢性炎症与促炎基因表达升高及激活角质形成细胞（KC）固有免疫反应有关，AD 患者 KC 及慢性皮损处 miR-146a 表达增加，且 miR-146a 可以抑制大量前炎症因子表达。

（二）环境因素

人类在胎儿期原始的 T 细胞分化倾向于 Th2 型，出生后早期感染或暴露在有微生物的环境可刺激免疫系统，有利于分化的 Th2 型倾向转变为 Th1 型倾向，防止 Th2 介导的过敏性疾病的发生。所以有学者认为早期感染或暴露在有微生物来源的环境可降低 AD 发病风险。现今抗生素的应用、家庭规模的缩小、卫生条件的改善等均减少了微生物来源，增强了 Th2 型免疫反应；而 AD 患者存在对微生物识别缺陷，进一步改变了 Th1 和 Th2 型免疫反应之间的平衡。这些都导致 AD 的发病风险升高。但又有研究显示早期显著的临床感染反而与 AD 发病风险升高有关。

食物和空气等变应原在 AD 的发病机制中也是一个重要的环节。环境中的变应原的种类繁多，最主要的为以下几种。①食物变应原：牛奶、鸡蛋、牛羊肉确定无疑是常见的食物变应原，还有鱼、虾、蟹等，这些食物通过食入、吸入、接触、授乳或通过胎盘等多种形式可诱发变态反应。②吸入变应原：螨是临床上重要的致敏原，屋尘、动物毛、花粉等也是常见的变应原，它们也可通过吸入、接触等多种途径诱发变态反应。此外还有化学变应原、虫媒变应原、生物变应原。各种变应原进入体内，可刺激机体免疫应答细胞释放大量炎症介质或细胞因子引起剂量相关的皮肤反应。明确患者的变应原，了解它们在 AD 发病中的作用，对于区分 EAD、IAD 和进行 SIT 的治疗有着重要意义。

环境中的紫外线照射可抑制抗菌肽、脂类和皮肤屏障蛋白的表达，减少组胺的释放保护作用；可促进皮肤屏障中丝聚蛋白降解产物反式尿刊酸转化成免疫抑制的顺式尿刊酸异构体；可促进 Treg 细胞增殖，导致 Th2 细胞分泌增加；对 AD 患者的金黄色葡萄球菌超抗原产生也有抑制作用。这些研究结果表明紫外线对人体免疫系统有局部抑制作用，因此，AD 患者通常使用光疗。

空气干燥容易导致皮肤屏障功能受损，而低温和室内供暖增加使 AD 的发病率增加，这可能与室内的湿度较低有关。

（三）皮肤屏障功能障碍

完整的皮肤是机体抵御外界物理、化学损伤，生物等抗原物质的侵入，适应外界温度变化影响的天然屏障，起到皮肤屏障功能作用，这就是表皮墙学说。目前认为 AD 的各种临床表现不能简单地用免疫异常来解释，皮肤屏障功能缺陷在 AD 的发病机制中起到非常重要的作用，两者同等重要，并相互影响制约。AD 患者皮肤屏障破坏导致经皮水分丢失量（TEWL）增加，摄取更多变应原，从而促发过敏及加重 AD 的炎症反应。屏障功能受损也可激活血管内皮细胞，诱导黏附分子表达，从而促发皮肤炎症反应。主要有以下 3 个方面的原因。

1. 丝聚合蛋白（FLG）相关基因突变及表达异常，致皮肤屏障功能受损　FLG 是皮肤屏障中参与 KC 终末分化，维持角质层水合作用及皮肤表面酸性 pH 的一种主要蛋白质。FLG 相关基因突变及表达异常，致皮肤屏障功能受损，从而导致一系列皮肤疾病。携带 FLG 突变基因的 AD 患者病情更严重、持久，且感染疱疹病毒及过敏的概率更大。FLG 最常见的无效基因突变位点是 R501X、2282del4、3321delA 和 K4022X。其中最常见的 FLG 突变位点是 3321delA，其次为 K4022X，中国 AD 最常见的 FLG 突变位点是 3321delA 和 K4671X。FLG 基因突变还与 AD 表型（如 IgE 升高、掌纹过多、特应性疾病家族史等）显著相关。

2. 神经酰胺含量减少　神经酰胺是皮肤屏障修复后期的主要效应物质，其含量的减少可直接导致屏障修复的延迟，从而引起皮肤功能异常。瘙痒类皮肤病患者的干燥皮损中神经酰胺的含量明显低于正常皮肤，皮肤干燥引起谷氨酰胺转移酶失活，会进一步影响神经酰胺和脂肪酸的脂化。表皮的神经酰胺含量与 AD 的临床严重程度呈负相关，神经酰胺水平的降低可作为评估 AD 临床严重程度的一个指标。

3. 抗菌肽（AMP）的缺失与感染及超抗原的产生　AMP 是皮肤固有免疫系统的主要效应分子，不仅能直接抑制或杀灭病原微生物，还具有多种免疫活性。在其缺失时，皮肤抗菌功能减弱，增加感染风险。AD 患者 Th2 细胞因子表达水平升高，从而抑制 AMP 的产生。此外，皮肤过度清洗和使用洗涤剂也会使 AMP 明显减少，在富含脂质或皮脂腺的区域尤为显著。

肠道内驻扎的微生物正常情况下处于动态平衡状态，并与机体相互作用共同维护机体生理功能的正常，若是某些原因如生态制剂的应用、寄生虫或细菌的感染就会打破这种动态平衡。研究表明，肠道菌群能推动免疫系统的发育及成熟，更是在 T 细胞的分化过程中发挥着重要作用。肠道菌群在 AD 的发生及发展过程中具有重要作用，当肠道菌群发生紊乱，肠道的代谢产物、短链脂肪酸、神经递质与 T 细胞的分化会发生异常，Th1/Th2、Th17/Treg 细胞平衡被打破，就会成为促进 AD 的发生。由此可见，由肠道菌群紊乱诱发的免疫失衡可直接影响特应性皮炎的发生、发展。通过比较特应性皮炎婴儿和健康婴儿的肠道菌群，发现前者肠道内梭状芽胞杆菌含量相对较高，而健康婴儿肠道内双歧杆菌和乳酸杆菌含量更高。

AD 因为存在皮肤屏障功能障碍和 AMP 缺失，易受皮肤真菌、细菌、病毒感染，这些都可恶化 AD 的病情。其中最常见的为金葡菌的感染。金葡菌在皮损处定植率很高，其定植量与皮损的严重程度密切相关，金葡菌加重或维持皮肤炎症的重要成分是一组作为超抗原的毒素，包括肠毒素 A、肠毒素 B 和中毒性休克综合征毒素-1，这些毒素可显著激活 T 细胞和巨噬细胞。此外，马拉色菌也较常见，其容易定植在患者的头颈部，加重 AD。这些病原微生物及其分泌的毒素作为超抗原，可刺激 T 细胞产生大量细胞因子，也可激活自身反应性 T 细胞，使机体产生炎症反应。

除了 FLG 水平降低，其他如上表皮细胞间紧密连接的损伤、脂质层的破坏、抗菌肽的减少均可损害皮肤屏障，从而促进外界抗原、病原体进入机体。这些发现对于确定新的分子治疗靶点很关键，通过恢复 AD 患者皮肤屏障的局部治疗可能是针对 AD 的重要治疗方法。蛋白酶活性的异常表达和增强是影响 AD 皮肤屏障的另一个特征性异常。其中最常见的为激肽释放酶（kallikreins，KLK），其通过激活在各种细胞上表达的 G 蛋白偶联蛋白酶活化受体（protease-activated receptors，PARs）来介导它们的功能。

（四）免疫功能紊乱及调节失衡

AD 的免疫功能紊乱及调节失衡是发病的中心环节，无论是基因异常还是变应原及感染均通过作用于机体免疫细胞引起免疫反应异常。AD 的免疫异常包括免疫效应细胞功能缺陷及异常、体液免疫异常、角质形成细胞的炎症放大效应，抗原提呈细胞、肥大细胞和嗜碱性粒细胞的致病作用，Th1/Th2 的失衡、炎症因子及介质的致病作用、自身免疫现象、新型 Th17 细胞的作用等。

1. 体液免疫异常　大量研究发现 80% AD 患者有血清总 IgE 及抗原特异性 IgE 水平的升高，而且其升高水平与皮损严重程度和广度平行，而且病程越长，血清 IgE 值就越高，在皮损恢复 1 年后才降至正常。上述患者为 EAD，还有部分 IAD 的患者 IgE 水平正常、无特异性的 IgE。EAD 患者在外周血中有 B 细胞活化表达 CD23，诱导 IgE 的产生，而 IAD 虽然无特异性 IgE 但在外周血中可检测到抗原特异性 IgG。IgE 在 AD 皮肤炎症中起多种作用：①可介导 I 型超敏反应和趋化反应；②IgE 可能参与了抗原提呈与 T 细胞的活化；③可与郎格罕细胞、巨噬细胞、树突状细胞表面的 IgE 受体结合，释放各种炎症介质及细胞因子，促进炎症反应。

2. 细胞免疫异常　T 细胞免疫平衡失调是 AD 发病的重要免疫学机制。T 细胞的过度活化与 Th1 /Th2 分化失衡是 AD 的特征之一，表现为 T 细胞和树突状细胞（DCs）对皮肤的浸润。皮肤郎格罕细胞数量异常，可激活 Th2 细胞并刺激其增值，Th2 和 Th22 是 AD 的特征性标志。

Th2 和 Th1 细胞因子及 Th1/Th2 与 AD 皮损的发生关系密切，在急性期 AD 皮损处，主要是 Th2 细胞因子占优势的细胞浸润，活化的 Th2 细胞释放 IL-4，IL-13 等细胞因子抑制抗菌肽产生，允许微生物入侵和表皮屏障破坏，减少角质层脂质产生及诱发海绵水肿；在慢性 AD 皮损处，主要是 Th1 占优势的细胞浸润，参与细胞介导的炎症反应，并抑制 Th2 细胞产生 IgE。在慢性 AD 患者 Th1 细胞因子中，IL-1α、IL-2 和 TGF-β 表达减少；而 IFN-γ，IL-12，粒细胞-单核细胞集落刺激因子表达增加。

Th17/Treg 失衡。Th17 细胞是一种新型辅助性 T 细胞亚群，主要通过 IL-17、IL-21、IL-22 等细胞因子发挥免疫调节作用，在免疫疾病的发生、发展及转归中起决定作用。在 AD 皮损和血清中，Th17 和 IL-17 的表达与疾病严重程度相关，这种相关性在内源性 AD 中更显著。IL-17 可通过募集中性粒细胞及促进多种炎症细胞因子释放，加重 AD 的病情；还可通过刺激上皮细胞、成纤维细胞分泌促炎症因子参与 AD 皮肤的重塑过程。内源性 AD 可以诱发更多 Th17 和 Th22 细胞的免疫活化。调节性 T 细胞（Treg）下调机体针对外来抗原或自身抗原的应答水平，从而维持机体免疫耐受。Foxp3 是 miR-31 的靶基因，AD 患者中 miR-31 可通过下调 Foxp3 的表达参与 Treg 细胞的调节，从而诱发和加重炎症反应，因此 miR-31 可能成为治疗 AD 的一个新靶点。

Th22 细胞及其分泌的细胞因子参与 AD 炎症反应。Th22 细胞由初始 T 淋巴细胞在 IL-6 和 TNF 依赖性方式下诱导分化成。Th22 细胞产生的细胞因子有 IL-22、IL-26 和 IL-13，其中 IL-22 是最重要的功能性细胞因子。IL-22 促进 IL-6 的分泌抑制表皮分化，引起 AD 皮损的蛋白炎症反应，造成表皮增生。葡萄球菌肠毒素 B（SEB）刺激以及房屋粉尘螨可以直接引起 IL-22 的分泌，加剧 AD 患者皮肤中的炎症程度。此外，在角质形成细胞中，IL-22 下调 FLG、兜甲蛋白、外皮蛋白的表达，进一步导致 AD 中的表皮屏障功能障碍恶化。

IL-23 是最近发现的一种促炎症细胞因子，通过与其受体相结合，促进 Th17 细胞的分化和增殖，并促进 Th17 细胞分泌特征性炎症因子 IL-17，从而构成 IL-23/Th17 细胞通路，在自身免疫性疾病的发生、宿主防御反应和变态反应性疾病的发展中起着重要作用。研究显示 AD 患者外周血中 IL-23 mRNA 表达水平及其血清中含量均显著升高，提示 IL-23 作为 Th17 细胞促分化因子，在 AD 疾病过程中发挥作用。

3. 细胞因子表达失衡　IL-13 是 Th2 产生的主要细胞因子，其过度表达可以使嗜酸性粒细胞、CD4$^+$T 细胞等聚集，从而引起炎症反应。IL-13 可以抑制 Th1 分化，导致 Th1/Th2 免疫失衡。研究发现 IL-13Rα2 对皮肤具有重要的保护作用，推测 IL-13Rα2 可能是 IL-13 诱导人类皮肤炎症的内在调节器，并可能成为治疗特应性疾病的新靶点。此外，研究发现 AD 患者 IL-13 水平的显著增高与血清 IgE 的升高相关。IL-13 相关基因 *rs1800925*、*rs2069743* 和 *rs1295686* 与脐血 IgE 显著相关。因此，早期发现脐血 IgE 易感基因可以为早期发现婴儿特应性疾病提供新的生物学标记。

研究者发现在 AD 的不同时期，Th 细胞反应不一，在急性皮损中 IL-4 及 IL-13 呈优势表达，而在慢性皮损中 IL-5 及 IFN-γ 呈优势表达。由此可推测 AD 急性皮损主要由 Th2 型细胞所致，慢性炎症反应主要由 Th1 型细胞所致。即在 AD 的发生、发展过程中，其细胞因子呈双相表达，表现为 Th2/Th1 细胞亚群失衡。据此可解释临床上特应性皮炎患者既有 I 型变态反应所致的皮损，同时还存在湿疹样皮损，即Ⅳ型迟发型变态反应所致的皮损。

Th 9 细胞分泌的细胞因子诱导 AD 瘙痒。在 TGF-β 和 IL-4 的共同作用下，初始 CD 4$^+$T 淋巴细胞可以直接转化为 Th9 细胞。共刺激分子如 CD 28 和 OX 40 在 TGF-β 和 IL-4 协同作用下诱导 Th9 产生增多。Th9 细胞选择性地产生 IL-9，同时也分泌 IL-10 和 IL-21。Th 9 具有典型的促炎作用，其在 AD 中的主要作用似乎是通过产生 IL-9 招募肥大细胞激活诱导瘙痒。

IL-25，即 IL-17F，主要由 Th17 细胞产生，也可由 DC、嗜酸性粒细胞和嗜碱性粒细胞产生。IL-25 在 AD 的发病机制中主要起到两个作用：一是产生 Th2 反应，二是通过对角质形成细胞的直接作用破坏屏障。内皮素 1（ET-1）作为不依赖于组胺物质引起哺乳动物瘙痒的重要递质，被发现与 IL-25 在 AD 患者表皮中相互上调，提示 IL-25 在 AD 瘙痒机制中也发挥了一定作用。

IL-31 能引起瘙痒并加重 AD 病情，主要由 Th 2 细胞产生，也可由 Th 22 细胞、肥大细胞以及成熟的树突状细胞（DC）产生，在 AD 中是主要的致瘙痒炎症物质。IL-31 通过下调中间丝相关蛋白（FLG）基因以及兜甲蛋白抑制终末分化，增强蛋白炎症细胞因子的分泌。IL-31 还会减少神经酰胺的产生，提高长链游离脂肪酸（FFAs），减少角质层脂质中酯连接的

ω-羟基神经酰胺进而影响表皮屏障功能。IL-31 通过与 IL-31 受体 A（IL-31 RA）和制瘤素 M 受体（OSMR）组成的异二聚体受体结合后发挥功能。IL-31 RA 存在于健康受试者的背根神经节的神经元中及 AD 患者的角质形成细胞、巨噬细胞、嗜酸性粒细胞中。IL-31 受体是 Th2 细胞和感觉神经之间的关键神经免疫联系，该受体高表达后导致皮肤神经末梢的激活引起瘙痒。人源化抗人 IL-31RA 单克隆抗体在 AD 中可有效缓解瘙痒。均提 IL-31 以及 IL-31RA 在介导瘙痒中的重要作用。也有研究表明 IL-31 的致瘙痒效应是通过角质形成细胞和继发性致痒性物质间接介导的，而不是通过皮肤神经上的受体。AD 皮损中 IL-31 蛋白以及 mRNA 的水平均有所升高，尤其是在皮肤归巢淋巴细胞相关抗原（CLA）阳性 T 细胞中，在成年 AD 及儿童 AD 患者中均发现血清中 IL-31 升高，并且与 AD 患者病情的严重程度成正比。

4. 自身免疫现象　最近研究表明，大多数 AD 患者都能检测到针对人体自身蛋白的循环性 IgE 抗体，而这种抗体在正常人及其他皮肤病中未发现，提示 IgE 的自身反应可能是 AD 的病因之一。同时在大量 AD 患者的血清证实了抗 IgE 自身抗体的存在，而在正常人中则很少出现，这种自身抗体的作用尚不明确。临床观察表明：有些 AD 患者存在低 IgE 水平仍表现 IgE 的自身反应性，而有些高 IgE 水平的患者则未出现 IgE 自身反应性。并且那些存在 IgE 自身反应性 AD 患者常存在严重的皮损，而且随病情的恶化 IgE 的自身反应性增强，因此有人提出 IgE 的反应性与疾病的活动性有关。有研究者提出抗 IgE 抗体有致组胺释放的活性，但仍有异议。

部分患者在接触过多的外源性抗原时病情可恶化，其可能为 IgE 对自身抗原的反应性增强所致，进一步提示当外来抗原刺激机体产生 IgE，与抗原结合形成免疫复合物引起组织破坏使自身抗原暴露，进而形成自身抗原-抗体复合物，由抗原提呈细胞提呈给肥大细胞、嗜酸性粒细胞等引起活化，释放细胞因子加重组织损伤，形成恶性循环，这时即使脱离了致敏环境，自身抗原-抗体复合物仍能引起持续和（或）严重的炎症反应。

（五）炎症效应细胞的作用

1. 肥大细胞（MC）在 AD 发病机制中的作用尚不完全清楚，在 AD 慢性皮损处可以见到 MC 的数量增加。MC 参与 AD 的发病机制，不仅通过释放炎症介质，而且直接调节各种炎症细胞的募集和活化。肥大细胞 CD40 配体与 B 细胞表面 CD40 相互作用，在 IL-4 的作用下促进 B 细胞发育及 IgE 合成。MC 基因敲除小鼠易出现严重的 AD 样皮肤炎症，提示 MC 在 AD 的发展中可能起保护作用。

2. 嗜酸性粒细胞和嗜碱性粒细胞的作用。AD 患者的血清和皮损中嗜酸性粒细胞的数量增加，嗜酸性粒细胞脱颗粒释放多种炎症介质参与 AD 发病；组织中嗜酸性粒细胞与 AD 严重程度相关。而嗜碱性粒细胞表达 FcεRI，与 IgE 结合后脱颗粒。在 AD 小鼠模型中，嗜碱性粒细胞在 Th2 及 IL-18 产生的免疫应答中发挥作用，也可以通过释放 IL-4，促进固有淋巴样细胞-2（ILC-2）的招募和增殖。

（六）AD 与维生素 D

AD 与维生素 D 相关。研究显示 AD 组 1，25-（OH）$_2$-维生素 D$_3$ 平均血清水平显著降低，在中重度 AD 患者中更显著。此外还发现 AD 患者 SCORAD 指数与血清 1，25-（OH）$_2$-维生素 D$_3$ 水平呈负相关，而与总嗜酸性粒细胞计数及总 IgE 水平呈正相关；且中重度 AD 患者总嗜酸性粒细胞计数水平显著增加。研究表明，孕妇产前 1，25-（OH）$_2$-维生素 D$_3$ 水平降低与儿童早年患 AD 的风险增高相关，且早期儿童摄入维生素 D 较少可以使疾病持续迁延至中期。

（七）AD 与组胺 H_4 受体

组胺 H_4 受体在组胺受体家族中发现最晚，在免疫应答、变态反应性疾病中发挥重要作用，目前已有 H_4 受体拮抗药相关的临床试验用于治疗过敏性及免疫炎症性疾病。2015 年张璋等研究总结组胺 H_4 受体在 AD 发病中的作用，发现组胺 H_4 受体参与了 AD 发病机制的多个环节，并在瘙痒、炎症、免疫调节等环节中起重要作用，有望成为 AD 等变态反应炎性疾病一个新的治疗靶点。

三、临床表现与评估

（一）临床表现

瘙痒、特征性皮损、伴随不同时期而改变的非特异性皮肤和皮外症状都是 AD 的主要临床表现。在婴幼儿中，AD 的主要症状是严重的瘙痒，主要影响头面部和四肢。年龄较大的儿童，典型的 AD 临床表现为手臂和腿部弯曲部位出现湿疹。

AD 的瘙痒常被认为是"始发性因素"，由此产生的搔抓、痒疹、湿疹和苔藓化为"继发性损害"。瘙痒可为阵发性、间断性或持续性，常是疾病活动的先兆，并随病情进行性加重。皮肤屏障功能障碍导致的皮肤干燥、出汗或身穿羊毛内衣、精神因素等被认为是诱发瘙痒的主要原因。AD 皮损的特征性在于其皮损发展、演变的特点及好发部位。AD 可根据皮损的性质分为急性期、亚急性期、慢性期，也可根据皮损的特点分为湿疹型、痒疹型、苔藓样变型。患者皮损在不同临床时期有不同的表现。

1. 婴儿期（出生至 2 岁）　多表现为急性期或亚急性期皮损，皮损常始于头皮、面部及肢体伸侧，尿布区不受累，其皮疹主要可分为渗出型、干燥型。渗出型多发生于肥胖有渗出体质的婴儿，干燥型多发生于瘦弱的婴儿，两型均有阵发剧烈瘙痒，引起婴儿哭闹和睡眠不安，至 2 岁时，80%左右的婴儿 AD 会基本痊愈，未愈者进入儿童期。

2. 儿童期（3～11 岁）　儿童期 AD 可为婴儿期的延续，也可以为儿童期新发病。皮损表现为湿疹型和痒疹型两种，多表现为亚急性期、慢性期皮损。湿疹型又称屈侧受累型，好发于肘窝、腘窝和小腿的伸侧，亦可累及颈外侧和四肢其他部位，皮损泛发者，小腿伸侧、双手、口周和眼周也可被累及；痒疹型多发生于四肢伸侧及背部。此时期常因剧烈瘙痒导致搔抓，患儿情绪不稳定，易激怒、焦虑和多动不安，影响正常生长发育和学习。

3. 青少年或成年早期（12～20 岁）　皮损与儿童期相似，但累及范围更广，常还可累及面颈部、躯干上部及手部，分布对称。部分患者除了有慢性期损害外，还可在肢体屈侧发生亚急性湿疹样斑片，此期患者处于青春期，很多心理问题可加重病情。

AD 还有许多次要皮肤表现，包括干皮病、鱼鳞病、毛周角化、单纯糠疹、唇炎、游走性舌炎，旦尼-莫根（Dennie-Morgan）眶下皱褶、眶周黑晕、毛周隆起、掌纹症、手足皮炎、白色划痕，皮肤感染倾向等。而变应性鼻炎、支气管哮喘、变应性结膜炎、白内障、嗜酸性粒细胞胃肠炎则为 AD 的非皮肤变应性表现。

2002 年 Wuthrich 根据 AD 伴发变态反应证据有无，将 AD 分为内源型特应性皮炎（intrinsic atopic dermatitis，IAD）和外源型特应性皮炎（extrinsic atopic dermatitis，EAD）。因为该病部分患者还合并有呼吸道症状（如变应性鼻炎和支气管哮喘），又可将其进一步分为单纯型 AD 和混合型 AD。

（二）评估

评估 AD 病情严重程度的方法有很多，但目前最常用的有两种。一种是 1989 年 Rajka

提出的 AD 严重程度积分分级法（Grading system of Rajka and Langeland），有 3 项评分指标。①皮损范围：皮损面积<9%为 1 分，9%～36%为 2 分，>36%为 3 分；②病程：即皮损缓解情况，1 年缓解时间>3 个月为 1 分，<3 个月为 2 分，无缓解期为 3 分；③瘙痒程度：偶尔影响睡眠为 1 分，经常影响睡眠为 2 分，无法睡眠为 3 分，允许出现 0.5 分。根据总积分值将 AD 分为轻度（3～4 分）、中度（4.5～7.5 分）、重度（8～9 分），以此来判断病情变化及评价药物疗效。

另一种是欧洲特应性皮炎研究组（ETFAD）在 1993 年提出的欧洲特应性皮炎评分标准（Scoring atopic dermatitis，SCORAD），此标准包括皮肤病变范围（A）、皮损严重程度（B）、瘙痒和睡眠影响程度（C）。A.范围：成人的头颈部、臂各 9%，躯干前、躯干后各 13.5%，下肢各 22.5%。14 岁以下儿童中，头颈部、臂各 9%，躯干前、躯干后及下肢各按 18%来计算。1%的面积为 1 分。B.皮损严重程度评分：按上述部位评分，评分标准 0～3 四级评分法。症状、体征包括：红斑、丘疹（或）水肿、表皮剥脱、裂纹（或）皲裂、渗出（或）结痂、苔藓化、皮肤干燥（评价未受累皮肤）。C.瘙痒和影响睡眠程度：按最近的 3 昼夜平均评分，0～3 四级评分。这是目前应用较多的 AD 皮损严重程度评分法，但其较复杂，限制了广泛应用。

（三）辅助检查

实验室证据即主要指变应原检测，其分为体内和体外两种，体内主要指皮肤点刺试验、皮内试验、斑贴试验（APT），体外试验主要指血清中总 IgE 和变应原特异性 IgE、IgG 的测定。在目前临床上最常用的是皮肤点刺试验（SPT）及血 IgE 和变应原特异性 IgE 的检测，检测结果必须结合临床进行综合判断。此外，微生物检查、组织病理学检查也可协助判断 AD 的病因及病情。

四、诊断与鉴别诊断

（一）AD 的诊断

AD 的诊断主要靠临床表现，现尚无任何一项实验诊断成为临床诊断的金标准。不同国家或地区采用的诊断标准不一，但目前较为常用的仍为 Hanifin 标准和 Williams 诊断标准。我国北京大学人民医院张建中教授提出了中国特应性皮炎诊断标准。

1. Hanifin 标准（1980 年）

（1）基本特征：①瘙痒；②典型皮损形态和分布：成人屈侧苔藓化或条状表现，婴儿和儿童面部及伸侧受累；③慢性或慢性复发性皮炎；④个人或家族遗传过敏史（哮喘、过敏性鼻炎和 AD）。

（2）次要特征：①干皮症；②鱼鳞病、掌纹症、毛周角化症；③即刻型（Ⅰ型）皮试反应；④血清 IgE 增高；⑤早年发病；⑥皮肤感染倾向（特别是金黄色葡萄球菌和单纯疱疹）或损伤的细胞中介免疫；⑦非特异性手足皮炎倾向；⑧乳头湿疹；⑨唇炎；⑩复发性结合膜炎；⑪旦尼-莫根（Dennie-Morgan）眶下褶痕；⑫锥形角膜；⑬前囊下白内障；⑭眶周黑晕；⑮苍白脸或面部皮炎；⑯白色糠疹；⑰颈前皱褶；⑱出汗时瘙痒；⑲对羊毛敏感；⑳毛周隆起；㉑对饮食敏感；㉒病程受环境或情绪因素影响；㉓白色划痕或延迟发白。

凡符合上述基本特征中 3 项或 3 项以上及次要特征中任何 3 项或 3 项以上者即可诊断为特应性皮炎（AD）。

2. Williams（1994 年）

（1）必须具有皮肤瘙痒史。

（2）屈侧皮肤受累史，包括肘窝、腘窝、踝前或围绕颈 1 周（10 岁以下儿童包括面部）。

（3）个人哮喘或花粉症史（或一级亲属 4 岁以下儿童期发生 AD 史）。

（4）全身皮肤干燥史。

（5）屈侧有湿疹。

（6）2 岁前发病（适用于患儿年龄＞4 岁者）。

该标准必须具备（1），并且符合（2）～（6）条中 3 条或 3 条以上者可诊断为特应性皮炎（AD）。

3. 张建中教授提出的中国特应性皮炎诊断标准

（1）病程 ＞6 个月的对称性湿疹患者，符合以下两条中的 1 条或 1 条以上即可诊断。

（2）特应性疾病个人史和（或）家族史。

（3）血清总免疫球蛋白 E（IgE）升高和（或）外周血嗜酸性粒细胞升高和（或）过敏原阳性（过敏原特异性 IgE 检测 2 级或 2 级以上阳性）。

将"中国标准"以及目前国内外应用较多的 Hanifin 标准及 Williams 标准分别应用于慢性对称性湿疹患者中的诊断中。结果显示，60.3% 的患者符合"中国标准"，48.2% 的患者符合 Hanifin 标准，32.7% 的患者符合 Williams 标准。由此可见"中国标准"的敏感性高于 Hanifin 标准和 Williams 标准。

简单地说，不管使用何种诊断标准，瘙痒和干燥是 AD 的关键因素，如果没有这些因素，就应该质疑 AD 的诊断。除这些症状外，AD 的诊断基于个人和（或）家族特应性病史，再加上临床症状和体征。

另外，值得注意的是随着对特应性含义认识的加深、AD 分型的提出，使得对 IAD 和 EAD 诊断上的认识也有了很大的提高。

4. IAD 诊断标准

（1）临床表现符合 Hanifin 诊断标准。

（2）无其他异位（特应）性疾病或病史，如变态反应性鼻炎、哮喘、急性荨麻疹、食物过敏等。

（3）对吸入或食物常规变应原的点刺和（或）皮内试验阴性。

（4）血清总 IgE 水平正常。

（5）不能测出对常规性吸入或食物变应原的特异性 IgE 抗体。

（6）其他：起病年龄较大，但家族史和病程与外源型无区别，女性多见。由此看来，只要临床上符合 Hanifin 诊断标准，缺乏遗传过敏证据，即可推测可能为 IAD，进一步做血清总 IgE 和特异性 IgE 检测，并排除其他原因所致的皮炎湿疹即可诊断。临床上 IAD 并非少见，占全部 AD 的 10%～50%，在诊断时要有足够的意识认识，否则易出现漏诊及误诊。

5. EAD 的诊断标准

（1）临床表现符合 Hanifin 诊断标准。

（2）皮试或血清学试验可测出对吸入或食物常规变应原的特异性 IgE。

（3）皮疹出现时年龄比较小（多数在儿童）。

（二）鉴别诊断

AD 主要需与下列皮肤病相鉴别。

1. 湿疹　损害常形成多形性、皮损可以发生在身体任何部位，常常具有对称性分布的特点，但无一定的发病部位，家族中常无"特应性"病史。

2. 脂溢性皮炎　常伴有皮脂溢出，损害常开始于多毛的部位，好犯头皮、颜面、胸骨前区、肩胛间区和弯曲部，对称分布。损害的境界清楚，色暗红或红黄，覆有油脂性鳞屑，有时累及眉区、鼻唇沟、耳后，痒感较轻。

3. 神经性皮炎　可以发生在外观正常的皮肤，皮损好发于可以触及的部位，多见于骨突及伸侧部位，偶有外阴及阴囊受累，有阵发性瘙痒，该病发病与神经-精神因素有很密切的关系。另外在不同临床阶段，还要注意与其他的不同疾病进行鉴别。

五、治疗

（一）治疗原则

通常采用短期疗效和长期疗效并重的治疗方法，如间歇疗法、序贯疗法或者称为梯级递进疗法，即以保湿剂长期使用为基础，当 AD 发作时或复发时选用钙调神经磷酸酶抑制剂外用，急性加重期选择糖皮质激素外用迅速控制症状。对疗效仍不好的严重性或难治性 AD，可考虑紫外线（如 NB-UVB）疗法或免疫抑制剂的系统应用等，待控制症状后再递减药物的剂量。制订治疗方案时应多方面考虑：①去除病因和诱因；②恢复、保护皮肤屏障；③控制皮肤变应性炎症反应；④减轻瘙痒；⑤恢复皮肤和肠道菌群失衡；⑥患者及其家属心理支持治疗；⑦个体化治疗；⑧分级治疗。核心问题包括瘙痒管理、炎症管理、皮肤屏障和菌群失衡的管理。

（二）一般治疗

1. 病因和诱因治疗　寻找发病原因，去除诱发因素，减少激发因素，尽量避免一切外来的刺激，温度适宜，尽量减少环境中的变应原，抗细菌和抗真菌治疗、特异性免疫治疗。

2. 饮食控制　婴儿喂养应提倡母乳喂养。如需人工喂养，可用牛奶、羊奶、配方奶和氨基酸制品等。对 AD 患儿添加辅食时，应遵循以下原则：①辅食添加量较同龄婴儿要采取开始时量少、缓慢递加的方式；②辅食品种要采取逐一添加，循序渐进的方式；③辅食添加时间宜采取推迟添加和拉大时间间隔，经常注意消化功能情况；④辅食加工方式建议采用充分蒸煮方式；⑤在喂食时，避免食物外溢刺激口周皮肤；⑥对有食物过敏史的患儿及其母亲皆要避免摄入该食物。

3. 维护皮肤屏障功能　可以通过使用保湿剂、润肤剂及抗炎症的药物，避免过度的皮肤清洗。洗澡时间以 5～10 分钟、水温为 36～38℃、使用 pH 为 5.5～6.0 的温和沐浴液为宜，浴后应立即使用润肤剂。

4. 居室环境与穿着　居室要求凉爽、通风和清洁，建议用湿拖把和抹布清洁居室，避免屋尘、螨及动物毛等变应原的吸入患儿衣物以纯棉为主，最好不要养宠物。穿着以宽松柔软为宜，衣物厚度较同龄儿略薄。

（三）外用疗法

1. 保湿润肤剂　对缓解期的患者可使用保湿润肤剂维持缓解期、减少复发。经常使用润肤剂可使皮肤角质层保持高度水化，也可增强 AD 患者皮损对糖皮质激素的治疗反应，并可减轻外用激素造成的真表皮萎缩。减轻皮肤干燥和表皮中的裂纹形成，从而有利于防止过敏原侵入而引起免疫反应。

2. 止痒剂　瘙痒是 AD 的主要症状，会导致"瘙痒-搔抓-瘙痒"的恶性循环，并严重影响患者的生活及心理情绪，需要使用止痒剂来缓解症状。目前常用焦油类、皮质类固醇类，也可使用 5%盐酸多塞平霜、0.05%辣椒素。

3. 外用糖皮质激素 糖皮质激素是治疗 AD 的一线用药，常作为 AD 治疗的首选。外用糖皮质激素可减轻局部炎症、缓解皮肤瘙痒症状，间断使用糖皮质激素可以有效地预防复发。外用强效激素可使症状得到很快控制，缓解病情，但不良反应往往较大，使用弱效激素则可减少不良反应发生的风险，临床医师在外用激素治疗 AD 时应充分了解患者病情，权衡利弊，将激素可能引起的皮肤萎缩、色素沉着、毛细血管扩张等副作用降至最低，尽量达到既能治疗疾病，又能减少副作用的平衡，最终达到扬长避短的效果。

4. 外用免疫调节剂 其代表药物为 0.03% 和 0.1%他克莫司、1%吡美莫司。他克莫司是大环内酯类药物，为强效的免疫抑制剂，可通过抑制钙调神经磷酸酶、抑制 T 淋巴细胞活性和炎症细胞因子的释放、抑制郎格罕细胞的抗原提呈功能、抑制嗜碱性粒细胞和肥大细胞脱颗粒等而起作用，除此之外还可降低 AD 的葡萄球菌定植，能长期/有效治疗 AD，并且有良好的耐受性，对于糖皮质激素反应差或不耐受的患者提供了简单而便利的单药治疗方法。近年来美国已用于治疗 2 岁以上儿童 AD 患者。而吡美莫司是子囊霉素衍生物，作用与他克莫司相似。外用钙调神经磷酸酶抑制剂最大的优点是没有激素带来的诸多副作用，可修复皮肤屏障，而且还不会有明显的系统性吸收，对成人和儿童均有很好效果。白文永等对他克莫司与吡美莫司治疗 AD 的安全性、有效性和经济性进行对比评价，得出结论：治疗儿童 AD，以 1% 吡美莫司治疗 3 周效果为最好，成本最低。这一研究为临床医师和患者提供了治疗 AD 安全有效经济的治疗方案。

除他克莫司和吡美莫司外，还有两种新兴外用免疫调节剂。① PDE-4 抑制剂：磷酸二酯酶-4（PDE-4）通过选择性降解 cAMP，可促进下游免疫细胞的活化和炎症因子的释放，参 AD 等多种炎性疾病的致病。有一种外用 PDE-4 抑制剂（第三代 PDE4 抑制剂阿普斯特）已通过Ⅲ期临床试验，获得 FDA 批准用于大于 2 岁的儿童及成人的 AD 治疗。临床研究显示外用该抑制剂可显著改善轻中度 AD，且不会出现皮肤萎缩、毛细血管扩张的副作用，使用时也没有刺痛和烧灼感，为 AD 患者提供了更多治疗选择。② JAK 抑制剂：JAK/STAT 通路下游包含了 IL-4、IL-13、IL-31 在内的众多 AD 致病关键因子，研究显示 JAK 抑制剂 2% 托法替尼软膏具有良好的耐受性和安全性。

外用可直接抑制角质形成细胞中 JAK/STAT 通路，降低局部皮损 IL-4 水平。Ⅱ期临床研究中 2%该制剂软膏有良好的止痒效果，并显著改善轻到中度的 AD 皮损。其有效性和远期安全性有待进一步的研究和验证。

5. 其他外用药物 根据病情可选择外用烟酰胺、糖皮质激素联合抗感染制剂等。

（四）全身疗法

1. 抗组胺药、白三烯拮抗剂和肥大细胞稳定剂

（1）抗组胺药：抗组胺药是控制 AD 瘙痒和皮疹最常使用的药物，主要通过其镇静止痒作用，缓解 AD 患者的症状，消除"瘙痒-搔抓-瘙痒"的恶性循环。常用药物包括"马来酸氯苯那敏片、盐酸西替利嗪片、枸地氯雷他定片、依匹斯汀胶囊、奥洛他定片"等，儿童可用"盐酸西替利嗪滴剂、氯雷他定糖浆、地氯雷他定干混悬剂"等。第一代抗组胺药虽有较明显的嗜睡作用，但对 AD 瘙痒引起的夜晚睡眠不佳者尤为适用，此外还有较强的抗胆碱作用，可抑制胃肠动力，降低其他药物吸收。对于 AD 患者用药时应注意不需一味采用非镇静类抗组胺药口服，因为没有足够的证据支持使用第一或第二代（H_1）抗组胺药能有效治疗瘙痒。

（2）白三烯拮抗药（LTs）：如孟鲁司特、扎鲁司特、齐留通可通过抑制 LTs 介导的炎症途径发挥对 AD 的治疗作用，但是这种短期的疗效不能长期的保持。

（3）肥大细胞稳定剂：组胺并不是引起 AD 瘙痒的唯一原因，肥大细胞介质如 TNF-α、IL-4、IL-5、IL-6 在其中也具有重要作用。肥大细胞稳定剂色甘酸钠、酮替芬、曲尼司特、奈多罗米钠，可抑制黏膜肥大细胞释放白三烯、组胺等致炎症介质，因能减轻非特应性患者神经性瘙痒和皮肤潮红，同理可用于 AD 瘙痒治疗。其中奈多罗米钠是目前抗炎作用最强的非甾体抗炎平喘药，可抑制肥大细胞释放白三烯、组胺等炎症介质，对嗜酸性粒细胞、中性粒细胞及巨噬细胞的功能均有抑制，并抑制气道上皮细胞释放粒细胞巨噬细胞集落刺激因子（GM-CSF）和感觉神经 C 纤维释放 P 物质等，作用强于色甘酸钠，奈多罗米钠是目前国际上最受注目的抗过敏性炎症的药物。肥大细胞稳定剂可用于大龄儿童和成人，幼儿慎用。

2. 抗细菌及真菌治疗　AD 可因皮肤真菌、细菌、病毒感染而恶化，因此抗感染治疗有利于 AD 患者病情改善，局部使用抗生素如复方多黏菌素 B 软膏、夫西地酸、百多邦等可明显缓解患者的瘙痒症状，使皮损好转，且金黄色葡萄球菌计数显著减少。系统或局部应用抗真菌药物对治疗 AD 可取得明显效果。研究证实伊曲康唑治疗部分 AD 有效，其机制可能与降低 Th2 型细胞因子，提高 Th1 型细胞因子有关。

3. 糖皮质激素　糖皮质激素具有广泛的抗炎症和免疫抑制作用，可以减轻 AD 的炎症和瘙痒，但长期使用糖皮质激素会带来全身性的不良反应，而且治疗停止后经常出现复发或反弹，所以尽量避免系统性使用激素治疗。只有当病情严重顽固者时才考虑系统应用，或需要迅速控制症状的救急治疗。常用泼尼松或泼尼松龙。国外学者推荐：一般成人最大量为 60mg/d，连用 1 周。然后 40mg/d 和 20mg/d 分别用 1 周，改为 20mg，隔日 1 次，1～2 周后停用。

4. 免疫抑制剂及免疫调节剂　免疫抑制剂可降低或抑制免疫应答，用于治疗其他经典方法不能控制病情的严重的 AD，常用的免疫抑制剂包括：①环孢素 A（CsA）。CsA 目前仅推荐用于严重的、使用其他经典治疗方法不能控制病情的 AD 患者，其可通过抑制 Th 细胞活化过程中 IL-2 基因的转录来抑制 T 细胞反应的早期阶段。国外有研究发现，在治疗结束时 73% 的严重患者皮疹可以消失或显著缓解，但所有患者在停药的 3 个月内复发。②其他免疫抑制剂。包括硫唑嘌呤、甲氨蝶呤、环磷酰胺、吗替麦考酚酯等，已用于重症 AD，通过诱导机体对变应原的耐受性成为 AD 潜在的一线用药。

AD 患者存在多种免疫功能紊乱，国内外学者常试图使用免疫调节剂来调节或纠正 AD 的免疫功能紊乱。常用的免疫调节剂有：①IFN-γ。AD 是 Th2 型疾病，研究发现 IFN-γ可抑制 IL-4 介导的 IgE 的产生，诱导初始 T 淋巴细胞向 Th1 细胞分化，降低 IL-4、IL-5 表达，并抑制 Th2 细胞增殖。其治疗 AD 疗效稳定。②静脉注射免疫球蛋白。有增强免疫功能及抗炎作用，可能与阻断巨噬细胞 Fc 受体、改变细胞因子和细胞因子拮抗剂的产生，或者与影响 Fas 相关凋亡有关。③卡介菌多糖核酸。卡介菌多糖核酸通过稳定肥大细胞膜、持续刺激机体产生过量的 IgG 抗体等机制对机体行免疫调节，具有抗感染、抗变态反应、抗肿瘤作用，有报道其治疗 AD 的有效率为 63%～74%。④IL-2。IL-2 可选择性诱导 Th1 细胞介导的免疫反应，可诱导产生如 IL-10 等细胞因子和抑制 IgE 的产生，具有提高吞噬细胞的活性，并刺激淋巴细胞分泌 IFN-γ等多种功能。⑤胸腺激素。胸腺激素有免疫增强作用，少数学者曾对部分 AD 患者行探索性应用，其确切疗效有待进一步观察。

5. 光化学疗法 窄谱-UVB、UVA 都可用于治疗 AD。窄谱-UVB 照射可使皮肤中浸润的 T 细胞凋亡，T 细胞数量降低、Th1 样细胞因子 IFN-γ 分泌下降；可使多形核白细胞和郎格罕细胞数量下降；可通过影响角质形成细胞的细胞因子分泌，间接影响 T 细胞活性；可显著减少 AD 皮损表面微生物菌群数量及金黄色葡萄球菌产生毒素的能力。UVA1（波长 340~400nm）照射 AD 皮损，可使被激活的 T 细胞功能受损、p53 表达明显增加，p53 是一种抑癌蛋白，最终导致真皮内 T 细胞凋亡；还可直接作用于真皮内 Th1 细胞，使 AD 皮损中 IFN-γ 表达下调。目前认为 UVA 与 UVB 的联合治疗疗效优于单一波 UVB，长波紫外线补骨脂素（PUVA）疗法可通过抑制细胞的增殖与活化，调节免疫，抑制肥大细胞脱颗粒等机制而应用于严重的 AD 患者。

6. 新型的生物靶向疗法 新型的生物靶向疗法包括基因疗法、生物制剂及特异性炎症介质抑制剂。其中抗 IgE 抗体奥马珠单抗（omalizumab）在 AD 治疗中的应用是目前研究的热点，omalizumab 是重组人源化 IgG$_1$ 单克隆抗体，它可与血循环中游离的各种抗原特异性 IgE 结合，但不与以和细胞膜 IgE 受体结合的 IgE 结合，最终导致血浆游离 IgE 水平降低，使嗜碱性粒细胞、肥大细胞表面 IgE FcεRI 的表达下调，阻断了 IgE 依赖的抗原提呈，进而抑制了由 Th2 介导的炎症反应的进一步扩大，减缓或阻止了 IgE 介导的炎症反应。目前 omalizumab 是唯一被批准用于治疗中重度变应性哮喘的生物制剂，其应用指标为血清 IgE 水平在 30~700U/ml 范围内，主要用于严重的无法用常规药物治疗控制的哮喘。近来 omalizumab 已被尝试用于 AD 的治疗，2008 年美国加利福尼亚大学对 21 位伴有中重度哮喘及 AD 的患者进行 omalizumab 的试点研究，研究证实所有的患者的病情都有显著的改善。

目前，临床试验中表现出临床疗效的特应性皮炎靶向药物还包括：靶向 Th2 型炎症通路的细胞因子的 Dupliumab、Tralokinumab、Lebrikizumab 和 GBR830；靶向非 Th2 型炎症通路的细胞因子的 ILV－094/Fezakizumab 和 MOR106；靶向小分子的 Crisaborole、Tofacitinib 和 ZPL389。其中 Dupliumab、Crisaborole 已通过 FDA 正式批准用于 AD 的治疗，有些药物仍处于临床试验的前期或具有样本量较小、试验时间较短等局限性，因此，相关靶向药物的临床应用仍需等待进一步的研究结果。

7. 调节肠道菌群的治疗 根据肠道菌群紊乱在 AD 发病机制上的作用，已有学者在临床上进行了一些有意义的尝试，使用双歧杆菌乳杆菌三联活菌片（成分为长型双歧杆菌、保加利亚乳杆菌和嗜热链球菌，每次 4 片，每日 3 次，共 12 周），通过增加特应性皮炎患者肠道双歧杆菌和乳酸杆菌菌群而改善病情并延缓复发。马欣等报道，苦参碱、黄芩苷、马齿苋多糖等中药单体以及参苓白术散等复方，可调节肠道菌群及其特定的代谢酶而起到治疗 AD 的作用。

第32章　儿童荨麻疹

第一节　儿童慢性荨麻疹

慢性荨麻疹可发生在所有年龄组，也是儿童较为常见的皮肤炎症之一。然而，小儿儿童慢性荨麻疹发病率似乎比成人低，在普通人群中的患病率为0.5%～5.0%，而在儿童中患病率为0.1%～0.3%。根据症状是自发发生的还是由特定诱因引起的可将慢性荨麻疹分为慢性自发性荨麻疹（CSU）和慢性诱导性荨麻疹（CIU）两种类型。CSU是一种常见且极度苦恼的瘙痒性皮肤病，对患者日常生活的方方面面造成严重影响。虽然CSU的病因难以捉摸，但儿童期CSU往往可归因于自身反应。已经证明食物过敏、食物不耐受及感染是儿童期CSU的潜在原因；CIU是由于特殊的物理化学因素触发了肥大细胞脱颗粒作用而导致了自身抗原的合成或直接触发肥大细胞释放组胺而致风团和瘙痒，皮肤划痕症即是这种反应。然而，目前缺乏严密的研究证据来支持这些推测。CSU仅占儿童全部瘙痒原因的3%，但我们在对这一特定人群的CSU的病因/诱因、病理生理学、特征和最佳治疗方面还缺乏足够的了解，临床需求却越来越迫切。

一、病因与临床特征

（一）病因

小儿慢性荨麻疹的起因有各种食物、药物、感染、内脏疾病、精神因素、物理因素（机械、冷、热、光）等。主要有以下几个方面。

1. 食物因素　进食动物食品（如鱼、虾、蟹、牛奶及其他海鲜）、植物食品（如豆类、蕈类及某些水果）以及进食不新鲜食物而发生急性荨麻疹在小儿尤为多见，一旦致敏，部分患儿即可能成为慢性荨麻疹患者，这部分患者又可分为食物过敏和食物不耐受两种情况。食物过敏者，只有在进食过敏食物时荨麻疹才发作，否则完全正常，其他刺激因素不能诱发荨麻疹，这部分患者实际上还是急性荨麻疹。食物不耐受荨麻疹患者平素胃肠功能不佳，消化吸收不好，荨麻疹反反复复，皮肤似乎处于"致敏"状态，精神、物理等因素可诱发风团瘙痒。

2. 药物因素　服用或注射某些药物可发生急性荨麻疹，其中以抗生素、解热镇痛药、磺胺、血清制品、疫苗及各种酶类生物制剂为常见。

3. 感染因素　细菌、病毒、真菌、寄生虫等慢性感染灶导致荨麻疹，如小儿上呼吸道病毒或细菌感染、扁桃体炎、中耳炎、牙槽脓肿以及慢性皮肤化脓感染等。笔者接诊一例12岁患儿，反复四处求诊1年，几乎能用到的所有抗过敏药都用过了，均"无效"，经检查发现其为乙肝患者，病毒载量很高，经抗病毒治疗，乙肝病毒载量降下来后，荨麻疹也随之缓解。

4. 吸入变应原 长期通过呼吸道吸入动物的皮屑、花粉、粉尘、羽毛、真菌孢子等导致慢性荨麻疹。尤其是具有异位性体质的小儿，容易发生荨麻疹，这类患者可伴哮喘和过敏性鼻炎。

（二）临床特征

小儿慢性荨麻疹的临床特征是时间超过 6 周、反复发作、几乎每天发生的严重瘙痒的短暂性风团，伴有或不伴有血管性水肿。研究发现，50%～80%慢性荨麻疹患者为 CSU，25%～40% 患者为 CIU，其中以物理因素所致荨麻疹最为常见。也有调查显示 1/3 的患者在详细病史和检测中未发现导致荨麻疹发作的任何诱因，而 CIU 的唯一病因为物理性荨麻疹，皮肤划痕症是物理性荨麻疹最常见的表现。大多数 CSU 患儿（53%～85%）在 1～2 年缓解，约 75% 的 CIU 患儿在避免诱导因素或服用常规剂量的 H_1 抗组胺药后症状缓解或有所改善。患 CSU 的儿童对由室内尘螨诱导致敏的患病率更高，屋尘螨致敏及自体血清皮肤试验（ASST）阳性与病情较重、病程较长有关。此外，CSU 患者嗜碱性粒细胞中 CD63 的表达较高，提示自发的嗜碱性粒细胞活化可能与慢性荨麻疹发病有关。在 CSU 与自身免疫性荨麻疹的中，自体血清皮肤试验阳性的患者其临床症状持续时间更久。少数慢性荨麻疹患者存在 ANA、抗甲状腺球蛋白抗体、抗微粒体抗体等自身抗体，这些自身抗体可激活嗜碱性粒细胞和肥大细胞，诱导补体释放组胺。但小儿慢性荨麻疹的发病与自身免疫性疾病之间的关系尚不明确。

二、诊断与治疗

（一）诊断

2009 年《荨麻疹指南》建议成人和儿童使用相同的诊断程序，因为这两个人群中慢性荨麻疹的潜在假定原因相似。一个基于荨麻疹特征性症状（风团和瘙痒）的简单的评分系统，"荨麻疹活动评分"（UAS），可用来评估疾病活动性。

（二）治疗

1. 治疗原则 儿童慢性荨麻疹的治疗原则与成人无差异。

2. 治疗措施 首要措施是对症止痒治疗，非镇静作用的抗组胺药（nsAH）同样是儿童荨麻疹治疗的一线选择。不同的药物其最低年龄限制和使用剂量有显著的差别，应遵循药物说明书规范使用。很多医师认为第一代抗组胺药物在临床上已应用很长时间，其安全性资料已很清楚，应可以用于儿童。但是，第一代抗组胺药物上市很早，当时 GCP 等都未颁布，因此需要审慎评估其在儿童中的疗效和安全性数据，而且镇静类抗组胺药也给患儿的学习等带来影响。总体而言，nsAH 的安全性优于第一代抗组胺药物，所以一般不推荐给儿童患者使用第一代抗组胺药物。因此，儿童患者也应选择 nsAH 作为一线治疗，在常规剂量无效的时候，也可像成年患者那样增加 nsAH 的剂量（按年龄、体重等酌情调整）。大多数抗组胺药可以分泌到乳汁中，但量很少，不足以对乳儿产生治疗作用，短期内亦无明显的不良影响，但有可能影响乳汁分泌。因此，不宜采取"乳儿生病母亲服药"的方式。比较而言，西替利嗪、氯雷他定在乳汁中分泌水平较低，哺乳期妇女自身需要可酌情推荐上述药物，并尽可能使用较低的剂量。氯苯那敏可经乳汁分泌，降低婴儿食欲和引起嗜睡等，应避免使用给婴儿，乳母也不宜长期使用，因可通过乳汁在婴儿体内蓄积。

3. 病因处理 消除诱因或可疑病因是荨麻疹的治本之道。主要有以下措施：①详细询问病史，尽力发现可能病因或诱因并设法去除之是最重要的方法。②对诱导性荨麻疹，包括物理性与非物理性荨麻疹患者，避免相应刺激或诱发因素可缓解或改善临床症状，甚至自愈。

③当怀疑药物诱导的荨麻疹，特别是非甾体抗炎药和血管紧张素转化酶抑制药时，可考虑避免（包括化学结构相似的药物）或用其他药物替代。④临床上怀疑与各种感染和（或）慢性炎症相关的慢性荨麻疹，在其他治疗抵抗或无效时可酌情考虑抗感染或控制炎症等治疗，部分患者可能会受益。如积极治疗慢性扁桃体炎、抗幽门螺杆菌、慢性肠功能紊乱及肠道寄生虫感染的治疗等与之有关联的荨麻疹有一定的疗效。⑤对疑为与食物相关的荨麻疹患者，鼓励患者记食物日记，寻找可能的食物并加以避免，特别是一些天然食物成分或某些食品添加剂可引起非变态反应性荨麻疹。

病情解释也很重要。应给慢性荨麻疹患儿，尤其是向患儿家人讲解，本病虽病因复杂、病情反复发作、病程迁延、严重者对生活质量构成一定影响，除极少数并发呼吸道或其他系统症状，绝大多数呈良性经过，大多数 1～2 年缓解。积极的生活行为管理与药物治疗同等重要，有时是决定性的。避免"传染""后遗症"等污名化认知，鼓励患儿社会性交往，避免随意辍学。

第二节　儿童丘疹性荨麻疹

丘疹性荨麻疹多发生于儿童，特定环境下也见于成年人。以鲜红色风团性丘疹或丘疱疹伴剧烈瘙痒为主要表现。本病的病因曾有过多种假说，包括昆虫叮咬、消化功能紊乱和食物过敏、感染及神经精神因素等。过往由于丘疹性荨麻疹病因的不确定性，致使临床医师对丘疹性荨麻疹的本质产生模糊认识，而在治疗上常走弯路。因此，有必要对丘疹性荨麻疹的病因、发病机制和临床特点及治疗给予重新认识。

一、病因与发病机制

（一）病因

有学者分析了国内外近 50 年来有关丘疹性荨麻疹病因学方面的文献，所有文章均一致认为引起丘疹性荨麻疹的真正原因是昆虫，尤其是各种节肢动物，主要包括跳蚤、各种螨类（谷螨、禽螨、动物螨、恙螨、秋收螨）、蚊、臭虫、蜱类等。未发现有支持消化功能紊乱及食物过敏说、神经精神说、感染说的研究，也未发现有其他原因导致丘疹性荨麻疹的文献。很多文献还否定了 20 世纪 50 年代前部分学者提出的消化功能紊乱及食物过敏说、感染说等，他们发现本病发病率季节波动曲线与昆虫孳生繁殖变化相当一致，以夏秋季为最高，且很多患者离开其发病环境（住院后）病情很快痊愈；且对患者住所喷洒二氯二苯三氯乙烷（DDT）等杀虫剂及宠物消毒杀虫后能很快使皮损停止复发，而按照消化功能紊乱及食物过敏说、感染说等原因进行治疗多不能奏效，并且消化功能紊乱及食物过敏说也无法解释丘疹性荨麻疹的季节性，一年中发病率的较大差异，以及发病儿童住院后症状迅速消失等现象。研究证明用螨虫对易感者进行刺激可产生典型皮损，而用粉尘螨浸出液脱敏治疗丘疹性荨麻疹取得了良好的疗效。也有学者发现丘疹性荨麻疹的组织病理学表现与明确的虫咬性皮损极为相似，国内也有类似报道。循证医学得出的结论是丘疹性荨麻疹就是虫咬皮炎，或者说昆虫叮咬尤其是节肢动物叮咬为丘疹性荨麻疹唯一的原因。

（二）发病机制

各种节肢动物叮咬后其唾液蛋白（如吸血蠓唾液中含有的腺苷三磷酸双酸酶）及其他虫

体蛋白可作为变应原引起人体超敏反应的发生，从而出现瘙痒、风团、水疱等症状。其发病机制可能涉及 I 型和IV型变态反应。不同的人对昆虫叮咬的敏感性不同，反应也可以不一样。还有研究发现蚤咬所致的丘疹性荨麻疹免疫组织病理以嗜酸性粒细胞和 CD4$^+$T 淋巴细胞浸润为主要表现。有学者在通过注射跳蚤抗原而引起的丘疹性荨麻疹患者的皮损包括血管、风团、结节中也发现了 CD4$^+$T 淋巴细胞。

精神影响虽然不是直接引起本病的因素，却是诱发或加重病情的一个重要因素。食物过敏和食物不耐受可致皮肤瘙痒，因搔抓可继发结节性痒疹样皮损。其发病机制与丘疹性荨麻疹不同。感染可使皮损湿疹化而加重瘙痒。而认为感染是丘疹性荨麻疹的一个病因，是因为感染也可诱发皮肤变态反应，可出现丘疹性皮损。

综上所述，过去将具有风团样丘疹性瘙痒性皮肤病诊断为"丘疹性荨麻疹"，其病因除昆虫叮咬外，神经精神说、消化功能紊乱及食物过敏说、感染说等也曾经被认为是丘疹性荨麻疹的病因，但因其皮损特征与发病机制有别，不再与丘疹性荨麻疹混为一谈。而"丘疹性荨麻疹"的病因已经很明确，这一诊断术语也将逐步被弃用。

二、临床表现

本病发病高峰期与昆虫最活跃的时间完全一致，均为仲夏季节。儿童皮肤较嫩，敏感性较高，被节肢动物叮咬后，蚊虫的唾液蛋白等异种蛋白进入人体，初次致敏时间约为 10 天，再次叮咬后即出现较强过敏反应，开始表现为小丘疹，继而可发展为风团丘疹或风团水疱。典型皮损其风团状似纺锤形，中央有小丘疹或小水疱，周围有红晕，还可以在四肢远端和掌趾部位出现张力性水疱。皮疹可群集或散在分布，但一般不对称。患儿多有剧痒，尤以夜间为甚。常因搔抓而继发脓疱疮等化脓性皮肤病。通常无全身症状，局部浅表淋巴结也不肿大。病程 1～2 周，损害消退后，可留有暂时性色素沉着，但可因反复受到昆虫叮咬而迁延不愈。当遇大量虫体侵袭时，有可能出现过敏性休克。长期受昆虫叮刺骚扰，不仅可引起皮疹和瘙痒，还会引起患儿睡眠障碍、烦躁不安、食欲缺乏、机体消瘦、抵抗力降低等症状。同时期或先后受种系相近的节肢动物叮咬可出现交叉反应过敏。而成人由于已经过多年多次叮咬，会逐步发生"耐受反应"，以后再被叮咬后可以只产生一过性皮肤红斑、瘙痒而不起风团，最后还可以完全不起反应，故本病不多见于成年人。但是，成年人到陌生的地方被蚊虫叮咬后也可出现如儿童一样的反应。而且在一年之内，被反复叮咬，皮疹及瘙痒会愈来愈重。之后则可逐渐减轻乃至消失。

三、诊断与鉴别诊断

（一）诊断

根据病史和临床表现丘疹性荨麻疹的诊断不难。但"丘疹性荨麻疹"是一种描述症状的临床形态学名称，产生于不清楚其病因的年代，随着国际皮肤科学界对其病因学基本上渐趋于一致，因此目前国外已较少应用该病名，而多直接归类于昆虫性皮肤病中。我们在临床工作中回答患者的提问时，可直接回答："丘疹性荨麻疹就是虫咬皮炎"。临床医师在诊疗时，应该详细询问病史，了解分析患者所居环境，找出致病昆虫。

（二）鉴别诊断

以往有学者认为，除昆虫叮咬外，消化功能紊乱和食物过敏也可能是丘疹性荨麻疹的原因。但现今文献表明，食物过敏引起的皮肤表现一般表现为荨麻疹，而丘疹性荨麻疹的季节性、好发于下肢及腰臀部，风团性丘疹尖端常可见到针尖大出血点等临床现象均不能用消化功能紊乱及食物过敏来解释，丘疹或水疱中心的针尖状出血点实际上是昆虫触器刺入皮肤处，但常因起水疱、继发剧烈搔抓而不易辨认。

四、治疗

一般只要脱离昆虫叮咬，本病即可自限。对症治疗皮疹很快消退，但极易反复发作。如因严重瘙痒，可能影响睡眠和精神心理健康，强烈搔抓可继发感染。有特应性体质的患儿，可能诱发或加重特应性皮炎。临床医师应重视对患儿家属的教育，及时正确处治。强调对患儿生活环境的消毒杀虫处理是控制复发的关键。

（一）对症止痒治疗

1. 局部治疗　对皮损数目较少者仅需局部治疗，最简单的治疗方法是外用复方地塞米松乳膏（皮炎平）等糖皮质激素制剂。成片皮损，瘙痒较重者，可外用 1%薄荷炉甘石洗剂或1%薄荷霜，有较好的清凉止痒作用。

2. 系统治疗　皮损数目多且广泛、瘙痒重者，可内服抗组胺药治疗。通常采用有镇静作用的第一代抗组胺药如氯苯那敏、苯海拉明等。第二代非镇静性抗组胺药中的西替利嗪和氯雷他定亦可选用。必要时配合孟鲁司特使用，效果会更好。

（二）并发症的治疗

1. 湿疹化的治疗　因瘙痒搔抓，抓破后糜烂渗出，应在内服止痒药的基础上，行局部湿敷或外用油剂治疗，可分别选用 3%硼酸溶液和 3%锌氧油。

2. 并发感染的治疗　患儿常因抓破继发化脓感染。早期可外用绿药膏、莫匹罗星、克林霉素乳膏等。炎症明显者，可内服抗生素治疗。

（三）防治措施

1. 物理防护：要掌握本地区室内外昆虫（蚊、蠓、螨）的活动规律，采取相应措施减少对人类的危害。例如在早晚蚊虫出没骚扰高峰时间，尽量减少户外活动，或采取防护措施。管理好住所门窗，防止飞虫入室。搞好室内卫生，防止螨虫滋生。清理周围环境，减少蚊虫孳生。

2. 化学防护：可采用超低容量喷雾杀虫和热雾杀虫两种方法对环境进行杀虫处理，其中氯菊酯、溴氰菊酯等化学杀虫剂的使用效果较好，可有效减低成蠓密度。

3. 个人防护：民间有用百部、雄黄、艾叶、丁香、薄荷等多味中药制成的香囊挂于患儿身上，起到了非常好的驱虫效果。

4. 对怀疑与寄生在宠物皮毛的节肢动物有关者应该对宠物进行清洗杀虫处理，必要时可送宠物医院治疗。

第六部分　其他原因瘙痒

第33章　药物所致慢性瘙痒

皮肤是药物不良反应最常见的靶器官之一，临床表现为药物性皮炎（药疹）和瘙痒。除此之外，药物相关的瘙痒还有一种类型即药物源性瘙痒——主要是指由药物诱发的无原发性皮肤或黏膜损害的瘙痒。这两种类型的药物性瘙痒在临床表现和发病机制上有明显的不同。

第一节　药疹性瘙痒

药疹即皮肤药物不良反应（cADRs），是指药物通过口服、注射等方式进入人体后引起皮肤黏膜的急、慢性炎症反应。大多数药疹是一个良性病程，然而有 2% 的药疹却是严重而致命的，称为"重症药疹"，包括 Stevens-Johnson 综合征（SJS）、中毒性表皮坏死松解症（TEN）、急性泛发性发疹性脓疱病（AGEP）、伴嗜酸性粒细胞增多和系统反应的综合征（DRESS），这不在我们详细讨论之列。在良性药疹中有98%病程不超过1个月，病程超过6周并伴有瘙痒的良性药疹即便不到2%，也是我们要详细解析的内容。

一、致药疹的药物种类与致病方式

（一）最常导致药疹的药物

最常导致药疹的药物为抗菌药物、中药制剂、解热镇痛药和神经系统药物。

1. 抗菌药物　排在首位的抗菌药物主要为头孢菌素类及喹诺酮类。头孢菌素类主要引发麻疹样发疹型药疹、多形性红斑及荨麻疹样药疹，而喹诺酮类主要引发麻疹样发疹型药疹。这两类药物的高致敏率，除了与药物本身的致敏因素，也与临床应用的频次较多、存在不合理使用和滥用的情况有关。由于左氧氟沙星在临床上使用广泛，因此左氧氟沙星为单品种致敏例数最多的，由其导致的光敏性皮炎发生率也较高。

2. 中药制剂　随着中药制剂在临床上的广泛应用，由其引发的皮肤不良反应也随之增加，但皆为轻型药疹。中药致敏药物包括鱼腥草、血塞通、双黄连、柴胡、六神丸、牛黄解毒丸、麝香镇痛膏、痰热清、穿心莲、板蓝根、葛根素等，主要与中药的化学成分及使用频率等情况有关，有研究报道关于中药注射剂溶剂的种类和使用是否合理是双黄连注射液引起过敏反应的原因。

3. **神经系统药物** 如抗癫痫药、镇静催眠药等是临床上常见的引起药疹特别是重症药疹的一大类药物。神经系统药物致敏主要是由作为卡马西平的替代药物奥卡西平引起的重症多形红斑型药疹。

4. **致敏药物的变迁** 致敏药物随时间的推移也在不断地变迁，十几年前，抗生素同样是最常见的致敏药物。但以青霉素和磺胺类药物所致者居多。近 10 年中，青霉素和磺胺类药物所致药疹的比例显著下降，头孢类和喹诺酮类比例显著升高，这与细菌耐药株的变化和临床抗生素使用的调整有关。此外，抗癫痫类、抗痛风类所致的药疹比例显著上升，反映了目前经济水平和诊疗水平的提高导致人们生活习惯和就医积极性的改变。同时，抗结核类药物所致的药疹比例也明显升高，符合现在结核病发病率再度升高的社会现状。新型生物靶向治疗药物的不断开发和临床应用，其相关药物导致药疹的报道越来越多，且表现形式更加复杂。

（二）致病方式

致敏药物的致病方式概括起来包括个人体质因素和药物因素两方面。

1. **体质因素** 患者自身的体质状况是导致药疹不良反应的重要原因，已有研究显示人类白细胞抗原（HLA）等位基因与药疹反应有一定的联系。药物间的相互作用是引起药疹反应的另一重要原因。部分药疹患者伴随基础疾病，存在长期服用某种药物的情况，可能由于药理性因素导致机体敏感性的变化，再接触其他药物时容易引起药疹反应的发生。研究发现心脑血管疾病、内分泌系统疾病以及消化系统疾病是常见的药疹患者伴有的基础性疾病，日常服用药物以阿司匹林、美托洛尔、二甲双胍、硝苯地平、阿卡波糖等药物居多，这些药物有改变机体敏感性，诱发敏感体质的可能。

2. **药物因素** 此外还可能与药物自身成分有关，如绿原酸、黄芩苷等。研究显示，绿原酸有半抗原的特性，可以与人血清蛋白结合从而产生致敏性。药物中所含的皂苷类成分在静脉给药后易发生血液系统不良反应导致溶血进而出现过敏反应。

二、发病机制

（一）共有机制

药物通常因为其分子量太小而无法引起免疫应答，故需与组织形成复合物来发生免疫应答反应。目前公认的有 3 种药物-组织复合物相互作用的假说模型。

1. **半抗原/半抗原前体模型** 药物或其代谢产物与机体内源性蛋白质通过共价结合形成"完全抗原复合物"，此复合物被视为外来物质提呈给抗原提呈细胞（APC）处理、加工后，形成"MHC-抗原肽复合体"以供 T 细胞受体（TCR）识别。

2. **药理与免疫受体相互作用模型（pi 模型）** 不能够与机体内源性蛋白质共价结合的惰性药物，由于其特殊的构型，能够与 TCR 结合而引发 T 细胞应答。

3. **改变肽类模型** 药物或代谢产物直接连接到 MHC 蛋白的共价槽上，从而改变了 MHC 分子对肽类的专一性，这些改变了的 MHC 蛋白就被机体认为是外来抗原而引发一系列免疫应答清除外来抗原。

4. **特定的人白细胞抗原（HLA）分子** HLA 分子通过将加工的抗原提呈给在 T 细胞上表达的 TCR 而在 T 细胞活化中起关键作用。HLA I 类和 II 类分子通过向 CD8$^+$（细胞毒性）和 CD4$^+$（辅助性）T 细胞提呈抗原来启动免疫应答。因为 HLA 分子需要提呈多种多样的"自身"和"非自身"肽，所以 HLA 基因具有显著多态性。目前已经被发现的特定药物不良反应的 HLA 分子的药物有阿巴卡韦、别嘌醇、卡马西平、苯妥英钠等。

5. 药物变态反应分类　药疹属于药物不良反应的一部分，但并不等同于药物不良反应。药物过敏的分类对于药疹的诊断、治疗方案制订以及与预测相似药物可能的交叉反应非常重要。药物变态反应基于免疫机制可分为 4 类：①Ⅰ型速发型变态反应由 IgE 介导的肥大细胞和（或）嗜碱性粒细胞活化引起，如荨麻疹、血管性水肿、过敏性休克等；②Ⅱ型细胞毒性变态反应由 IgG 介导的细胞毒作用引起，如溶血性贫血、血小板减少、粒细胞减少等；③Ⅲ型免疫复合物型变态反应由 IgG/药物免疫复合物沉积及补体激活引起，如血管炎、血清病等；④Ⅳ型迟发型变态反应由 T 淋巴细胞介导，如湿疹样药疹、发疹型药疹、AGEP、SJS/TEN、DRESS/DIHS 等。

（二）专有机制

几种重症药疹有其特有的发病机制，在此不妨简要地介绍如下。

1. SJS/TEN 发病机制　药物-组织复合物诱发角质形成细胞（KC）上的细胞毒性分子 FasL 过度表达，同时细胞毒性 T 细胞（CTL）、NK 细胞、单核细胞分泌颗粒溶素、膜联蛋白 A1 等通过不同方式使 KC 凋亡。此外，TEN 患者皮肤中 miR-18a-5p 水平升高，miR-18a-5p 可以下调 B 细胞淋巴瘤/白血病-2 样蛋白 10（一种抗内源性凋亡蛋白）的表达，诱导内在 KC 凋亡。颗粒溶素除了直接诱导 KC 凋亡外，也通过激活正常 T 细胞分泌的前炎症因子而趋化 T 细胞、单核细胞及其他炎症细胞在皮肤募集，这些细胞因子包括 CCL3、CCL5、CCL20，单核细胞趋化蛋白 1 和 3（MCP-1、MCP-3），IL-10、IL-1、IL-6、IFN-α、IL-2、IL-18、CCR3、CXCR3、CXCR4、CCR10 等。

2. AGEP 发病机制　患者皮肤表达的 T 细胞表皮趋化因子，能够吸引外周血 CTL 迁移至皮肤，并发挥细胞毒作用。编码 IL-36 的基因突变使 IL-36 失调节，IL-6、IL-8、IL-1 分泌增强，驱使中性粒细胞渗透入表皮。此外，在患者的疱液中发现 Th17 细胞分泌 IL-17，从而募集中性粒细胞，并且 Th17 细胞可能会分化转化成 Treg 细胞。

3. DRESS 发病机制　病毒再活化，尤其是 HHV-6 病毒的再活化是 DRESS 非常特征性的表现。抗病毒免疫应答与药物的超敏反应相互作用使本病变得更加复杂，病程更加持久。在隐匿性的 HHV-6 感染的人类中，血液中的单核细胞是最佳藏身之处。隐藏在血液循环单核细胞中的 HHV-6 病毒表达一种皮肤回归分子 CCR，这种被感染的单核细胞对高迁移族蛋白-1（HMGB-1）有反应，含有感染病毒的单核细胞迁移进入皮肤，提呈给固有免疫 CD4$^+$T 细胞。与此同时，皮损处的记忆 T 细胞数目增加。大量 IL-4、IL-5、IL-13 等可以促使嗜酸性粒细胞分化成熟。形成与 SJS/TEN 一样的免疫反应。

4. 药疹的瘙痒机制　药疹的瘙痒机制即炎症反应机制，与普通炎性皮肤病类似。炎症反应消除，瘙痒随即消失。

三、临床表现

药疹在各个年龄段均有发生，但多见于 40～60 岁年龄段。95% 以上为轻症药疹，包括麻疹样发疹型药疹、固定型药疹、轻症多形红斑型药疹、荨麻疹型药疹、猩红热型、湿疹型药疹以及光敏性药疹等。重症药疹不到 5%。药疹存续时间在 1 个月以上者不到 2%。

不同的药物可以引起不同类型的药疹，但同一药物也可以引起多种类型的药疹。由于药疹临床表现的多样性，临床诊断大部分为可能性推断，当使用多种药物时明确致敏药物非常困难。在药疹的发生发展过程中，除了大量释放多种炎性细胞因子 IL-4、IL-6、TNF-α 等导致皮肤局部出现红色斑丘疹、瘙痒、伴有刺痛、渗液、触痛等临床表现外，广泛的角质形成细胞（KC）凋亡也是药疹的主要组织学特征。近年因药疹就诊于皮肤科的患者数量明显增加。研究发现临床单药致敏的患者为 5%左右，50%以上为混合致敏。80%以上的临床药疹患者应用了两种及以上药物。为什么 40～60 岁人群中药疹发病人数最多，这可能与该年龄段基础病变较多并积极寻求治疗有关。

造成药疹性慢性瘙痒的原因如下：①有基础疾病的患者长期服药，出现药疹时未能及时识别，而当成皮肤过敏处理；②药物进入体内，排泄缓慢；③职业接触者，如医务人员、制药工人等；④与药物交叉相关的兽医、饲养员等；⑤在不知情的情况下误服药物者，如某些慢性病患者自行服用某些混有西药的中成药或者习惯饮凉茶者；⑥对食物中残留药物过敏者；⑦药物性光敏反应的患者。

引起慢性瘙痒的药疹，主要为荨麻疹型药疹、湿疹型药疹和光敏性药疹。

1. 荨麻疹型药疹　较常见，多由血清制品、头孢类、青霉素等引起。临床表现与急性荨麻疹相似，但持续时间较长，同时可伴有血清病样症状（如发热、关节疼痛、淋巴结肿大甚至蛋白尿等）；若致敏药物排泄缓慢或因不断接触微量致敏原，则可表现为慢性荨麻疹。

2. 湿疹型药疹　患者多首先接触或外用青霉素、链霉素、磺胺类及奎宁等药物引起接触性皮炎，使皮肤敏感性增高，以后又使用了相同或相似药物导致。皮损表现为大小不等的红斑、丘疹、丘疱疹及水疱，常融合成片，泛发全身，可继发糜烂、渗出、脱屑等。病程相对较长。

3. 光敏性药疹　多由于使用非甾体抗炎药物、氯丙嗪、磺胺类、四环素类、灰黄霉素、补骨脂、喹诺酮类、吩噻嗪类、避孕药以及局部用药包括苯佐卡因、过氧化苯甲酰、煤焦油、红霉素、卤代水杨酰苯胺类、氢化可的松、酮洛芬、卟啉类化合物、补骨脂素和维 A 酸等后经日光或紫外线照射而发病。可分为两类：①光毒反应性药疹：多发生于曝光后 7～8 小时，仅在曝光部位出现与晒斑相似的皮损，任何人均可发生；②光变态反应性药疹：仅少数人发生，有一定的潜伏期，表现为曝光部位出现湿疹样皮损，同时累及非曝光部位，病程较长。

慢性药疹性瘙痒共同的临床特点：①反复发作，时轻时重。这是断续接触药物的结果。发作频度与接触频度一致。②持续发作，时轻时重。这是持续接触药物的结果。病情的轻重变化，与寻求治疗相关。③交叉过敏及多价过敏现象。由于药物致身体长期处于致敏状态，出现对其他过去不过敏的药物甚至食物产生交叉过敏及多价过敏现象，前者指机体被某种药物致敏后，可能同时对与该种药物化学结构相似或存在共同化学基团的药物产生过敏；后者指个体处于高敏状态时，可能对某些平常不过敏、与致敏药物化学结构不同的药物或食物也产生过敏。④基础疾病的治疗停止后，皮疹及瘙痒逐渐缓解直至痊愈。

四、诊断

本病根据明确的服药史、潜伏期及各型药疹的典型临床皮损进行诊断，同时需排除具有类似皮损的其他皮肤病及发疹性传染病。如患者服用两种以上的药物，准确判断致敏药物将更为困难，应根据患者过去的服药史、药疹史及此次用药与发病的关系等信息加以综合分析。必要时可进行致敏药物的检测试验。

致敏药物的检测可分体内和体外试验两类，但目前的检测方法在敏感性、特异性及安全性等方面尚存在诸多不足。

（一）体内试验

1. 皮肤试验　以皮内试验较常用，准确高。

2. 药物激发试验　药疹消退一段时间后，内服试验剂量（一般为治疗量的 1/8～1/4 或更小量），以探查可疑致敏药物。此试验仅适用于口服药物所致的较轻型药疹，同时疾病本身又要求必须使用该药治疗时（如抗结核药、抗癫痫药等），禁止应用于速发型变态反应性药疹和重型药疹患者。

（二）体外试验

体外试验安全性高，可选择嗜碱性粒细胞脱颗粒试验、放射变应原吸附试验、淋巴细胞转化试验、琼脂弥散试验等，但上述试验结果均不稳定。

几种慢性瘙痒的药疹由于时间长，表现复杂，因此鉴别诊断也比较复杂。荨麻疹型药疹应与慢性自发性荨麻疹进行鉴别；湿疹型药疹应与慢性湿疹进行鉴别；光敏性药疹应与光敏性皮炎进行鉴别。其鉴别的关键在于用药史。此外，由于超敏反应和多价过敏，有些药物和食物并不是真正的"病因"，还要进一步追查"元凶"。

五、治疗及预防

（一）治疗

1. 药疹的治疗　药疹确诊后首先应立即停用一切可疑药物，再根据不同类型进行处理，处理原则与对应的疾病基本相同。如荨麻疹型药疹与慢性自发性荨麻疹相同，湿疹型药疹与慢性湿疹相同，光敏性药疹与光敏性皮炎相同。

以上 3 种引起慢性瘙痒的轻型药疹停用致敏药物后，皮损与瘙痒多逐渐消退。可给予抗组胺药、维生素 C 等，必要时在患者基础健康状况允许的情况下，可给予中等剂量泼尼松（每日 30～60mg/d），皮损消退后可逐渐减量直至停药。局部若以红斑、丘疹为主可外用炉甘石洗剂或糖皮质激素霜剂，以糜烂渗出为主可用 0.1% 利凡诺尔、3% 硼酸溶液等湿敷。

2. 继发性损害的治疗　病期长的患者，由于搔抓和不适当的治疗，可能导致皮肤屏障功能障碍，继发感染、外周与中枢敏化、皮肤超敏和多价过敏。因此，要有针对性地处理。①修复皮肤屏障；②控制皮肤真菌或细菌感染，皮肤屏障功能障碍可导致皮肤菌群失调，增加皮肤的炎症反应而加重病情；③加强止痒治疗，由于外周与中枢敏化，产生神经性瘙痒，瘙痒-搔抓循环而导致皮肤屏障受损，因此，必要时增加中枢性止痒药，如多塞平、阿米替林、米氮平等；④治疗期间，严格限制不必要的药物的使用，同时应"忌口"，以避免皮肤超敏反应和多价过敏。"忌口"的食物一般包括牛羊肉、海鲜类和酸菜类。牛羊肉在体内代谢可产生过多白三烯类炎症介质，加重已有的皮肤炎症反应；海鲜，尤其是虾蟹，可以产生超敏反应，所有经过酸菜坛子的酸菜都可能含有"胺类"物质，可直接促使肥大细胞释放组胺。

（二）预防

药疹为医源性疾病，因此预防尤为重要。临床用药过程中必须注意：①用药前应仔细询问药物过敏史，避免使用已知过敏药物或结构相似药物；②应用青霉素、链霉素、血清制品、普鲁卡因等药物时应做皮试，皮试前还应备好急救药物，以应急需，皮试阳性者禁用该药；③避免滥用药物，采取安全给药途径，对过敏体质者尽量选用致敏性较低的药物，尤应注意复方制剂中含有的已知过敏药物；④注意药疹的早期症状，如突然出现瘙痒、红斑、发热等表现，应立即停用一切可疑药物并密切观察，已出现的表现应做妥善处理；⑤将已知致敏药物记入患者病历首页或建立患者药物禁忌卡片，并嘱患者牢记，每次看病时应告知医师；⑥下列各药对光敏感，应注意预防光敏感性发疹：磺胺类、氯丙嗪、异丙嗪（非那根）、四环素、灰黄霉素、红花草、氢氯噻嗪、抗组胺药物、口服避孕药、氯氮䓬（利眠宁）、长春新碱、白芷等。

由于中药制剂多为复方制剂，成分复杂，发生药疹时难以明确具体致敏成分，而且其说明书中不良反应项及注意事项内容偏少，给药疹的预防带来一定困扰。因此，在临床上应规范医师严格按照适应证合理使用中药制剂，以减少不良反应的发生。

第二节　药源性瘙痒

药物源性瘙痒主要是指由药物诱发的无原发性皮肤或黏膜损害的瘙痒，临床上也可观察到搔抓产生的表皮剥脱、鳞屑、苔藓样变等继发性皮损改变。与继发于药疹伴发的瘙痒相比，其发病机制和治疗措施也有显著的不同。

一、病因

涉及瘙痒的药物种类主要有以下几种。

1. 抗微生物药物　如头孢唑林、头孢拉定、头孢曲松钠、头孢克肟、磺胺甲噁唑、吡哌酸、诺氟沙星、氧氟沙星、环丙沙星、甲硝唑、阿司米唑等。

2. 作用于中枢神经系统药物　如曲马多、吗啡、培他司汀等。

3. 作用于循环系统药物　如氨氯地平、卡托普利等。

4. 影响血液及造血系统药物　如右旋糖酐 40、右旋糖酐 10、阿司匹林等。

5. 激素及其有关药物　地塞米松、中药（丹参注射液、地奥心血康、银杏叶片、双黄连注射液、鹿茸、葛根素等）及其他（胎盘注射液、谷康泰灵）等。

6. 用于治疗恶性肿瘤的靶向药　表皮生长因子受体（EGFR）抑制剂（如西妥昔单抗、厄洛替尼、帕尼单抗等）、雷帕霉素、Raf 激酶抑制剂、Bcr-Abl 抑制剂、EGFR-HER2 抑制剂和针对 CD20 的单抗等容易诱发瘙痒。

7. 导致胆汁淤积的药物　药物性胆汁淤积（drug-induced cholestasis，DRIC）是指化学药、生物制剂、传统中药、自然药、保健品、膳食补充剂及其代谢产物等诱发的肝内胆汁淤积，以瘙痒、生化和病理组织学改变为特征，伴或不伴程度不等的肝细胞损伤——药物性肝损伤（drug-induced liver injury，DILI）。

常见引起 DRIC 的化学药物有红霉素酯、三乙酰竹桃霉素、19-去甲-17α-乙基睾酮和环孢素 A，其引起胆汁淤积的概率 >2%；氯丙嗪、合成代谢类固醇、避孕药和氯磺丙脲引起胆汁淤积的概率接近 1%。中草药制剂引起的胆汁淤积在临床上亦不少见。

二、发病机制

理论上任何药物都可能通过免疫或非免疫发病机制介导瘙痒。临床上以药物引起的胆汁郁积（DRIC）性瘙痒最为常见。其次，阿片类物质、抗疟药、羟乙基淀粉、聚肌胞苷酸、咪喹莫特以及靶向抗癌药等药物介导人体产生无皮损的瘙痒也较为常见，只是因为这些药物使用频率较低，报道发生瘙痒的病例数较少而已，实际使用这些药物瘙痒的发生率可能并不低，如羟乙基淀粉、右旋糖酐 40 等无皮疹瘙痒的发生率就比较高。

（一）药物性胆汁淤积（DRIC）及其瘙痒的发病机制

DRIC 的发病危险因素包括宿主遗传性和非遗传性因素、药物因素及环境因素三大方面。其中，药物代谢通路中关键的酶、转运载体、受体和相关信号分子是否受抑，以及此类酶或转运载体的基因多态性所致的个体差异等与 DRIC 的关联最受重视，特别是 ABC 家族跨膜转运蛋白的功能状态和基因多态性。此外，HLA 基因多态性与 DRIC 的相关性也颇受关注。

1. 药物代谢通路受抑或功能异常　药物经肝脏的代谢过程可分为 4 个阶段，其中以第 4 个阶段（药物或其代谢产物由肝细胞向胆道排泄过程）的异常最易引发 DRIC，因而最受关注。

第 1 个阶段是药物向肝细胞内的转运过程，可称之为"0 相代谢"。离子型药物需借助 OATP、OAT、OCT 或 Na^+ 依赖性牛磺酸盐协同转运多肽（NTCP）等溶质转运载体（SLC）运送至肝细胞内。此外，NTCP/SLC10A1 和 OATP 等还参与肝脏对结合胆酸的摄取。其功能异常可能会影响胆汁酸的"肠肝循环"。因此，这些分子的异常或功能受抑可能与某些药物引起的胆汁淤积相关。

第 2 个阶段是使非极性（脂溶性）药物极性化（增加水溶性）的过程，通常称为"Ⅰ 相代谢"。在肝细胞中通过对非极性药物进行氧化、还原或水解反应，暴露药物中的-OH、-COOH、-NH2 和-SH 等极性基团，或向药物分子中引入这些极性基团，使药物水溶性增加，以利于 Ⅱ 相结合反应的进行。Ⅰ 相药物代谢主要有细胞色素 P450 酶、单胺氧化酶、乙醛脱氢酶等。有研究提示，细胞色素 P450 酶受抑可能是某些药物引起胆汁淤积的机制之一。

第 3 个阶段是使极性化药物与内源性极性化合物结合并生成水溶性化合物的过程，通常称为"Ⅱ 相代谢"。此相代谢通常为结合反应，所生成的代谢产物水溶性高、易于排泄。相关的酶主要有尿苷二磷酸葡萄糖醛酸转移酶（UGT）、硫酸转移酶（SULT）、N-乙酰基转移酶、谷胱甘肽-S-转移酶、硫代嘌呤-S-甲基转移酶、环氧化水解酶、超氧化物歧化酶等。UGT 是催化葡萄糖醛酸化的关键酶，对缓解胆汁淤积和减轻胆汁酸对肝脏的损伤十分重要；若药物影响 UGT 活性，则可能导致胆汁淤积。SULT2A1 基因是治疗胆汁淤积的靶基因之一。

第 4 个阶段是使水溶性药物代谢产物自肝细胞向胆道外排的过程，可称之为"Ⅲ相代谢"。药物代谢产物最终需通过肝细胞膜中的多种跨膜转运蛋白转运至肝细胞外。有的排入胆管腔，随胆汁外排；有的自肝细胞转运至血液中，经肾脏排泄；有的同时通过两种途径外排。承担药物代谢产物外排功能的主要是肝细胞表面 ABC 超家族的跨膜转运蛋白，即 MDR 和 MRP。其中，MDR1（ABCB1）、MDR3（ABCB4）、MRP2（ABCC2）和 BSEP（ABCB11）将药物代谢产物由肝细胞向胆管转运。

ABC 超家族药物转运蛋白基因在生物学上是 DILI 易感的可能候选者，尤其是某些 ABC 转运蛋白如 BSEP 等除了能够运输药物，还能运输胆汁酸，这使得药物和胆汁酸在运出肝细胞时可能发生竞争，导致胆汁酸蓄积并引起胆汁淤积。有研究结果显示，BSEP 抑制剂、环孢素或格列本脲可使细胞内的胆汁酸浓度升高 1.7 倍以上。BSEP 受抑后，可导致肝内有毒胆汁酸浓度升高，引起胆汁淤积，继而可引起肝细胞损伤。

2. HLA 基因多态性与 DRIC 全基因组关联　研究提示某些 DRIC 与 HLA 基因多态性相关。例如 HLA-DRB1*1501-DQB1*0602 与阿莫西林-克拉维酸和氟烷等药物引起的 DRIC 强相关，而 HLA-A*3002 和 B*1801 则常与阿莫西林-克拉维酸引起的肝细胞损伤型 DILI 密切相关。氟氯西林相关的胆汁淤积性肝炎患者中，HLA-B*5701 携带率比普通人群高 3 倍，而 HLA-B*5701 可使患者发生氟氯西林肝损伤的风险至少增加 80 倍。噻氯匹定诱发的重度胆汁淤积型 DILI 多发生于 HLA-Ⅰ型单倍型日本患者，其中包括 HLA-A*33：03 等位基因。

3. 药物性胆汁淤积（DRIC）瘙痒的机制　药物引起的胆汁郁积性瘙痒可能与外周血胆汁酸盐、内源性阿片肽、自分泌运动因子及其产物溶血磷脂酸等含量升高、肝肠瘙痒原改变、感觉神经元的过度兴奋、遗传因素等相关。阿片样物质引起的广泛性皮肤瘙痒可能是中枢神经系统中阿片肽μ受体与κ受体失衡激活的结果。

（二）其他药物源性瘙痒的机制

右旋糖酐 40 和右旋糖酐 10 为大分子葡萄糖聚合物，为一较强的抗原物质，连续静脉滴注后易在体内蓄积，心血管疾病、肾脏病、输入过快过多等因素可加重蓄积，蓄积体内的大分子右旋糖酐自身具备抗原性或与体内蛋白结合后获得抗原性，引起变态反应。右旋糖酐 40 瘙痒的程度与用药持续时间及剂量有关，是一种迟发型的变态反应。中药制剂含有多种蛋白质和多糖，成分复杂，与右旋糖酐 40 配伍时，易产生络合物或复合物，形成一种比右旋糖酐 40 具更强抗原性和较长体内蓄积时间的物质，从而导致皮肤瘙痒。丹参静脉注射制剂除了引起多种类型的药疹外，还可以引起药物源性瘙痒。丹参注射液中含有蛋白质、鞣质、树胶等大分子物质，这些大分子物质在生产工艺中通常难以彻底去除，而其中的鞣质是多羟基芳香酸组成的活性物质，进入机体后作为半抗原与血浆蛋白的氨基酸缔合成更大分子的复合物；丹参中的丹参酮与溶剂中酸性结晶体可作为半抗原与血浆蛋白结合从而具有了免疫原性。这些原因使丹参注射液的瘙痒发生率高。

羟乙基淀粉给药后常发生严重的持续性瘙痒，但与组胺、P 物质等致痒介质的释放无关，可能是该药在外周神经末梢及皮肤组织细胞中沉积引起的。此外，羟乙基淀粉可直接机械性激活位于表皮及真皮乳头层中的 C 纤维神经末梢的致痒受体介导瘙痒。

氯喹诱发的瘙痒则与体内组胺及内源性μ阿片肽释放增加、氯喹代谢缓慢致血药浓度过多有关。最新的研究显示，氯喹可激活 G 蛋白偶联受体 A3（MrgprA3），引起瘙痒神经传导通路兴奋，在大脑皮质产生瘙痒感觉。

聚肌胞苷酸和咪喹莫特外用可出现瘙痒，其机制可能与其分别激活 TLR3 受体和 TLR7 受体有关。

用于治疗恶性肿瘤的靶向抗癌生物制剂中，表皮生长因子受体（EGFR）抑制剂（如西妥昔单抗、厄洛替尼、帕尼单抗等）、雷帕霉素、Raf 激酶抑制剂、Bcr-Abl 抑制剂、EGFR-HER2 抑制剂和针对 CD20 的单抗等容易诱发瘙痒。目前研究较多的 EGFR 抑制剂，其致瘙痒机制可能包括 EGFR 抑制剂通过阻断表皮基底层角质形成细胞表面的生长因子受体、造成角质形成细胞分化凋亡异常、导致皮肤屏障功能障碍、促进真皮肥大细胞释放组胺等致痒物质和增强 P 物质的作用而产生或加重瘙痒。

三、临床表现

药物源性瘙痒主要表现为无原发性皮肤或黏膜损害的瘙痒，瘙痒时间长者也可观察到搔抓产生的抓痕、脱屑、苔藓化、色素沉着等继发性皮损改变。药物源性瘙痒可发生于任何年龄段，可局部发生或累及全身。其程度可分为轻、中、重度，呈急性或慢性发作。有些药物是在治疗过程中引起肝肾毒性而导致瘙痒，如吗啡和阿片；另有一些药物，如血管紧张肽转化酶抑制药、镇痛药、维生素 A、造影剂、金制剂、氯喹和磺胺类药物均可引起瘙痒。大多数药物源性瘙痒缺乏特异性表现，但可以观察其间接表现或基础疾病的表现。

DRIC 瘙痒，轻度 DRIC 可以仅有 ALP、GGT 和胆汁酸的升高而无胆红素水平的升高，但病情趋重时可出现血清 TBil 水平升高,以 DBil 水平升高为主。可有不同程度的皮肤瘙痒。多数患者无大便色泽的明显改变,但胆汁淤积严重者可出现大便色浅甚至灰白色。部分 DRIC 患者可伴有药物疹、药物热和(或)血清嗜酸性粒细胞比例增高。DRIC 在临床上通常表现为肝内胆汁淤积,极少数可同时有肝内和肝外胆管病变,例如药物诱导的继发性硬化性胆管炎,病情严重者可发展至胆汁淤积性肝硬化。

瘙痒是右旋糖酐 40 和右旋糖酐 10 最常见的不良反应,瘙痒的发生率高、通常以背部为主、持续时间长、瘙痒程度严重。右旋糖酐 10 诱发全身顽固性刺痒时间长,针刺感难以完全控制。极少数患者同时伴有全身出汗障碍,其瘙痒发生时更加难以忍受。

四、诊断

由于缺乏皮肤黏膜的损害表现,药物源性瘙痒只能依据用药史及瘙痒特点来进行判断。如果停药后症状消失,再次给予疑似致痒药物仍出现阳性结果,并排除系统疾病本身所致的瘙痒,才可诊断为药物源性瘙痒。对于伴有皮肤损害的瘙痒,应注意辨别究竟是原发性皮损还是长期搔抓后出现的继发性皮损。诊断的建立还可以借助相关的实验室及影像学检查,必要时皮肤活检来排除。

五、治疗

1. 停用致痒药物 停用致痒药物后瘙痒大多可自行消退。

2. 一般药物治疗 对于瘙痒严重及停药后瘙痒未明显缓解者,系统应用抗组胺药、局部外用糖皮质激素等基础抗瘙痒治疗措施,辅以健康教育、避免外界致痒因素(如饮食控制、避免搔抓、保持心情愉快、转移注意力、防止精神因素加重瘙痒等)。瘙痒严重且无禁忌证者可系统使用泼尼松,一旦症状缓解后应开始逐步减量,每隔 4~6 天递减 25%,减量过程可持续 14~21 天。不含皮质类固醇的药物氨苯砜、金制剂、四环素、烟酰胺和其他药物是缩短皮质激素治疗时间和控制瘙痒的辅助药物。多塞平不仅是一种抗抑郁药,还有重要的抗 H_1 受体和抗 H_2 受体的活性,可作为二线治疗药物。

3. 针对不同致痒药物引起的瘙痒类型,制定个体化药物治疗 胆汁淤积性瘙痒患者,可以给予熊去氧胆酸、考来烯胺和 UVB 等止痒治疗(熊去氧胆酸和考来烯胺的用法参见第 18 章胆汁淤积性瘙痒),如未能取得满意效果可加用利福平和阿片类药物拮抗药。

4. 阿片类药物致皮肤瘙痒的治疗 可使用阿片类受体拮抗药(如纳洛酮、纳曲酮等)、多巴胺 D_2 受体拮抗药(如氟哌利多)、5-羟色胺受体 3 拮抗药(如昂丹司琼)等药物治疗。

5. 其他 药氯喹引起的瘙痒用纳曲酮及异丙嗪治疗有效。羟乙基淀粉引起的瘙痒常规抗瘙痒药物治疗通常无效,口服纳曲酮、外用辣椒素及紫外线治疗等抗瘙痒措施对部分患者或许有效。由于新型抗癌生物制剂引起的皮肤损害及瘙痒的严重程度与临床疗效呈正相关,所以停药不是治疗该类型瘙痒的首要选择,应该在继续应用抗癌药物治疗的同时加用常规止痒药物。

第34章 原因不明的瘙痒

国际瘙痒研究论坛（IFSI）在讨论瘙痒的分类时，将没有发现明确原因或潜在疾病的瘙痒称为原因不明的瘙痒（pruritus of unknown origin，PUO；有时临床医师称之为特发性瘙痒）。除了使用术语"原因不明的瘙痒"，还可以用"原因待定的瘙痒"。但术语"病因不明的瘙痒"应当避免，因为大多数临床明确的瘙痒类型其机制不明（如慢性肾病相关性瘙痒）。原因不明的瘙痒常常不仅是诊断，也有治疗上的挑战。

从"原因不明的瘙痒"的定义可知，PUO的原因是"没有发现原因"，而不是"没有原因"。导致这种情况的发生有如下几种原因：①非专科医师面对患者的瘙痒，认为瘙痒就是皮肤病过敏，抗过敏治疗无效，即以"原因不明"向皮肤科医师发一纸会诊单了事。而皮肤专科医师通过从湿疹皮炎方面询问病史、常规皮肤病检查并且未发现特征性皮损或无皮损，即诊断为"原因不明的瘙痒"。均忽视了瘙痒的系统性原因或潜在的原因。这种情况在国内无相关数据可查，而在匹兹堡大学医学中心皮肤科门诊断为"原因不明的瘙痒"的50位患者，经回顾性研究，发现7例患者的瘙痒是全身性疾病的首发症状。其他还有多个研究认为10%～50%无明显皮肤病原因的患者的瘙痒有潜在的系统性瘙痒原因。②某些疾病先行出现瘙痒，而其相应症状体征尚未显现，所有检验结果为阴性或不能作为瘙痒的解释。这类情况是真正的"原因不明的瘙痒"。跟踪随访有可能发现瘙痒的原因。③对瘙痒的原因视而不见，或者未认识到有些因素就是瘙痒的原因（如皮肤菌群失调）。

一、可能的原因

（一）可查的潜在系统性疾病原因

匹兹堡大学医学中心皮肤科是三级医疗中心，50例由该皮肤科门诊医师诊治的原因不明的瘙痒症患者中有11例最终查出有瘙痒的全身疾病原因。类似的研究也提示，不明原因全身瘙痒的病例，分别有24%、16%和14%的患者检查出全身性病因。有一项研究认为全身性病因占原因不明的瘙痒住院病例的50%。基于以上研究结果，在门诊就诊的泛发性无明显原发性皮肤原因的瘙痒约1/5可能有一种全身性的原因，而住院患者50%可能有一种全身性的原因，这些数据似乎是合理的，毕竟住院患者可能得到更仔细的检查。PUO潜在的系统性原因的种类见表36-1。

（二）暂时不可查的潜在系统性疾病原因

初步诊断为PUO的患者，有10%～50%可进一步查及潜在的系统性瘙痒原因。就是说还有50%以上的患者仍然原因不明。可能的原因可能有以下几种情况。

1. 可能是一种恶性肿瘤的表现，即副肿瘤性瘙痒　常见的副肿瘤性瘙痒是淋巴瘤瘙痒，可以先于淋巴瘤其他临床症状的几周或几个月出现。此外，副肿瘤性瘙痒也与实体瘤相关，瘙痒是副肿瘤性皮肤病的临床症状，如红皮病、格罗弗病、恶性黑棘皮病、全身性环状肉芽肿、Bazex综合征和皮肌炎等。顽固性瘙痒也可能为胰岛素瘤的前期征象。在高度怀疑的情

324

况下全面检查是必需的。

表 34-1　PUO 潜在的系统性原因

尿毒症/肾脏病	脑卒中
肝脏疾病	慢性感染（细菌，真菌，寄生虫）
原发性胆汁性肝硬化	艾滋病咨询门诊
肝内胆管梗阻	真性红细胞增多症
肝外胆管梗阻	霍奇金病
甲状腺功能亢进症	蕈样肉芽肿
甲状腺功能减退症	淋巴瘤
糖尿病	白血病
类癌综合征	多发性骨髓瘤
遗传性过敏症、哮喘、花粉症	固体肿瘤（乳腺癌，胃癌，肺癌）
多发性硬化症	缺铁性贫血
脑脓肿	潜在精神心理问题

2. 不明原因瘙痒患者血清总胆汁酸水平升高　众所周知，胆汁淤积性肝胆疾病（如原发性胆汁性肝硬化、原发性硬化性胆管炎等）与泛发性瘙痒有关已不足为奇，然而，无明显肝脏疾病的不明原因瘙痒的患者伴血清总胆汁酸（TSBA）水平升高，二者的关系却鲜为人知。有学者研究了 TSBA 在研究人群中的患病率和潜在作用，明确了慢性非传染性疾病和不明原因瘙痒患者 TSBA 升高的关系。令人惊讶的是，所有 PUO 和 TSBA 水平升高的患者显示肝酶和胆汁淤积参数正常，没有其他肝胆疾病（如病毒性、胆汁淤积性、自身免疫性等）或其他系统性疾病（免疫性、感染性、遗传代谢性）的原因。而对照组的 TSBA 浓度很少升高。这一观察的一个可能的解释可能是由于炎症性细胞因子水平（TNF-α、IL-1 等）增加，住院患者出现代谢综合征/非酒精性脂肪肝病（NAFLD）、蜂窝织炎或其他"共病"。

3. 不明原因瘙痒可能是甲状腺疾病等内分泌疾病的前期表现　甲亢患者有可能在甲亢的其他症状出现前几周甚至半年即先出现瘙痒并且多方治疗无效。之后出现典型甲亢症状是才有可能联系到瘙痒是甲亢的一种症状。除此之外，其他甲状腺炎或甲状腺功能减退也有可能是瘙痒的原因。除甲状腺疾病外，血糖、血尿酸等因素也可是 PUO 的原因。

4. 系统性疾病导致的内环境紊乱　如尿毒症患者，长期血液透析导致电解质紊乱，笔者会诊一例接受长期血液透析的尿毒症患者，全身瘙痒，继发抓痕、结节性痒疹，按尿毒症瘙痒进行治疗无明显效果。血液电解质检查发现血磷水平显著增高，经口服碳酸思维拉姆片降低血磷水平后获得良好效果。

（三）潜在的精神神经性原因

有些无原发皮疹、无系统性疾病可查的慢性瘙痒被初诊为 PUO，其中有些可能存在精神神经性原因。患者存在精神神经性原因不能及时被发现有以下几个因素。

1. 患者因素：性瘙痒是患者的一种心理情绪反应，但由于存在"精神病"病耻感而始终不愿表露甚至刻意隐瞒自己的心理问题，而精神病早期患者，自身不能意识到精神异常，也不会承认精神异常，导致原因不明。

2. 医师没有识别患者存在的精神心理症状而误诊为 PUO。

3. 医师没有及时识别患者存在的特殊神经疾病而误诊为 PUO，如罕见的以反复阵发性瘙痒为表现的癫痫发作，顽固性瘙痒可能存在中枢或外周神经病变等。

（四）"视而不见"皮肤病瘙痒

1. 皮肤干燥是最常见的情况　皮肤干燥易受到各种理化和生物因素影响而诱发瘙痒，搔抓往往能够止痒，这种情况，除在皮肤角质层表面留有白色条纹状抓痕外，很少有湿疹化的表现，这在冬季最容易观察到。

2. 不典型的皮肤病　如老年人或幼儿，由于免疫衰老或不成熟，患疥疮时不遵循"好发部位"和"典型皮损"的常规。手指缝可能完全幸免，而面部和躯干可能有结节性皮疹，且皮疹的数量可能非常有限，医师未能识别其中的奥妙，患有所谓"隐形"疥疮。

3. 皮肤或肠道菌群失调　如高温高湿环境下高强度作业者，大量出汗、皮脂腺分泌旺盛，皮肤屏障、抗菌肽（AMP）和免疫功能下降，致皮肤真菌特别是马拉色菌过度繁殖，或表皮葡萄球菌减少而金葡菌过度繁殖，诱发无特异性皮损的皮肤炎症而致瘙痒。而由肠道菌群紊乱诱发的免疫失衡可直接影响特应性体质的患者的慢性瘙痒的发生、发展。这一隐匿性的机制很容易遭到忽视而致瘙痒原因不明。

（五）食物不耐受因素

在具有高度抗原性的胃肠道黏膜中，由多种免疫细胞和细胞因子共同构筑的复合体与肠神经系统相互作用发挥免疫功能。胃肠道内环境稳定性主要依赖免疫耐受与免疫激活的相互制约机制。当某种食物进入胃肠道后，胃肠道黏膜免疫系统不断与食物抗原、正常宿主菌群及致病性微生物相互作用，若其中任何一个环节出现问题，必将引起免疫功能失调，导致某种消化酶缺乏，从而影响消化吸收，以至于食物以多肽或其他分子的形式存在体内，并被识别为外来的有害物质，发生不相容性免疫反应，产生食物特异性IgG抗体，形成免疫复合物，引起胃肠道及全身炎症反应。若不及时纠正膳食结构，不耐受食物将继续形成新的免疫复合物，不仅加重原有的症状，而且还增加免疫负荷，加重全身炎症反应，出现新的症状或疾病，包括高血压、肥胖、瘙痒、头痛、腹痛、腹胀和慢性腹泻等全身各系统疾病。研究表明，与IgG高亲和力的受体存在于肥大细胞和嗜碱性粒细胞中，IgG与其结合引发变态反应，导致上述细胞脱颗粒释放出组胺和花生四烯酸等代谢产物，从而引发炎性皮肤瘙痒等。

（六）药物因素

药物可诱发无原发性皮肤或黏膜损害的药物源性瘙痒。当瘙痒发生在用药过程中，瘙痒的原因相对容易追踪。然而有时停药一段时间后甚至半年以后发生瘙痒，其原因就难以捉摸（如某些抗高血压药和羟乙基淀粉引起的延后性瘙痒）。

（七）艾滋病瘙痒

在HIV/AIDS患者中，最常见、最令人痛苦的是皮肤瘙痒。由于全球HIV感染者都会出现瘙痒，从HIV开始流行就认识到了瘙痒是HIV感染的一个重要标志。国外研究报道，HIV/AIDS相关皮肤表现的发病率高达70%～90%。皮肤表现可作为HIV感染者免疫状态的观察指标。HIV/AIDS皮肤瘙痒患者就诊时如果隐瞒病史，而接诊医师又缺乏相关警觉性，则可能使HIV/AIDS皮肤瘙痒成为"原因不明的瘙痒"。

（八）环境因素

有的瘙痒患者反复就诊、反复查过敏原、严格"忌口"、讲卫生成癖，都不能有效缓解瘙痒，而转换环境后瘙痒自然减轻或缓解。环境致病因素有无限种可能，面对这一难题，往往令医者束手无策，这也可能是PUO存在的最后的堡垒。

总之，原因不明的瘙痒是有原因的，"不明原因的瘙痒"的诊断只是一个暂时性诊断。

必须进一步查找原因。其可能的原因包括外因（环境）、内因（潜在的皮肤病与系统疾病）、精神心理因素等。只要医者有整体思想和系统性理论以及临床知识，仔细分析和检查，多数患者的病因是可以查出来的。少数患者暂时未能查出原因，也不能放弃，在以后的随访中还可能查出原因。

二、临床特征

（一）原因不明的瘙痒的一般临床特征

缠绵顽固的、严重的瘙痒是 PUO 通常具有的特征，患者的生活质量可能严重受损，大多数因瘙痒导致精神心理异常。原有精神心理问题的会因瘙痒而加重。长期的瘙痒搔抓会导致就发现皮损，甚至加重基础疾病或诱发其他疾病。此外，患者因瘙痒长期得不到缓解，而导致生活行为方式的改变，包括饮食习惯的改变（如对许多自认为"湿气""热气""发物"等食物严格"忌口"），卫生习惯的改变（如"洁癖"），心理情绪改变（如"暴脾气"、社交问题）等。

（二）原因不明的瘙痒的个体临床特征

PUO 的个体临床特征有时预示着某种潜在的病因，应特别留意。笔者接诊过一例表现特殊瘙痒的 70 岁外地患者，其瘙痒部位在躯干中下部呈束带状分布，并伴有胸腹壁紧束和麻木感，劳累时有闷胀感。经反复多家医院血液、影像学、免疫学等多方检查无异常发现。有的诊断为精神心理障碍，有的诊断为腰椎退行性变。笔者考虑潜在恶性肿瘤，但因无任何依据，诊断不成立。随着时间的推移，患者经常夜间噩梦，要求回老家。3 个月后在当地医院查出肝癌。

PUO 的个体临床特征可能有以下几种。

1. 胆汁淤积或单纯血清高胆汁酸瘙痒　　下肢及腰背部剧烈的瘙痒，晚间为著，除非积极有效的治疗，一般不会自发缓解，且搔抓后不能缓解。具有以上特征的瘙痒，即使无明显肝胆疾病史，也要考虑胆汁淤积或单纯血清高胆汁酸的原因。

2. 高血糖瘙痒　　全身或局部皮肤阵发性游走性瘙痒，以夜间发作为重，而无任何原发性皮肤损害中老年患者，除考虑老年瘙痒症外，高血糖可能是其潜在的原因。

3. 真性红细胞增多症瘙痒　　严重的皮肤瘙痒伴多血质面容、指端麻木刺痒到全身剧痒是真性红细胞增多症的典型表现。当缺乏这种典型表现而只有某一种特征性表现如洗浴后瘙痒则不应忘记真性红细胞增多症的可能。

4. 甲亢性瘙痒　　不明原因全身瘙痒如蚁行甚至阵发性奇痒、夜间加重影响睡眠、皮肤无原发性皮疹、一般止痒治疗无明显效果并伴有自主神经功能紊乱的特征性瘙痒，应考虑到甲亢性瘙痒。

5. 恶性肿瘤瘙痒　　其特征性表现为难以描述的、奇怪的或剧烈的瘙痒，不同肿瘤可能与某种特征性皮损或疾病高度相关，例如：

红斑、播散型环状肉芽肿——淋巴瘤，白血病。

发疹性脂溢性角化病瘙痒（Lesser Trelat sign）——肠道腺癌，造血系统恶性肿瘤。

短暂性棘层松解性皮病（格罗弗病）——造血系统恶性肿瘤。

皮肌炎——结肠癌、女性癌肿、鼻咽癌。

副肿瘤性肢端角化症（Bazex 综合征）——上呼吸道和消化道癌（咽、喉、食管）。

恶性黑棘皮病（MAN）——肠腺癌。

6. **原发精神性瘙痒** 瘙痒症状无病因特异性，表现为人前瘙痒，夸张陈述且每次陈述都变化不定，反复要求检查和治疗、疗效不好，易表现不满情绪的患者，则具有原发精神性瘙痒特征。

7. **药物源性瘙痒** 无任何特征的瘙痒，但有基础疾病及用药史的慢性瘙痒患者不要忽视药物性瘙痒，特别是停药后的延后性瘙痒。

8. **某些特殊人群的瘙痒** 如热带地区劳作者的瘙痒，往往受热或饮食刺激时瘙痒加重，其瘙痒能经一般治疗暂时缓解，但停止治疗瘙痒即复发。一般无特异性皮疹。但仔细观察，如果有皮脂溢出旺盛、颜面及胸背部偶见散在的毛囊性丘疹，很有可能为皮肤马拉色菌过度定植有关。有胃肠病或长期使用抗生素的患者，其皮肤瘙痒可能与消化道菌群失调有关。

三、诊断

PUO 的诊断要做到"想到、问到、看到、查到、追到"。

1. **想到** 就是要掌握慢性瘙痒的基础和临床知识，包括本书的内容和更广泛的各学科的知识。唯有如此才能够透过现象看到本质。这也是笔者著此书的苦心所在。

2. **问到** 根据患者的主诉，联系我们所想到的可能性，仔细询问患者的病史、生活史、个人史，社会、经济、文化、环境等背景以及心理人格特征，厘清瘙痒可能的原因，指明下一步关注的重点方向。

3. **看到** 查看患者继发性皮损的特征，分清皮损基本特征和特殊表现。如皮损是局限性还是弥漫性，是否潜藏原发性皮损。这些信息可为诊断提供重要参考。如正常皮肤上出现的抓痕，而患者的瘙痒表现为人前瘙痒，安静独处时不痒，则可能为精神性瘙痒。如为炎性皮肤上的抓痕，则可能为老年性瘙痒、糖尿病瘙痒、"看不见的皮肤病"瘙痒等。如为局限性瘙痒，如老年人会阴部顽固瘙痒，应联系到是否存在泌尿生殖系肿瘤，肛门瘙痒并湿疹化应想到是否有直肠癌的可能，肩胛间区瘙痒继发苔藓样皮损应考虑到由颈椎压迫引起的神经性瘙痒等。

4. **查到** 分析前面获得的信息，进一步进行血液学、影像学、免疫学、微生物学、皮肤病理等检查，至此，可能明确不明原因瘙痒的病因。

5. **追到** 通过上述步骤，仍然会有部分患者瘙痒的原因不能查出。一时成为真正的"原因不明的瘙痒"。这时，要做好患者的解释工作，减轻患者的心理负担，争取患者的配合，以便进行进一步随访。同时，考虑到医师个人思维的局限性，可以集体讨论会诊，也可以推荐患者到其他医院就诊，有可能因不同的思维而发现瘙痒的原因。

四、治疗

经过上述认真的分析诊断，能查到原因的慢性瘙痒患者，即按照病因进行治疗，仍然未能明确原因的则按不明原因的瘙痒进行对症治疗。

（一）全身对症治疗

1. **抗组胺药** 抗组胺药是使用最广泛的止痒药，是治疗组胺依赖性瘙痒的首选药物。虽然新的低亲脂性药物对中枢神经系统的渗透性很弱，很少产生副作用，但其治疗原因不明的瘙痒的优越性值得怀疑。而第一代抗组胺药因为它们具有镇静作用而更有助于 PUO 患者的治疗。如果有继发性炎症皮损，第一代抗组胺药联合糖皮质激素类外用疗效更佳，是 PUO 的首选治疗方法。安慰剂作用和镇静作用可能是该治疗方法的主要作用。

2. 阿片受体拮抗药/激动药 有关瘙痒发病机制的数据表明μ-受体激动剂参与了瘙痒的中枢调节。这一观察导致μ-受体拮抗药纳曲酮和纳洛酮用于治疗各种类型的顽固性瘙痒。这些药物可用于抗组胺药发作性严重的瘙痒。治疗可从口服纳曲酮（25～150mg/d）或静脉注射纳曲酮 [$0.02\mu g/（kg·min）$] 开始，然后口服纳曲酮。

3. 昂丹司琼 昂丹司琼是一种 5-羟色胺受体-3（5-HT$_3$）拮抗药，可能对类阿片诱导的瘙痒有效。在血清总胆汁酸（TSBA）水平升高的瘙痒中具有潜在优势，但对照研究未能证实其疗效。

4. 熊去氧胆酸和考来烯胺（消胆胺） 可能有助于治疗与胆汁淤积有关的瘙痒。熊去氧胆酸的效果优于考来烯胺，且长期使用考来烯胺可能导致脂溶性维生素缺乏。也常引起恶心、胀气和便秘，限制了它的广泛使用。而熊去氧胆酸在治疗剂量下未发现明显不良反应。此类药物对治疗与胆汁淤积有关的瘙痒有效，对其他类型瘙痒无效，对 PUO 如果不考虑潜在胆汁淤积的因素，则尽量不用。

5. 加巴喷丁和普瑞巴林 加巴喷丁和普瑞巴林是抗癫痫药物，可减少神经信号传递。两种药物均成功用于神经性瘙痒（带状疱疹后瘙痒、肱桡侧瘙痒）和慢性肾衰竭、胆汁淤积以及烧伤后的严重瘙痒。加巴喷丁的初始剂量为 300 mg/d，可逐渐（约每 3 天 300 mg）增加至最有效剂量（最大为 2400 mg/d）。普瑞巴林的初始剂量为 75～150mg，可增加到 300～600mg/d。长期 PUO 导致中枢与外周神经敏化的患者可以选用。

6. 抗抑郁药 主要有帕罗西汀或氟伏沙明等，是 5-羟色胺再摄取抑制药，也有止痒作用。能缓解真性红细胞增多症瘙痒、副肿瘤性瘙痒、胆汁淤积性瘙痒和结节性痒疹的瘙痒。抗抑郁药通常用作二线或三线止痒治疗，特别是上述疾病先驱性瘙痒其他治疗无效者。

7. 阿瑞匹坦 阿瑞匹坦是一种口服神经激肽-1 受体拮抗药，阻断 P 物质的作用，用于治疗癌症治疗期间的恶心和呕吐。有报道表明，阿瑞匹坦可能有助于治疗慢性瘙痒，但缺乏进一步的证据。

（二）其他疗法

1. 光疗法 UVB 光疗是治疗皮肤屏障障碍而致菌群失调的首选方法，也有助于治疗尿毒症瘙痒、胆汁性瘙痒和 HIV 相关瘙痒。UVB 光疗通过减少皮肤中肥大细胞和游离神经末梢的数量而起作用。补骨脂素和紫外线 A（PUVA）治疗也同样有用，主要用于瘙痒性皮肤疾病，如银屑病、特应性皮炎、浅部真菌病和扁平苔藓。PUVA 对伴真性红细胞增多症的瘙痒和水性瘙痒也有效。由此可见，UVB 光疗对于潜在上述病因的 PUO 有相应的治疗效果。现在多数使用窄谱中波紫外线（NB-UVB）即可达到上述紫外线的治疗作用。配合止痒药物治疗效果会更好。

2. 心理干预治疗 心理干预治疗有助于治疗心身性瘙痒，长期不明原因瘙痒的患者常伴有心理障碍，因此，心理干预治疗对 PUO 有很好的辅助治疗作用，对潜在精神性瘙痒（不足以诊断精神病的精神心理异常倾向的 PUO 患者）有时可起到关键作用。

3. 针灸治疗 针灸，无论是用传统针灸针还是电针，都可能给瘙痒患者带来一些好处。其效果可能与安慰剂效果类似或者与认知行为转换的心理干预效果类似。

4. 中医治疗 PUO 多见于中老年人，这类患者常因气血为虚，血虚生风，肝肾阴虚，肌肤失养而致瘙痒。反之，长期瘙痒可导致气血虚衰而致恶性循环。故有"治风先治血，血行风自灭"的治疗法则。可采用内服和外治结合治疗。内服方以当归引子为代表，辨证施治，随证加减。外治法可使用外洗和熏蒸治疗，通过舱式熏蒸治疗仪加热熏蒸，雾化弥散，使血液循环加快，皮肤吸收能力增强，局部药浓度增高，并经皮肤、腧穴等部位，进入经脉血络，输布全身，发挥药效。熏蒸治疗不宜用于高血压、心肺功能不全的患者。

5. 特殊情况下的 PUO 的处理　经过上述治疗仍然无效时，应考虑存在以下特殊情况。

（1）与甲状腺功能减退相关的瘙痒是由于皮肤干燥所致，因此，除了尝试甲状腺激素替代治疗外，润肤剂对甲状腺功能减退相关瘙痒的治疗也有响应。

（2）假如存在甲状腺功能亢进症，则一般止痒治疗是无效的。只有当甲状腺功能得到适当矫正时，瘙痒才能得到改善，因此，甲巯咪唑是一个需要皮肤科医师熟悉使用的药物。此外，无功能亢进的"甲亢"，因体内可能存在抗甲状腺过氧化物酶抗体（TPOAb）、甲状腺球蛋白抗体（TGAb）、促甲状腺素受体抗体（TRAb）等甲状腺自身抗体而致不明原因瘙痒，因此也需要甲巯咪唑等免疫抑制和免疫调节治疗才能奏效。

（3）怀疑缺铁性瘙痒，试试补铁应有疗效。

（4）遇有水源性瘙痒暂时又无法确诊真性红细胞增多症的瘙痒，可尝试低剂量阿司匹林（300mg，每日 1～2 次），不然，可以尝试帕罗西汀。

（5）对于怀疑实体瘤而暂时"查无实据"的患者，瘙痒的治疗应从帕罗西汀或米氮平开始，或同时使用这两种药物。

参考文献

1. 郭生红，夏登梅，李薇. 2014. 寻常型天疱疮与细胞免疫关系的研究进展. 临床皮肤科杂志，43（09）：576-579.

2. 郝飞. 2017. 瘙痒的诊断思路. 皮肤病与性病，39（04）：252-253.

3. 黄林雪，李利. 2015. 皮肤源性慢性瘙痒神经生理机制研究进展. 中国中西医结合皮肤性病学杂志，214（04）：265-269.

4. 鞠延娇，谢志强. 2018. 瘙痒评估工具研究进展. 中国皮肤性病学杂志，32（04）：456-461.

5. 晋红中. 2017. 慢性瘙痒的临床处理原则. 皮肤病与性病，39（04）：253-254.

6. 刘彤云，何黎. 2017. 精神性瘙痒. 皮肤病与性病，39（05）：328-329.

7. 罗金成，宋志强. 2017. 药物源性瘙痒. 皮肤病与性病，39（05）：327-328.

8. 潘毅，刘文君，李兰芝，等. 2018. 中医药治疗糖尿病皮肤瘙痒症临床效果 Meta 分析. 解放军医药杂志，30（01）：13-18.

9. 桑洁玉，郑瑞. 2015. 皮肤瘙痒神经传导介质的研究进展. 中国医学创新，12（02）：150-153.

10. 唐新平，何俐勇，樊龙中，仇建国. 2014. 南海海军部队特发性瘙痒症患者皮肤马拉色菌定植调查. 中国真菌学杂志，9（06）：339-341，334.

11. 王曼，孙凤霞. 2014. 胆汁淤积性肝病并发皮肤瘙痒的发病机制及治疗进展. 临床肝胆病杂志，30（11）：1208-1211.

12. 王宏伟，张洁尘. 2018. 老年皮肤瘙痒症诊断与治疗专家共识. 中国皮肤性病学杂志，32（11）：1233-1237.

13. 谢志强. 2014. 瘙痒（译著）. 北京：北京大学医学出版社.

14. 杨平安，刘赫. 2018. 糖尿病伴瘙痒症的识别、特征及处理. 实用糖尿病杂志，（14）：10-11.

15. 杨勇，陈诚，刘心霞. 2017. 妊娠期药物在母体和胎儿的药动学特点与用药安全. 医药导报，36（09）：951-955.

16. 朱江，肖佳，何世平，等. 2015. Toll 样受体在过敏性疾病、感染性疾病及肿瘤中的研究进展. 医学研究杂志，44（10）：5-7+11.

17. 中华医学会肝病学分会，中华医学会消化病学分会，中华医学会感染病学分会. 2016，胆汁淤积性肝病诊断和治疗共识（2015）. 胃肠病学，21（01）：39-51.

18. 中国医师协会皮肤科分会变态反应性疾病专业委员会. 2018. 慢性瘙痒管理指南（2018 版）. 中华皮肤科杂志，51（7）：481-485.

19. Andreas E. Kremer，Jamison Feramisco，Peter W. Reeh，et al. 2014. Receptors，cells and circuits involved in pruritus of systemic disorders. BBA - Molecular Basis of Disease，1842（7）：869-892.

20. B.Zhu，E. Edson‐Heredia，J. Guo，et al. 2014. Itching is a significant problem and a mediator between disease severity and quality of life for patients with psoriasis：results from a randomized controlled trial. British Journal of Dermatology，171（5）：1215-1219.

21. Baldini Enke，Odorisio Teresa，Tuccilli Chiara，et al. 2018. Thyroid diseases and skin autoimmunity. Reviews in Endocrine & Metabolic Disorders.

22. Brady L. Stein，Alison R. Moliterno，Ramón V. 2014. Tiu. Polycythemia vera disease burden：contributing factors，impact on quality of life，and emerging treatment options. Annals of Hematology，93（12）：1965-1976.

23. Brenaut Emilie，Traon Anne Pavy-Le，Contios Sebastien，et al. 2014. Hydroxyethyl starch related pruritus：neurophysiological exploration. Indian Journal of Dermatology，59（2）：201-202.

24. Claudia Zeidler，Gil Yosipovitch，Sonja Ständer. 2018. Prurigo Nodularis and Its Management. Dermatologic Clinics，36（3）：189-197.

25. Dhawan Lovee，Singh Shubh M，Avasthi A，et al. 2018. The Prevalence of Psychiatric Comorbidity in Patients with Prurigo Nodularis. Indian Dermatology Online Journal，9（5）：318-321.

26. Emily Boozalis，Raveena Khanna，Shawn G，et al. 2018. Selective serotonin reuptake inhibitors for the treatment of chronic pruritus. Journal of Dermatological Treatment，29（8）：812-814.

27. Fett Nicole，Haynes Kevin，Propert Kathleen Joy，et al. 2014. Five-year malignancy incidence in patients with chronic pruritus：a population-based cohort study aimed at limiting unnecessary screening practices. Journal of the American Academy of Dermatology，70（4）：651-658.

28. Fett Nicole，Haynes Kevin，Propert Kathleen Joy，et al. 2016. Predictors of malignancy development in patients with chronic pruritus. Journal of Dermatological Science，82（2）：123-128.

29. Howard Matthew，Sahhar Lukas，Andrews Frank，et al. 2018. Notalgia paresthetica：a review for dermatologists. International Journal of Dermatology，57（4）：388-392.

30. Jamie Talan. 2013. Got Pruritus? New Neural Pathway Identified to Target the Common Itch. Neurology Today，13（14）：510-520.

31. Jonathan I. Silverberg，Diane B. Nelson，Gil Yosipovitch. 2016. Addressing treatment challenges in atopic dermatitis with novel topical therapies. Journal of Dermatological Treatment，27（6）：568-576.

32. Kaushik Shivani B，Cerci Felipe B，Miracle Jill，et al. 2014. Chronic pruritus in HIV-positive patients in the southeastern United States：its prevalence and effect on quality of life. Journal of the American Academy of Dermatology，70（4）：659-664.

33. Kazuto Tajiri，Yukihiro Shimizu. 2017. Recent advances in the management of pruritus in chronic liver diseases. World J Gastroenterol，23（19）：3418-3426.

34. Korman N J，Zhao Y，Pike J，et al. 2015. Increased severity of itching，pain，and scaling in psoriasis patients is associated with increased disease severity，reduced quality of life，and reduced work productivity. Dermatology online journal，21（10）：pii：13030/qt1x16v3dg.

35. Kumar Piyush，Das Anupam，Lal Niharika Ranjan，et al. 2018. Safety of important dermatological drugs（retinoids，immune suppressants，anti androgens and thalidomide）in reproductively active males with respect to pregnancy outcome：A brief review of literature. Indian Journal of Dermatology，Venereology and Leprology.

36. Liu Yi，Zhao Jingping. 2019. Dysfunction in Serotonergic and Noradrenergic Systems and Somatic Symptoms in Psychiatric Disorders. Frontiers in Psychiatry，（6）：286.

37. Mark A. Bechtel. 2018. Pruritus in Pregnancy and Its Management. Dermatologic Clinics，36（3）：259-265.

38. Matsuda Kazuki M，Sharma Divya，Schonfeld Ariel R，et al. 2016. Gabapentin and pregabalin for the treatment of chronic pruritus. Journal of the American Academy of Dermatology，75（3）：619-625.e6.

39. Matterne Uwe，Apfelbacher Christian J，Vogelgsang Lena，et al. 2013. Incidence and determinants of chronic pruritus：a population-based cohort study. Acta Dermato-Venereologica，93（5）：532-537.

40. Metz Martin，Wahn Ulrich，Gieler Uwe，et al. 2013. Chronic pruritus associated with dermatologic disease in infancy and childhood：update from an interdisciplinary group of dermatologists and pediatricians. Pediatric Allergy and Immunology，24（6）：527-539.

41. Nicholas K. Mollanazar，Peter K. Smith，Gil Yosipovitch. 2016. Mediators of Chronic Pruritus in Atopic Dermatitis：Getting the Itch Out?. Clinical Reviews in Allergy & Immunology，51（3）：263-292.

42. Nicholas K. Mollanazar，Savannah Dean Koch，Gil Yosipovitch. 2015. Epidemiology of Chronic Pruritus：Where Have We Been and Where Are We Going?. Current Dermatology Reports，4（1）：20-29.

43. Pereira Manuel P，Kremer Andreas E，Mettang Thomas，et al. 2016. Chronic Pruritus in the Absence of Skin Disease：Pathophysiology，Diagnosis and Treatment. American Journal of Clinical Dermatology，17（4）：337-348.

44. Pereira Manuel P，Ständer Sonja. 2018. Novel drugs for the treatment of chronic pruritus. Expert opinion on investigational drugs，（1）：1-8.

45. Radonjic-Hoesli Susanne，Hofmeier Kathrin Scherer，Micaletto Sara，et al. 2018. Urticaria and Angioedema：an Update on Classification and Pathogenesis. Clinical Reviews in Allergy & Immunology，54（1）：88-101.

46. Rashpa Rattan S，Mahajan Vikram K，Kumar Pankaj，et al. 2018. Mucocutaneous Manifestations in Patients with Chronic Kidney Disease：A Cross-sectional Study. Indian Dermatology Online Journal，9（1）：20-26.

47. Sala-Cunill A，Lazaro M，Herráez L，et al. 2018. Basic Skin Care and Topical Therapies for Atopic Dermatitis：Beyond Essential Approaches. Journal of Investigational Allergology & Clinical Immunology，（7）：1312-1318.

48. Schut Christina，Mollanazar Nicholas K，Kupfer Jörg，et al. 2016. Psychological Interventions in the Treatment of Chronic Itch. Acta dermato-venereologica，96（2）：157-161.

49. Serap Gunes Bilgili，Adem Aydin，Yavuz Selvi，et al. 2013. The role of patient chronotypes on circadian pattern of chronic pruritus：a latent growth modeling analysis. Biological Rhythm Research，44（5）：807-814.

50. Sharma Divya，Kwatra Shawn G. 2016. Thalidomide for the treatment of chronic refractory pruritus. J Am Acad Dermatol，363-369.

51. Solak Berna，Acikgoz Seyyid Bilal，Sipahi Savas，et al. 2016. Epidemiology and determinants of pruritus in pre-dialysis chronic kidney disease patients. International Urology and Nephrology，48（4）：585-591.

52. Ständer Sonja，Weisshaar Elke，Mettang Thomas，et al. 2007. Clinical classification of itch：a position paper of the International Forum for the Study of Itch. Acta Dermato-Venereologica，87（4）：291-294.

53. T. Mettang. 2016. Uremic pruritus. Der Nephrologe，11（3）：225-235.

54. Valdes-Rodriguez Rodrigo，Stull Carolyn，Yosipovitch Gil. 2015. Chronic pruritus in the elderly：pathophysiology，diagnosis and management. Drugs & Aging，32（3）：201-215.

55. Weisshaar Elke，Szepietowski Jacek C，Dalgard Florence J，et al. 2019. European S2k Guideline on Chronic Pruritus. Acta Dermato-Venereologica，99（5）：469-506.

56. Yosipovitch Gil，Ständer Sonja，Kerby Matthew B，et al. 2018. Serlopitant for the treatment of chronic pruritus：results of a randomized，multicenter，placebo-controlled phase 2 clinical trial. Journal of the American Academy of Dermatology，（2）：882-891.